科学出版社"十四五"普通高等教育研究生规划教材

医疗卫生服务体系规划学

主　　编　罗　力
副 主 编　蒲　川　钱东福　黄奕祥
编　　委　（以姓氏笔画为序）
　　　　　于倩倩　山东第二医科大学
　　　　　王　俊　中国人民大学
　　　　　王小合　杭州师范大学
　　　　　王朝昕　海南医科大学
　　　　　田　侃　南京中医药大学
　　　　　冯启明　广西医科大学
　　　　　杨　莉　北京大学
　　　　　吴妮娜　首都医科大学
　　　　　应晓华　复旦大学
　　　　　张天天　复旦大学
　　　　　陈　任　安徽医科大学
　　　　　罗　力　复旦大学
　　　　　周　令　大连医科大学
　　　　　周成超　山东大学
　　　　　周思宇　杭州师范大学
　　　　　项　莉　华中科技大学
　　　　　钱东福　南京医科大学
　　　　　黄奕祥　中山大学
　　　　　曹晓琳　中国医学科学院医学信息研究所
　　　　　康　正　哈尔滨医科大学
　　　　　曾雁冰　首都医科大学
　　　　　蒲　川　重庆医科大学
秘　　书　于倩倩　张天天

科　学　出　版　社
北　京

内 容 简 介

医疗卫生服务领域存在市场失灵,表现为资源和患者向大型医疗卫生机构持续集聚,形成垄断,最终破坏医疗卫生服务生态,提高社会总成本。应对市场失灵的重要策略之一,是立足于长远和整体的医疗卫生服务体系规划。《基本医疗卫生与健康促进法》明确提出,"县级以上人民政府应当制定并落实医疗卫生服务体系规划,科学配置医疗卫生资源"。本教材系统讲解了医疗卫生服务体系规划的理念、流程和方法,各类医疗卫生机构的功能定位,各类医疗卫生资源的内涵和评价指标体系,各类专项规划的编制程序和方法,以及医疗卫生服务体系规划的组织实施和监测评估。既有理论上的阐述,也有实际案例的编撰。

本教材不仅适用于研究生的教育教学,也是一本在职培训教材用书,可用于医疗卫生服务体系规划工作人员的继续教育。从事以下规划工作的人员可以从本教材中找到可用的理论和方法:疾病预防控制体系规划、突发公共卫生事件应急管理体系规划、精神卫生服务体系规划、院前急救服务体系规划、医院服务体系规划、基层医疗卫生服务体系规划、中医药服务体系规划、妇幼保健体系规划、老年健康与康复服务体系规划、互联网医疗健康服务体系规划、医疗联合体规划、医疗资源空间规划等。

图书在版编目(CIP)数据

医疗卫生服务体系规划学 / 罗力主编. -- 北京 : 科学出版社, 2025. 1. --(科学出版社"十四五"普通高等教育研究生规划教材). ISBN 978-7-03-080434-1

Ⅰ. R199. 2

中国国家版本馆 CIP 数据核字第 2024BL5633 号

责任编辑:朱 华 / 责任校对:宁辉彩
责任印制:张 伟 / 封面设计:陈 敬

科 学 出 版 社 出版
北京东黄城根北街 16 号
邮政编码:100717
http://www.sciencep.com
三河市骏杰印刷有限公司印刷
科学出版社发行 各地新华书店经销
*
2025 年 1 月第 一 版 开本:787×1092 1/16
2025 年 1 月第一次印刷 印张:20 1/2
字数:591 000
定价:150.00 元
(如有印装质量问题,我社负责调换)

前　　言

医疗卫生服务体系规划是关于医疗卫生资源准入、配置和布局的专项规划。我国从 2020 年 6 月 1 日起正式施行的《基本医疗卫生与健康促进法》，第三十七条明确规定："县级以上人民政府应当制定并落实医疗卫生服务体系规划，科学配置医疗卫生资源"。医疗卫生服务体系规划是法律要求，是刚性要求，也是国家战略举措。但在具体落实上，存在着理论方法薄弱、专业人才匮乏等诸多障碍。消除之，急需培养一批掌握医疗卫生服务体系规划理论和方法的人才，急需一本用于人才培养的专业教材。放眼国际，英国、法国等发达国家，均有适合本国国情的医疗卫生服务体系规划理论和方法，有系列教材，有教学实践，培养了一批又一批的研究人才；回顾国内，我国从上世纪 90 年代开始探索适合中国国情的医疗卫生服务体系规划理论和方法，三十年来，在吸纳国际成熟理论方法上，在结合中国国情完善理论方法上，尤其是在空间规划理论和方法上，取得了一系列的成果和突破，研究和实践队伍持续壮大，经验和知识日渐丰富。当此之时，编撰一本既有国际视野、又有中国特色的医疗卫生服务体系规划教材，既有必要性，又有可行性。

这本教材的动议，还与我的教学研究经历密切相关。2003 年，参与编写统编教材《卫生事业管理学》，负责"卫生规划"一章，此后一直是"卫生规划"编委，连续 20 年讲授卫生规划。2007 年，在上海市哲学社会科学基金中青班专项（07JZD0017）资助下，系统研究了中国公立医院体系，出版著作《中国公立医院改革：关注运行机制和制度环境》。2015 年，在教育部哲学社会科学研究重大课题攻关项目（15JZD029）资助下，研究了我国医药卫生体制改革的顶层设计和制度衔接。2020 年，再次在教育部哲学社会科学研究重大课题攻关项目（20JZD027）资助下，研究了医院与基层医疗卫生机构、区域医疗体系与家庭医生制度之间的关系。2022 年，在国家自然科学基金委面上项目（72174041）的资助下，研究了医疗卫生体系的承载力和应急响应模式。这些项目的研究成果，是这本教材的重要内容。这些项目的研究经历，也让我深刻感受到了科学规划医疗卫生服务体系的重要性，深刻感受到了集众家所长编撰一本医疗卫生服务体系规划教材的必要性，深刻感受到了规划人才培养和理论方法传授的紧迫性。

为此，在科学出版社的大力支持下，2021 年起，我联系全国 18 所高校和研究机构、22 位资深教授，组建了一个教材编写团队，从大纲商定到内容撰写，从词条推敲到案例编撰，从术语统一到习题审定，从文字校对到格式规范，反复研讨，精心编撰，历时三年有余，终成此教材。教材紧密结合我国国情和卫生健康事业高质量发展需求，充分吸收信息化、互联网+、大数据、人工智能等领域的新知识、新技术和新成果，融价值塑造、知识传授和能力培养为一体，致力于培养我国医疗卫生服务体系规划领域高端人才。教材不仅面向研究生，用于教学工作；也面向从事医疗卫生服务体系的工作人员，既是规划工作参考用书，也是在职培训教材用书。

这本教材是一个开始，我和各位编委在此后的教学、研究、实践过程中，将持续地丰富框架内容、升级理论方法、校正疏漏瑕疵，为培养卫生事业管理人才、医疗卫生服务体系规划人才做出更大的贡献。

复旦大学　罗力

2024 年 4 月 18 日

目　录

第一章　绪论·······························1

第一节　医疗卫生服务体系······················1

第二节　医疗卫生服务体系规划···················3

第二章　规划理念···························9

第一节　医疗卫生服务体系规划目的与内涵·············9

第二节　医疗卫生服务体系规划理论基础··············10

第三节　医疗卫生服务体系规划理念················15

第三章　卫生人力资源·······················19

第一节　卫生人力资源概述·····················19

第二节　卫生人力资源的分类····················22

第三节　卫生人力资源评价指标···················29

第四章　医疗卫生设施和床位资源················36

第一节　医疗卫生设施······················36

第二节　床位资源配置······················43

第三节　床位资源需求影响因素及测算方法·············48

第五章　卫生设备和技术资源··················52

第一节　卫生设备和技术资源概述·················52

第二节　卫生设备规划······················55

第三节　卫生技术规划······················61

第六章　卫生信息资源······················66

第一节　卫生信息资源概述·····················66

第二节　卫生信息资源目录·····················69

第三节　卫生信息资源的规划····················75

第四节　卫生信息资源的挖掘与利用················76

第五节　我国卫生信息资源的发展历程与展望············78

第七章　医疗卫生机构类别和功能定位··············80

第一节　医疗卫生机构······················80

第二节　基层医疗卫生机构·····················81

第三节　医院··························85

第四节　专业公共卫生机构·····················89

第五节　其他医疗卫生机构·····················92

第八章　疾病预防控制体系规划·················95

第一节　概述··························95

第二节　人力资源规划······················103

第三节　房屋设施和仪器设备规划·················106

第四节　信息网络规划······················109

第五节　服务能力规划 ……………………………………………………… 114

第九章　突发公共卫生事件应急管理体系规划 …………………………… 117
第一节　突发公共卫生事件应急管理体系概述 ……………………… 117
第二节　突发公共卫生事件应急管理体系规划的编制 ……………… 122
第三节　我国突发公共卫生事件应急管理体系规划的方向与重点 … 126

第十章　精神卫生服务体系规划 …………………………………………… 131
第一节　我国精神卫生服务体系现状 ………………………………… 131
第二节　精神卫生服务体系规划编制步骤 …………………………… 134
第三节　精神卫生服务体系规划编制方法 …………………………… 137
第四节　精神卫生服务体系规划评估 ………………………………… 140

第十一章　院前急救服务体系规划 ………………………………………… 143
第一节　概述 …………………………………………………………… 143
第二节　中国院前急救服务发展状况 ………………………………… 147
第三节　院前急救服务体系规划编制步骤 …………………………… 149

第十二章　医院服务体系规划 ……………………………………………… 152
第一节　医院服务体系概述 …………………………………………… 152
第二节　公立医院服务体系规划 ……………………………………… 157
第三节　非公立医院服务体系规划 …………………………………… 163

第十三章　基层医疗卫生服务体系规划 …………………………………… 169
第一节　基层医疗卫生服务体系规划价值与意义 …………………… 169
第二节　基层医疗卫生服务体系基本理论 …………………………… 171
第三节　基层医疗卫生服务体系规划路径 …………………………… 177
第四节　基层医疗卫生服务体系规划实例 …………………………… 179

第十四章　中医药服务体系规划 …………………………………………… 184
第一节　概述 …………………………………………………………… 184
第二节　中医药服务体系要素的管理要求 …………………………… 187
第三节　中医药服务体系规划解读 …………………………………… 190

第十五章　生命周期健康服务体系规划——妇幼保健篇 ………………… 195
第一节　生命周期健康服务体系规划概述 …………………………… 195
第二节　儿童保健服务 ………………………………………………… 198
第三节　妇女保健服务 ………………………………………………… 202

第十六章　生命周期健康服务体系规划——老年健康与康复服务篇 …… 209
第一节　老年健康服务 ………………………………………………… 209
第二节　康复服务 ……………………………………………………… 213

第十七章　互联网医疗健康服务体系规划 ………………………………… 220
第一节　"互联网+医疗健康"服务体系概述 ………………………… 220
第二节　"互联网+医疗健康"政策分析 ……………………………… 226
第三节　"互联网+医疗健康"规划内容 ……………………………… 230

第十八章　医疗联合体规划 ………………………………………………… 240
第一节　规划背景 ……………………………………………………… 240
第二节　指导思想与规划目标及原则 ………………………………… 245
第三节　规划重点任务 ………………………………………………… 246

　　第四节　组织管理与保障…………………………………………………………251
第十九章　医疗资源空间规划………………………………………………………256
　　第一节　医疗资源空间规划概述…………………………………………………256
　　第二节　医疗资源空间规划的理论基础…………………………………………258
　　第三节　医疗资源空间规划的关键技术…………………………………………261
　　第四节　医疗资源空间规划评价指标……………………………………………265
第二十章　医疗卫生资源配置………………………………………………………271
　　第一节　我国医疗资源分配现状…………………………………………………271
　　第二节　医疗资源整合实践………………………………………………………284
　　第三节　医疗资源整合制度支持…………………………………………………287
第二十一章　规划的组织与实施……………………………………………………294
　　第一节　概述………………………………………………………………………295
　　第二节　规划的组织领导…………………………………………………………297
　　第三节　规划的统筹实施…………………………………………………………299
　　第四节　重大项目建设的遴选……………………………………………………305
第二十二章　规划的监测和评价……………………………………………………309
　　第一节　规划评价的基本概念……………………………………………………309
　　第二节　规划评价的内容及方法…………………………………………………312
　　第三节　规划评价的步骤…………………………………………………………315
　　第四节　规划监测…………………………………………………………………317

第一章　绪　论

学习目标

通过本章的学习，你应该能够：

掌握　医疗卫生服务体系的基本概念和构成，医疗卫生服务体系规划的六个步骤。

熟悉　医疗卫生服务体系各机构的功能定位。

了解　新兴业态的医疗卫生服务机构。

本章主题

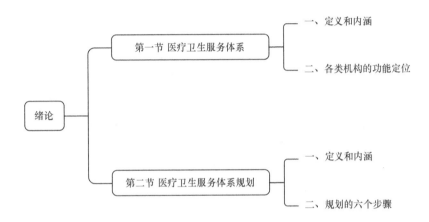

第一节　医疗卫生服务体系

一、定义和内涵

体系（system），又称系统，是指由彼此关联的各部分组合而成、具有特定功能的整体。医疗卫生服务体系（medical service system）是指各种医疗卫生相关机构组合而成的具有医疗、预防、保健服务提供功能的整体。医疗卫生相关机构主要包括医院（hospital）、基层医疗卫生机构（primary healthcare institution）和专业公共卫生机构（professional public health institution）。医院包括公立医院（public hospital）和社会办医院（private hospital）。公立医院包括政府办医院和其他公立医院。政府办医院分为国家部门办医院、省办医院、市办医院、县办医院四类，部分地区也有镇（街道）办的医院。其他公立医院是指军队医院、国有和集体企事业单位等举办的医院。基层医疗卫生机构包括公立基层医疗卫生机构和社会办基层医疗卫生机构，主要是社区卫生服务中心（站）、乡镇卫生院和村卫生室，以及医务室、护理站、门诊部（所）等。专业公共卫生机构主要包括疾病预防控制机构、专科疾病防治机构、健康教育机构、妇幼保健机构、急救中心（站）、血液中心（中心血站）等，分为政府办专业公共卫生机构和其他专业公共卫生机构。政府办专业公共卫生机构分为国家部门办、省办、市办、县办四类，部分地区也有镇（街道）办的专业公共卫生机构。其他专业公共卫生机构是指国有和集体企事业单位等举办的专业公共卫生机构。图 1-1 展示了《全国医疗卫生服务体系规划纲要（2015—2020 年）》对医疗卫生服务体系各类机构的分类。

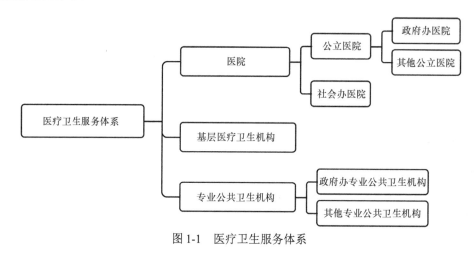

图 1-1 医疗卫生服务体系

二、各类机构的功能定位

（一）各类医院的功能定位

公立医院是我国医疗卫生服务体系的主体，承担基本医疗、急危重症和疑难病症诊疗等任务，承担人才培养、医学科研、医疗教学等任务，承担法定和政府指定的公共卫生服务、突发事件紧急医疗救援、援外、国防卫生动员、支农、支边和支援社区等任务。部门办、省办、市办、县办等公立医院，主要为所辖区域居民提供各类医疗卫生服务。

社会办医院是医疗卫生服务体系的重要组成部分，提供多层次、多元化的医疗服务，包括基本医疗服务、高端医疗服务，以及康复服务、老年护理服务等。

（二）基层医疗卫生机构的功能定位

基层医疗卫生机构是我国医疗卫生服务体系的网底，承担预防、保健、健康教育、计划生育等基本公共卫生服务，承担常见病、多发病的诊疗服务，承担部分疾病的康复、护理服务。

基层医疗卫生机构中的乡镇卫生院和社区卫生服务中心，除提供各类医疗卫生服务之外，还负责对村卫生室、社区卫生服务站的综合管理、技术指导和基层医生的培训等。

基层医疗卫生机构中的村卫生室、社区卫生服务站承担所在行政村、居委会范围内的基本公共卫生和基本医疗服务。

基层医疗卫生机构中的单位内部医务室和门诊部等，负责本单位或本功能社区的基本公共卫生和基本医疗服务。

其他门诊部、诊所等基层医疗卫生机构，根据所在区域居民的健康需求提供相关医疗卫生服务。

（三）专业公共卫生机构的功能定位

专业公共卫生机构，承担辖区内专业公共卫生服务和相应的管理工作。专业公共卫生服务主要包括疾病预防控制、健康教育、妇幼保健、精神卫生、急救、采供血、综合监督执法、食品安全风险监测评估与标准管理、计划生育、出生缺陷防治等。

省办、市办、县办等专业公共卫生机构，承担上级下达的指令性任务，承担辖区内专业公共卫生任务以及相应的业务管理、信息报送等工作，承担辖区内医疗卫生机构相关公共卫生工作的技术指导、人员培训、监督考核等工作。省办、市办等专业公共卫生机构，还承担对下级专业公共卫生机构的业务指导、人员培训、监督考核等工作。

部门办专业公共卫生机构的主要职责是，实施全国各专业公共卫生工作规划或计划，建立和管理相关公共卫生信息网络，参与重特大突发事件卫生应急处置；加强对下级专业公共卫生机构的业务管理、技术指导、人员培训和监督考核；开展公共卫生发展规律、策略和应用性科学研究，拟定国家公共卫生相关标准和规范。

第二节 医疗卫生服务体系规划

一、定义和内涵

医疗卫生服务体系规划（medical service system planning），是指在一个特定的区域范围内，根据其经济发展、人口结构、地理环境、卫生与疾病状况、不同人群需求等多方面因素，来确定区域卫生发展方向、发展模式、发展目标、建设任务和保障措施，合理配置卫生资源，合理布局不同层次、不同功能、不同规模的卫生机构，使卫生总供给与总需求基本平衡，形成医疗卫生服务的整体发展。

医疗卫生服务体系规划，是一个分配医疗卫生服务资源，保障医疗、预防、保健服务适宜供给的综合协调过程。在这个过程中，规划人员持续和有关各方沟通协调，持续增加新的规划因素，持续寻找有关各方利益的结合点、寻求相互理解支持，持续提高规划的价值。实际工作中，规划的过程往往比规划产生的规范性文件更为重要。

医疗卫生服务体系规划，是一个展示医疗卫生服务体系发展战略方向、长远目标、主要步骤、重大措施、时间节点、任务标准的规范性文件，是政府决策建设特定医院、基层医疗卫生机构和专业公共卫生机构的依据或标准。2020年6月1日起施行的《中华人民共和国基本医疗卫生与健康促进法》，第三十七条明确规定：县级以上人民政府应当制定并落实医疗卫生服务体系规划，科学配置医疗卫生资源。在医疗卫生服务体系规划之下，有卫生事业发展规划、医疗卫生机构规划、疾病预防控制体系建设规划、妇幼保健事业发展规划、公共卫生三年行动计划、社区卫生服务发展规划、学科发展规划等。

美国、英国、法国等西方国家有着完善的医疗卫生服务体系，形成了适应各自国情的医疗卫生服务体系规划理论和方法。我国在计划经济时代也有一套完整的医疗卫生服务体系规划理论和方法，但在改革开放之后，如何适应社会、经济制度变革，走出具有中国特色的医疗卫生服务体系建设道路，成为一个重大问题。20世纪90年代，我国开始注重医疗卫生服务体系规划，从事医疗卫生服务体系规划工作和研究的队伍不断壮大，一方面充分借鉴西方已有管理理论和方法，另一方面立足中国国情，抓住大数据时代契机，在理论和实践上进行了大量探索和总结，不断创新—实践—总结。2015年，国务院办公厅发布了《全国医疗卫生服务体系规划纲要（2015—2020年）》，标志着具有中国特色的医疗卫生服务体系规划理论和方法已经成型。

二、规划的六个步骤

医疗卫生服务体系规划属于中长期规划，决定着五年及以上的机构布局和资源配置，需要一个比较长的时间开展规划制定工作，通常是一年。在政府决策部门决定启动医疗卫生服务体系规划之后，首先需要明确：①规划的主体部门和参与部门；②领导小组、工作小组、专家组；③经费和设备；④时间进度和考核指标。其次需要遵循医疗卫生服务体系规划的六个步骤（图1-2）：①背景分析；②拟定目标；③修正目标；④制定战略；⑤明确任务；⑥监测评估。之所以把监测评估也纳入医疗卫生服务体系规划的六个步骤之中，是因为规划是一个过程，根据形势变化、实施中碰到的障碍、规划问题解决的进度等因素，往往需要边实施边调整。规划既具有刚性约束力，也需要具备一定的弹性，以适应快速变化的环境。这对于快速发展的医疗卫生事业来说，尤为重要。

（一）背景分析

背景分析的目的是总结以往的成绩、明确当前的问题，为确定规划重点提供证据支持。分析内容主要是医疗卫生服务需要、医疗卫生服务需求和医疗卫生服务供给。

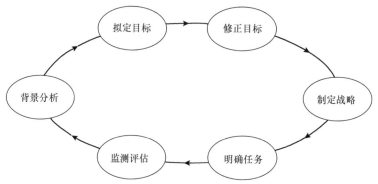

图 1-2 医疗卫生服务体系规划的六个步骤

1. 医疗卫生服务需要 是指因为"实际健康"与"理想健康"之间的差距而呈现出来的个人对医疗、预防、保健等服务的需要，由专业人员予以判定。国家卫生服务调查中的人群两周患病率、年应住院率，是反映医疗卫生服务需要的典型统计学指标。

医疗卫生服务需要的影响因素包括：①人口数量，数量越多需要量越大；②人口构成，尤其是老年人口比例，老年人越多需要量越大；③医疗水平，医疗水平越高，专业人员越容易排除个人认识到的需要，同时越容易判定个人未认识到的需要；④文化教育程度，程度越高需要量越大；⑤气候地理条件，条件越恶劣需要量越大；⑥居住地点和条件，居住条件越差需要量越大；⑦婚姻，离异等情况会增加卫生服务需要；⑧行为心理因素，吸烟饮酒等行为往往会增加卫生服务需要。

2. 医疗卫生服务需求 是指在一定时间内、在各种可能的价格水平下所有消费者有意愿且有能力购买的医疗卫生服务类型和数量。国家卫生服务调查中的人群两周就医率、年住院率、应就医未就医比例、应住院未住院比例等，是反映医疗卫生服务需求的典型统计学指标。

影响医疗卫生服务需求的因素包括：①一般的经济学因素，如收入、储蓄、服务价格、相关服务价格、消费偏好、服务未来供应的预期等；②健康状况；③供给状况，卫生服务供给的地理位置、类型、数量、结构、质量和费用等；④医疗保健制度；⑤时间，指用于医疗卫生服务的时间，包括到医疗卫生机构花费的时间、在医疗卫生机构内的等候时间；⑥供给者的双重身份，医生既是病人选择医疗卫生服务的代理人，又是医疗卫生服务的提供者，容易产生诱导服务。

3. 医疗卫生服务供给 是指医疗卫生机构在一定时间内，一定价格水平下，愿意且能够提供的商品或服务的数量。卫生健康统计年报中的医院数量、专业公共卫生机构数量、基层医疗卫生机构数量、大型仪器设备数量、每千人口执业医师数、每千人口床位数等，以及年门诊人次数、年急诊人次数、年出院人数、年手术人次数、平均住院天数、病床周转率、每医生年门急诊人次数、每医生年出院人次数等，都是反映医疗卫生服务供给的典型统计学指标。

影响医疗卫生服务供给的因素包括：①社会经济发展水平。②价格。服务价格低于成本时，如果不能获得其他渠道的补偿，医疗卫生机构会减少服务供给，甚至停止提供服务。③成本。服务价格不变时，成本降低将使利润增加，从而促使医疗卫生机构提供更多的服务；成本提高将使利润减少，从而带来供给减少。④资源。医疗卫生资源越多，越能支撑更多的医疗卫生服务供给。我国的公立医院有着特殊的行政管理和经济补偿模式，医疗卫生服务的供给更多地受到资源的影响，对价格和成本的敏感度较低。

（二）拟定目标

目标包括：①人群健康目标，可以是某种疾病发病率或死亡率的下降，也可以是某类人群或全体人群疾病发病率或死亡率的下降。②资源配置目标，通过对当前医疗卫生服务需要、需求、供给和利用的分析,可以明确哪些医疗卫生服务需要尚未得到满足,哪些医疗卫生服务需求需要得到遏制(比如说诱导服务),哪些医疗卫生服务供给需要增加数量和提高效率,医疗卫生服务资源的总量够不够、结构好不好、布局的公平程度如何,由此可以提出医疗卫生服务资源在总量配置上的目标和考核指标、在结构调整上的目标和考核指标、在空间布局上的目标和考核指标。

基于目标的考核指标有两种类型:一种是约束性指标(obligatory target),例如每千人口床位数,对于资源配置薄弱地区,要求规划期内必须达到某一个数值,如至少达到 6.5 张;对于资源配置充分地区,往往要求规划期内必须控制在某一个数值以下,如不得超过 7.5 张。另一种是期望性指标(anticipated target),如期望寿命等。这类指标受很多因素的影响,且因素与因素之间相互拮抗协同,以至于可以预见它的变化方向,但很难预见其变化的程度。在实践中,一般会根据过去 5 年该指标的增长情况,拟定一个建议值。

目标不是单一的,而是一个体系。医疗卫生服务规划应有明确的中心目标和分解的目标体系,通常按照专业公共卫生机构、医院、基层医疗卫生机构来分解制定目标,同时还要考虑中医、精神卫生、院前急救、社会办医、互联网医疗、高端医疗等多个领域的规划目标。

需要高度重视目标分解得清晰。模糊的目标会导致目标在自上而下的分解过程中出现扭曲。一个清晰的目标应至少包含以下几个方面:要做什么(what)?谁来做(who)?在什么地方做(where)?什么时候完成(when)?做到什么程度(how many, how much)?

(三)修正目标

拟定目标之后,需要考虑目标的可实现性,以及是否要根据形势变化修正目标。

1. 环境分析(environmental analysis) 环境是制约医疗卫生服务的主要因素,包括社会、文化、经济、政治、地理、人们生活方式、疾病分布等方面。环境分析分为回顾性分析和前瞻性分析,主要目的是明确实现规划目标面临的挑战和机会,从而帮助完善规划目标。环境分析又称为环境扫描(environmental scanning)。

回顾性分析回答下列主要问题:①过去若干年中,规划目标指向的核心问题有哪些变化?是否好转、稳定或更严重?②过去若干年中,规划目标指向核心问题的产生原因及其与卫生体制、社会体制、经济体制的关系?③过去若干年中,规划目标指向的核心问题受影响的人群是哪些?"受严重影响"人群的工作生活环境、经济状况、行为方式如何?④过去若干年中,规划区域的人口如何变动?社会、经济如何发展?(包括趋势和程度)。

前瞻性分析回答下列主要问题:①未来五年、十年或更长时期内,规划目标所指向的核心问题是否继续存在,抑或是越来越严重?②未来五年、十年或更长时期内,规划目标所指向的核心问题是否继续影响着某些特定人群或者是全人群?③这些人群未来的工作生活环境、经济状况、行为方式会呈现何种变化,这些变化对于问题的解决有何作用?④规划区域的社会、经济、地理、自然条件会呈现何种变化?这种变化对解决问题有何影响?

上述分析,通过浏览大量的信息以解释和预测环境的变化,察觉正在形成的趋势,分析对拟定规划目标的影响。有些环境变化可以归纳出稳定的方向,如老年人口比例越来越高,慢性病越来越多等。考虑到人口老龄化这个环境因素,在医院床位配置规划目标上,就需要增设老年病床;考虑到慢性病在疾病谱中地位的上升,在疾病预防控制规划目标上,就需要对慢性病防治投入更多的资源。即使处于同样的环境,同一事件对某个规划目标来说可能是机会,但对另一些规划目标却是威胁。以人口老龄化为例,对医院老年病床而言,需要大规模增设,但是对于医疗保险机构而言,则意味着费用支出的增加,可筹资额度的减少,医保收支失衡风险的提高。

2. 资源分析(resource analysis) ①人力资源,包括人力的类型、素质和数量;②财力资源,包括财政投入、医保基金、各类机构的资金状况等;③物力资源,包括土地、建筑、设备、设施等;④技术信息;⑤社会评价,包括社会公众对机构所提供的服务及其质量的评价。规划目标的修正过程中,经常会发现问题很严重,迫切需要解决,但资源严重不足,要么是缺乏足够的资金,要么是人力数量和素质不能匹配，再要么是缺乏适宜技术，或是社会吝于给予必要的支持。如果规划目标确定了所需资源的总量，却找不到合适的渠道获得这些资源，规划目标就会成为空中楼阁，流于形式。

环境分析和资源分析的结合，可用于判断当前医疗卫生服务体系的优势（strengths）、劣势（weakness）、机会（opportunities）和威胁（threats），进而评价拟定规划目标的实现可能，这就是 SWOT 分析（SWOT analysis）。根据 SWOT 分析结果，规划制定者可以评价拟定规划的目标是否切实可行，如果需要修正，则根据修正后的目标再进行环境分析和资源分析；如果不需要修正，则进入规划的下一个步骤，制定战略。

（四）制定战略

战略是指用什么样的方式来实现目标，分为三类，分别是稳定性战略、增长性战略和收缩性战略三类。稳定性战略的特征是不做重大调整，持续地向人群提供同样的产品和服务，维持原有的服务规模，并保持相同的、一贯的服务品质。稳定性战略适用于医疗卫生服务体系已经成熟、医疗卫生服务供需基本平衡的国际或地区，西方发达国家多采用稳定性战略制定和实施医疗卫生服务规划。增长性战略以目标水平增加、资源配置增加、活动增加为特点。2000 年以来，我国经济高速增长、人口老龄化加剧、疾病谱改变明显，迫切需要医疗卫生服务资源的快速增加，增长性战略成为医疗卫生服务体系规划的主流，每千人口医生数、每千人口床位数、医保人群覆盖率、期望寿命等各项指标都要求快速提高。收缩性战略以减小规模、削减活动为特点。2020 年以来，我国经济增长放缓、财政和医保负担加重，对医疗卫生服务资源的配置逐渐转向控制为主，某些城市已经出台了每千人口床位数的上限配置标准。

实际的规划工作中，稳定性战略、增长性战略和收缩性战略可能会同时应用，具体取决于应用的场景。例如，2010～2019 年期间，我国医院和基层医疗卫生机构的规划应用了增长性战略，疾病预防控制机构的规划应用了稳定性战略。2020 年以来，我国医院的规划逐步转向了稳定性战略，疾病预防控制机构的规划则应用了增长性战略。

实现规划目标往往有多种战略可以选择。在通盘考虑环境和组织资源的基础上，我们总能从多种战略中寻找出一个最优战略。因此，制定战略的过程包括多种战略的研制和在多种战略中择优两个方面。择优并不意味着所选择出来的方案是完美无缺的。研究表明，一个完美无缺的战略，如果执行不力，最终也可能一文不值；而一个存在先天缺陷的战略，无论领导者多么卓越、执行过程多么完美，最终仍然难逃失败的命运。因此，确立一个合适的战略并有效地贯彻实施，才能确保工作的成效。需要强调的是，工作的最终有效性并不一定依赖于一个出类拔萃的战略，只需该战略恰当周详且无明显缺陷即可。

（五）明确任务

通过形势分析，找出问题，确定重点，制定目标与指标，选定战略。之后，便要根据战略确定具体任务，明确某一任务在哪一级、由什么机构、用什么资源、在何时、在何地、用何方法来完成。只有这样，目标和战略才能通过具体的任务落到实处，并便于监督检查和评价。在制定具体任务时，特别需要注意以下几点：

1. 各部门协作关系　一项工作任务，往往需要卫生部门内外的协作以及纵横协调机制的保证，如改善环境卫生、改进水质、粪便及垃圾的管理，需要环卫、环保部门参与；精神病、伤残人员的保健服务需要民政部门的协作；健康教育任务需要宣传、教育部门的配合等。在卫生部门内部，同一级的医疗卫生机构如县医院、县妇幼保健站、县疾病预防控制中心、县卫生监督所之间的横向联系在实施计划中应有明确规定。在不同级别的机构，如省、县、乡、村之间的纵向联系同样必须明确。规划人员可根据各医疗卫生机构的优势，指定某单位对某项活动起牵头协调作用。如宫颈癌控制任务，可由县妇幼保健站牵头协调，并负责组织定期的阴道涂片检查，提供技术指导和进行监督工作，而实际的筛查工作则由乡、村卫生人员去做。收集的数据可汇总到县疾病预防控制中心进行分析，分析的结果应反馈给县妇幼保健站和有关医疗单位，以便对必要的病例进行随访或诊疗。

2. 完成规划活动的人员 确定为完成某一项任务中各机构的作用及协作关系后，落实完成该活动所需的人员便是关键。为此，应制定相应的所需人员培训计划，包括职前培训和继续教育。

3. 经费支持 任何工作任务都需要经费和预算。预算是一种将资源分配给特定活动的数字性计划。

4. 时间进度 工作任务的贯彻落实，需要一个适宜的时间表，明确各项活动何时开始，何时结束。

（六）监测评估

一个规划得以实施，并不意味着规划的结束，甚至在规划实施之后，某些疑问可能依然存在。例如，问题的确定是否合适、是否忽视了问题的一个重要部分，是否有更好的规划选择，原先预测的效果是否会出现，是否有新的问题产生。这些问题要求对规划进行监测和评估。通过监测评估来判断实施的是否为一项正确的规划，是否没有执行偏差的危险，是否达到了预期效果，是否需要重新设计或修改，或者是否需要马上结束。在这个过程中，还应该产生可以用于改进今后规划的信息。

监测评估的主要内容包括6个方面：适合程度、足够程度、进度、效果、效率和影响。

1. 适合程度评价 主要回答如下问题：①规划所提出的问题和要达到的目标是否与公众的客观需要相符合？符合程度如何？②规划所要达到的目标和采取的策略是否与当前社会、经济、政治、文化发展水平相适应？适应程度如何？③规划是否与当前卫生政策或其他卫生规划相匹配？匹配程度如何？④规划目标与规划的各项任务是否具有明显的关系？相关程度如何？规划的各项任务是否能够支撑规划目标的实现？⑤规划的各项任务在社会范围内是否可行？可行程度如何？⑥规划所需要的资源能否得到充分的供给？供给程度如何？该类型的评价一般放在规划实施之前，目的是论证规划的适宜性和可行性。

2. 足够程度评价 足够程度是指在环境和资源分析中明确的重大问题和障碍，在规划制定过程中是否给予了足够的重视；相应方案能在多大程度上解决或缓解这些重大问题和障碍；以及各项具体实施计划是否制定妥当，有无疏漏。

3. 进度评价 进度评价的目的在于督促各项活动按计划完成。督促的方法主要是比较各项活动的现状同原定时间计划之间的差异，分析提前或延期的原因，提出推广或整改意见及措施。

4. 效果评价 效果是指规划执行后解决某一卫生问题或改善不良卫生状况取得的实际成果。效果评价主要分析各项目标的达到程度，进而分析目标或指标没有达到的原因，检查采取的纠正行动是否适合。必须特别重视尚未得到解决的各种问题，应尽可能分析各具体规划项目对实现总体规划目标所产生的作用。例如，如果乡村供水指标已达到，那么这项指标是否有助于降低腹泻病的发病率？

5. 效率评价 效率是卫生规划活动成果与成本的比。成果主要是指效果、效益和效用。成本主要是指消耗的人力、财力、物力及时间。如果成果用货币计量，则相应的效率评价方法是成本-效益分析；如果成果是需求、欲望等得到的满足的一个度量，则相应的效率评价方法是成本-效用分析；如果成果是事件或者是用死亡率、发病率、期望寿命、病死率等来度量，则相应的效率评价方法是成本-效果分析。如果成本和成果都能用货币计量，规划与规划之间的可比性将会大为提高。

6. 影响评价 影响是指因为规划执行带来的，包括在既定规划目标之外的，对卫生和有关社会经济发展的作用。影响评价主要回答以下问题：事先预测到的影响是否出现？有无未预测到的影响出现？这类出现的影响是正面效应还是负面效应？出现的影响是否会长期持续？有无专门的方法、方案消除此类影响？

中英文名词对照

中文	英文
医疗卫生服务体系	medical service system
医院	hospital
公立医院	public hospital
社会办医院	private hospital
基层医疗卫生机构	primary healthcare institution
专业公共卫生机构	professional public health institution
医疗卫生服务体系规划	medical service system planning
环境扫描	environmental scanning
目标	objectives
约束性指标	obligatory target
期望性指标	anticipated target
环境分析	environmental analysis
资源分析	resource analysis
优势	strengths
劣势	weakness
机会	opportunities
威胁	threats

参 考 文 献

国务院办公厅, 2014. 全国医疗卫生服务体系规划纲要（2015—2020 年）[R/OL]. （2014-01-10）[2015-03-30]. https://www.gov.cn/xinwen/ 2015-03/30/content_2840331.htm.

郝模, 2013. 卫生政策学[M]. 2 版. 北京: 人民卫生出版社.

梁万年, 2017. 卫生事业管理学[M]. 4 版. 北京: 人民卫生出版社.

罗力, 2020. 健康服务资源空间规划理论和方法[M]. 上海: 复旦大学出版社.

思 考 题

1. 请简述医疗卫生服务体系的构成。
2. 请简述医疗卫生服务体系中各类机构的功能定位。
3. 为什么说医疗卫生服务体系规划是一个过程？
4. 请简述医疗卫生服务体系规划的步骤。
5. 请简述医疗卫生服务体系规划与其他卫生规划的异同。

（罗 力）

第二章 规 划 理 念

学习目标

通过本章的学习，你应该能够：

掌握 医疗卫生服务体系规划目的及相关概念；主要的规划理论；主要的规划理念等内容。

熟悉 政府与市场理论的基本内容；规划理念中的重点内容，包括公平可及、均衡布局、韧性与合理冗余等。

了解 理论的应用前提与约束条件、不同规划理念的基本假设等。

本章主题

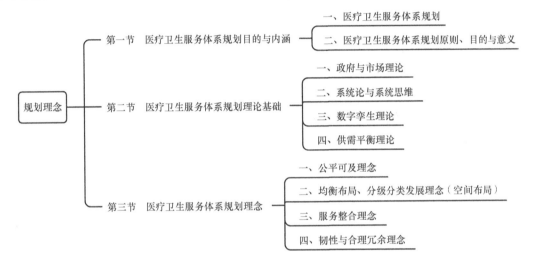

第一节 医疗卫生服务体系规划目的与内涵

一、医疗卫生服务体系规划

医疗卫生服务体系的定义较多，概念较为宽泛，涵盖以促进维护健康的所有活动，既包括传统意义上的卫生活动，如医疗服务、公共卫生服务、康复服务、护理服务等，也包括非传统性对健康有影响的服务，如污染治理等。本书中，医疗卫生服务体系主要是指与传统卫生活动相关的系统。规划（planning）是指个人或组织为实现特定目标而制定的全面长远的未来发展计划，是对未来系统性、整体性、长期性问题的思考和考量。医疗卫生服务体系规划，涵盖特定目标下，医疗卫生服务体系的组织、筹资、服务提供、资源配置等一系列内容发展计划。其中，卫生资源配置及区域卫生规划，是医疗卫生服务体系规划的核心内容之一。区域卫生规划（regional health planning）是指在一定时期、一定区域范围内，基于居民健康状况、经济发展水平、医疗卫生服务需要与需求，制定区域内卫生发展的目标、模式和规模，对机构、床位、人员、设备等卫生资源进行统筹规划、合理配置，以提高资源的利用效率与服务公平，保持卫生服务的供需平衡。

二、医疗卫生服务体系规划原则、目的与意义

（一）医疗卫生服务体系规划原则

医疗卫生服务体系规划是我国医疗卫生服务体系发展的主要方向与内容，要基于我国政治理念

与基本国情，既要体现问题导向与目标导向，又要有很强的理论基础和证据支撑。

一是健康需求导向原则　基于群体健康状况，以解决人民群众主要健康问题、提升健康水平为导向，满足医疗卫生服务需要和需求为目标，调整布局结构、提升能级为主线，适度有序发展，强化薄弱环节，科学合理确定各级各类医疗卫生机构的数量、规模及布局。

二是公平效率原则　优先保障基本医疗卫生服务的可及性，基于卫生服务需要配置资源，促进公平公正。同时，注重医疗卫生资源配置与使用的协同性，基于卫生服务实际需求调整资源配置，提高效率，实现公平效率的统一。

三是政府主导与市场机制结合原则　明确政府职责，尤其是政府在筹资、监管等方面的主体责任，发挥市场机制，优化资源配置，充分调动社会力量，发挥其积极性和创造性，满足人民群众多层次、多元化医疗卫生服务需求。

四是坚持系统整合与分级管理原则　发展与社会经济水平相适宜的医疗卫生服务体系；统筹城乡与区域间整合配置、合理划分中央和地方事权；统筹不同类型服务间（预防、医疗、康复等）的资源整合；发挥医疗卫生服务体系整体功能，促进基层医疗卫生机构发展，着力提升服务能力和质量；合理控制公立医院资源规模，推动发展方式转变；提高专业公共卫生机构的服务能力和水平。

五是坚持关口前移，医防协同　立足更精准、更有效的预防，优先保障公共卫生投入，创新医防协同机制，提高早期监测预警、快速检测、应急处置和综合救治能力。坚持急慢并重，聚焦影响人民健康的主要问题，补齐全方位全周期健康服务短板弱项。

（二）医疗卫生服务体系规划目的

医疗卫生服务体系规划目的为，通过优化医疗卫生资源配置，构建与国民经济和社会发展水平相适应、与健康需求相匹配、体系完整、布局合理、分工明确、功能互补、密切协作、运行高效、富有韧性的优质整合型医疗卫生服务体系，达到重大疫情防控救治和突发公共卫生事件应对水平显著提升，国家医学中心、区域医疗中心等重大基地建设进展明显，全方位全周期健康服务与保障能力显著增强，中医药服务体系更加健全，实现广大人民群众就近享有公平可及、系统连续的高质量医疗卫生服务。

（三）医疗卫生服务体系规划意义

医疗卫生服务体系规划意义为，通过有效的区域卫生规划优化资源配置，促进医疗卫生资源的合理布局与有序发展，提升服务效率与公平性。主要表现为：①明确与经济社会发展和人民生活日益增长相适宜的卫生服务体系、卫生资源配置标准；②进一步完善公共卫生服务体系、提升重大疫情防治能力，促进医防协同，加强医疗卫生服务体系的韧性能力；③促进资源在城乡等区域之间、不同类型服务之间、不同等级服务之间的合理布局，加强医疗卫生机构设施现代化建设和信息化建设，提升基层服务能力；④提高医疗卫生服务体系的系统性、整体性、协同性，加强构建整合型医疗卫生服务体系，解决服务体系碎片化问题；⑤优化中医药资源配置与体系发展，发挥中医药特色，促进中西医互补协作体系建设。

第二节　医疗卫生服务体系规划理论基础

一、政府与市场理论

医疗卫生体系资源配置的主要方式是政府配置资源与市场配置资源。政府配置资源，是指政府通过指令性计划和行政手段，明确不同等级、不同类别的医疗卫生资源在不同区域中的配置水平。指令性计划常见于计划经济，当前较为少见。行政手段是指国家通过行政机构，采取带有强制性的行政命令、指令、规定等措施，来调节和管理经济的手段，常常包括审批与准入管制、价格管制、数量管制、质量管制等。市场配置资源，是指通过发挥市场机制的作用，由供需双方基于价格等市场信号，自动实现医疗卫生资源在总量和结构上的配置。在医疗卫生体系中，既需要有政府资源配置，也需要有市场资源配置，两者互为补充，缺一不可。

（一）政府配置理论

政府作用主要体现为保护脆弱人群、维护公平正义，通过直接提供或购买形式有效提供公共产品，纠正市场失灵等。在医疗卫生领域中，这三个方面的作用具体体现为：

1. 保证基本医疗卫生服务的公平、可及、可获得　宪法规定了生命健康是公民的基本权利，而基本医疗服务使用是影响健康、影响生命权利的重要因素。医疗卫生服务的分配、使用不能完全基于市场机制，而应该考虑以与社会经济发展水平相适应的健康需要为基准，保证公民享有其所需医疗卫生服务使用的基本权利，并最终实现不同区域、不同收入公民间的平等医疗卫生服务使用机会。因此，不同类型医疗卫生服务的资源配置水平、区域间分布、人群购买与使用、多种方式筹资机制、价格管制等政策都会影响到服务的公平与可及。

2. 保证公共产品、准公共产品、有益产品等的有效提供　公共产品（public goods）是指消费无竞争性、收益无排他性的产品，这种产品无法形成有效需求，故无法通过市场来实现有效供给，需要通过政府直接生产或政府购买方式来实现提供。对于准公共产品（quasi-public goods）或外部性产品，通过市场机制很难形成最优资源配置；如果消费者缺乏对于某种特定产品的完整信息及正确认知，容易出现需求不足或需求过度，如有益产品（merit goods）。针对上述这些产品，政府需要通过财政拨款、价格管制等方式，保证其在特定区域的资源配置和服务提供，实现供需均衡。

在公共卫生领域中，公共产品包括健康宣教等，外部性产品包括疫苗接种、传染病防治等，有益产品包括孕产妇保健等，这些服务往往需要由政府通过财政预算形式进行组织、生产和提供。又如在药品领域中，之前旨在构建免疫屏障的新冠疫苗接种，属于典型的公共产品，故通过政府干预，免费提供；对于特定疾病患者（如 HIV 感染者、结核病患者）的药物的提供与补助，属于政府干预来优化准公共产品或外部性产品的配置；而对于特定疫苗等有益产品，政府认为个人需求不是个体及社会的最佳需求，也会进行强制性干预来优化供需。

3. 纠正医疗卫生服务体系市场失灵　政府的另一个职责是，基于医疗卫生服务市场的失灵原因，如信息问题、不确定性问题、垄断问题等，选择适宜的政策工具，改变这些市场失灵原因，逐步恢复市场机制，进而纠正市场失灵。故政府职责主要体现为完善市场条件、促进市场机制正常发挥作用的各种努力和活动。政府纠正市场失灵的举措主要包括质量管制、数量管制、信息管制，以及价格管制等。此外，政府需要通过总体规划，引导医疗卫生服务体系合理发展。

不同文献中，也有其他政府干预理论，主要涵盖宏观总量平衡问题、卫生可持续发展问题等。

（二）医疗卫生服务市场失灵

1. 不确定性及第三方支付　不确定性主要是指对于个体而言，患病及疾病严重程度是一种风险概率事件，有很大的不确定性。人们对于这种不确定性风险的最常见应对方式是购买保险，而保险带来的第三方支付扭曲了价格机制，容易形成道德损害。不确定性疾病对于医疗卫生资源配置的影响主要表现为，医疗卫生服务提供的不确定性，以及第三方支付导致的价格扭曲影响到医疗卫生服务的实际需求。

对于医疗卫生服务体系而言，不确定性意味着即便基于卫生服务需要配置了资源，但在特定区域、特定时间段的医疗卫生服务实际需求有很大的不确定性，故医疗卫生服务的组织与提供、医疗卫生资源的配置要有一定的冗余与弹性，能满足在不同季节、不同时段下不同类型的医药卫生服务需求。

第三方支付容易引起道德损害和资源浪费，在医疗卫生服务体系规划中，需要明确医疗卫生服务合理需要与需求，并基于此配置资源水平；同时，需要对医疗卫生服务体系、卫生资源配置进行监测评估，减少不合理医疗卫生服务，提升资源配置效率。

2. 垄断及低市场反应性　医疗卫生服务有很强的专业性，而且影响到健康与生命，故医疗卫生服务有很高的质量要求、较强的准入壁垒，导致医疗卫生服务的提供与医疗卫生服务机构有较强的垄断性。需要注意的是，这种垄断性可能与政府干预有关，如为了保证服务公平可及，需要在特定小镇配置一所综合医院，但综合医院的服务人口数远大于小镇人口数，而形成一个自然垄断现象。

医疗卫生服务体系规划中，往往会强调特定区域资源水平与结构，基于人口规模对区域医疗卫生机构进行配置，例如，为特定数量人口配置一所二级医院或三级医院，而忽视机构，尤其是三级医疗卫生机构容易形成的垄断。

特定区域市场中，如果出现垄断性服务提供者，会降低其市场竞争程度，导致服务提供者的市场反应性下降，表现为服务提供者不会根据市场上需求类型、需求数量的改变而快速调整其服务提供的类型与数量。这也是医疗卫生服务体系规划中必须考虑与重视的问题。

3. 信息缺失与信息不对称　医疗卫生服务体系中的信息问题，表现为信息缺失与信息不对称，主要是信息不对称。信息不对称是指供需双方拥有不一样的产品方面信息，在医疗卫生服务领域中，表现为需方没有相应的疾病诊断、疾病治疗相关知识与信息，也缺乏服务提供者所提供服务质量的信息。如果需方无法获得充分的关于服务提供者、服务质量和服务费用的信息，那么需方将无法做出理性的选择，从而影响供方的竞争力和服务效率等方面。

医疗卫生服务体系规划中，需要考虑信息不对称情况对市场供需的影响。一方面，卫生资源的配置，尤其是卫生资源总量，需要基于卫生服务需要而非卫生服务需求；另一方面，要考虑如何通过政府干预，公布服务机构、服务提供者的服务质量、服务费用等信息，以促进居民对于医疗卫生服务的合理选择。

4. 以非营利性医疗卫生机构为主　无论是发达国家还是发展中国家，是市场经济国家还是计划经济国家，医疗卫生服务体系的共性特点就是其服务提供，以非营利性医疗卫生机构为主。这主要源于对医疗卫生服务可及性、公平性的追求。在我国，医疗卫生服务的提供主要以公立医院为主。与营利性机构相比，非营利机构的主要特点为，其生产目的不是追求营利最大化，这与市场经济的假设相悖，也意味着其行为不完全符合市场经济规律，并会导致市场潜在失灵。

医疗卫生服务体系中，要综合权衡非营利机构与营利机构不一样的功能定位，明确在资源配置中非营利机构主要承担的职责，以及营利机构主要承担的职责。此外，构建合理的绩效考核机制，以提升非营利机构的服务提供效率。

（三）医疗卫生服务体系规划中的政府与市场

政府在医疗卫生服务体系规划中，首先要从政府职责角度，考虑政府在服务体系中的职责定位，具体体现为：①通过组建公立医院、财政补偿、价格管制等手段，提供基本医疗服务，保证其公平可及；②通过组建公共卫生服务机构、财政预算等形式，提供以免费为主的公共卫生服务。这两部分的资源，更多通过计划等形式来配置。其次，对于市场失灵的弥补，政府职责主要体现为：①改变特定领域中（如高端医疗等）医疗准入规则，鼓励民营医疗卫生机构的发展，减少公立医疗卫生机构尤其是高端公立医疗卫生机构的垄断性，提升区域内医疗服务的竞争力；②构建信息平台，发布区域医疗服务提供机构、特定医疗服务的质量信息、费用信息等，促进需方的合理选择；③督促与提升区域医疗卫生机构的服务质量，促进医疗卫生机构服务的同质化；④保障区域资源总量平衡与可持续发展。卫生服务市场很难通过市场机制，实现区域资源总量与实际需要基本均衡状况，需要由政府基于区域居民健康状况、卫生服务需要等证据来确定，并在区域间统筹规划配置，以促进其可持续发展。

医疗卫生服务体系中的市场机制，更多考虑的是加强市场在高端医疗服务、个性化医疗服务等中的资源配置；同时促进常见病、多发病治疗在区域市场中的竞争等。

二、系统论与系统思维

（一）系统论

系统论最早由贝塔朗菲提出，是一门探讨系统结构与规律的科学方法，其基本思想是一个系统必须具备统一的整体观念。系统论认为"万物皆系统"，一切体系均为有机整体，而不是各方面的机械组合或单一加总。系统论关注不同体系的构造与功能，探讨系统、环境与要素之间的关联。系统论是把所要研究的事物都当作一个整体来研究，并把系统看作各个因素连接起来的一种有效的功能性的整体。在这种特定体系形态的集合中蕴含着系统、要素、结构、功能几个方面的思想，并借助整体把其不同元素有机联系起来，在实质上阐明要素与要素、要素与系统、系统与环境的相互联系，从而抓住总体的最优目标。

（二）系统思维与医疗卫生体系框架

1. 系统思维 世界卫生组织（World Health Organization，WHO）则把卫生服务体系作为一个系统，提出了系统思维（system thinking）理念。系统思维把医疗卫生服务体系分成系统成员（actor）、成员职责与关系、成员行为激励等几部分，强调彼此之间的关联与互动。此外，很多活动会对健康产生深刻的影响，但不属于卫生体系。比如教育部门提升义务教育入学率的根本目标并非健康，这些活动也可能会增强学生未来的卫生服务消费能力和意识，从而改善健康。因此，世界卫生组织提出"将健康融入所有政策"（Health in All Policies，HiAP）的倡议，认为人类健康不仅是卫生体系内政策及活动的产物，在很大程度上还受到卫生体系以外行动的影响，如教育、交通、住房、食品、城市规划、环境治理等，因此需要"将健康融入所有政策"，通过综合治理来促进健康。

2. 世界卫生组织医疗卫生服务体系模型 2007 年，世界卫生组织在之前的卫生服务体系框架基础上，提出了卫生体系六模块模型（the six building blocks），这也成为医疗卫生体系规划的基础。该模型主要包括服务提供、卫生人力资源、卫生信息系统、医疗产品与技术、卫生筹资、领导力与治理。

构建六模块模型是为了加强对卫生体系内涵以及卫生体系强化路径的共识。六个模块以各自不同的方式为卫生体系的强化作出贡献，但各模块之间又动态联系并协同作用。领导力与治理和卫生信息系统，为其他模块的高效运行提供决策与监管的基础；卫生筹资和卫生人力资源是卫生体系的关键投入要素；医疗产品与技术以及服务提供是卫生体系的直接产出要素，反映医疗服务的可得性及分布。关注这些独立的模块有助于厘清复杂卫生体系的边界，也有利于制定对体系开展监测与评估的策略。需要注意的是，六模块框架有一定局限性，侧重于卫生部门的行动，而低估了其他部门行动的重要性，即没有纳入非传统性卫生活动。此外，该框架也没有涉及影响健康的基本社会和经济因素，以及各要素之间存在的持续或动态的联系。

（三）医疗卫生体系规划中的系统思维

无论是经典的系统论，还是世界卫生组织提出的系统思维，都强调整个体系或系统的整体性、层次性、目的性、互动性等。

医疗卫生服务体系是一个典型的复杂系统，旨在提升全社会的健康福祉，这也成为医疗卫生服务体系规划中的重要原则，体现为以健康为导向。医疗卫生服务体系旨在构建服务于全生命过程的整合型医疗卫生服务体系，因此，首先要基于民众不同的医疗卫生服务需要和需求，构建不同类型、不同等级的医疗卫生服务提供者与子系统；需要明确这些提供者或子系统的职责与功能定位，使之成为一个功能互补、服务连贯的有机体系；需要明确这些提供者或子系统的外部激励机制，一方面引导其基于职责功能定位，高质量提供相应服务；另一方面通过奖惩制度，保证服务提供效率，满足市场需要，促进供需均衡实现。

三、数字孪生理论

（一）数字孪生概念、发展与内涵

随着信息技术的高速发展，互联网、大数据、人工智能等越来越深入人们的日常生活，一方面，这极大程度促进了真实世界数据的收集与分析；另一方面，也为真实未来世界特定事件的模拟，提供了越来越坚实的基础。数字孪生（digital twins）就是在此基础上发展起来的，通俗来说，数字孪生是指针对于物理世界中的物体，通过数字化手段，在数字世界中构建出一个一模一样的实体，借此来实现对该物理世界物体的模拟、了解、分析和优化。

早在 2003 年，美国密歇根大学 Michael Grieves 教授提出了"与物理产品等价的虚拟数字表达"的概念，成为数字孪生的雏形。Michael Grieves 教授将数字孪生定义为三维模型，包括实体产品、虚拟产品以及二者间的连接；2010 年美国国家航空航天局正式引入数字孪生概念，并在其发布的 *Modeling，simulation，information technology &processing roadmap* 中明确指出，数字孪生是一种集成化的多种物理量、多种空间尺度运载工具或系统的仿真系统，可模拟/镜像出其特定飞行对象的物理状况与生存状态，并制定了航天领域中数字孪生的定义和功能。随后，数字孪生才开始被人们所关注并逐步推广，并随着人工智能技术、大数据等的应用而快速发展。

研究人员对数字孪生这一概念的认识各有侧重，但已逐渐形成共识，即采集孪生数据对物理实体进行仿真建模，将现实空间中的物理实体或系统复现在虚拟空间中，通过信息空间中数字化映射，使物理实体可视化，借助数据、模型和分析技术对目标对象全生命周期过程进行预测和控制并以提供实时监测、在线诊断、智能预测等服务为主的新型高级信息技术。

完整的数字孪生包括物理层、数据层、模型层、功能层和应用层，分别对应着数字孪生的五个要素，即物理对象、对象数据、动态模型、功能模块和应用能力。其中，物理层是基础，融合在真实物理环境中，实时获取目标对象的相关信息，如物理属性、规则和机制等数据，并对其进行融合分析。模型层是核心，由数字孪生中的虚拟实体组成，可依据物理层获取的数据进行即时建模和实时更新，并将模型模拟的结果提交给应用层；应用层是目标，可辅助决策数据或形成设备控制指令。

（二）数据孪生与医疗卫生体系规划

基于数字孪生的医疗卫生体系规划，就是通过构建物理医疗规划区域、网络虚拟空间的一一对应、相互映射、协同交互的复杂系统，在网络空间再造一个与之匹配、对应的"孪生区域"。医疗卫生体系孪生世界，实现了区域就医、医疗卫生机构配置、医疗服务提供、医疗卫生资源的数字化和虚拟化，可以模拟外部世界中发生的就医状况与资源配置状况，评估不同区域、不同时间下医疗卫生服务体系与区域医疗服务需要之间的平衡。最终，形成物理维度上的实体世界和信息维度上的虚拟世界同生共存、虚实交融的新格局。其主要目的是基于虚实交互的平行健康、平行药物、平行医学、平行医疗、平行医院，实现人类健康系统在物理空间中的安全、在信息空间里的安全以及生态的可持续性发展等。

医疗卫生服务体系的数字孪生，在物理层上，需要真实世界中的相关资源配置、服务体系构建、人口居住与流动分布等；在数据层上，首先需要收集特定区域人群的生活信息、健康状况信息、健康影响因素信息、不同时间段下各种不同类型医疗卫生服务需要与利用信息、各种临床检查检验信息等，应该涵盖全生命过程中的健康信息、健康影响因素信息、医疗卫生服务信息、医疗卫生服务利用影响因素信息等，以模拟出与真实世界一致的人群健康、医疗卫生服务等状况；在模型层，需要涵盖个人健康影响因素模型、疾病模型、就医模型、预后模型、健康管理模型等，而且涵盖所有人群、所有时间段。最终实现虚实交互及智能干预，在信息世界建立一个详细的镜像区域，通过持续监测区域经济发展水平、居民医疗卫生需求和医疗卫生机构配置等因素，模拟和预测特定区域内人口在不同情况下的就医过程，从而优化区域卫生规划，提高居民的生活质量和福祉。

四、供需平衡理论

针对每一种商品，社会对其有效需求最终会形成总需求。同样，对于每一种产品，社会所能提供的有效供给形成总供给。市场供求的平衡，是由市场总供给和总需求量平衡来确定的。目前，中国的医药卫生行业正面临着总供给和总需求严重不均衡的情况。从量的角度来看，由于总体需求量大，因而总供给严重不足。同时，随着中国人民健康、保健能力和意识水平的提升，中国医疗服务市场将不再仅局限于因病就医，需求分布也将从诊前、诊中、诊后等方面扩展，需求量也将在很大范围内前移或内推，这将给中国医疗服务的总供给带来全新的挑战和冲击。

第三节　医疗卫生服务体系规划理念

基于医疗卫生服务体系规划目的、理论基础，形成了主要的医疗卫生服务体系规划理念，主要涵盖公平可及理念，均衡布局、分级分类发展理念，服务整合理念，韧性与合理冗余理念等内容。

一、公平可及理念

（一）公平可及的内涵

1. 公平性　医疗卫生服务公平性是指公民在健康、医疗卫生服务获得等方面享有同等的机会和权利。医疗卫生服务公平是医疗卫生服务的主要目的之一，其理论基础源于法律所赋予每个人的生命健康权利，延伸出对于生命健康最重要的影响因素——医疗卫生服务的公平要求。在我国，政府出资创建了公益属性的公立医疗卫生服务体系，明确了相应的职责，严格管制其服务价格。

卫生领域的公平，首先是健康公平，而后是保障健康公平的卫生服务利用公平，以及影响卫生服务利用公平的卫生筹资公平。

2. 可及性　医疗卫生服务可及性是指居民实现基本医疗卫生需求、获得适当医疗卫生服务的能力，代表需方与卫生体系的匹配程度，也反映其获取服务过程中的障碍和困难。良好的可及性是指卫生服务可以直接且永久地获取，不存在经济、语言、文化或地理因素等方面的不当障碍，居民可任意在家庭、社区、工作场所或适当的医疗卫生机构中接受服务。通常而言，医疗卫生服务可及性包括以下三个维度：服务可及性、经济可及性和地理可及性。有学者提出基于以患者为中心的角度，把可及性定义为"需方（具体需求）与卫生体系的适配度"，并构建适配模型，该模型分别涵盖可获得性（availability）、可接近性（accessibility）、可适应性（adaptability）、可负担性（affordability）及可接受性（acceptability）。

（二）公平可及与医疗卫生服务规划

我国的医疗卫生服务体系资源配置必须遵循公平可及的准则，实现配置公平，才能实现人人享有基本医疗卫生服务，有利于我国国民健康水平的提升。故在卫生资源配置方面，需要遵循公平和可及理念。

公平理念。医疗卫生服务体系配置公平主要体现为，要基于不同区域人口学特征、健康状况特征，在同等需要下配置同等的资源水平。这也是医疗卫生服务体系公平的最主要内涵。同时要注意不同类型服务配置的潜在差异：对于公共产品或准公共产品，其公平性主要体现为平均概念，每一个适宜对象都应该配置同等水平的医疗卫生服务资源；而基本医疗卫生服务的配置，则主要基于健康状况与实际需要来确定。在实际操作中，公平理念更多会通过一定人口下同样水平的医疗卫生机构配置、医师床位配置等来体现。

可及理念。医疗卫生服务体系配置中的可及性，主要体现为各级各类卫生机构服务半径的规划要适宜，布局要合理，交通要便利，易于群众得到服务，这主要是地理可及的理念，也是传统区域卫生规划的主要内容。但在医疗卫生服务体系规划中，还需要考虑经济可及、不同类型服务可及等理念。

二、均衡布局、分级分类发展理念（空间布局）

（一）均衡布局、分级分类发展内涵

均衡布局理念，其理论基础为地理空间上的可及公平。具体而言，医药卫生服务的提供主要由具体机构承担，因此个体与机构之间的空间距离、交通方式与交通可及性会影响医疗卫生服务的真实可及性水平。因此，地理空间布局一要考虑个人与机构的距离；二要考虑个人与机构的交通成本，这也成为医疗卫生服务体系在地域上合理布局的基本影响因素。健康生态理念确定了对健康服务资源的层次分配。所以对每一级的健康服务资源，都必须遵循一定规律进行地域间的合理分布。地理学上的均衡布局，主要是指交通成本的平衡。交通成本主要分为两大类，一类是费用，也就是乘坐交通工具所花费的钱；一类是时间，不同的交通方式所花费的时间不一样，费用也有所差别。因此进行交通成本计算时提倡把所耗费的时间以人的劳务价格为依据先换算成相应的费用，再和实际交通费用进行加总，以得到真正的成本。从这个视角来看，均衡布局理论是指每一个人到特定健康服务机构的成本均低于一个特定的值。这个特定值比较小或者是小于这个特定值的人群越大，则表示健康产品市场的分布均衡。

在传统市场中，错位发展的内涵在于对竞争对手的强势以及薄弱领域进行发现与识别，并制定针对性的竞争策略。而在医疗卫生体系中，则主要体现为不同等级、不同类型的医疗卫生服务机构，其所提供的服务并不相同，互为补充。如社区、乡镇卫生院等基层医疗卫生机构主要提供常见病、多发病诊治，而三级医院主要提供重病诊治等；如妇幼专科医院提供妇产科、儿童健康服务，而疾病预防控制中心则提供传染病与慢性病管理等服务。因此，当前的医疗卫生服务体系强调分级、分类管理，以及不同机构之间的协同整合。

医疗卫生体系规划中，也需要遵循分类分级、错位发展的理论，充分发展不同类型、级别医疗卫生机构乃至医院的特色，而不能按照一个标准要求所有的机构朝同一个方向发展。

（二）均衡布局、分级分类与医疗卫生服务规划

资源梯度配置。《全国医疗卫生服务体系规划纲要（2015—2020 年）》中，明确在不同的属地层级实行资源梯度配置。地市级及以下，基本医疗服务和公共卫生资源按照常住人口规模和服务半径合理布局；省部级及以上，分区域统筹考虑，重点布局。

资源合理配置，分级分类管理。对于各级各类公立医院的规划布局应该考虑地域实际，根据城镇化、人口分布、地理交通环境、疾病谱等因素合理布局。要合理控制公立综合性医院的数量和规模，对于需求量大的专科医疗服务，可以根据具体情况设立相应的专科医院。综合医院布局规划应该与人口分布相一致，但基于综合医院的病患就医特点，其布局不强求与人口分布完全一致；在京津冀、长三角、珠三角等具备一体化发展条件的区域，可以探索打破行政区划的限制，跨区域统筹设置医疗卫生机构，推动资源优化调整，实现大区域范围内资源共享，提高配置效率。合理确定村卫生室和社区卫生服务站的配置数量和布局，根据乡镇卫生院、社区卫生服务中心覆盖情况以及服务半径、服务人口等因素合理设置，原则上每个行政村应当设置 1 个村卫生室。专业公共卫生机构要按照辖区常住人口数、服务范围、工作量等因素合理设置，加大向国家重大战略区域、中心城市和脱贫地区的倾斜力度，促进优质医疗资源扩容和区域均衡布局。

三、服 务 整 合 理 念

（一）服务整合内涵

世界卫生组织于 1978 年首次提出"医疗卫生服务的整合"概念，后续又形成了整合型医疗卫生服务体系框架，并形成了"整合型医疗卫生服务"定义，即"组织和管理体系内卫生服务所涵盖的各项资源，使人们在需要的时候，能够获得其应得的系统性卫生服务，从而得到其想要的健康结

果并产生经济价值"。2015 年，世界卫生组织提出"以人为本的一体化医疗卫生服务"模式（people-centered integrated care，PCIC），将健康促进、疾病预防、疾病治疗和临终关怀等医疗卫生服务的管理和服务提供整合在一起，让患者、家属及所在社区共同参与到卫生服务中，协调各级各类医疗卫生机构为患者提供连续性的、终身连贯的服务。中国在《"健康中国 2030"规划纲要》中明确，要建立"优质高效的整合型医疗卫生服务体系"。

我国医疗卫生服务体系整合模式。我国目前主要有城市医疗集团、县域医疗共同体、跨区域专科联盟和远程医疗协作网 4 种医疗卫生服务整合模式，可以归为两种服务整合方式：纵向整合和横向整合。①纵向整合是医疗用户的整合，可以促进医疗卫生服务的连续性并及时了解患者的医疗需求，利于引导有序的分级诊疗机制，包括城市医疗集团及县域医疗共同体两种模式。城市医疗集团一般由三级公立医院牵头，联合辖区内的区、街道、社区及其他各类卫生服务机构，成立医疗集团；县域医疗共同体一般由县级公立综合医院牵头，联合县、乡镇、村三级医疗卫生服务机构，成立医疗集团。②横向整合是医疗服务提供者的整合，是同级或者同类医疗卫生机构间为追求规模效益，节约成本，实现自身利益最大化而形成的整合，包括跨区域专科联盟和远程医疗协作网两种模式。跨区域专科联盟以某个医疗卫生机构的特色优势专科资源为依托及协作条件，进行跨区域的合作；远程医疗协作网依托互联网，联合不同医疗卫生机构和患者，进行跨区域或跨机构的诊疗服务。

（二）服务整合与医疗卫生体系规划

在医疗卫生体系规划中，要坚持系统整合。加强全行业监管与属地化管理，统筹城乡、区域资源配置，统筹当前与长远，统筹预防、医疗和康复，中西医并重，注重发挥医疗卫生服务体系的整体功能，促进均衡发展。

四、韧性与合理冗余理念

（一）韧性与合理冗余内涵

韧性（resilience）理论最早源于工程学领域，后逐渐应用于生态学中，被认为是"自然系统应对生态系统变化时的持久性"，并被广泛运用于职业发展、信息管理、应急处置等社会领域。近年来，新冠疫情的发生，对于医疗卫生服务体系形成了巨大的冲击，凸显出医疗卫生服务体系韧性的重要性。

医疗卫生服务体系是我国应对突发公共卫生事件的基础。医疗卫生服务体系韧性强调三个方面：一是准备，如何收集相关信息，对于风险进行监测评估预警，存储物资，并快速做出反应；二是在遭受突发事件中，医疗卫生服务体系依然能够持续提供服务；三是在遭受突发事件后，医疗卫生服务体系能够快速恢复。

（二）韧性与医疗卫生体系规划

无论是在突发事件发生前的准备工作、事件中的应急处理和持续服务，还是在事件过后的恢复阶段，都必须依赖风险识别和防范技术。此外，统筹多种资源、注重物资与技术的库存，以及合理规划医疗卫生机构和专业技术队伍的设施空间，都是提升医疗卫生体系平战转换能力的重要措施。这也意味着，医疗卫生体系在进行规划配置时，需要有一定的资源冗余配置，或者多用途资源的储备配置，以应对突发事件的发生。

自然系统或社会系统都是由一群彼此关联的事件所构成，在特定时期内这些事件按一定的活动方式相互作用，因而各系统呈现出不同的外在形态。控制系统能够产生各种变化，对各种外界影响进行反馈，对各类失效问题做出调节与解决以保障系统的良性运转。当外部压力过大时，系统可能会崩溃，而导致崩溃的压力阈值则取决于系统自身的社会环境适应能力，社会环境适应能力就是指系统在突然变化的环境条件中维持自己生存与运行的能力，而提高其社会适应能力的另一个途径便是通过增强系统的冗余能力来应对外部的突发状况。作为系统适应力以及稳定性的重要保证，系统稳定性和适应力要求越高，需要冗余的设定越高，对资源配置的要求也就越高。一定的冗余是必要的，以保持一定的稳定性和适应力，但冗余又不能太多，否则会影响整个系统的运作，从而出现累赘和低效。因此需要引入合理冗余这一概念以平衡相关关系，需要以冗余带来的系统资源沉淀和系统稳定性为参考依据，使得适应力关系曲线做出选择，最后确定一个平衡点。卫生系统的资源配置也考虑了系统的社会适应能力，即可以应对突然发生求医就诊事件的高峰期，但考虑到卫生系统资源的局限性，必须更明确地划分医学健康需要的高峰期，以合理配置卫生系统资源，适应群体的健康需求。

中英文名词对照

中文	英文
区域卫生规划	regional health planning
公共产品	public goods
准公共产品	quasi-public goods
有益产品	merit goods
系统思维	system thinking
将健康融入所有政策	Health in All Policies，HiAP
数字孪生	digital twins
可获得性	Availability
可接近性	accessibility
可适应性	adaptability
可负担性	affordability
可接受性	acceptability
以人为本的一体化医疗卫生服务	people-centered integrated care，PCIC
韧性	resilience

参 考 文 献

陈振明, 2012. 社会管理: 理论、实践与案例[M]. 北京: 中国人民大学出版社.

罗力, 2019. 健康服务资源空间规划理论和方法[M]. 上海: 复旦大学出版社.

孟庆跃, 2015. 明确功能 整合体系 提升医疗卫生服务体系能力——北京大学中国卫生发展研究中心孟庆跃解读《全国医疗卫生服务体系规划纲要(2015-2020 年)》[J]. 中国卫生监督杂志, 22(2):107-108.

中共中央、国务院. 关于印发《"健康中国 2030"规划纲要》[EB/OL]. (2016-10-25)[2022-08-18]. http://www.gov.cn/xinwen/2016-10/25/content_5124174. htm.

左晓瑜, 2022. 四川省卫生资源配置的公平性及影响因素研究[D]. 成都: 电子科技大学.

Haldane V, De Foo C, Abdalla S M, et al. 2021. Health systems resilience in managing the COVID-19 pandemic: lessons from 28 countries[J]. Nature Medicine, 27(6): 964-980.

思 考 题

1. 医疗卫生服务体系规划的目的与意义是什么？
2. 医疗卫生服务体系规划的理论基础有哪些？
3. 医疗卫生服务体系规划的理念有哪些？
4. 医疗卫生服务体系的目的、理论、理念之间是什么关系？

（应晓华）

第三章　卫生人力资源

学习目标

通过本章的学习，你应该能够：

掌握　卫生人力资源的概念及特征，卫生人力资源数量、结构、分布和工作绩效。

熟悉　卫生人力资源的具体分类及卫生人力资源不同分类内的工作职能。

了解　卫生人力资源规划的测算方法。

本章主题

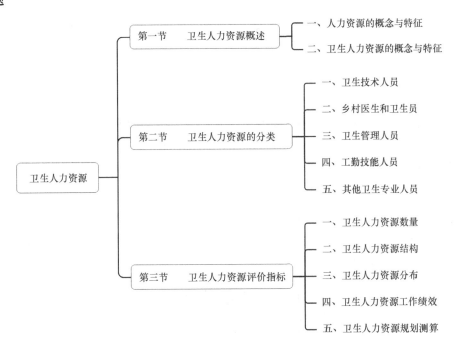

第一节　卫生人力资源概述

卫生人力资源，是一个国家、地区及各级各类卫生组织实现其战略目标的决定性资源，是医疗卫生服务体系规划的重要组成部分。高质量的人力资源被称为人才资源。习近平总书记在党的二十大报告中指出，必须坚持"人才是第一资源"，深入实施"人才强国战略"，坚持"人才引领驱动"，强化中国式现代化的人才支撑。《"健康中国 2030"规划纲要》明确提出加强卫生健康人力资源建设。国家《"十四五"卫生健康人才发展规划》特别强调把培养造就一批卫生健康领域的战略科学家、医学领军人才和青年人才，作为规划的重中之重。促进医疗卫生服务体系高质量发展，助推健康中国建设，卫生人力资源是关键。

一、人力资源的概念与特征

人力资源（human resources）是社会资源中最具主观能动性和最活跃的资源，是发展物力资源、财力资源、信息资源及其他社会资源的前提。人力资源是对组织发展影响最大的资源因素，组织必须对人力资源规划、配置、绩效、薪酬和员工关系等方面进行管理，从而推动组织发展。

（一）人力资源概念

"人力资源"由当代著名管理学家彼得·德鲁克于 1954 年在其著作《管理的实践》(*The Practice of Management*) 一书中提出。在该书中，德鲁克引入了"人力资源"的概念，并认为，与其他资源相比，人力资源是一种特殊的资源，它必须通过有效的激励机制才能开发利用，并为企业带来可观的经济效益。

人力资源的概念可以从广义与狭义两个方面来定义。广义的人力资源是指在一定范围内的人口中具有劳动能力的人的总和，是能够推动社会进步和经济发展的具有智力与体力劳动能力的人的总称。狭义的人力资源是指在一定时期内，组织中具有的能够为组织的发展贡献体力与智力的人的总称。

（二）人力资源基本特征

1. 人力资源是主体性资源或能动性资源　主体性或能动性是人力资源的首要特征，是与其他资源最根本的区别。主体性是指人力资源在经济活动中起着主导作用。人力资源在任何生产活动中都是主体，任何生产资料和生产工具如果离开了人的支配与使用都不能发挥作用，只有人力资源的活动才能引发、控制、带动其他资源活动。能动性是指人力资源具有根据自身愿望与需求，有目的、有计划地安排、运用自己劳动能力的特点。

2. 人力资源是具有生产性、消费性与再生性的资源　人力资源的生产性体现在劳动者能够运用智力与体力劳动为人类创造社会财富与物质财富，推动社会进步。人力资源的消费性是指人力资源在形成、维护与开发的过程中，需要消费大量的有形资源和无形资源来补充人力资源在智力、体力上的需求。人力资源的再生性对于劳动者个体来说，是指当劳动能力在劳动过程中消耗之后，通过休息和营养物质的补充，得以恢复或重新生产出来。

3. 人力资源是特殊的资本性资源　人力资源作为一种经济性资源，具有资本属性。人力资源是公共社会、各类组织和个人投资的产物，其质量高低主要取决于投资程度。人力资源的资本性，源于人的能力获得的后天性，因为任何人的能力都不可能是先天就有的，为了形成能力，必须接受教育和培训，必须投入财富和时间。人力资源也是在一定时期内可能源源不断地带来收益的资源，它一旦形成，一定能够在适当的时期内为投资者带来收益。人力资源在使用过程中也会出现有形磨损和无形磨损，如劳动者自身的衰老就是有形磨损，劳动者知识和技能的老化就是无形磨损。

4. 人力资源是高增值性资源　人力资源的增值性表现在不同的方面。对于劳动者个体，通过劳动能力的不断使用，其知识、技能、经验得以积累与提升，劳动能力得到增强，劳动产出随之增加。对于组织，通过对劳动者教育与培训，开发其潜能，使其劳动能力得到发掘、创造价值的能力得到增强。

二、卫生人力资源的概念与特征

卫生人力资源（health human resources）是一个国家、地区卫生系统的重要组成部分，是卫生系统实现、保持和强化自身功能的载体。卫生人力资源的数量、质量、结构、分布、状态，决定着一个国家或地区提供卫生服务的能力与水平。高质量的卫生人力资源供给是医疗卫生服务体系规划实现的必要前提。

（一）卫生人力资源概念

世界卫生组织将卫生人力资源定义为"所有从事的首要活动目的为提高健康的人员"。这一说法来源于世界卫生组织关于卫生系统的概念："卫生系统的所有首要目的是为促进、恢复或维护健康的组织、人和行动。"

广义上的卫生人力资源是指已经或正在接受卫生职业培训，正在或可能参与促进、保护、改善人口健康活动的所有个人的集合。狭义上的卫生人力资源是指在卫生组织（包含卫生行政组织、卫生服务组织、社会卫生组织）中从事或提供卫生服务及相关服务的所有人员的集合。

（二）卫生人力资源相关概念与医疗卫生服务体系

卫生人力资源包含卫生人员资源、卫生人才资源，三者之间存在从属关系。卫生人员资源是指一定时期内，在卫生组织中从事或提供卫生服务及相关服务的人员总和。卫生人才资源是指在从事卫生工作期间，经过自主学习或培育培训等教育投入，具备较大的自我增值潜力，形成的具备管理水平高、技术能力强、可使效益最大化的卫生人员。

卫生人力资源在进入卫生组织从事或提供卫生及相关服务后，可以归类为卫生人员资源。卫生人员资源在经过自主学习或培育培训等教育投入后，具备较高的卫生健康工作或服务能力后，可以归类为卫生人才资源。卫生人力资源也可以经过自主学习或培育培训等教育投入后，在卫生组织中提供卫生及相关服务，成为卫生人才资源。

卫生人力资源是医疗卫生服务体系的核心要素，通过优化卫生人力资源配置有助于解决不同区域间的医疗卫生服务公平性和可及性问题，进一步促进公共服务均等化。卫生人员资源是医疗卫生服务体系组织规划的重要组成，卫生人员资源通过在卫生组织中从事或提供卫生服务及相关服务实现对公民的医疗及健康促进。卫生人才资源是医疗卫生服务体系中人才高质量发展的关键要素，高质量的卫生人才资源有助于促进医疗卫生服务的高质量发展（图3-1）。

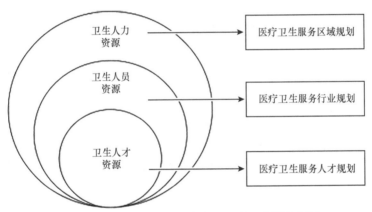

图 3-1　卫生人力资源相关概念及医疗卫生服务规划

（三）卫生人力资源特征

卫生人力资源除具有人力资源的一般特点外，还具有鲜明的行业特征。

1. 劳动需要高度复杂的专业知识与技能　卫生服务的复杂性与风险性，决定了卫生人力资源必须具备足够的专业知识、技能、经验。

2. 培养周期长与培养成本高　卫生人力资源不但需要系统的专业知识与技能，更需要丰富的临床经验，而这些能力的取得是需要时间的。除医学生在校学习时间普遍高于其他专业外，在岗卫生人员还需要不断地进行知识更新，其实践经验的积累也需要漫长的时间。只有经过长期、持续的专业知识、技能的学习与经验累积的卫生人员才能够胜任高度专业性的工作。漫长的培养周期也决定了卫生人力资源的高培养费用及高时间成本。

3. 劳动具有高风险性　卫生人员的劳动风险是由卫生职业本身特点决定的。由于疾病的复杂性、服务对象个体状况的多样性，医学对许多疾病的认识还很有限，这使得卫生人员在提供服务时会面临许多不确定因素，伴随着许多已知或未知的医疗风险。在面对重大疫情、自然灾害等突发公共卫生事件时，卫生人员需要承受巨大的工作强度和心理压力。

4. 劳动需要不同专业的人员共同协作　卫生服务的复杂性与连续性，决定了卫生服务的提供者，必须通过明确的分工与有效的协作才能够完成这种高度复杂的工作，例如，病人手术要通过临床医生、护士、麻醉师、药剂师等不同岗位专业人员的共同协作才能得以完成。

5. 社会责任重大 卫生服务关系到人的生命与健康，卫生人员的责任心、知识、技能水平与病人安全及服务效果息息相关，因此，卫生人员承担着巨大的社会责任和对公众救死扶伤的义务。

第二节 卫生人力资源的分类

卫生人力资源在不同历史、文化背景的国家，有不同的分类标准。目前主要分类标准是根据卫生人员工作内容和面向人群，分为卫生技术人员、乡村医生和卫生员、卫生管理人员、工勤技能人员和其他卫生专业人员。

一、卫生技术人员

卫生技术人员（health personnel）是指直接通过医学技能为患者提供卫生服务的卫生人员，包括执业医师、护士、药师（士）、检验/影像技师（士）、见习医（药、护、技）师（士）等卫生技术人员。

（一）执业医师

执业医师是指具有医师执业证且实际从事医疗、预防保健工作的人员。根据职业类别划分，执业医师分为临床、中医（包括中医、民族医和中西医结合）、口腔、公共卫生四个类别。对于临床医师和中医医师而言，除医疗卫生机构通常的内科、外科、妇科、儿科等主要临床专业科室医师外，根据其他岗位和功能还包括门诊医师、急诊科医师、重症医学科医师、麻醉科医师、康复医学科医师和全科医师等。

1. 临床医师 作为医疗卫生机构内科、外科、妇科、儿科等主要临床专业科室的核心人力资源，是承担治病救人工作的主体。临床医师主要工作内容为指导及参与所在科室医疗、教学、科研、技术培养与理论提高工作，定期查房并参加、指导急危重症及疑难病例的抢救和死亡病例的讨论，运用国内外先进经验指导临床实践，不断开展新技术、新疗法，提高医疗质量，担任教学以及进修与实习人员的培训工作等。

2. 门诊医师 是开展门诊医疗服务工作的主体，主要工作内容为承担门诊医疗、教学、科研、预防和保健工作。负责门诊、会诊和危重病人的抢救，解决较复杂、疑难技术问题。实行首诊医师负责制，根据病情，确定病人的门诊或住院治疗。认真书写门诊病历和各种检查单、治疗单。

3. 急诊科医师 是实施急诊医疗工作的主体，主要工作内容为参加急诊、急救处置和出诊工作，实行首诊医师负责制，认真书写急诊病历和填写各种检查单、治疗单，及时做好各种登记和统计工作。遇有疑难、重症病例，及时报告上级医师或提请科间会诊，共同完成检查、救治工作。负责分管留观病人的医疗，按规定书写留观病历和病程记录，严密观察病情变化，及时进行诊治及抢救工作。

4. 重症医学科医师 重症医学科医师的主要业务范围为急危重症患者的抢救和延续性生命支持、发生多器官功能障碍患者的治疗和器官功能支持、防治多器官功能障碍综合征。重症医学科医师主要工作内容为安排每日工作（转入、转出等）。每日查房，随访转出病人，负责术前、转科前病人的检查。检查每日医嘱及执行情况。审签出院及转科病历。及时掌握病人的病情变化，及时处理病人发生病危、死亡、医疗事故或其他重要问题。危重病人的转入或者病情发生突变时，负责现场指挥，组织并保证各项急救工作有条不紊地进行。

5. 麻醉科医师 麻醉科医师的主要业务范围为在手术期间和麻醉恢复期对由多种因素（麻醉、手术等）原发疾病）引起的重要生命功能的变化进行监测、诊断，并对此进行治疗，保证围术期病人的安全。麻醉科医师主要工作内容为负责本科的日常麻醉、教学、科研等具体工作。麻醉前检查手术病员，参加术前讨论，与手术医师共同研究确定麻醉方案和麻醉前用药，做好麻醉前的药品器材准备。严格按照诊疗操作规程实施麻醉，术中经常检查输血、输液及用药情况，密切观察病情。术后进行随访，将有关情况记入麻醉记录单，做出麻醉小结。

6. 康复医学科医师　是利用物理因子和方法（包括电、光、热、声、机械设备和主动活动）以诊断、治疗和预防残疾与疾病（包括疼痛），使病、伤、残者在体格上、精神上、社会上、职业上得到康复，消除或减轻功能障碍。康复医学科医师主要工作内容为负责病员的诊疗，实施康复评定，确定康复治疗方案，并与临床科室保持业务联系，指导完成各种康复治疗技术操作。

7. 中医科医师　综合性医疗卫生机构的中医科医师利用中医诊断技术为患者提供中医服务。中医科医师主要工作内容为负责本科室范围内的中医医疗、教学、科研、预防工作，注意发挥中医药在防治疾病、保健、康复中的作用。中医医疗卫生机构的中医医师作为中医内科、中医外科、中医妇科、中医儿科等专业科室的核心人力资源，主要运用中国传统医学理论及诊断技术，通过中药治疗等方式为患者提供中医服务。

8. 针灸推拿科医师　主要研究中医学、中药学、人体穴位、针灸及推拿操作技术等方面的基本知识和技能，为患者提供针灸、推拿治疗及康复保健等服务。针灸推拿科医师主要工作内容为充分发挥中医针灸推拿特色和优势，遵循中医针灸推拿自身发展规律，运用传统理论和方法，结合现代科学技术手段，发挥中医针灸推拿在防治疾病、保健、康复中的作用。

9. 口腔科医师　是从事牙齿、口腔及颌面部疾病诊断、治疗和预防的专业人员。口腔科医师主要工作内容为使用药物、牙科设备、器械、材料及有关影像学、病理学、检验学诊断手段，诊治牙齿、牙列、牙周组织及口腔黏膜的疾病，拔除无法保留或不宜保留的牙齿。诊治唾液腺、颞下颌关节和颌面部神经疾病、口腔颌面部良恶性肿瘤、牙颌面畸形、创伤性及感染性疾病。修复牙齿、牙列及颌面器官的缺损与缺失。

10. 全科医师　是指经过全科医学专门训练、学习，取得全科医师执业资格证书，为个人、家庭和社区提供优质、方便、经济有效的、一体化的基层医疗保健服务，进行生命、健康与疾病的全过程、全方位负责式管理的医生，是执行全科医疗的卫生服务提供者。全科医师的主要工作内容和岗位职责为建立并使用家庭、个人健康档案（病历）；社区常见病、多发病的医疗及适宜的会诊/转诊；急、危、重症病人的院前急救与转诊；社区健康人群与高危人群的健康管理，包括疾病预防筛查与咨询；社区慢性病病人的系统管理；根据需要提供家庭病床及其他家庭服务；社区重点人群保健（包括老人、妇女、儿童、残疾人等）；人群与个人健康教育；提供基本精神卫生服务（包括初步的心理咨询与治疗）。通过团队合作执行家庭护理、卫生防疫、社区初级卫生保健任务等。

11. 公共卫生科医师　在传染病和慢性病防治、职业卫生、环境卫生、营养与食品卫生、学校卫生、妇幼保健、健康教育和医防结合等方面提供相关的公共卫生服务。公共卫生科医师涉及疾病预防、健康维护、健康促进三大基本职能，负责辖区内或指导基层开展全生命周期健康监测、疾病筛查、健康改善的需要识别、干预，以减少人群患病风险、控制传染病等重点疾病的发展。

（二）护士

护士是经执业注册取得护士执业证书，依照条例规定从事护理活动，履行保护人类生命、减轻病患痛苦、增进健康职责的卫生技术人员。护士的主要职责包括观察病人体表情况，了解病人病情，配合医生治疗，及时开展护理工作。

1. 护师　主要工作内容为参加病房的护理临床实践，正确执行医嘱及各项护理技术操作规程。参与病房危重、疑难病人的护理工作及难度较大的护理技术操作。拟定病房护理工作计划，参与病房管理工作。参加护理查房、会诊和病例讨论。完成本病房护士的业务培训，制订学习计划，对护士进行技术考核。

2. 助产师　是在正式助产学校学习或具有同等能力，能独立接生和护理产妇的卫生技术人员。主要工作内容为负责正常产妇接产工作，协助医师进行难产的接产工作，做好接产准备，注意产程进展和变化，遇产妇发生并发症或婴儿室息时，采取紧急措施。严格执行技术操作常规，注意保护会阴及妇婴安全，严防差错事故。经常保持产房的整洁，定期进行消毒。负责管理产房和婴儿室的药品器材。

（三）药师

药师负责药品供应、门诊调剂和医院制剂工作，同时应适应学科的发展，积极开展临床药学、药学服务以及医疗活动中的药事工作。

1. 西药师 主要工作内容为指导和参与相关药学服务，促进临床合理用药，确保患者用药的安全、有效、经济和适宜，提高药物治疗效果，规避药品不良反应和减少药品不良事件的发生。督促和检查毒药、麻药、精神药物、贵重药品的使用、管理，以及药品检验鉴定工作。负责监督和检查药品的养护情况，保证药品质量合格和安全有效。深入临床科室，了解用药情况，征求用药意见。

2. 中药师 是指在医疗卫生机构及相关从事中药生产、经营活动的企事业单位中从事中医药事工作且有执业中药师资格的人员。中药师主要工作内容为执行《中华人民共和国药品管理法》及国家有关药品研究、生产、经营、使用的各项法规及政策。在执业范围内负责对药品质量的监督和管理，参与制定、实施药品全面质量管理。负责处方的审核及监督调配，提供用药咨询与信息，指导合理用药，开展治疗药物的监测及药品疗效的评价等临床药学工作。

（四）辅助卫生技术人员

1. 检验科卫生技术人员 检验科卫生技术人员的主要工作内容为承担检验操作，进行工作并校对结果，负责部分特殊检验技术操作，负责试剂的配制、鉴定、检查，校正检验试剂、仪器，防止差错事故。

2. 病理科卫生技术人员 病理科卫生技术人员的主要任务是在医疗工作中承担病理诊断工作，包括尸体解剖、活体组织学检查、脱落和细针穿刺细胞学检查，目的是为临床提供明确的病理诊断，以确定疾病性质、查明死亡原因。病理科卫生技术人员的主要工作为负责尸检和活体组织检查工作，作出病理诊断和发出报告。指导技术人员进行尸检和病理诊断工作。

3. 临床实验室卫生技术人员 临床实验室卫生技术人员的主要工作内容为根据临床信息，对检验项目的选择、检验申请、患者准备，以及样品的采集、运送、保存、处理、检测和结果给予指导、培训、答疑及咨询。参与临床查房和疑难、危重病例的会诊，对检验结果作出解释，并依据实验室结果对临床诊断和治疗提出建议。负责签发具有诊断性的临床检验报告。

4. 放射影像科卫生技术人员 放射影像科卫生技术人员的主要工作内容为参加常规 X 线、CT、MRI 和介入治疗等各项工作。负责放射影像科医疗器械诊断工作，按时完成诊断报告。掌握放射影像科医疗器械的一般原理、性能、使用及投照技术。加强与临床科室的联系，不断提高诊断符合率。

二、乡村医生和卫生员

乡村医生和卫生员最初名字为"赤脚医生"，乡村医生前身——赤脚医生是 20 世纪 50 年代后出现的名词，赤脚医生制度是中国为满足农民卫生健康需求而建立的重大革新性公共卫生体系，有效缓解了当时城乡卫生资源不平衡和可及性问题。赤脚医生没有固定编制，一般经乡村或基层政府批准和指派的有一定医疗知识和能力的医护人员，受当地乡镇卫生院直接领导和医护指导，他们的特点是亦农亦医，农忙时务农，农闲时行医，或是白天务农，晚上送医送药的农村基层兼职医疗人员。世界银行和世界卫生组织把"赤脚医生制度"称为"发展中国家解决卫生经费的典范"。20世纪 80 年代卫生部开始规范赤脚医生从业标准，凡经过考核已达到相当医士水平的，称为乡村医生。达不到医士水平的，都改称为卫生员。

（一）乡村医生

乡村医生是尚未取得执业医师资格或者执业助理医师资格，经注册在乡村医疗卫生机构从事预防、保健和一般医疗服务的乡村医生。乡村医生的主要职责是向农村居民提供公共卫生服务及一般疾病的诊治。贯彻预防为主的方针，做好健康档案、预防保健、健康教育、地方病防治、康复、医疗等各项公共卫生工作。实施初级卫生保健工作，积极推行新型农村合作医疗制度的实施，对农村居民进行积极诊疗，开展健康教育，努力普及卫生科学知识，开展康复保健咨询服务，增强农村居民自我保健意识和能力。认真做好各种信息资料和台账的收集、登记、统计和上报工作。

（二）卫生员

卫生员是受过短期卫生训练，具有医疗卫生基本知识和急救护理等技能，为农村居民提供医疗健康服务的初级卫生技术人员。卫生员的主要工作内容为负责协助完成辖区内儿童及女性居民的健康档案建立及管理，具有一定的育儿知识，能对儿童进行喂养和护理指导，对不同生理阶段的妇女提供健康促进指导。提供孕期妇女健康指导，提供老年保健等健康咨询。

三、卫生管理人员

卫生管理人员（health administration personnel）是指担负领导职责或管理任务的工作人员，包括从事医疗保健、疾病控制、卫生监督、医学科研与教学等业务管理工作的人员，以及从事党政、人事、财务、信息、安全保卫等行政管理工作的人员。卫生管理人员在医疗卫生机构中承担的作用日渐凸显，逐步形成了一批具有专业管理技能和创新思维的职业化卫生管理人员。卫生管理人员通过管理创新和体系创新，不断提升并促进医疗卫生机构和卫生服务体系的高质量发展。

（一）行政管理人员

1. 党政管理人员　包括党委办公室、医院办公室、团委、工会的工作人员。主要工作内容为做好医院行政、医院党委会等会议的组织安排，安排各种行政会议、做好会议记录，综合草拟医院工作计划、总结及有关文件，并督促贯彻执行。围绕医院中心工作，做好思想政治工作、宣传意识形态工作及党支部各类宣传报道内容。做好医疗卫生机构行政、医疗、护理总值班组织、管理、协调和督查，妥善协调处理各类突发事件和信息传递。组织医院行政查房并进行有关工作的协调。负责党务日常性工作，落实党支部工作考核细则，并通过平台做好党支部日常管理和任务、指标等考核工作。做好医院中层干部日常选拔、考察、考核管理等工作。

2. 人事管理人员　人事管理人员的主要工作内容为根据国家人事工作政策、制度和有关规定，结合医院战略决策和经营决策，起草医院相关制度和实施细则并保证有效实施。根据医院发展规划制定医院短期和中长期人力资源计划，合理配置工作人员，组织员工的招聘工作。根据医院的战略目标，做好医院人才队伍建设的各项工作，积极引进优秀人才，加强后备人才的培养，优化专业技术队伍结构，提高职工整体素质，推进人事制度改革。负责申报本单位机构设置、职能科室和业务科室设置、人员编制，制定全院岗位设置方案，并组织实施。分析医院人力资源现状，制定员工培训计划和在职学历教育规定。做好员工的薪酬管理及保险福利管理工作。负责员工工资、津贴、补贴的调整，社会保险金的缴纳、考勤等工作。做好劳动关系的管理，组织并实施医院全体员工人事聘用合同的管理。负责新员工上岗前的培训工作。组织全院人员的月度、年度考核，职称晋升和聘任等工作。

3. 财务管理人员　财务管理人员的主要工作内容为严格遵守国家的财经纪律，认真执行医院各项财务管理制度。全面负责单位财务管理和会计核算工作。制订医院内部会计岗位责任制，明确岗位职责，实行内部岗位定期轮换制度。制定财会人员岗位考核办法，定期进行考核。组织制定本单位的各项财务管理制度，并督促贯彻执行。负责日常财务活动的管理。组织编制本单位的财务计划、预算并组织实施。积极组织完成各项上交任务。负责门诊收费、住院结账处的管理工作。做好医院的物价管理工作。

4. 监察管理人员　监察管理人员的主要工作内容为贯彻党风廉政建设责任制，对党风廉政建设党委主体责任、纪委监督责任的落实情况及中层干部"一岗双责"落实情况进行监督。贯彻党章以及其他党内法规要求，对遵守和执行党的路线方针政策决议和国家法律法规等方面的情况进行监督。根据卫生行风建设"九不准"要求，对开展医药购销领域商业贿赂治理和防止利益冲突等情况进行监督。负责对监督对象违反党纪、政纪、事业单位纪律的相关事件的调查。向医院党组织、行政报告问题线索处置情况和案件查办情况的同时，向驻委纪检组报告。受理并查处有关信访举报及投诉案件，承办上级纪检监察部门交办的事项，协助上级纪检监察部门对医院纪检监察对象违规行为的调查处理。

5. 信息管理人员 信息管理人员的主要工作内容为制订医院信息化的发展规划并组织实施，按时总结汇报。负责制订医院信息类设备购置、使用计划并组织实施。负责医院信息系统的管理，保障医院信息系统安全、有序、正常运转。负责制定信息化建设规划和年度工作计划，评估医院信息化建设各项工作，建立有关标准和技术，必要时做出适当的修正。负责制定和健全医院的信息管理制度，使信息工作程序化、规范化，确保信息工作的正常运行。

6. 后勤管理人员 医疗卫生机构后勤部门是医疗卫生机构正常运转的支持系统。医疗卫生机构后勤管理是指组织、协调、监督和指挥医疗卫生机构后勤部门及所属人员有序开展工作，为医疗、教学、科研等工作提供服务并保障服务正常进行而开展的各类活动。后勤管理人员的主要工作内容为做好办公用房、病房、生活用房和辅助用房管理，做好固定资产、材料、低值易耗品等物资用品的管理。

（二）业务管理人员

1. 医务科人员 医务科人员的工作内容为负责起草、制订全院医疗工作计划和总结。负责医疗类规章制度的执行，临床、医技人员的业务技术、安全医疗知识学习和操作技能考试，积极防范医疗事故，减少医疗缺陷，保证医疗工作正常有序进行。做好医疗质量的实时监控工作，定期通报检查情况，完善专业技术人员的年度考核。接待处理医疗纠纷和医疗事故争议，督促有关科室采取防范措施，做好善后处理。

2. 质量管理科人员 质量管理科人员的工作内容为开展医疗质量监控与持续改进工作。负责病历质量监控与反馈，督促临床科室落实整改。负责核心制度落实情况的监控与反馈，督促临床科室落实整改。负责疾病诊断相关组（diagnosis related groups，DRG）、临床路径等工作的推进工作。协调质量监测与改进工作，推进质量改进活动在各部门有效实施。组织对质控人员进行质量管理知识的培训，推广质量改进工具和方法的应用。

3. 感染管理科人员 感染管理科人员的工作内容为负责医疗卫生机构感染管理工作。组织制订医疗卫生机构感染管理方案，负责监督检查感染管理规章制度执行情况。有计划、有目标地对医疗卫生机构环境污染情况、消毒器械使用情况进行监测，并提出考评意见。查阅、收集、整理、分析有关感染各种监测资料，并按要求上报。协调各科室间感染管理各项工作。对发生医疗卫生机构感染流行、暴发事件进行报告和调查分析，提出控制措施，并协调、组织有关部门进行处理。参与抗菌药物临床应用的管理工作。

4. 科教科人员 科教科人员的主要工作内容为负责拟订科研、教学计划和管理制度，并督促贯彻实施。负责科研项目的申报、实施、验收等组织管理工作和科研成果报奖工作。负责各级医学重点学科申报、考核、验收等组织管理工作。组织申报国家级、省级继续医学教育项目并组织实施，负责全院继续教育工作的组织实施。组织开展学术讲座及医院学术委员会活动。负责住院医师规范化培训的相关管理工作。组织管理教研室的各项教学工作。负责附属院校临床教学、见习和实习及其他高等院校的实习生管理工作。

5. 医保管理人员 医保管理人员的主要工作内容为负责全院基本医疗保险管理工作。及时宣传和传达省、市医保政策并积极做好贯彻工作。负责医保病人投诉受理工作，协调解决并及时反馈，规范实施《国家基本医疗保险、工伤保险和生育保险药品目录（2023年）》等规范性文件，并制定相应的实施细则。掌握基本医疗保险特殊检查、特殊治疗及特殊用药审核政策及规范备案程序。负责与各市、县（区）医保经办机构的联系和沟通，确保与医疗卫生机构联网地区的医保信息畅通。负责统计各类医保病人就诊人次、所发生的医药费用等信息，为管理人员的决策提供分析依据。

6. 预防保健科人员 预防保健科人员的主要工作内容为负责医疗卫生机构传染病、慢性病、食源性疾病、妇幼卫生及精神卫生等公共卫生相关信息的管理，督查公共卫生管理制度执行情况。负责突发公共卫生事件的监控、报告和管理，组织完成哨点监测任务。负责健康教育、控烟、爱国卫生等管理工作。负责员工保健和计划生育政策落实，定期组织员工体检，建立员工健康档案。组织讨论本科在落实公共卫生工作质量管理与持续改进方案过程中的目标质量，对执行质量指标过程中存在的问题，提出改进意见与措施。

7. 对外联络办人员 对外联络办人员的主要工作内容为完成各种对外事务，负责对外联络，树立医疗卫生机构形象，协调各种社会关系，提高知名度。以医疗工作为中心，积极拓展医疗市场，协助各个部门开展对外事务，签订建立与医疗卫生机构的医疗合同单位。促进医联体内的各合作单位开展业务交流与合作，做好双向转诊工作。协同相关科室做好各大中心的建设及管理维护工作。定期走访各医联体单位，征求意见并反馈给医疗卫生机构，协调解决合作期间存在的困难和需求。定期组织召开相关医联体会议，交流总结工作经验，制订工作计划。

8. 病案管理人员 病案管理人员的工作内容为对已出院病人的病案，通过病案管理的方法进行分类、建档，从而达到科学的管理。病案科通过病案资料传递医学信息，在医学科研及医院决策中发挥"参谋"作用。病案科（室）技师负责病案的收集、整理、装订、登记、编目、借阅和保管、维护等工作。按规定及时回收病案。负责病案装订成册及做好病案索引登记工作，并按《国际疾病分类》第 11 次修订本（ICD-11）进行疾病编码、疾病手术分类编码。

四、工勤技能人员

工勤技能人员是指为医疗卫生机构提供后勤保障的工勤类专职人员。

（一）护理员/护工

护理员/护工是指受过护理专业训练的初级卫生人员。在各级医疗预防机构中协助护士担任一般护理和病房、门诊部等管理工作。主要工作内容为担任病人生活护理和部分简单的基础护理工作，不得从事临床护理技术操作。随时巡视病房，应接病人呼唤，协助生活不能自理的病人进食、起床活动及递送便器等。做好病人入院前的准备工作和出院后床单、铺位的整理，以及终末消毒工作。协助护士搞好被服、家具的管理。

（二）挂号员/收费员

收费员的工作内容为做好挂号、收费、记账等一线服务窗口的工作。在工作中严格执行科室制定的内部操作规程，熟悉收费和物价、医保管理中的相关知识。严格按照规定的物价收费标准进行收费，做到不漏收、不重收、不多收。熟悉掌握常用药品和收费项目的名称以及收费输入规范。严格遵守收费部门收退费操作的相关规定。

（三）安全保卫人员

安全保卫人员的主要工作内容为负责医院安全、保卫工作；负责制订、落实和检查医院的安全保卫、消防等各项安全制度，发现违规违纪及时按章处理；负责对医院保安队伍的管理工作；负责检查各种安全、消防设施、设备和压力容器，发现问题立即督促有关科室整改，确保设施、设备的可靠性和有效性；确定若干重点防范部位，坚持每日巡查，并做好记录；迅速、及时、妥善地处理好各种突发事件；配合公安部门加强对保安、门卫、反扒、治保人员的管理和外来人员、临时工的管理。

（四）总务科工勤人员

总务科工勤人员包括基建人员、维修人员、电工等，负责医疗卫生机构基建及维修工作。总务科工勤人员的工作内容和岗位职责为根据医疗卫生机构发展规划及当年基本建设计划，向主管部门、国家卫生健康委员会、住房和城乡建设部、规划司、自然资源部、国家消防救援局、生态环境部等机关申请办理立项、施工等手续。组织设计、施工及有关单位进行施工图纸会审和技术交底，参与施工图纸预算审查，参与组织设计审查工作。收集并及时审查施工单位提供的工程进度统计资料。督促监理单位复核主要原材料、成品、半成品、零部件的质量证件或出厂合格证明，组织开箱检验工作，参与设备试车运转工作。负责督促施工单位及时做好工程预检后的收尾工作，按期交工。

五、其他卫生专业人员

其他卫生专业人员是指在医疗卫生行业提供多元化服务的卫生人员。

（一）环境、职业健康、环境卫生学专业人员

环境卫生医师是指运用环境卫生学基本理论和技术，分析生活环境中各种因素对机体有利和有害作用的相互关系，进行卫生学调查、监测与评价的专业人员。主要工作内容为对生活饮用水、公共场所、居住环境及化妆品进行卫生调查、检测与评价。调查处理生活饮用水、公共场所等污染事故。研究环境污染对公众健康的影响。参与新建、扩建、改建工程项目的预防性卫生审查。对从业人员进行健康体检。完成卫生行政部门赋予的环境卫生监督监测任务。

（二）卫生监督人员

卫生监督人员是卫生监督体系的主体，肩负着卫生技术人员与行政执法人员的"双重"身份。主要工作内容：依法监督管理公共场所、职业、放射、学校卫生等工作；依法监督传染病防治工作；依法监督医疗卫生机构和采供血机构及其执业人员的执业活动，整顿和规范医疗服务市场，打击非法行医和非法采供血行为；依法监督管理消毒隔离、消毒产品、生活饮用水及涉及饮用水卫生安全产品；承担法律法规规定的其他职责。

（三）营养师/膳食师

营养师/膳食师从事营养指导、营养与食品安全知识传播，促进社会公众健康工作的专业人员。他们主要是针对亚健康人群该怎样摄取营养进行指导。主要工作内容为进行膳食调查和评价，人体营养状况测定和评价，营养咨询和教育，膳食指导和评估，食品营养评价，社区营养管理和营养干预。

（四）听力师/语言治疗师

听力师（听力学家/听力学工作者）是独立从事听觉、平衡及其他神经系统疾病的鉴别、评估和处理的专业人员。听力学工作者为儿童和成人提供听力康复。选择、选配放大装置，比如助听器与相关产品；提供和选配听觉防护装置、提供噪声对听力影响以及消费教育有关的咨询，以此预防听力损失；还从事听力和其相关的研究工作，涉及听力损失、平衡系统失调的预防、鉴别和处理；为与专业领域相关的法律诉讼提供证据。语言治疗师是指对有语言障碍的患者为改善其语言沟通能力而进行训练的康复医学技术人员。

（五）心理咨询师

心理咨询师是指运用心理学及相关知识，遵循心理学原则，通过心理咨询的技术与方法，帮助求助者解决心理问题的专业人员。主要工作内容为从患者及家属等信息源获得有关来访者的心理问题、心理障碍的资料；对患者的心理成长、人格发展、智力、社会化及家庭、婚姻生活事件等进行

全面评估，概括心理和生理测查；根据心理发展史和心理生理测查的结果，在心理咨询中发现患者有精神障碍或躯体疾病时应及时请求会诊或转往其他专科。

（六）健康管理人员

健康管理人员是专门从事个体和群体在营养与心理两个方面的健康检测、分析、评估，以及提供健康咨询、指导和干预危险因素等工作的专业人员。其工作内容包括采集和管理个人或群体的健康信息；评估个人或群体的健康和疾病危险性；进行个人或群体的健康咨询与指导；制定个人或群体的健康促进计划；对个人或群体进行健康维护；对个人或群体进行健康教育和推广；进行健康管理技术的研究与开发；进行健康管理技术应用的成效评估等。

第三节 卫生人力资源评价指标

充足的卫生人员数量、合理的结构和分布以及优良的工作绩效是保障基本卫生服务提供的重要前提。

一、卫生人力资源数量

分析一个国家和地区的卫生人力资源状况，首先要了解卫生人员的数量（表 3-1），其可以用绝对数或相对数表示，通常采用的指标是每千人口卫生技术人员数。分析卫生人员数量可以做两类比较。一类是横向比较，即不同国家或地区间卫生人员数量的比较。由于不同国家和地区人口规模的不同，这种横向比较只用相对数字进行比较，即每千人口卫生技术人员数量的比较。另一类为纵向比较，即同一国家或地区不同年份卫生人员总量或每千人口卫生技术人员数量的变化趋势。伴随着卫生人力资源高质量发展的要求，区域卫生体系规划的指标将卫生人力资源密度作为新的维度以评价卫生人力资源的公平性和可及性。在我国的中西部及偏远区域，地广人稀地区卫生人力资源密度指数（vast and sparsely populated HRDI，VSPHRDI）用于评价该区域的卫生人力资源数量。

2011～2022 年，我国卫生人员总量由 861.6 万人增至 1441.1 万人，增长率为 67.3%，年均增长 6.1%。卫生技术人员中，执业（助理）医师由 246.6 万人增加到 443.5 万人，年均增长 7.2%；注册护士由 224.4 万人增加到 522.4 万人，年均增长 12.1%；药师（士）由 36.4 万人增加到 53.1 万人，年均增长 4.2%；技师（士）由 34.8 万人增加到 75.1 万人，年均增长 10.5%。每千人口执业（助理）医师数由 1.82 人增长到 3.15 人、注册护士由 1.66 人增长到 3.71 人。

表 3-1 卫生人力资源数量分析维度

卫生人力资源数量分析维度		具体指标
卫生人员数量	绝对数	卫生人员总量
	相对数	每千人口卫生技术人员数；卫生人力资源密度指数
卫生人员数量的比较	横向比较	每千人口卫生技术人员数量与其他国家和地区的比较
	纵向比较	卫生人员总量或每千人口卫生技术人员数不同年份的变化

二、卫生人力资源结构

（一）卫生人力资源类别结构

不同类别卫生人员结构决定着卫生服务提供的模式。在以预防为主、公共卫生服务均等化的政策框架下，公共卫生人员的数量对于公共卫生服务的提供至关重要。医护比（医生和护士数量的比例）对于医疗卫生机构的服务提供影响甚大。中国护理人员长期处于短缺状态，新中国成立初期的医护比约为1∶0.1，但是护士数量的增长速度明显比医生数量的增长速度快。到2021年，医护比基本维持在1∶1.15左右。当护理人员数量较少时，医生就需要承担一些护士的工作，从而降低了卫生资源配置的效率。

（二）卫生人力资源性别结构

卫生人员通常以女性居多。2018年中国卫生技术人员中女性占60%，其中注册护士这一职业中，女性更是高达97.3%。女性在卫生服务提供中发挥着重要作用，尤其是那些非正式的卫生人员，如照顾病人的护工等，女性的作用更是不可替代，但这些信息在卫生统计资料中往往得不到反映。

（三）卫生人力资源年龄结构

卫生人员的年龄结构对于卫生人力规划至关重要。在预测卫生人力供给中需要根据卫生人员的年龄结构预测未来的退休人员数量。如果现有卫生人员中接近退休年龄者的比例较高，那就意味着在未来一段时间内有较多的人会退休，在人员供给量的规划中必须充分考虑这一因素。

（四）卫生人力资源学历结构

学历结构反映卫生人员接受医学专业教育的水平，在很大程度上影响着医疗服务的质量。中国卫生人员的学历通常分为研究生、大学本科、大专、中专、高中及以下几类。中国卫生人员的学历水平不断提高，2021年，拥有大学本科及以上学历的卫生人员数量占42.1%，而2005年这一比例只有17.1%。其中，疾病预防控制中心和社区卫生服务中心本科及以上学历者占比提高了20个百分点以上。

（五）卫生人力资源职称结构

职称结构反映卫生人力资源高质量发展的情况，是医疗卫生机构提供服务能力的直接体现。2021年人力资源和社会保障部、国家卫生健康委员会、国家中医药局联合印发《关于深化卫生专业技术人员职称制度改革的指导意见》，确定卫生专业技术人员职称设初级、中级、高级，初级分设士级和师级，高级分设副高级和正高级。卫生专业技术人员职称划分为医、药、护、技四个专业类别。近年来，高级职称和中级职称在基层医疗卫生机构中的比例逐渐上升，从而为居民提供更高质量和更具获得感的医疗卫生服务。2020年，我国卫生技术人员中级与高级职称人员占比为29.6%，较2011年的31.4%有所降低。其中，医院的中级与高级职称人员占比降低了4.3个百分点，疾病预防控制中心、社区卫生服务中心和乡镇卫生院分别提高了2.7、4.9和3.6个百分点。

（六）卫生人力资源专业结构

我国卫生人力资源的专业结构呈现出多元化和专业化的特点。随着医疗技术的不断进步和医疗服务需求的日益增长，卫生人力资源的专业划分越来越细致，涵盖了医疗、护理、药学、医学技术、公共卫生等多个领域。在医疗领域，我国拥有大量专业的医生资源，包括内科、外科、妇产科、儿科等多个专业方向。这些医生经过系统的医学教育和培训，具备丰富的临床经验和专业知识，能够为患者提供高质量的医疗服务。护理领域也是我国卫生人力资源的重要组成部分，主要负责患者的日常护理、病情观察以及医嘱执行等工作。我国拥有庞大的护士队伍，他们具备专业的护理知识和技能，为患者的康复提供了重要保障。此外，药学、医学技术和公共卫生等领域也拥有大量专业人才。药师负责药品的调配和管理，确保患者用药的安全有效；医学技术人员如检验师、放射技师等，为临床诊断和治疗提供重要的技术支持；公共卫生人员则致力于疾病预防和控制，保护公众的健康。

三、卫生人力资源分布

卫生人员的分布是分析卫生人力资源现状的一个重要方面，包括地域分布、城乡分布和医疗卫生机构层级分布。从地域分布来看，中国的东、中、西三类地区的卫生人力资源分布不均衡。经济水平、社会发展程度、卫生投入和卫生服务需求量的差异是造成卫生人力资源配置地域差异的主要原因。国家通过政策支持及财政投入不断优化卫生健康人力资源分布。2011 年，东部地区每千人口卫生技术人员数为 5.49 人，而中部和西部地区分别为 4.04 人和 4.00 人。2021 年，东部地区每千人口卫生技术人员数为 7.67 人，中部和西部地区分别为 7.26 人和 7.74 人，卫生健康人力资源分布不均衡的现象得到解决。卫生人力资源的城乡分布差异是限制农村地区卫生事业发展的重要因素。与卫生人力的地域差异相比较，卫生人力的城乡差异更大。2020 年中国城市地区每万人口卫生技术人员数为 157 人，而在农村地区，这一数字仅为 52 人（图 3-2）。

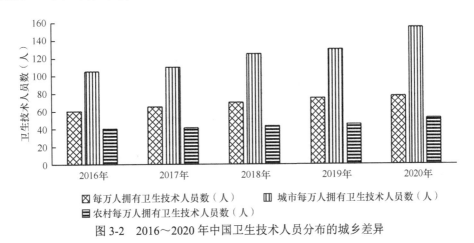

图 3-2 2016～2020 年中国卫生技术人员分布的城乡差异

卫生技术人员中研究生学历人员主要集中在医院，基层医疗卫生机构人员学历以大专及以下为主，职称以助理/师级及以下为主，医疗卫生机构教育水平及专业技术水平较高的人才仍主要集中在各级医院。推进分级诊疗尚需优质医疗服务向社区和农村延伸，促进卫生人才资源流向基层。

四、卫生人力资源工作绩效

卫生人力资源的工作绩效对卫生服务和人群健康有直接的影响，可以从可获得性、能力、反应性、服务效率以及公平性五个维度进行测量（表 3-2）。其中可获得性是指有足够的卫生人力数量提供卫生服务，能力是指卫生人员提供卫生服务的能力，已在卫生人力资源数量和卫生人力资源结构部分详细介绍。反应性是指卫生人力能够为患者和居民提供适宜的服务。常用的指标是病人满意度。服务效率是指固定投入下的产出量。常用的反映服务产出的指标包括医生日均担负诊疗人次、医生日均担负住院床日、医院病床使用率等。公平性是指区域医疗卫生服务体系中卫生人力资源配置能否满足不同人群的需求。常用的指标是该区域的洛伦兹曲线、基尼系数和卫生资源密度指数。

表 3-2 卫生人力资源的工作绩效

卫生人力资源绩效的维度	维度说明	评价指标（举例）
可获得性（availability）	有足够的卫生人力数量提供卫生服务，包括卫生人力的分布	卫生人员数量；卫生人员分布；平均每周（或每天）工作时间
能力（competence）	卫生人员提供卫生服务的能力	卫生人员的学历结构；卫生人员的知识水平和技术
反应性（responsiveness）	卫生人力能够为患者和居民提供适宜的服务	病人满意度

续表

卫生人力资源绩效的维度	维度说明	评价指标（举例）
服务效率（productivity）	卫生服务的效率、健康结果等	医生日均担负诊疗人次；医生日均担负住院床日
公平性（fairness）	卫生人力资源的配置及需求满足	洛伦兹曲线；基尼系数；卫生资源密度指数

五、卫生人力资源规划测算

测算卫生人力资源的最基础、最主要的指标是医生，卫生技术人员的其他指标（药剂人员、护理人员等）与医生及所在区域密切相关，并按照一定比例进行计算。根据测算卫生人力资源的卫生服务需求法，可以计算出不同区域的卫生人力需求与需要量。

（一）门诊医生（含师、士）数

根据居民健康对卫生服务的需求、需要测算门诊医生需求数（A_1）和需要数（A_2）。

$$A_1 = \frac{两周实际就诊率 \times 26 \times 区域人口数}{每全时门诊医生年均应处理人次数(\beta)} \times (1+\alpha)$$

$$A_2 = \frac{两周需要就诊率 \times 26 \times 区域人口数}{每全时门诊医生年均应处理人次数(\beta)} \times (1+\alpha)$$

式中，α 为在编的非临床（或非日常）工作医生的百分率，其值一般在 7%～13%，中心城市、市（地）、县（区）、乡镇区域根据各地情况来确定。β=全年法定工作日×每全时门诊医生日处理人次数（假设定为 15）=[365-（52×2+10）]×15=3765 次。区域人口指常住人口，或根据地区差异增加流动人口数。

（二）住院医生（含师、士）数

根据居民对卫生服务的需求、需要测算住院医生需求数（A_3）和需要数（A_4）。

$$A_3 = \frac{年人均实际住院率 \times 出院者平均住院天数 \times 区域人口数}{每全时住院医生年均分管床日(\gamma)} \times (1+\alpha)$$

$$A_4 = \frac{年人均需要住院率 \times 出院者平均住院天数 \times 区域人口数}{每全时住院医生年均分管床日(\gamma)} \times (1+\alpha)$$

式中，γ=每床开放日数×每全时住院医生分管床位数。设床位利用率为 85%，每床开放日数=365×85%=310.25 天，设每全时住院医生分管床位数为 10 张。γ=310.25×10=3102.5 天。

（三）医生（含师、士）数

医生需求数和需要数分别记为 A_5 和 A_6，其值为：

A_5=门诊医生需求数（A_1）+住院医生需求数（A_3）

A_6=门诊医生需要数（A_2）+住院医生需要数（A_4）

（四）药剂人员（含师、士）数

药剂人员需求数和需要数分别记为 A_7 和 A_8，其值为：

A_7=医生需求数（A_5）×药剂人员占医生的百分比

A_8=医生需要数（A_6）×药剂人员占医生的百分比

（五）护理人员（含师、士、员）数

国际上医护比一般建议 1：2 为佳，我国目前可以参照 1：1.5 配置。护理人员需求数和需要数分别记为 A_9 和 A_{10}，其值为：

A_9=医生需求数（A_5）×医护比（1.5）

$$A_{10} = 医生需要数（A_6）× 医护比（1.5）$$

（六）医技人员（含师、士）数

医技人员包括直接从事医疗卫生工作的各类检验人员、其他技师及技士和其他初级卫生技术人员。随着现代科学技术不断在医疗卫生领域发展，医技人员数量将进一步增加。医技人员需求数和需要数分别记为 A_{11} 和 A_{12}，其值为：

$$A_{11} = 医生需求数（A_5）× 医技人员占医生的百分比$$
$$A_{12} = 医生需要数（A_6）× 医技人员占医生的百分比$$

（七）卫生技术人员（含师、士）数

卫生技术人员包括医生、药剂、护理和医技人员。卫生技术人员需求数和需要数分别记为 A_{13} 和 A_{14}，其值为：

$$A_{13} = 医生需求数（A_5）+药剂人员需求数（A_7）+护理人员需求数（A_9）+医技人员需求数（A_{11}）$$
$$A_{14} = 医生需要数（A_6）+药剂人员需要数（A_8）+护理人员需要数（A_{10}）+医技人员需要数（A_{12}）$$

（八）管理工勤人员数

管理工勤人员是指从事业务和行政管理的人员及勤杂人员。不同地域管理及工勤人员的卫生技术人员的占比不同，一般在 20%～30%。管理工勤人员需求数和需要数分别记为 A_{15} 和 A_{16}，其值为：

$$A_{15} = 卫生技术人员需求数（A_{13}）× 管理工勤人员占卫生技术人员的百分比$$
$$A_{16} = 卫生技术人员需要数（A_{14}）× 管理工勤人员占卫生技术人员的百分比$$

（九）管理人员数

在管理工勤人员中，根据不同区域及医疗卫生机构的等级及需求，管理人员一般占比在 20%～40%。管理人员需求数和需要数分别记为 A_{17} 和 A_{18}，其值为：

$$A_{17} = 管理工勤人员需求数（A_{15}）× 管理人员占管理工勤人员的百分比$$
$$A_{18} = 管理工勤人员需要数（A_{16}）× 管理人员占管理工勤人员的百分比$$

（十）工勤人员数

在管理工勤人员中，根据不同区域及医疗卫生机构的等级及需求，工勤人员一般占比在 60%～80%。工勤人员需求数和需要数分别记为 A_{19} 和 A_{20}，其值为：

$$A_{19} = 管理工勤人员需求数（A_{15}）× 工勤人员占管理工勤人员的百分比$$
$$A_{20} = 管理工勤人员需要数（A_{16}）× 工勤人员占管理工勤人员的百分比$$

（十一）卫生人员数

卫生人员指卫生行业人员总数，包括卫生技术人员、管理工勤人员。其中卫生技术人员与管理工勤人员的合计占比一般超过 95%。卫生人员总体需求数和需要数分别记为 A_{21} 和 A_{22}，其值为：

$$A_{21} = 卫生技术人员需求数（A_{13}）+管理工勤人员需求数（A_{15}）$$
$$A_{22} = 卫生技术人员需要数（A_{14}）+管理工勤人员需要数（A_{16}）$$

（十二）公共卫生人员数

不同于卫生技术人员以需求数和需要数进行人员数量的测算，基层医疗卫生机构公共卫生人员数量可使用公共卫生服务法及人口比值法测算。按照标准工作时法，以千人口为标准，一般完成 6 项公共卫生服务职能每一个工作周内需要 13.33 小时，按一个工作周每人 40 小时工作量计算，所需人力为 3.33 人/万人口。以完成上述 6 项公共卫生服务职能所需的平均工作量为依据，对完成 8 项职能所需人力进行测算，8 项职能所需人力=（13.33/6×8）/40= 0.444 人/千人口=4.44 人/万人口。

综上，完成 14 项基本公共卫生服务需配置基层公共卫生人员 7.78 人/万人口。

除基层医疗卫生机构公共卫生人员外，我国各类疾病预防控制中心的公共卫生人员数量的测算参照《关于印发疾病预防控制中心机构编制标准指导意见的通知》（中央编办发〔2014〕2 号）执行，具体体现为以省、自治区、直辖市为单位按照总量控制、分级核定、统筹使用的办法进行配备。原则上按照各省、自治区、直辖市常住人口 1.75/10 000 的比例核定；地域面积在 50 万 km² 以上且人口密度小于 25 人/km² 的省、自治区，可按照不高于本地区常住人口 3/10 000 的比例核定。

案例

当前，我国进入了全面建设社会主义现代化国家、向第二个百年奋斗目标进军的新征程，我们比历史上任何时期都更加接近实现中华民族伟大复兴的宏伟目标，也比历史上任何时期都更加渴望人才。促进卫生健康事业高质量发展，推动健康中国建设，人才是关键。根据《医药卫生中长期人才发展规划（2011—2020 年）》的要求，从 2011～2020 年，中国卫生人员数量需要从 860 万人增加至 1255 万人。2021 年，我国卫生人员总量达到 1398.3 万人，其中执业医师和执业助理医师 428.7 万人、注册护士 501.8 万人。"十三五"期间，我国卫生人员总量年均增长约 5%，各类人才队伍规模不断壮大。在数量不断增长的同时，我国卫生人员的质量和结构也不断优化提升。"十三五"期间，卫生技术人员中大学本科及以上学历所占比例由 30.6% 提高到 42.1%。全国卫生人员中，卫生技术人员占 80.4%。"十三五"期间医护比不断优化，医护比由 1：1.07 提高到 1：1.15。从区域上看，西部地区每千人口卫生技术人员数从 5.8 人提高到 7.74 人，高于东部地区的 7.67 人和中部地区的 7.26 人。

经过近些年的高速发展，我国卫生健康人才队伍建设取得长足发展，但必须看到，我国卫生健康人才工作同新形势、新任务、新要求相比还有很多不适应的地方。一是卫生健康人才结构不够合理和区域分布仍不均衡，专业学科之间、城乡地区之间人才配置存在较大差距；同时也体现在人才质量上，卫生健康人才队伍建设必须适应高质量发展要求，进一步提高各类人才的服务能力和技术水平。根据《全国医疗卫生服务体系规划纲要（2015—2020 年）》要求，"到 2020 年，每千常住人口基层卫生人员数达到 3.5 人以上"。2019 年末该比值为 2.97 左右，距离目标还有 73.9 万人的缺口。《国务院办公厅关于改革完善全科医生培养与使用激励机制的意见》指出，"到 2020 年，城乡每万居民拥有 2～3 名合格的全科医生；到 2030 年，城乡每万居民拥有 5 名合格的全科医生"。截至 2019 年底，我国每万人口拥有全科医生数已上升到 2.61 人，初步完成了短期目标，但与 2030 年的目标还有近一半的差距。平均每村乡村医生数量、每千农村人口乡村医生数量更是逐年下降，截至 2019 年末，全国乡村医生和卫生员共有 84.2 万人，较上一年减少 6.5 万人。

人才管理机制不健全，人才队伍不稳定是当前面临的最大难题。据了解，基层医疗卫生机构仅参与申报，后期的招考、面试、人员调配等与其并无关联，这对基层选用适宜之才形成了障碍，基层在人才招聘方面的自主权未得到落实。从人才使用来看，其晋升渠道、职称评审、考核要求、薪酬制度等与基层发展不相适应，导致人才队伍不稳定，尤其是医务人员流失较严重。

知识拓展

人事管理、人力资源管理、战略性人力资源管理、循证人力资源管理比较

内容	人事管理	人力资源管理	战略性人力资源管理	循证人力资源管理
管理重点	成果	过程	全方位	基于证据

续表

内容	人事管理	人力资源管理	战略性人力资源管理	循证人力资源管理
管理理念	成本	资本	将人才作为竞争优势	科学证据转化为组织实践
管理目标	追求成本最小化	追求效用最大化	追求人力资本增值	追求业务绩效度量
管理制度	强调外部控制	倡导自我控制	注重自我约束、实现个人承诺	关注财务和组织绩效指标
人事部门	非生产	生产	医院战略伙伴	合作伙伴
	非效益部门	效益部门	效益部门	效益部门
管理对象	员工	劳资双方	劳资双方、环境	劳资双方、环境、数据
管理内容	以人为中心的绩效考核	开发员工的潜能	围绕战略目标运作管理系统	基于证据实现以人为本
管理计划	短期、应急、战术性	长期性、系统性	长期性、整合性、战略性	长期性、系统性、循证性
管理方案	单一	在竞争中不断变动	与组织战略高度匹配	专注于组织战略和证据标准
劳资关系	从属、对立关系	平等、和谐关系	共同发展	共同学习

中英文名词对照

中文	英文
人力资源	human resources
卫生人力资源	health human resources
卫生技术人员	health personnel
卫生管理人员	health administration personnel
可获得性	availability
能力	competence
反应性	responsiveness
服务效率	productivity
公平性	fairness

参 考 文 献

陈楚颖, 魏来, 周丽, 等, 2022. 医共体背景下基层卫生人力资源建设阻碍因素及对策的质性研究[J]. 中国卫生事业管理, 39(3): 180-184.

董恩宏, 严越, 解亚丽, 等, 2022. 我国卫生资源配置区域差异化程度及空间分布趋势研究(2009—2020 年)[J]. 中国卫生政策研究, 15(6): 73-79.

董琬月, 柏如海, 陈晓彤, 等, 2019. 中国卫生人力资源配置水平的空间分析[J]. 中国卫生政策研究, 12(3): 72-77.

加焱冰, 石振宇, 何平, 等, 2020. 我国卫生政策与体系研究人力资源现状分析[J]. 中国卫生政策研究, 13(10): 27-33.

罗力, 2020. 健康服务资源空间规划理论和方法[M]. 上海: 复旦大学出版社.

毛静馥, 2013. 卫生人力资源管理[M]. 北京: 人民卫生出版社.

孙梅, 陈雨牟, 程洁洁, 等, 2021. 上海市全科医生供需整合预测模型构建及响应策略模拟[J]. 中国卫生资源, 24(1): 42-47.

姚德明, 党媛, 武宁, 2021. 多种方法测算 2035 年我国公共卫生人员需求[J]. 现代医院管理, 19(2):60-63.

思 考 题

1. 如何理解我国卫生人力资源管理的发展历程与卫生体系规划的关系。
2. 分析卫生人力资源与其他资源的异同。
3. 辨析卫生人力资源、卫生人员资源和卫生人才资源的关系。
4. 分级诊疗制度对卫生人力资源存在哪些影响？
5. 思考卫生人力资源管理在推动公立医院高质量发展中的作用。

（王小合　周思宇）

第四章 医疗卫生设施和床位资源

学习目标

通过本章的学习，你应该能够：

掌握 医疗卫生设施概念、规划原则、床位概念及配置原则。

熟悉 床位资源需求测算方法、床位资源评价内容。

了解 各类医疗卫生机构设施规划标准与依据、床位资源配置发展趋势。

本章主题

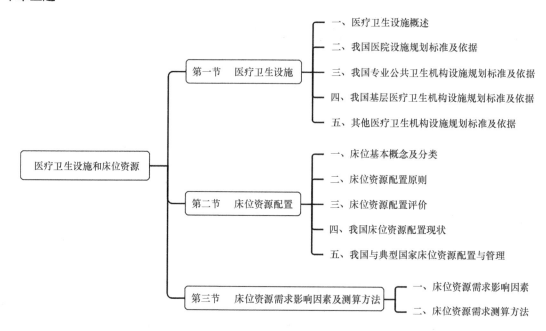

第一节 医疗卫生设施

一、医疗卫生设施概述

（一）医疗卫生设施概念

医疗卫生设施（medical facilities）是公共服务设施的子系统，是依法定程序设立的从事疾病诊断、治疗、预防、康复保健和护理活动的服务设施的总称，是服务于医疗卫生事业的特定空间载体。根据2015年3月国务院发布的《全国医疗卫生服务体系规划纲要（2015—2020年）》，"医疗卫生服务体系主要包括医院、基层医疗卫生机构和专业公共卫生机构等"。本章将主要介绍医院、基层医疗卫生机构和专业公共卫生机构。医院包括综合医院、中医医院、中西医结合医院、民族医院、各类专科医院和护理院，其中专科医院包括儿童医院、精神病医院、传染病医院、妇产（科）医院、肿瘤医院、职业病医院、口腔医院、康复医院等。专业公共卫生机构主要包括疾病控制中心、妇幼保健机构、急救中心（站）和采供血机构等。基层医疗卫生机构包括乡镇卫生院、村卫生室、社区卫生服务中心和社区卫生服务站等。

（二）医疗卫生设施分析

医疗卫生设施从建设用地、不同类型用房、床均建筑面积、建筑与建筑设备等维度进行分析和规划，可以从数量、质量、空间布局、公平（fairness）和效率（efficiency）等维度进行分析。我国在医疗卫生设施布局等方面的研究起步相对较晚，多从设施配置公平与效率角度分析。从居民就医出行成本角度出发的可达性评价是评价医疗卫生设施空间布局公平性的主要方式，主要指交通可达性，分析了使用者从出发点到目的地过程的难易程度，目前应用较为成熟的可达性评价模型包括两步移动搜索法和潜能模型。前者指在设定的极限出行时间或距离内，从某点出发能获取的医疗卫生设施数量；后者是基于空间相互作用的方法，评价获取特定服务设施的难易程度。具体分析指标主要包括基于设施分布空间特征公平性研究维度，选取密度与区位度两类量化指标，以面积导向和人口导向测算医疗卫生设施公平性，基于设施空间分布特征可达性研究维度选取覆盖度与可达度两类量化指标，测算医疗卫生设施的服务覆盖程度与交通可达性的公平程度（表4-1）。

表 4-1　四类指标测算方法

测算方法	计算公式	变量释义	含义与说明
密度	$D=\dfrac{n_i}{A}$	n_i：区域内各级医疗设施个数 A：统计街道单元的面积（km²）	街道内医疗设施分布的疏密程度，反映医疗设施供给的数量和规模。其值越大表示设施分布越密集，供给水平越高
区位度	$LQ=\dfrac{n_i/p}{N_i/P}$	n_i：区域内各级医疗设施的供给规模 N_i：中心区各级设施的总量 p：区域内人口规模 P：中心区人口总规模	用以测算各级医疗设施的聚集程度，$LQ>1$，表示该级医疗设施的空间聚集程度高于平均水平
覆盖度	$C_i=\dfrac{a_i}{A}$	a_i：区域内各级医疗设施服务覆盖面积 A：统计街道单元的面积（km²）	街道内各级医疗设施服务区（医院服务半径2km，基层医疗卫生设施服务半径300m）覆盖度，反映其对人口的辐射程度。其值越大表示街道内未被设施服务区覆盖的盲区占比越小，供给水平越高
可达度	$E_i(k)=W_i(k)*S_i^{-a}$	$E_i(k)$：各级医疗设施在区域内的可达性指数 $W_i(k)$：各级医疗设施的吸引力指数，用规模（设施站点数）表示 S_i：各级医疗设施分布与使用者之间的空间隔离（用街道几何中心表示） a：空间隔离系数，取值范围在1~2，其中取2较多	用以反映街道内各级医疗设施可达性的空间公平程度。因子越高表示设施的可达性越好，供给水平越高

（三）我国医疗卫生设施现状

1. 医疗卫生设施发展迅速　"十三五"以来，按照实施健康中国战略要求，中央和地方不断加大投入力度，着力强基层、补短板、优布局，我国医疗卫生设施不断健全，人民健康水平持续提高。我国强调分级设置医疗卫生设施，对各类各层级设施的用地指标分别进行了规定，尤其对基层医疗卫生设施的用地面积和建筑面积进行了双重规定，为推进分级诊疗提供了空间保障。2021年我国政府办医院每床占用业务用房面积达75.2m²，高于2010年的61.8m²，政府办基层医疗卫生机构每床占用业务用房面积达71.8m²。同时我国加强了公共卫生设施建设，特别是平急结合（combination of ordinary and military application）设施建设，医疗卫生重大基础设施建设与重大战略、重大改革协同，正在以揭榜挂帅方式推动国家医学中心、区域医疗中心等重大项目建设。

2. 医疗卫生设施存在的问题　一是部分地区医疗卫生机构建筑设施建设尚未达到基本标准。虽然地方发展和改革委员会在建设用地和建筑面积上会严格按照标准审批，但随着医疗卫生机构床位规模的增加，部分医疗卫生机构在建设和运营过程中并未完全按照国家的基本建筑要求进行。以我国某省会城市为例，2019 年仅有一半的公立综合医院编制床位床均业务用房面积达标，许多医院床均业务用房面积都低于 80m²/张，少数医院不到 30m²/张，1/3 的院区容积率大于 2.5。现有医院建筑和场地不能满足患者需求，尤其是住院区病房远超负荷，室外场地逐渐被停车场占据，这样将极易产生患者过于集中、医疗环境下降、服务质量下降和可转换病区不足等问题。基层医疗卫生机构设施相对更为薄弱，2021 年全国政府办基层医疗卫生机构危房率虽然已经远远低于 2010 年的 4.7%，但仍达 1.9%，租房面积占比达 3.8%。

二是公共卫生设施薄弱导致突发公共卫生事件应对能力不足。2021 年全国疾控中心危房率达 1.1%，其中省属疾控中心危房率高达 2.4%。由于大面积传播的甲类管理传染病暴发概率较低，我国针对大型疫情暴发规划的传染病平急结合病床和应急建筑设施不足。同时随着建筑标准不断更新，医疗卫生机构建设可能存在滞后性，逐渐满足不了居民基本需求和防疫需求。仍有部分公立医院发热门诊在新冠疫情前并不完全符合"三区两通道"标准，只有少数二级以上公立医院疫情前设置了少量可转换病床，许多机构无法达到"三区两通道"的改造病区建筑标准。社区卫生服务中心和乡镇卫生院在疫情前预留"三区两通道"建设面积的机构不到 20%，不到一半的发热门诊（诊室）建筑达标。

三是"一老一小"等重点人群医疗卫生设施不足，妇女儿童健康服务、康复护理、心理健康和精神卫生服务、职业病防治等短板明显。人口老龄化进程加快，康复、护理等需求迅速增长，优生优育、婴幼儿照护服务供给亟待加强。患有常见精神障碍和心理行为问题人数逐年增多，职业健康等问题仍较突出。完善"一老一小"等重点人群医疗卫生设施是我国积极应对人口老龄化国家战略，以"一老一小"为重点完善人口服务体系的重要内容。

（四）我国医疗卫生设施规划原则

1. 需求导向，统筹规划 围绕健康中国建设总体目标，以居民健康需求为导向，加强全国医疗卫生资源的统筹配置，合理划分中央和地方事权，中央重点保障公共卫生、全国性跨区域医疗服务能力建设需求，地方统筹加强其他卫生项目建设。

2. 平急结合，医防协同 既满足"战时"快速反应、集中救治和物资保障需要，又充分考虑"平时"职责任务和运行成本，实现"平时"与"战时"有机结合、迅速转换。立足更精准、更有效的预防，坚持急慢并重，创新医防协同机制，提高早期监测预警、快速检测、应急处置和综合救治能力。

3. 提高质量，促进均衡 坚持政府主导，加强公立医疗卫生机构建设，提高标准、适度超前，加大向国家重大战略区域、中心城市和脱贫地区倾斜力度，促进优质医疗资源扩容和区域均衡布局。聚焦影响人民健康的主要问题，补齐全方位全周期健康服务短板弱项。

4. 改革创新，中西并重 加强重大基础设施建设，确保与重大改革协同推进，促进资源梯次配置、开发共享，确保发挥投资效益。坚持中西医建设任务同规划、同部署、同落实。

二、我国医院设施规划标准及依据

医院选址应符合下列规定：地形规整，工程地质和水文地质条件较好，远离地震断裂带；市政基础设施完善，交通便利；环境安静，应远离污染源；远离易燃、易爆物品的生产和贮存区、高压线路及其设施；不宜紧邻噪声源、震动源和电磁场等区域。规划布局应做到建筑布局科学、功能分区合理，洁污、医患和人车等流线组织清晰，避免交叉感染。污水处理站、医疗废物及生活垃圾收集暂存用房宜远离门（急）诊、医技和住院等用房，并宜布置在院区主导风下风向。医院建设用地包括急诊部、门诊部、住院部、医技科室、保障系统、业务管理和院内生活用房七项设施和教学科研等的建筑占地、道路用地、室外活动场地和绿化用地等。

（一）综合医院

根据《综合医院建设标准》（建标 110—2021）的要求，综合医院建设用地、建筑面积等应符合下述要求。新建综合医院建筑密度不宜超过 35%，容积率不宜超过 2.0。改建、扩建项目容积率可根据实际情况及当地规划要求调整。新建综合医院应有较完整的绿化布置方案，设置相应的室外活动场地，绿地率不宜低于 35%。应设置两处及以上出入口，污物出口宜单独设置。床均建筑面积按 200 床以下 110m²/床、200 床～499 床 113m²/床、500 床～799 床 116m²/床、800 床～1199 床 114m²/床、1200 床及以上 112m²/床标准执行。

（二）中医医院

根据《中医医院建设标准》（建标 106—2021）的要求，中医医院的建设用地、建筑面积、不同类型用房等应符合下述要求。中医医院的床均用地指标参照现行《综合医院建设标准》执行。新建中医医院应有较完整的绿化布置方案，应设置室外康复活动场地，宜设置中药材展示园地，绿地率不宜低于 35%。新建中医医院建筑密度不宜超过 35%，容积率不宜超过 2；改建、扩建项目容积率可根据实际情况，以当地规划部门所规定的指标为准。新建中医医院的药品库、中药制剂室、煎药室等用房的周围环境应整洁、无污染，应充分考虑药品运输通道和气味对周边环境的影响。新建 500 床以上的中医医院出入口不应少于两处，污物出口应单独设置。床均建筑面积按 100 床以下 100m²/床、100 床～299 床 105m²/床、300 床～499 床 108m²/床、500 床～799 床 110m²/床、800 床～999 床 108m²/床、1000 床及以上 105m²/床标准执行。中医医院除前述医院用房外，还应加强中药制剂室等药剂科业务用房配置，同时应确保中医综合治疗区（室）、康复治疗区、治未病科（中心）等中医特色治疗用房配置（注：中西医结合医院、民族医院、中医专科医院设施建设标准同中医医院）。

（三）传染病医院

根据《传染病医院建设标准》（建标 173—2016）的要求，传染病医院的选址规定与规划布局、建设用地、建筑面积等应符合下述要求。

1. 选址规定　传染病医院的选址应符合下列规定：不宜设置在人口密集区域。患者就医方便、交通便利地段。地形比较规整，有比较完善的市政公用系统。不应临近易燃、易爆及有害气体生产、贮存场所，不应临近水源地。不应临近食品和饲料生产、加工、贮存，家禽、家畜饲养、产品加工等企业。不应临近幼儿园、学校等人员密集的公共设施或场所。在综合医院内设置独立传染病区时，传染病区与医院其他医疗用房的卫生间距应大于或等于 20m。传染病区宜设有相对独立的出入口。

2. 规划布局　传染病医院的规划布局应符合下列规定：卫生安全、建筑布局合理、节约用地。满足基本功能需要和应急需要，并适当考虑未来发展。功能分区明确，科学组织人流物流，做到洁污分区、切断传染、避免感染。主要建筑物有良好朝向，建筑物间距应满足卫生、日照、采光、通风、消防等要求。充分利用地形地貌，在保证使用功能与传染病防护隔离卫生安全的前提下，建筑物应合理组合、适当集中。应配套建设机动车及非机动车停车设施。

3. 建设用地　传染病医院单独新建时，建筑密度不宜超过 35%，建设用地容积率宜为 1.0～2.0。新建传染病医院绿地率不宜低于 35%。改建、扩建传染病医院绿地率不宜低于 30%。停车场内应按院外院内车辆分区布置停车位。传染病医院宜设置专门的汽车冲洗消毒站。

4. 建筑面积　按 250 床以下 82m²/床、250 床～399 床 80m²/床、400 床及以上 78m²/床标准执行，综合医院传染病区床均建筑面积指标参照现行行业标准《综合医院建设标准》执行。

（四）精神专科医院

根据《精神专科医院建设标准》（建标 176—2016）的要求，精神专科医院的规划布局、建设用地、建筑面积应符合下述要求。

1. 规划布局　精神专科医院的规划布局与平面布置应符合下列规定：建筑布局合理、节约用地。满足基本功能需要，并适当考虑未来发展。根据不同地区的气象条件，合理确定建筑物的朝向，充分利用自然通风与自然采光，减少能耗。功能分区明确，科学组织人流、物流，避免或减少交叉感染。充分利用地形地貌，在不影响使用功能和满足安全卫生要求的前提下，医院建筑可适当集中布置。配套建设机动车和非机动车停车设施。

2. 建设用地 精神专科医院容积率宜控制在 0.5～0.8。精神专科医院的绿地率应符合当地有关规定。

3. 建筑面积 精神专科医院还应包括康复治疗用房，床均建筑面积指标按 199 床以下 58m²/床、200 床～499 床 60m²/床、500 床及以上 62m²/床标准执行。

三、我国专业公共卫生机构设施规划标准及依据

（一）疾病预防控制中心标准

根据《疾病预防控制中心建设标准》（建标 127——2009）的要求，疾病预防控制中心规划布局、建设用地、建筑面积应符合下述要求。疾病预防控制中心建筑宜采取分散布局形式。实验用房宜与业务、保障、行政等其他功能用房分开设置，宜处于当地夏季最小风频上风向。不同类别实验用房宜独立设置。疾病预防控制中心建设用地容积率宜为 1.2～2.0。

疾病预防控制中心建筑面积指标应按省级 70m²/人、地级 65m²/人、县级 60m²/人确定（按编制人员确定），各级疾病预防控制中心机构建设规模也可以按服务人口确定。省级疾病预防控制中心服务人口在 >7000 万人、>4000 万人、>1000 万人、<1000 万人，建筑面积分别按 24 000～34 000m²、18 500～24 000m²、13 000～18 500m²、7500～13 000m² 建设。市级疾病预防控制中心服务人口在 >500 万人、>300 万人、>100 万人、<100 万人，建筑面积分别按 5800～7000m²、4700～5800m²、3500～4700m²、2500～3500m² 建设。县级疾病预防控制中心服务人口在 >80 万人、>40 万人、>10 万人、<10 万人，建筑面积分别按 4100～6150m²、2450～4100m²、1250～2450m²、850～1250m² 建设。经济较发达和（或）疾病预防控制任务繁重的省级疾病预防控制机构、承担国家重点任务的实验室、承担在职人员培训和教学任务的疾病预防控制中心其建筑面积可在标准上增加 5%～10% 的建筑面积。

（二）妇幼健康服务机构

根据《妇幼健康服务机构建设标准》（建标 189—2017）的要求，妇幼健康服务机构的建设用地、建筑面积等应符合下述要求。妇幼健康服务机构的出入口不宜少于两处。新建妇幼健康服务机构建筑密度不宜超过 35%，建设用地容积率宜为 0.8～1.3，当改建、扩建用地紧张时，其建筑容积率可适当提高，但不宜超过 2.5。应设置相应的室外活动场地。妇幼健康服务机构保健用房建筑面积指标，应按省级 60m²/人、地市级 65m²/人、县区级 70m²/人确定。提供住院服务的妇幼健康服务机构按照床均建筑面积增加相应的医疗用房面积，200 床及以下、201 床～400 床、401 床及以上机构分别按 88m²、85m²、82m² 的床均建筑面积增加。

（三）急救中心（站）

根据《急救中心建设标准》（建标 177—2016）的要求，急救中心的选址规定、建设用地、建筑面积、不同类型用房等应符合下述要求。急救中心宜紧靠城市交通干道并直接连接，宜面临两条道路，出入口不应少于两处，便于车辆迅速出发。建筑周边应设有环通的双车道。其容积率宜为 0.8～1.5，建筑密度宜为 40%。急救中心建筑面积按 5 辆 850m²，10 辆 1400m²，按每增加 10 辆增加 750m² 建筑面积，培训用房建筑面积另计。急救中心包括功能、业务、后勤保障用房。

四、我国基层医疗卫生机构设施规划标准及依据

（一）社区卫生服务中心、站

根据《社区卫生服务中心、站建设标准》（建标 163—2013）以及《社区卫生服务中心服务能

力标准（2022 版）》，社区卫生服务中心的选址规定、建设用地、建筑面积等应符合下述要求。

社区卫生服务中心、站选址应方便群众，交通便利。宜设置在居住区内相对中心区域，结合居住区公共服务设施设置。社区卫生服务中心宜为相对独立的低层、多层建筑。如设在公共建筑内，应为相对独立区域的首层，或带有首层的连续楼层，且不宜超过四层。社区卫生服务站与公共建筑合并建设时，应设在首层。新建独立式社区卫生服务中心建筑密度不宜超过 45%，建设用地容积率宜为 0.7～1.2。

服务人口规模 3 万～5 万人（含 5 万人），建筑面积为 1400m^2；服务人口规模 5 万～7 万人（含 7 万人），建筑面积为 1700m^2；服务人口规模 7 万～10 万人，建筑面积为 2000m^2。设有病床的社区卫生服务中心则按照相关要求增加建筑面积。对于设置 1～50 张床位的社区卫生服务中心，每增设 1 张床位，建筑面积至少增加 25m^2，即标准建筑面积（m^2）=（1400 或 1700 或 2000）m^2+编制床位×25m^2，对于设置 50 张床位以上的社区卫生服务中心，每增设 1 张床位，建筑面积至少增加 30m^2，即标准建筑面积（m^2）=（1400 或 1700 或 2000）m^2+50×25m^2+（编制床位-50）×30m^2。

（二）乡镇卫生院

根据《乡镇卫生院建设标准》（建标 107—2008）以及《乡镇卫生院服务能力标准（2022 版）》的要求，乡镇卫生院的选址规定与规划布局、建设用地、建筑面积等应符合下述要求。乡镇卫生院应方便群众，交通便利，与少年儿童活动密集场所有一定距离。住院、手术、功能检查等用房应处于相对安静的位置。病房、诊疗室等主要医疗用房应有适宜的朝向。乡镇卫生院出入口不宜少于两处。太平间、焚毁炉应设于较隐蔽的位置，与主要建筑物应适当隔离，并宜单独设置通向院外的出口；设传染病门诊的卫生院，应合理布局，避免交叉感染。停车场宜设在门诊部、住院部出入口附近。1～20 张床的乡镇卫生院容积率应大于 0.7，21～99 张床的乡镇卫生院容积率应在 0.8～1.0。乡镇卫生院预防保健及合作医疗管理、医疗、行政后勤保障等用房建筑面积宜符合规定。对于床位总数在 19 张以下的乡（镇）、街道卫生院，建筑面积至少 300m^2。对于设置 21～99 张床位的卫生院，每增设 1 张床位，建筑面积至少增加 50m^2，即标准建筑面积（m^2）=300m^2+（编制床位-20）×50m^2，对于设置 100 张床位及以上的卫生院，每增设 1 张床位，建筑面积至少增加 55m^2，即标准建筑面积（m^2）=300m^2+（99-20）×50m^2+（编制床位-99）×55m^2。

（三）村卫生室、诊所等

根据《村卫生室管理办法（试行）》（国卫基层发〔2014〕33 号）以及《村卫生室服务能力标准（2022 版）》，村卫生室房屋建设规模不低于 60m^2，服务人口多的应当适当调增建筑面积。村卫生室至少设有诊室、治疗室、公共卫生室和药房。开展静脉给药服务项目的增设观察室，根据需要设立值班室，鼓励有条件的设立康复室。

中医（综合）诊所建筑面积不少于 40m^2，卫生技术人员人均面积不少于 10m^2；至少设有诊室、治疗室。开展有创性治疗的，应当设置观察室和处置室；各功能区域相对独立，符合卫生学布局与流程，每室（含中药存放、调剂区）不少于 10m^2。开展中药饮片和中成药调剂服务的，服务区域应当相对独立，开展中医非药物疗法的，应当设置独立的治疗室。口腔诊所诊室中每台口腔综合治疗台净使用面积不少于 6m^2。医疗美容诊所建筑面积不少于 60m^2。每室必须独立，手术室净使用面积不得少于 15m^2，或每美容治疗床、口腔综合治疗台净使用面积不少于 6m^2。

五、其他医疗卫生机构设施规划标准及依据

（一）发热门诊（诊室）

1. 设置原则　采取网格化方式规划发热门诊区域设置，确保每个县（区）均有发热门诊，避免患者跨县（区）就诊。二级及以上综合医院、所有儿童专科医院都要在医院独立区域规范设置发

热门诊和留观室,有条件的乡镇卫生院和社区卫生服务中心可在医疗卫生机构独立区域设置发热门诊（或诊室）和留观室。

2. 选址 发热门诊应设置于医疗卫生机构独立区域的独立建筑,标识醒目,具备独立出入口。发热门诊硬件设施要符合呼吸道传染病防控要求,与普通门（急）诊及医院其他区域间设置严密的硬隔离设施,不共用通道,通道之间不交叉,人流、物流、空气流严格物理隔离。新建发热门诊外墙与周围建筑或公共活动场所间距不小于 20m。

3. 发热门诊布局 发热门诊内要规范设置污染区和清洁区,并在污染区和清洁区之间设置缓冲间。各区和通道出入口应设有醒目标识。各区之间有严密的物理隔断,相互无交叉。患者专用通道、出入口设在污染区一端,医务人员专用通道、出入口设在清洁区一端。

（二）康复医疗中心和护理中心

康复医疗业务用房至少应当设有接诊接待（包括入院准备）、康复治疗、康复训练和生活辅助等功能区域。其中,康复训练区总面积不少于 200m²。提供住院康复医疗服务的,还应当设有住院康复病区,床均建筑面积不少于 50m²。病室每床净使用面积不少于 6m²,床间距不少于 1.2m。未设置住院康复床位的,康复医疗业务用房建筑面积不少于 500m²。

护理中心护理床位总数 20 张以上,业务用房至少应设有接诊接待（包括入院准备）、医学诊疗、护理单元、公共活动和生活辅助等功能区域,提供康复医疗服务的应设康复训练区。根据患者的健康状况、自理能力和医疗服务需求等实际情况,合理划分护理单元。每个护理单元至少应设有患者居住室、护士站、治疗（配药）室和处置室,可选设康复治疗室。提供安宁疗护服务的护理单元应设家属陪伴室（床）。居住室每床净使用面积不少于 5m²,每床间距不少于 1m。每室居住不超过 4 人为宜。设有康复和室内、室外活动等区域。康复医疗中心和护理中心整体建筑设施执行国家无障碍设计相关标准,并符合消防、安全保卫、应急疏散和防跌倒、防坠床、防自残（自杀）、防走失、防伤人等功能要求。

（三）健康体检中心

具有独立的健康体检及候检场所,建筑总面积不少于 400m²,医疗用房面积不少于总面积的 75%。各检查科室应独立,每检查室净使用面积不得小于 6m²。整体建筑设施执行国家无障碍设计相关标准,并符合消防、安全保卫、应急疏散等功能要求。体检区域应当有空气调节设备,保持适宜温度和良好通风,各物理检查科室和辅助仪器检查项目独立设置并有规范、清晰、醒目的标识导向系统。设置医疗废物暂存处,实行医疗废物分类管理。分区布局包括候检与咨询区、体检区、辅助功能区和管理区。

（四）医学影像诊断中心

业务用房使用面积不少于总面积的 75%,房屋应具备双路供电或紧急发电设施。单管头 X 射线机房使用面积应不少于 20m²,机房内最小单边长度 4m。双管球 X 射线机房有效使用面积不小于 30m²,机房内单边最小长度 4.5m,CT 机房使用面积不小于 30m²,机房内单边最小长度 4.5m。MRI 机房不小于 80m²。以上每个机房有合适的控制室和配套设备辅助用房,所有机房建造前必须通过环境检测,X 射线和 CT 机房符合辐射安全要求。每台超声诊断设备使用面积不小于 20m²。心电图室使用面积不少于 20m²。候诊区大于 150m²。分区布局包括影像诊断功能区、辅助功能区和管理区。

（五）医学检验实验室

医疗用房使用面积不少于总面积的 75%,房屋应当具备双路供电或应急发电设施,重要医疗设备和网络应有不间断电源。设置 1 个临床检验专业的,建筑面积不少于 500m²;设置 2 个以上临床检验专业的，每增设 1 个专业建筑面积增加 300m²。有相应的工作区域，流程应当满足工作需要。设置医疗废物暂存处，设置污物及污水处理设施和设备，满足污物及污水的消毒和无害化的要求。主要业务功能区应符合生物安全管理和医院感染管理等相关要求，严格区分清洁区、半污染区、污染区，生物安全设施齐备。

（六）安宁疗护中心

床位总数应在 50 张以上。安宁疗护中心的建筑设计布局应当满足消防安全、环境卫生学和无障碍要求。病房每床净使用面积不少于 5m²，每床间距不少于 1.5m。每床应配备床旁柜和呼叫装置，充分考虑临终患者的特殊性，配备相适应的洗澡设施、移动患者设施和防滑倒等安全防护措施。设有室内活动、室外活动等区域，且应当符合无障碍设计要求。患者活动区域和走廊两侧应当设扶手，门应当方便轮椅、平车进出；功能检查用房、理疗用房应当设无障碍通道。设有关怀室（告别室），配备满足家属告别亡者需要的设施。

第二节　床位资源配置

一、床位基本概念及分类

1. 基本概念　床位（bed）是指各级各类医疗卫生机构病床的统称，是实有床位（非编制床位），实有床位数指年底固定实有床位数，编制床位是指取得医疗卫生机构执业许可证时核准的床位数。床位包括正规床、简易床、监护床、正在消毒和修理床位、因扩建或大修而停用的床位，不包括产科新生儿床、接产室待产床、库存床、观察床、临时加床和患者家属陪侍床。根据医院分级管理标准，床位的数量决定卫生技术人员数量和医院建筑面积。床位资源是卫生资源的重要组成部分，是提供医疗服务的核心物质基础，它的好坏优劣能够直接衡量一个国家或地区的医疗服务供给水平。

2. 床位分类　一些发达国家早已实施针对急性病诊疗的"治疗床位"和恢复期康复的"护理床位"分类管理。这些床位在人员配置、设备标准和收费标准上各不相同，严格执行急慢分治的原则，旨在降低急性病"治疗床位"的平均住院天数，提高床位周转率，降低床位成本，从而有效提升床位的使用效率。我国对治疗床位和护理床位已经实行了分类配置人员设备，正在积极探索床位的分类管理、急慢分治。

床位按专科还可以分为中医病床、感染科病床、儿科病床、康复科病床、精神科病床等，床位专科分类主要依据《医疗机构诊疗科目名录》。中医医院和专科医院床位的科室归类原则如下：中医医院床位全部计入中医科，中西医结合医院全部计入中西医结合科，民族医院全部计入民族医学科，妇幼保健院分别计入妇产科、儿科，儿童医院全部计入儿科，传染病院、麻风病院全部计入传染科，疗养院、康复医院全部计入康复医学科，肿瘤医院全部计入肿瘤科，精神医院全部计入精神科，其他专科医院计入相关科室。

为了加强公共卫生防控救治能力建设，我国强化了 ICU 床位和可转换病床配置管理。重症监护病房（ICU）床位指医院集中监护和救治重症患者的专业病房的床位，为由各种原因导致一个或多个器官与系统功能障碍危及生命或具有潜在高危因素的患者，及时提供系统的、高质量的医学监护和救治技术。重症医学科病床数量应符合医院功能任务和实际收治重症患者的需要。同时我国还加强了"平急结合"区可转换病区建设，可转换病区应符合现行国家标准《传染病医院建筑设计规范》（GB 50849—2014）的有关规定。可转换病床平时宜作为其他一般科室病床使用，有效提高平时利用效率，突发公共卫生事件时可以迅速转化为传染科病床。

床位按层级和举办主体分为公立医院床位、社会办医床位、基层医疗卫生机构床位。

二、床位资源配置原则

（一）需求导向，平急结合

以解决人民群众主要健康问题为导向，以调整布局结构、提升能级为主线，适度有序发展，强化薄弱区域、专科床位资源供给，优化结构布局。既立足平时需求，又充分考虑重大疫情防控需要，全面提高应急处置和床位快速转化能力。

（二）公平可及，兼顾效率

优先保障基本医疗卫生服务的可及性，促进公平公正。按照公平可及、普惠共享的要求，科学合理确定各级各类医疗卫生机构的床位数量、专科结构及布局，让更多优质医疗卫生服务更加公平地惠及全体人民。同时，注重床位资源配置与使用的科学性及协调性，提高效率，降低成本，实现公平与效率的统一。

（三）分类管理，系统整合

统筹不同区域、类型、层级的床位资源的数量和布局，实行分级分类管理。推进优质医疗资源合理扩容和均衡布局，合理控制公立医院床位资源，促进基层医疗卫生机构发展，逐步缩小城乡、区域间差距，强化床位资源分工协作，推动区域均衡协调发展。

（四）政府主导，社会参与

坚持床位资源公立医疗卫生机构的主导地位，切实落实政府在制度、规划、筹资、服务、监管等方面的责任，维护医疗卫生公益性。同时充分发挥市场机制在床位资源配置和服务利用中的积极作用，加快形成政府市场双轮驱动、互促共进的发展格局，满足人民群众多层次、多元化医疗卫生服务需求。

三、床位资源配置评价

（一）评价机制

依托有效的评价机制，区域与上级卫生行政部门之间可以建立良好的沟通渠道，推动床位资源需求与上级床位配置标准的双向互动。区（县）区域卫生规划中设定床位配置的具体方案后，应上报市级规划编制部门，以确保区（县）规划的床位设置与市级规划的要求一致。由于医疗卫生机构床位设置涉及医疗、康复、护理、妇幼以及人力资源匹配等各条专业线，因此市级规划收到区（县）规划上报后，还需听取各专业线意见。

（二）评价原则

1. 供需平衡原则　根据规划区域人口规模、布局、结构和卫生服务需求及发展趋势，保障床位资源的需求和供给相对平衡。

2. 促进均衡原则　增加对新城、大型居住区等人口导入区与农村等资源短缺地区的床位资源配置，床位资源向康复、护理等短缺领域适当倾斜，提高床位资源配置的均衡性和可及性。对能够弥补短缺地区和短缺领域需求的社会办医项目，其床位资源需求予以优先支持。

3. 切实可行原则　对规划增加床位资源较多的区域，要充分考虑规划期内该区域医保总额增长幅度、财力支持、卫生人力和土地资源等因素的匹配性，合理论证约束条件，协调区域卫生规划与区域社会经济的发展，为床位配置标准转化为实际有效供给提供保障。

（三）评价内容

1. 床位资源供给评价　包括床位资源的总量、空间布局、结构（不同专业、不同层级等）、效率（病床使用率、平均住院日）、公平性等。总量主要关注每千人口医疗卫生机构床位数即医疗卫生机构床位数/人口数×1000，人口数系常住人口。结构评价可以根据举办主体分为每千人口公立医院床位数、每千人口基层医疗卫生机构床位数、每千人口社会办床位数，社会办包括企业、事业单位、社会团体和其他社会组织办的医疗卫生机构。根据公立医院层级可以分为每千人口市办以上公立医院床位数、每千人口县（市、区）办公立医院床位数。结构评价还可以根据专科结构分为每千人口精神科床位数、每千人口康复床位数、每千人口中医床位数、每千人口儿科床位数、每千人口护理床位数等。床位效率可以运用病床使用率和平均住院日等指标评价，病床使用率即实际占用总床日数/实际开放总床日数×100%，平均住院日即出院者占用总床日数/出院人数。

公平性可以关注床位资源人口公平性和地理公平性，比较不同区域每千人口和每平方千米床位资源占有量。以各区域人口数（地理面积）累积百分比作为横坐标，与之对应的床位资源累积百分比为纵坐标，绘制床位资源按人口（地理）分布的洛伦兹曲线图，并计算床位按人口（地理）分布的基尼系数。

2. 床位资源需求评价 评价考虑因素主要包括人口规模变化、人口结构变化、特殊人群需求。根据人口规模变化趋势，评估规划期内床位资源需求，确定规划期内床位配置的目标值；根据人口年龄结构（重点是老龄人口）变化趋势，预判床位资源需求结构变化，特别是老年护理资源需求的变化；特殊人群需求，主要针对儿科、精神科床位等的需求。

3. 床位资源供需差距评价 重点评价床位资源供给数量如何实现规划床位需求，布局与规划期内人口分布匹配程度，资源结构如老年护理与专科床位是否符合需求变化要求等。

4. 约束因素评价 在开展床位资源需求和供给差距评价的基础上，还需进行进一步的约束因素评价。这主要是针对制约床位配置及效率的限制性因素进行预测，是客观制定规划的重要内容。主要包括：

（1）人力资源。重点评估卫生人力的匹配是否能承受新增床位配置的需求。对卫生人力配备指标（如床医比、床护比）偏低的区域，其增加床位资源应慎重，否则可能无法保证住院服务质量。

（2）医保额度。对规划增加床位配置的区域，还需考虑床位增长与医保增量的匹配性。

（3）财政投入。对规划新建、迁建、改扩建机构和新增床位配置的区域，要综合考虑区域财政对卫生投入增量的预期承受能力。

（4）土地保障。分析区域医疗服务用地资源现况，合理考量规划项目是否拥有预留用地。

四、我国床位资源配置现状

（一）床位资源总量增长迅速

我国医疗卫生机构床位数从 2000 年的 317.7 万张增加到 2010 年的 478.7 万张，随后到 2021 年 11 年间增长更为迅速，床位总数翻倍到了 2021 年的 945.0 万张。每千人口医疗卫生机构床位数从 2010 年的 3.56 张/千人增加到 2021 年的 6.70 张/千人，已经超过了许多发达国家床位资源水平（表 4-2）。

表 4-2　2016～2021 年代表性国家千人口床位比较　　（单位：张/千人）

年份	加拿大	英国	美国	德国	西班牙	日本	中国[*]
2016	2.60	2.57	2.77	8.06	2.97	13.11	5.40
2017	2.53	2.54	2.86	8.00	2.97	13.05	5.70
2018	2.55	2.50	2.83	7.98	2.97	12.98	6.00
2019	2.52	2.45	2.80	7.91	2.95	12.84	6.30
2020	2.55	2.43	——	7.82	2.95	12.63	6.46
2021	——	2.34	——	——	——	——	6.70

[*]中国数据来源于 2017～2022 年《中国卫生健康统计年鉴》

注：资料来源于 OECD 数据库

（二）床位资源空间布局逐步优化

城乡床位资源差距逐步缩小，2010 年城市每千人口医疗卫生机构床位数为 5.33 张/千人，农村为 2.44 张/千人，到 2021 年，城市、农村分别为 7.47 张/千人和 6.01 张/千人。中西部地区床位资源已经超过了东部，东、中、西部地区每千人口医疗卫生机构床位数 2010 年分别为 3.96 张/千人、3.30 张/千人、3.35 张/千人，2021 年分别为 5.93 张/千人、7.32 张/千人、7.24 张/千人。

（三）基层床位占比下降

基层医疗卫生机构床位占比从 2010 年的 24.9% 下降到 17.99%，每千人口基层医疗卫生机构床位数从 2010 年的 0.89 张/千人增加到 2021 年的 1.20 张/千人，同期医院床位数增长更多，从 2.67 张/千人增加到 2021 年的 5.25 张/千人，民营医院床位增长更为迅速，从 0.28 张/千人增加到 1.56 张/千人。

（四）专科结构优化

儿科、精神科、传染科、肿瘤科、康复医学科、中医科床位分别从 2010 年的 1.39 张/万人、1.47 张/万人、0.86 张/万人、0.91 张/万人、0.37 张/万人、3.36 张/万人增加到 2021 年的 3.99 张/万人、5.47 张/万人、1.10 张/万人、1.93 张/万人、2.32 张/万人、8.83 张/万人。

（五）床位利用过度与不足并存

2010 年医院病床使用率为 86.7%，其中公立医院为 90%，民营医院为 59%，基层医疗卫生机构为 58.3%，其中三级医院高达 102.9%，二级和一级分别为 87.3%、56.6%。2019 年医院病床使用率达 83.6%[①]，比 2010 年有所降低，其中公立医院为 91.2%，民营医院为 61.4%，基层医疗卫生机构为 56.3%，其中三级医院仍高达 97.5%，二级和一级分别为 81.6%、54.7%。2010 年医院平均住院日 10.5 天，2019 年下降到了 9.1 天。我国三级医院病床利用过度，而基层医疗卫生机构病床利用不足，三级医院承担了大量的原本可以由基层机构用较低成本诊治的常见病诊疗工作，而基层床位资源闲置，未能得到有效利用。

五、我国与典型国家床位资源配置与管理

（一）我国科学配置床位资源

我国从全国层面上制定《医疗机构设置规划指导原则（2021-2025 年）》，明确不同类型机构 [公立医院（部属医院、省办医院、市办医院、县办医院和其他公立医院）、民营医院和基层医疗卫生机构] 的床位数、不同类型机构规模等指标。在此文件的指导下，31 个省份分别制定出各省份医疗卫生服务体系规划，在省级层面明确不同类型机构的床位数及人员数等。

1. 分区域制定床位配置原则　根据各省份、各地市经济、社会、人口、卫生等方面的实际状况，考虑各地资源差异，在现有基础上，按照鼓励发展、平稳发展、控制发展等策略对各省份、各地市区别制定床位发展目标。规定医疗卫生机构开放床位数与核定床位数应当基本保持一致，开放床位数超过核定床位数的要区分情况逐步调整规范，原则上开放床位数不得超过核定床位数的 110%。在人口密度高、医疗资源少的区域，对于符合床位设置面积、床护比和医护比要求，床位使用率、平均住院日等效率指标优于同等同类医院平均水平的医院，其超出核定床位数之外的实际开放床位数，逐步予以认定并纳入核定床位；在人口密度高、医疗资源多的区域，可将超过核定床位数的开放床位逐步转为康复、长期护理床位；在人口密度低、医疗资源多的区域，应将相应床位迁移到薄弱区域。

2. 科学调控床位资源规模　按照"做强县级、做精市级、做优省级"的导向，鼓励"单体控

---

① 因新冠疫情影响，医疗卫生资源利用效率等指标数据与平常状态存在较大偏差，因此使用 2019 年数据作比较。

制、一院多区"，适度合理增加医疗卫生机构床位总体规模，推动省市级优质医疗资源有效扩容和均衡布局，床位增量优先配置在床位配置水平较低区域，提升县域综合承载能力，积极盘活床位存量，提高床位利用率。到2025年，全国每千人口医疗卫生机构规划床位数7.4～7.5张。合理配置公立三级综合医院床位数，重点承担急危重症、疑难复杂疾病的诊疗任务，要引导三级综合医院提高重症医学专业床位规模及占比。新增三级综合医院及其床位应当综合考虑病床使用率、平均住院日、收治病种难度等因素，原则上平均住院日过长的不得新增。到2025年，市办及以上公立医院规划1.9～2.0张，县办公立医院及基层医疗卫生机构规划3.5张。

3. 优化床位资源配置结构 优先支持传染病、肿瘤、重症、儿科等治疗性床位配置，全面加强康复、护理、精神、安宁疗护等紧缺床位供给。建立突发公共卫生事件应急床位储备库，传染病床数原则上不低于每万常住人口 1 张的标准，三级综合医院和县级医院分别按总床位2%～8%和2%～5%配置重症医学科床位。加快精神、康复、长期护理床位等超出核定床位的认定，在符合床位设置面积、床护比和医护比要求的前提下优先予以核定。加大治疗床位控制力度，全面加强长期护理床位配置，支持人口导出区域二级综合医院功能转型为康复和长期护理机构，支持基层医疗卫生机构增设康复和护理功能床位。逐步建立床位分类管理制度，二级及以下医疗卫生机构、社区卫生服务中心和乡镇卫生院开设老年护理病区或病床的床位、护理院床位原则上为长期护理床位，在财政投入、医保支付、服务价格、诊疗规范、考核管理等方面实施分类管理政策。

4. 合理确定公立医院单体（单个执业点）床位规模 合理控制公立医院单体规模，引导在资源薄弱区域设置院区。公立医院根据其功能定位和服务能力，合理设置科室和病区数量。每个病区床位规模不超过 50 张。新设置的县办综合医院（单个执业点，下同）床位数一般以 600～1000 张为宜；新设置的地市办综合医院床位数一般以 1000～1500 张为宜；新设置的省办及以上综合医院床位数一般以 1500～3000 张为宜。省、市、县办综合医院具体床位规模可根据辖区内人口数量及实际需求确定。鼓励公立医院专科化建设与发展，专科医院、中医医院的床位规模根据实际需要设置。承担区域医疗中心任务的，可根据医疗服务需求适当增加床位规模。新增分院区的，每个分院区的床位数量不低于二级同类别医院最低要求、不高于同级综合医院床位最高标准，各分院区总床位数不超过主院区编制床位数的 80%。

5. 提高床位使用效率 强化床位资源配置与"三医联动"改革的协同联动。公立医院床位使用率、平均住院日、床护比不符合医院等级评审标准，床均业务用房面积不达标的，原则上不再增加急性治疗床位。二级以上公立医院全面成立住院服务中心，打破以科室为单位的资源管理方式，对全院床位资源实行统一管理、统筹调配，探索对床位使用绩效进行评价。

（二）典型国家现状

法国对于医院规划更加严格，无论是公立医院还是私立医院，未经区域卫生规划授权的情况下不能增加床位和设备数量，区域卫生规划明确规定只有当申请的新增卫生资源数量符合医疗发展规划目标时才能获取批准，同时规划也设定了各个区域医疗能力目标。因此法国的区域卫生规划是在区域划分和医疗活动性质确定后，才明确出床位等医疗资源配置的具体内容。英国配置床位资源的原则主要是控制总体规模和盘活存量资源，同时还要考虑床位资源真实需求、合理利用与标准供给的动态均衡。日本根据人口、地理、交通等各种因素，打破行政区划，通过设定层级和专科错位发展及功能协同的三级医疗圈，促进医疗资源的适宜配置。日本区域卫生规划的重点对象是卫生机构数量和病床数。政府通过规划明确出医院的床位数。区域的床位数最高值是根据抽样统计的居民年住院率和该地区的人口数获取，在一定时期，政府卫生规划会根据居民疾病患病状况和人口的变化做动态调整。如果某个医院增加病床或由于新增医院机构而导致该地区床位过剩，政府会采取严格的惩罚措施，例如限制其成为社会医疗保险合同医院。近年来日本为了适应老龄化，政府重新对病床数进行了分类，不仅控制床位数量，同时也控制其结构。

通过对典型国家床位资源配置状况研究发现，一是以公平性和可及性为本。围绕公平性和可及性来关注影响床位配置的相关诸多因素，如区域面积、人口、居民健康情况、卫生服务需要与需求等因素都要着重考虑。二是以需求为导向进行床位资源配置，已逐步摒弃以供给为主导，转向以需求为主导，基于服务人群卫生服务需求作为配置床位资源的重要依据。以深入分析床位资源配置的现状为前提，分析出床位资源配置存在的不足和缺点，基于此进行方案的规划和制定。三是各国在制定床位资源配置方案时，综合运用政府调控和市场竞争机制。将政府调控作为卫生资源配置的重要手段，并通过法律法规或制度的形式予以明确，同时充分利用市场手段，不断优化资源配置。

第三节　床位资源需求影响因素及测算方法

一、床位资源需求影响因素

床位资源配置是其他人力、设备、建筑等卫生资源配置的主要参考依据，只有在合理规划医院床位资源的基础上，才能按照床医比、床护比以及单床建筑面积等配置标准对人力、设备、建筑设施等卫生资源进行优化配置。

（一）人口数量、疾病谱与老龄化

床位需求由医疗服务需求派生而来，我国老龄化进程加速，老年人康复护理、医疗保健需求并喷。随着新型城镇化战略和乡村振兴战略的双轮驱动，人口将进一步向经济发展优势区域高效聚集，向县城聚集，多中心、多层级、多节点的网络型城镇化格局正在形成，床位需求随之发生变化。慢性非传染性疾病成为居民主要健康问题，恶性肿瘤、精神疾病等患病率迅速增长，同时新型传染病时有发生甚至出现暴发，人民群众多层次多样化床位需求不断增长。

（二）医疗保障制度改革和完善

现行保障制度下，门诊保障水平相对住院明显低下，导致我国城乡居民住院率持续增加，带来床位需求一定程度不合理增长。我国门诊保障水平较低的中西部地区床位增长幅度远超东部医保门诊统筹水平相对较高的地区，床位数也高于东部地区。

（三）服务提供模式的影响

居民长期护理、安宁疗护等服务需求的增长带来护理床位需求的增长，同时可以减少对治疗床位的占用和浪费，从而减少治疗床位需求。随着日间手术、微创手术、家庭病床等服务模式的创新，带来了住院率和平均住院日的下降，将减少床位需求。

（四）社会经济水平

研究表明社会经济水平对住院服务公平性影响大于门诊服务，特别是医疗保障水平有限的国家和地区，社会经济水平将对床位需求带来较大影响。部分非洲国家床位数在 1 张/千人以下。

二、床位资源需求测算方法

（一）概述

以供方为主的床位资源需求测算方法可以归类为趋势外推法、回归模型法和复杂模型法。这三类方法数据来源于供方的床位资源数量和区域层面上的床位需求影响因素，如人均 GDP、人口密度等。这些方法是基于观察到已有的趋势预测未来的趋势。其优点是数据容易收集、分析方法简单、操作比较方便等，但现实中存在一定问题，这些方法测算的床位资源配置目标将会继续保留过去和目前资源配置的弊端,同时我国医改变革较大,床位需求影响因素也很难用已有趋势预测未来趋势。

以需方为主的床位资源配置方法是基于居民需求配置,该方法主要包括两部分,分别为需求的预测和需求转化为床位资源的方法。本章节主要关注医疗服务需求转化为床位资源的方法。该类方法世界卫生组织推荐了 4 种,分别为卫生服务需要法、卫生服务需求法、服务目标法和床位人口比值法。除 4 种方法之外的其他方法可以归结为基于需方的复杂模型法。

(二)世界卫生组织推荐的 4 种测算方法

1. 卫生服务需要法　此方法计算的卫生服务需要(health service need)基于人群自身健康状况测算,并结合卫生服务需要量转化为卫生服务需求量的情况,借助卫生服务调查获取当地居民两周患病率、人均年患病天数、年住院率等,再基于相应公式计算所需的卫生床位数。预测床位数的区间为[卫生服务需求法预测床位数,卫生服务需要法预测床位数]。

医院床位需要总数的确定:

$$医院床位需要总数=\frac{人口数\times年需要住院率\times平均住院天数}{年均床位开放日}+$$
$$\frac{年净流入住院人数\times平均住院天数}{年均床位开放日}$$

$$年需要住院率=实际需住院率+应住院未住院率$$

医疗机构床位需要总数的确定:

$$医疗机构床位需要总数=\frac{人口数\times年实际住院率\times平均住院天数}{年均床位开放日}+$$
$$\frac{年净流入住院人数\times平均住院天数}{年均床位开放日}$$

该方法未考虑人口、经济社会情况以及服务可及性等因素的影响,仅仅反映的是居民医疗服务客观需要,一般可以通过当地居民患病率、年需要住院率等来获得卫生服务需要量。按卫生服务需要法配置床位,只要专家认为患病需要住院治疗,就给予配置床位,但该方法没有考虑患者的实际支付能力等,故测算的结果往往比居民实际需求数高,可能导致床位资源的闲置。

2. 卫生服务需求法　医疗机构床位需求总数的确定:

$$医疗机构床位需求总数=\frac{人口数\times年实际住院率\times平均住院天数}{年均床位开放日}+$$
$$\frac{年净流入住院人数\times平均住院天数}{年均床位开放日}-$$
$$\frac{年净流出住院人数\times平均住院天数}{年均床位开放日}$$

如果外来患者较少,流出住院与流入住院人数接近,公式的后半部分可以不予考虑。年均床位开放日可以按标准床位使用率 85%考虑。此方法通过抽取一定数量的样本进行卫生服务调查,使用卫生服务利用指标计算床位,对床位资源的预测只是需求量的最低值,并未考虑潜在需求,部分潜在需求可能随着经济水平、医疗卫生服务体系建设和保障制度等影响不断释放,该方法可能低估了床位的实际需求。

举例如下:如 2020 年调查地区居民在本地区内年实际住院率为 18%,500 万居民的地级市,平均住院日 10 天,每年流出住院患者 0.5 万,平均住院日 12 天,流入住院患者 5 万,平均住院日 10 天,床位需求量=(500×18%×10+5×10-0.5×12)/(365×85%)=3.04 万(6.1/千人),按卫生服务需求测算,床位按 6.1 张/千人配置。

经医生诊断需住院而未住院的比例为 17%,则病床需要量=[500×18%×10/(1-17%)+5×10-0.5×12]/(365×85%)=3.66 万(7.30/千人),按卫生服务需要测算,床位按 7.3 张/千人配置,考虑只有部分需要转换成需求，可以考虑在 6.1～7.3/千人区间内配置床位资源。

我国《医疗机构设置规划指导原则（2021-2025 年）》基于卫生服务需求法确定了必需床位数测算。该方法与前述公式一致，只是考虑不同年龄段有不同住院率，所以细分了年龄段。床位数按下列公式计算：

$$床位数=\frac{\sum(A \times B+C-D)}{病床使用率} \times \frac{1}{病床周转次数}$$

式中：$\sum$ 表示总和；A 表示以年龄划分的分层地区人口数（人口数应是户籍人口、暂住人口及流动人口日平均数之和）；B 为以年龄划分的住院率，按每 5 年划分年龄段，若没有分年龄组人口和分年龄组住院率，可以用总人口数与区域人群年住院率代替；C 为其他地区流入本区域的住院患者数；D 为本地区去外地的住院患者数。

3. 服务目标法 是基于服务的提供情况，依据目前床位资源配置和利用情况计算出基准年的标准床位资源数，再综合人口的变化情况和医疗服务需求潜在的增长因素，对未来床位资源需求情况进行预测。具体方法如下。

基准年标准床位数=年实际床位数×年床位使用率/标准床位使用率，标准床位使用率可按 85% 考虑。

预测年床位数=基准年标准床位数×（1+规划年人口增长率）×潜在需求增长率。

潜在需求增长率=1+年人均收入增长率×医疗服务需求弹性系数。

服务目标法既能考虑目前床位资源的供给情况，也综合考虑需方的需要量和需求量，但潜在需求增长率等有关参数测算在实际计算过程中较困难。

举例如下：某市 2020 年床位数为 12 000 张，平均床位使用率为 90%，而标准床位使用率为 85%，则 2020 年标准床位数为 12 000×90%/85%=12 706 张。如果 2025 年，人口预测增长 10%，潜在需求增长率为 112%，则 2025 年预测床位数=12 706×110%×112%=15 654 张。

4. 床位人口比值法 用床位人口比值法计算，床位资源的需要量=区域人口×选用的比值，该方法仅考虑人口因素对资源配置的影响，未涉及社会经济、技术及居民健康水平等因素的影响，很难用趋势外推法基于本地历史数据推算目标年合理的床位人口比，也难以把国家层面或其他地区床位人口比直接搬移到规划区域。

计算步骤为：

（1）历年床位人口比=当年床位总数/当年人口数。

（2）利用趋势外推法推算目标年人口数和床位人口比。

（3）未来卫生床位需要量=目标年床位人口比值×目标年人口数。

5. 综合使用各种测算方法 实践中前面每一种测算方法都有局限性，通常可以把两种或几种方法结合起来，保障测算结果的可用性。前述方法还可以分析不同层次机构、不同专科的合理床位数，既可用于一个区域，也可以用于医疗卫生机构内部。

（1）各专科床位数的计算：按照上述公式中的住院率、病床使用率、住院患者数以各专科住院率、病床使用率、住院患者数替换即可。专科床位数包括专科医院床位和综合医院中的专科病房床位，按照人口总数及其构成、居民的专科疾病发病情况、服务半径、医疗卫生资源状况确定。尚未具备条件进行精细测算的，可以参照目标地区的现有专科资源在总资源分布进行计算。

（2）各级各类医疗卫生机构床位数的确定：根据分级诊疗格局，前瞻性论证不同级别医院应就诊的各专科病种，然后由各专科病种床位数分别计算出各级医院床位数，为应急突发公共卫生事件预留一定床位。同时按照不同类型机构功能定位明确床位数效率及床位数质量。

中英文名词对照

中文	英文
医疗卫生设施	medical facilities
床位	bed
公平	fairness
效率	efficiency
平急结合	combination of ordinary and military application
卫生服务需要	health service need

参 考 文 献

房良, 吴凌放, 薄涛, 等, 2016. 2016—2020 年青岛市床位资源配置标准与测算方法研究[J]. 中国卫生经济, 35(11): 49-51.

季琳, 吴晓, 陆筱恬, 2020. 武汉市中心区医疗设施供给水平研究[J]. 现代城市研究, 35(11): 42-52.

王兰, 刘璐, 2020. 新冠肺炎疫情下中国医疗卫生设施现状与国际比较[J]. 科技导报, 38(4): 29-38.

吴凌放, 房良, 徐崇勇, 等, 2017. 上海市区(县)区域卫生规划床位资源配置评价流程与方法学研究[J]. 中国卫生资源, 20(6): 516-519, 530.

钟正东, 廖芃芃, 吴文琪, 等, 2020. 突发公共卫生事件下医疗卫生机构基础设施建设调查: 基于武汉市数据[J]. 中华医院管理杂志, 36(11): 886-890.

思 考 题

1. 医疗卫生设施规划原则有哪些?
2. 床位资源配置原则有哪些?
3. 床位需求受哪些因素影响? 如何科学测算床位需求?

（项　莉）

第五章 卫生设备和技术资源

学习目标

通过本章的学习，你应该能够：

掌握 卫生设备、卫生技术的基本概念和特点，大型医用设备规划的职能和内容，卫生技术规划管理的职能和准入程序。

熟悉 卫生设备规划的方法，卫生设备和卫生技术规划的内容和意义。

了解 我国大型医用设备的配置现状，卫生技术评价在规划中的应用。

本章主题

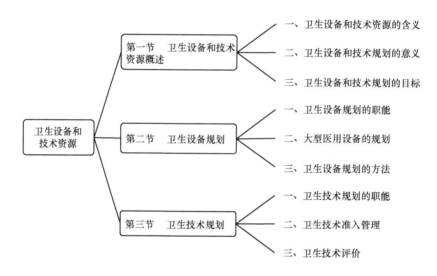

第一节 卫生设备和技术资源概述

一、卫生设备和技术资源的含义

（一）卫生设备与技术资源的概念

1. 卫生资源 是医疗卫生事业持续发展的基本条件。从广义上讲，它是指在一定时期内，人类开展卫生保健活动所涉及的社会资源，包括各类有益于人们身心健康的各种机构、设施和服务能力等；从狭义上讲，卫生资源则是指卫生系统在提供各种卫生服务过程中所需要的社会资源，包括卫生资金、卫生物力、卫生信息、卫生技术等或有形或无形的资源。

2. 卫生设备（health equipment） 是指医学领域中用于医疗、预防、保健、科研、教学等工作，具有显著专业特征的医疗器械、设备、仪器、材料、器具及相应信息软件系统等物质和装置的总称。卫生设备是卫生物力资源的重要组成部分，是开展医疗卫生服务必不可少的有形资源，是实现医疗卫生社会、经济效益的重要条件。卫生设备通常包括常规医用设备和大型医用设备两类。

3. 卫生技术（health technology） 是指用于卫生保健领域和医疗服务系统的特定知识体系，可以泛指一切用于疾病预防、筛查、诊断、治疗、康复，以及促进人们身心健康、延长生存期和提高生命质量的技术手段，包括药物、卫生材料、医疗器械、医疗方案、技术程序、后勤支持以及行政管理组织等。

卫生设备与卫生技术作为卫生资源的一部分，尽管表现形式不同，但同样具备了卫生资源的有限性、高质性等特点。但与此同时，卫生设备与卫生技术由于其本身的属性，又呈现出不同的特点。

（二）卫生设备的特点

1. 稀缺性　卫生设备是有限的、稀缺的资源，卫生设备与人们的健康息息相关，因此社会要求医疗器械、设备等有着较高的质量。社会可以提供的卫生设备与人群的医疗卫生需求之间存在一定的差距。我国的人均卫生资源拥有量同发达国家和部分发展中国家相比存在明显差距，资源短缺状况十分突出。

2. 选择性　在资源有限的基础上，面对起着不同用途的卫生设备资源，人们在进行选择时都应该考虑机会-成本问题，如设备应用时是否有禁忌等都是进行选择后的结果。因此要制定卫生设备规划，按照资源的发展目标、规模和速度，统筹、合理地配置资源。

3. 多样性　人们的医疗保健需求具有多样性、层次性和差异性，在此基础上卫生设备本身也可以用于医疗、预防、保健、康复、计划生育、环境保护、教育、科研等多个方面。因此要合理配置与有效利用资源，促进卫生系统内部各个部门之间的协调发展，满足人们多样化的卫生保健需求。

4. 随机性　设备故障具有随机性，使得设备维修及其管理也带有随机性质。为了减少突发故障给整个医疗卫生过程带来的干扰与延误，设备管理自规划起就必须具备应对突发故障、承担意外突击任务的应变能力。

（三）卫生技术的特点

1. 复杂性　卫生技术应用于人体，而人是自然界最复杂的生物系统，对象的复杂性也决定了卫生技术的复杂性。在一部分自然科学技术中，接受者只有被动地承受技术施加的影响。但医学活动的对象是有意识的人，他们与医学活动的主体之间存在着互动关系，有能力影响执行者的活动，本身具有主观能动性，这也是卫生技术复杂性的来源。

2. 社会性　卫生技术的活动范围具有社会属性，健康的定义包括社会层面的整体状态，而社会因素也是影响疾病发生的重要原因之一。因此，卫生技术应当纳入社会参与的内容，改善不良的社会环境、提升全民身体素质、加强心理健康建设等，都是卫生技术社会性的重要体现。

3. 综合性　卫生技术既包括激光、系统工程等现代科技，又包括心理学、认知疗法等精神手段；既有针对个体的治疗，也有针对群体的社会预防。卫生技术的综合性表明，在研发卫生新技术时应当引进参考其他领域技术，解决学科间发展不平衡、存在技术梯度的问题。

4. 伦理性　卫生技术面临的伦理道德要求贯穿于医学活动的各个层面。在研究阶段，实验人员必须保证受试者的身心健康以及知情同意权；在临床阶段的检查、诊断、治疗、康复、预防，以及护理等多个环节，卫生技术的选择也必须遵循最优化原则，同时让患者了解治疗方案，尊重患者的选择权。

二、卫生设备和技术规划的意义

由于卫生资源的有限性，符合人群健康需求的卫生资源配置方式才符合高质量发展的需求。政策制定者应关注卫生资源支出的效率，通过资源规划合理配置资源，保障群众既能接受优质的卫生健康服务，又不浪费有限的医疗卫生资源。

（一）设备和技术配置的改善相辅相成，共同促进科技进步

技术需要和卫生设备承接，技术的发展以设备为依托，通过加强设备与技术规划管理，政策制定者能够适时、有效地准入新材料、新设备，促进卫生技术的进步。同时，在推广、采用新技术成果的过程中，政府还能通过医疗卫生机构间进行的有效互动，促进科技进步和技术能力的提高。《"健康中国 2030"规划纲要》（后简称《纲要》）指出要构建国家医学科技创新体系，加强国家临床医学研究中心和协同创新网络建设。

（二）提高卫生服务质量，更好地满足人们的需求

人们对卫生服务的需求，既表现在对卫生设备的数量方面，又表现在卫生技术的质量方面。在影响卫生服务质量的诸多因素中，设备及技术资源是决定性因素之一。合理配置资源是解决医疗卫生服务体系建设中存在的资源总量相对不足、资源配置不均衡、医疗服务能力和卫生技术人力资源不足等问题的关键，也是建立与居民健康需求相匹配，布局合理、体系完整、分工明确、功能互补、密切协作、富有效率的紧密型医联体的前提。

（三）有效利用现有资源，提高资源使用效率

通过加强设备资源规划管理，可以在资源消耗量一定的条件下提供令群众更满意的卫生服务，在公平与效率兼顾的前提下使资源的效用与效率尽可能地高。因此，提高卫生设备产出率的经济效果非常明显，不仅能降低卫生机构的生产成本，而且是提高卫生机构经济效益的根本途径之一。通过规划，可以从医疗卫生机构结构与服务模式、医疗保险类型与支付方式、卫生人员培养与激励等多个方面提高卫生资源配置效率。

（四）促进卫生健康事业高质量发展

党的十九大报告提出，"实施健康中国战略"，推动卫生健康事业实现高质量发展，是实施健康中国战略这一命题的应有之义，而卫生健康是一个知识密集型领域，在这之中设备与技术知识体系起着支撑作用。《纲要》指出要"推动医学科技进步"，由政府牵头建立医企研融合创新平台，加强资源整合和数据交汇，重点部署规划创新药物开发、高端医疗器械运用以及国产化、本土化，推广适宜技术、中医药现代化等，规划发展基因组学技术、新型疫苗等医学前沿技术，加强医药成果转化推广平台建设，促进医学成果转化推广。

卫生设备和技术规划是适应我国社会主义市场经济体制的需要，由政府对卫生资源进行结构调整，是政府对卫生事业发展实行宏观调控的主要依据和重要手段，也是实现卫生全行业管理的主要途径。实施规划不仅能够使政府展望未来，应对变化，制定相应对策，减少外界环境变化对卫生事业的冲击，还能及时采取必要的矫正行动，减少资源的浪费。

三、卫生设备和技术规划的目标

（一）卫生设备和技术规划的总体目标

卫生设备的规划与卫生技术的规划密切相关。卫生技术的发展能促进卫生设备的更新迭代，卫生技术的发展又需要卫生设备承接。卫生设备和技术规划在促进科技发展、提高服务质量和人群健康水平方面总体目的一致，由于卫生设备和技术的不同特点，在规划的具体目标方面有不同的重点。

1. 保护患者切实利益　既要着眼于促进医疗卫生事业进步，满足人民群众日益增长的医疗服务需求，又要确保大型医用设备安全、有效、价格适宜，提供群众满意的诊疗服务；加强查处质量不合格、违规装备、检查治疗不规范等损害群众健康权益的行为，把保护患者切实利益作为卫生设备资源规划的中心。

2. 统筹协调发展　设备规划既要基于基本国情，结合国民经济发展水平和人民群众的实际需求及承受能力来确定数量和区域分布，同时还需考虑医疗科技进步、学科发展和医院合理补偿等因素。应因地制宜、分类指导，建立符合我国国情的卫生设备规划与管理制度。

3. 宏观调控，规范设备和技术准入　政府部门为保护和促进人民群众健康，制定了一系列强制性、规范性的卫生技术准入规章制度，以循证医学的理论和方法为基础，对卫生新技术的安全性、有效性、经济性和社会伦理适应性等方面进行系统评估和预测，最终决定其是否进入临床应用。各省份的医疗技术准入管理办法规定了卫生技术准入的基本原则，如广东省规定政府鼓励研究、开发和应用新的医疗技术，鼓励引进国内外先进医疗技术，禁止使用已明显落后或不再适用的医疗技术，需要淘

汰技术性、安全性、有效性、经济性和社会伦理及法律等方面与保障公民健康不相适应的技术。

（二）卫生设备资源规划的具体目标

卫生设备资源规划的目标是提高设备使用效益和效率，根据特定区域、人群特点，分类分级统筹规划和合理配置卫生设备资源，优化医疗卫生设备准入标准和战略布局，促进区域之间、城乡之间资源均衡周转。具体目标如下。

1. 阶梯配置，资源共享　卫生设备可以分为常规医用设备和大型医用设备两类，其中大型医用设备还可以根据功能以及技术先进程度分为临床研究型、临床应用型、临床实用型三类，在具体规划时，应根据医疗卫生机构的功能定位、医疗水平和特定区域内人们的医疗卫生保健需求，区分不同档次配置设备，如社区医疗卫生服务机构担负慢性病、常见病等诊疗以及国家公共卫生服务项目等基础医疗卫生保健任务，就应配置常规医用设备和临床实用型设备。在卫生事业经费有限的情况下，还应鼓励区域内、区域间联合，建立大型医用设备区域检查治疗中心，不断探索促进设备资源整合的运行机制。

2. 严格准入，规范使用　可以借鉴医疗卫生临床机构评价定级等相关方面的成熟体系及成功经验，根据区域内社会经济状况、人民卫生需求等实际情况，设立必须配置、可以配置、不能配置等类似的设备准入级别，以医疗卫生临床机构的患者数量、检查数量、就诊结构等数据作为参照，设立准入标准，只有达到该标准，才有权申请大型医用设备，并在设备的使用过程中加强对操作人员的培训，提高设备的使用效率和检查准确率，还应对卫生设备配置效果进行评价，不断优化资源规划与资源配置。

（三）卫生技术资源规划的具体目标

卫生技术资源规划的目标是以提高国民身心健康为中心，促进卫生新技术的研发、规范卫生技术的准入、更新与淘汰程序、确定卫生技术合理的价格或收费标准等，以期改进卫生政策和卫生技术管理中存在的问题。具体目标如下。

1. 促进新技术的研发与推广　充分发挥各级各类卫生技术资源优势，加强适宜卫生技术的研究开发，提升解决常见病、多发病防治实用技术集成创新能力。探索统筹城乡优质医疗卫生资源的有效机制，充分发挥政府引导作用，逐步建立健全适合我国国情的适宜卫生技术推广体系和模式，通过多种形式的适宜卫生技术推广活动，促进安全、有效、方便、价廉的卫生技术在基层规范、合理地应用，增强基层卫生机构对适宜卫生技术引进、消化、吸收和应用的能力，大幅提高基层医疗卫生技术水平和综合服务能力，提高卫生服务的公平性，为不同区域卫生工作协调发展提供技术支撑。

2. 技术评估，循证决策　通过卫生技术评估淘汰陈旧且落后的技术，扶持新兴有前景的技术，为政策制定者提供如何做出适宜技术选择的决策信息，为政府制定卫生技术创新、研究、开发、调控、支付和推广等方面的政策提供依据。卫生技术评估在预防医学领域同样地位显著，可以协助卫生部门制定公共卫生计划，如实施计划免疫时，通过识别预防技术在降低发病率、死亡率，以及提高生活质量等方面的功能与效果，可在疾病预防与控制中发挥重要作用。

第二节　卫生设备规划

一、卫生设备规划的职能

（一）卫生设备规划的含义

卫生设备规划（health equipment planning）是指政府及卫生行政部门通过评价某区域内或特定人群的需求，结合自然环境、人群健康问题、社会经济等因素，确定卫生设备资源的发展目标、管理程序、方法及原则，对卫生设备和物资在整个生命周期加以规划配置、指导协调、控制和监督，同时采用各种技术手段保证设备与物资安全，更高效地为人民服务。

（二）卫生设备规划的原则

1. 以需求为基础 卫生设备规划应基于区域内人群健康状况、卫生服务水平及卫生资源状况并参考社会经济发展水平及发展进行规划。依据相关理论、政策及卫生发展趋势制定与社会经济发展、社会主义市场经济体制相适应，同时兼顾公平与效率、均衡发展与突出重点相结合的卫生设备规划。

2. 多学科技术支持 作为现代医疗卫生诊断、治疗、预防、保健、康复等环节中必不可少的资源，设备是物化了的科学技术，是现代科技的物质载体。首先，设备管理包括机械、电子、医学、计算机、化学、光学等多方面的科学技术知识。其次，设备资源的规划和管理还应具备社会经济学相关知识。

3. 综合性 设备管理的综合性表现在：①现代设备包含了多种专门技术知识，是多门科学技术的综合应用；②设备管理的内容是工程技术、经济财务、组织管理三者的综合体现；③为了获得设备使用的最佳经济效益，必须实行全过程管理，它是对设备各阶段管理的综合；④设备管理涉及物资准备、设计制造、计划调度、劳动组织、质量控制、经济核算等多方面的业务。

（三）卫生设备规划的内容

卫生设备通常包括常规医用设备和大型医用设备两类，其中大型医用设备由于费用高、资源稀缺等特点，是卫生设备管理的重点工作内容。我国大型医用设备的配置是以区域大型医用设备配置规划为依据，在规划配置数量以及基本配置准入标准两个环节进行重点控制，政府在设备管理过程中主要任务包括以下5个方面。

1. 细化设备分类 设备审批权限的确定在我国不同地区之间差异较大，设备审批权限的过度集中，影响大型医用设备配置的针对性，因此按照设备的价格与技术水平的不同，将大型医用设备细分为甲类设备和乙类设备，制定不同的审批权限，甲类大型医用设备由国家卫生行政部门审批监管，乙类大型医用设备由省（自治区、直辖市）审批监管。

2. 增强设备配置规划的针对性和可操作性 由于我国不同地区间经济社会发展差距较大，各地在制定大型医用设备配置规划时，在结合自身卫生资源配置标准的同时，需要考虑当地的经济发展和居民经济承受能力，使规划更加具有针对性与可操作性。

3. 理清政府部门职能 规划涉及多部门的协同管理，例如，发改委以及财政部门负责监督管理政府财政拨款资助的大型医用设备购置资金以及投资情况；卫生行政部门对大型医用设备配置和使用情况进行评估、监督，使设备的整个配置使用过程处于监管状态，对违反规定擅自购置大型医用设备的医疗卫生机构，卫生部门有权责令停用并封存；价格主管部门有权没收相应不正当收入并处罚款。

4. 评价设备配置现状 对区域内设备配置现状进行评价，如果超出区域内设备配置总量，则不再批准大型医用设备配置许可证。但如果在政策调整前配置的设备，为了充分利用现有设备资源，给该类设备的临床机构发放临时配置许可证，允许相应机构继续使用设备，到期后禁止使用。

5. 制定设备诊疗收费办法 考虑到大型医用设备的配置与使用会受到收费价格、税收等多方面因素的影响，国务院价格主管部门以及卫生行政部门会联合制定大型医用设备检查治疗费用的定价方法，通过《全国医疗服务项目技术规范（2023年版）》等国家级文件指导地方定价。

（四）卫生设备规划的意义

现代化医疗设备专业性强、精度高、价格昂贵、使用维修复杂、更新周期短、设备的安装和工作环境要求也高；对设备的投资越来越大，与设备有关的费用，如折旧费、维修费等，在医疗成本中的比重不断提高。因此，合理进行设备规划，加强医疗设备管理，对节约资源、提高效率具有重要意义。

1. 促进资源合理配置、高效利用 按照技术先进、经济合理的原则对设备进行规划、审批和准入，使医疗卫生机构的经营活动使用合适的技术设备。按照设备资源管理的客观规律，保证设备的完好率，提高利用率，合理配置、节约资源。

2. 提高医疗服务质量 通过规划确保设备物流的通畅、快速、经济，确保卫生设备根据规划目标满足区域内开展各项医疗卫生活动的需求。同时保证设备不间断地进行革新、改造、挖潜，维持设备的先进性，保证服务质量。

3. 保障设备安全，提高经济效益 通过制定合理的规章制度，以卫生设备资源规划为先导，实行全过程的控制，严格执行设备的准入、评估、退出制度，同时保证医疗卫生机构经营活动的正常进行，提高经济效益。

二、大型医用设备的规划

（一）大型医用设备的审批

大型医用设备是指列入国家卫生行政部门管理品目的医用设备，以及尚未列入管理品目省级区域内首次配置的整套单价在 500 万元人民币以上的医用设备。根据《大型医用设备配置与使用管理办法》规定，大型医用设备的配置审批必须遵循科学、合理、公正、透明的原则，严格依据配置规划，经过专家论证，按管理权限分级审批。由于大型医用设备具备技术含量高、投资大、收费高等特点，因此其对于患者就医、医疗卫生机构运行以及社会卫生总费用等会产生巨大影响，必须结合实际经济发展水平、医疗卫生机构技术水平以及患者经济承受能力等多种因素，科学合理地制定规划，国务院目前仍将大型医用设备列为非行政许可的审批项目。

（二）大型医用设备的准入

大型医用设备准入管理是指卫生行政部门依据法律法规，严格审批大型医用设备的配置，调整现有设备分布，提高使用效率的行政管理。大型医用设备准入管理是加强卫生资源配置宏观管理、加快实施区域卫生规划，调整和控制卫生资源的存量和增量的重要措施。另外，医用设备采购按照属地化管理原则，由省、市级卫生行政部门组织实施，还应把卫生设备的技术评估纳入，并作为各级政府开展设备采购的依据。为保证设备使用率，还应对医疗卫生机构进行设备配置资格审查，达到相应标准后才可以进入设备市场。

为管理甲类设备，原国家卫生部发布的《甲类大型医用设备配置审批工作制度（暂行）》规范了甲类设备配置审批工作。甲类大型医用设备的配置，由医疗卫生机构按属地化原则向所在地卫生行政部门提出申请，逐级上报，经省级卫生行政部门审核后报国务院卫生行政部门审批；乙类大型医用设备的配置，由医疗卫生机构按属地化原则向所在地卫生行政部门提出申请，逐级上报至省级卫生行政部门审批。医疗卫生机构只有获得大型医用设备配置许可证后，方可购置大型医用设备。卫生行政部门按管理权限，需要从配置申请受理之日起 60 个工作日内，作出是否同意的批复。购置的大型医用设备必须具有国家颁发的生产或进口注册证，同时必须按国家规定的采购方式进行采购，政府拨款资助的设备采购必须按规定实行政府采购。对未经批准配置的大型医用设备，发改委、财政部门不得安排资金。国务院卫生行政部门、省级卫生行政部门还需向社会公布大型医用设备配置年度审批情况。省级卫生行政部门应向国务院卫生行政部门报告大型医用设备年度审批情况。

有申请新增大型医用设备时，卫生行政部门需要审核的材料如下：①申请报告，主要内容包括申请机构基本情况；拟申请设备名称、规格和主要配件；相关辅助配套设备名称、数量和使用人员取得岗位培训证书情况。②可行性论证报告和需求分析，主要内容包括申请配置的主要理由；所申请设备的技术发展前景；在临床、科研中的作用；预期使用率；人员取得岗位资质情况；购置经费来源及经济分析等。而更新大型医用设备时需要审核的内容则包括：①设备的更新理由、购置时间；②申请更新设备的大型医用设备配置许可证复印件；③设备的使用情况，主要包括每年的检查治疗人次、开机天数、故障停机天数等指标；④对更新设备的处理意见和拟装备设备的档次。

甲、乙类大型医用设备的管理主体不同，甲类设备由国务院卫生行政部门负责管理，乙类设备则由省级卫生行政部门负责。各省市制定准入政策的标准不尽相同，根据设备的阶梯类型、设备种类、医疗卫生机构的等级行政级别等，配置技术标准有所不同。综合来看大型医用设备的准入指标可以根据以下几种标准制定。

1. 根据医疗卫生机构所开展的诊疗项目制定 国家卫生健康委员会根据医院的等级划分了各个等级的医疗卫生机构所能开展的诊疗项目，根据医疗卫生机构可开展的诊疗项目对应相应的诊疗设备，制定相应的准入标准。例如，绝大多数硬脑膜外血肿疾病都有典型的 CT 特点，可以根据 CT 影像判断受伤时长、是否骨折、血肿形成情况等有助于诊断，由此看出，要开展该项治疗项目需配置大型医用设备 CT。

2. 根据医疗卫生机构基本情况制定 医疗卫生机构的规模是由医疗卫生机构的床位数、人员数量、医疗技术等多因素决定的，医疗卫生机构的床位数、工作人员数量决定了医院收治患者的数量，只有需要大型医用设备检测的患者需求不能满足时才能进行新的配置。同时，由于大型医用设备的高投入、高技术要求的特点，只有具备一定规模的医疗卫生机构才有能力承担大型医用设备的经济压力、具备操作大型医用设备的技术力量，才能充分利用大型医用设备服务更多人群。因此，可根据医疗卫生机构的床位数、技术实力来制定相应的准入标准。

3. 根据医疗卫生机构的门急诊量制定 医疗卫生机构的门急诊量可以反映出区域内人群的诊疗需求，只有人群对大型医用设备的诊疗需求达到一定数量才能配置相应的大型医用设备。国家还应对大型医用设备配置效果进行评估，如设备使用率、日检查量等。为保障大型医用设备得到有效的利用，避免设备的闲置，可根据医疗卫生机构的门急诊量来判断人群对大型医用设备的诊疗需求，以此来制定大型医用设备准入的相关标准。

（三）大型医用设备的退出

卫生设备的处置方式主要包括调拨、捐赠、报废和报损等。卫生设备的退出包括报废与报损两种形式。报废是指按有关规定或经有关部门、专家鉴定，对不能继续使用的资产进行产权注销的处置行为。报损是指由于发生呆账损失、非正常损失等原因，按有关规定对资产损失进行产权注销的资产处理处置行为。医学设备符合以下情形的应当报废处置：国家规定淘汰；由于各种原因造成的损坏且无法修理或无维修价值的医用设备；严重污染环境；危害人身安全与健康；失效或功能低下、技术落后；不能满足使用需求；国家有明确要求。

1. 报废、报损处置的审批流程 医用设备报废，先由使用单位提出书面申请，填写"报废医用设备申请表"说明报废原因、数量、金额等相关信息，经过设备相关技术部门鉴定。然后汇总报主管部门领导审批后，方能办理报废，不同价值的设备报废审批的部门级别各异。①5 万元以下的设备，报设备管理部门审批，5 万元以上的医用设备报废、报损，应当逐级申报；②账面原值 50 万元以下的固定资产报废报损，由各单位自行审批，每季度报国家卫生健康委员会备案一次，其他处置形式报国家卫生健康委员会审批；③账面原值 50 万～800 万元（包含 50 万元）的处置，经各相关职能部门审核后，由各单位提出申请，报国家卫生健康委员会审批，财政部备案；④账面原值 800 万元以上的处置，报国家卫生健康委员会审核，财政部审批。

2. 设备的报废管理 经批准报废的医用设备必须送交设备管理机构，进价万元以上的医用设备必须上报国有资产管理局处理。大型医用设备由专人负责，及时将办理报废手续的设备清理回收起来，建立报废医用设备的账目。对上交的医用设备要分类存放，妥善保管，建立报废医用设备回收清单。

（四）我国大型医用设备的配置现状和规划

为合理配置和有效使用大型医疗医用设备，控制卫生费用过快增长，维护患者权益，促进卫生事业的健康发展，1995年，国家卫生部发布了《大型医用设备配置与应用管理暂行办法》，同时借鉴国外设备评估经验，成立全国性质的设备技术评审委员会，负责大型医用设备的安全性评估、质量评价等工作。2004年国家卫生部、国家发改委和财政部联合颁布的《大型医用设备配置与使用管理办法》，以及2009年颁布的《2009年-2011年全国乙类大型医用设备配置规划指导意见》，将大型医用设备中的乙类大型医用设备配置权限下放到省或直辖市，根据大型医用设备配置与区域内全国民经济和社会发展水平相适应的原则，制定区域内的大型医用设备配置规划和设备配置的准入标准。

2011年国家卫生部办公厅《关于编制2011-2015年乙类大型医用设备配置规划的通知》及2020年《国家卫生健康委关于调整2018—2020年大型医用设备配置规划的通知》是在设备管理基础上进行的调整与指导。调整后，2018~2020年甲、乙类大型医用设备规划12 768台，其中甲类大型医用设备配置规划281台，乙类大型医用设备配置规划12 487台。

2023年6月，国家卫生健康委员会《国家卫生健康委关于发布"十四五"大型医用设备配置规划的通知》（国卫财务发〔2023〕18号），提出了大型设备配置的原则、内容和实施要求，同时发布《甲类大型医用设备配置准入标准》和《乙类大型医用设备配置标准指引》。随着各项法规制度的实施，我国大型医用设备配置系统管理框架基本形成，管理更加趋于科学化，充分发挥规划引领和资源调控作用，进一步推动形成区域布局更加合理、装备结构更加科学、配置数量与健康需求更加匹配、配置水平与经济社会发展和人民群众医疗服务需求更加适应的大型医用设备配置规划管理体系。

> **知识拓展**
> ### 《国家卫生健康委关于发布"十四五"大型医用设备配置规划的通知》
> 根据《中华人民共和国基本医疗卫生与健康促进法》《医疗器械监督管理条例》《大型医用设备配置与使用管理办法（试行）》《大型医用设备配置许可管理目录（2023年）》等规定，结合《国民经济和社会发展第十四个五年规划和2035年远景目标纲要》《"健康中国2030"规划纲要》《"十四五"国民健康规划》，国家卫生健康委员会研究制定了"十四五"大型医用设备配置规划，于2023年6月21日发布实施。规划文稿主要包括总体目标、基本原则、规划内容和实施要求四部分。
> #### 一、总体目标
> 以人民为中心，立足新发展阶段，贯彻新发展理念，加快构建新发展格局，推动优质医疗资源扩容下沉和区域均衡布局，促进卫生健康事业高质量发展。充分发挥规划引领和资源调控作用，进一步推动形成区域布局更加合理、装备结构更加科学、配置数量与健康需求更加匹配、配置水平与经济社会发展和人民群众医疗服务需求更加适应的大型医用设备配置规划管理体系，促进医疗服务水平和能力提升，推进健康中国建设，更好满足新时期人民群众医疗服务需求。
> #### 二、基本原则
> （一）以人为本、促进发展。坚持以人民为中心，更好满足人民群众多层次、多元化就医需求。与社会经济发展、医疗服务能力相适应，充分考虑高质量发展要求，支持医疗机构科学合理配置大型医用设备，推动高端医疗设备在高水平医院合理使用。支持社会办医健康有序发展。
> （二）均衡布局、扩容下沉。聚焦提升医疗卫生服务公平性和可及性，缩小区域之间资源配置和服务能力差异，科学规划配置数量，优化完善配置标准，促进优质医疗资源扩容下沉，优化区域均衡布局。

（三）安全审慎、控制费用。坚决维护人民群众生命安全和身体健康，控制医疗费用不合理增长，对操作和维护技术复杂、应用风险大、投入运行成本和诊疗费用高的设备，严格把握配置标准、合理控制规划数量。

三、规划内容

（一）"十四五"大型医用设备配置规划数。"十四五"期间，全国规划配置大型医用设备 3645 台，其中：甲类 117 台，乙类 3528 台，具体规划数量另附表格作为附件。

（二）甲类大型医用设备配置准入标准。从功能定位、临床服务需求、技术条件、配套设施设备及相关条件、专业技术人员资质和能力，以及质量保障方面，提出了重离子质子放射治疗系统和高端放射治疗类设备的准入标准，具体内容附文件《甲类大型医用设备配置准入标准》详述。

（三）乙类大型医用设备配置标准指引。从功能定位、技术能力、配套设施设备、专业技术人员资质和能力，以及质量保障方面，提出了正电子发射型磁共振成像系统（PET/MR）、X 线正电子发射断层扫描仪（PET/CT）、腹腔内窥镜手术系统，以及常规放射治疗类设备的配置标准指引，具体内容附文件《乙类大型医用设备配置标准指引》详述。

四、实施要求

（一）科学实施规划。严格执行规划数量布局，科学把握配置标准，与上轮规划做好衔接，按年度有序、有效实施。为社会办医配置预留合理空间。

（二）坚持依法行政。认真履行行政许可程序，严格评审要求，规范审批行为，维护公开公平公正，依法依规开展许可工作。

（三）加强监督管理。健全监督和制约机制，强化事中事后监管，指导和督促医疗机构科学、规范配置和使用大型医用设备，提高质量和效率。

（四）开展监测评估。强化本地区规划执行监测评估，定期向国家卫生健康委员会全面报告规划实施进度和效果。

三、卫生设备规划的方法

（一）卫生设备的配置方法

1. 需要理论与设备配置方法　按照需要理论配置大型医用设备，首先要明确设备服务的人口数量、设备对应病种、疾病两周患病率、设备的年最大工作能力等。首先应当邀请临床专家以及设备使用人员确定设备适用的目标病种，以及每个病种需要使用大型医用设备的概率。然后通过开展居民卫生服务调查获得人群疾病总患病率数据，对医用设备需要量进行技术评价，确定设备的理想工作效率，如平均日检查治疗人次、年开机天数、年最大工作量等。

2. 需求理论与设备配置方法　需求理论是在需要理论的基础上，综合考虑居民的经济承受能力，设计与两周就诊率、两周未就诊率以及未就诊的原因构成相适应的医疗卫生设备的利用率、未利用率、未利用的原因构成 3 种指标。

3. 效率理论与设备配置方法　效率理论从物尽其用的原则出发，分析资源实际使用中的技术效率指标，如设备的年开机使用率、年时间利用率、年能力利用率等，确定资源最佳使用状态时的各种技术参数，并进行分析对比，提出改进资源配置和使用的意见，使现有资源发挥出最大的潜力。

4. 阶梯配置与区域统筹　加强阶梯化配置和区域统筹，是基于区域医联体的配置规划。相关部门在进行医疗设备区域规划时，应促进医联体内设备资源共享，以进一步减少医用设备重复建设造成的资源浪费。

（二）卫生设备配置的效果评估

卫生设备配置的效果评估遵循基本医疗卫生事业公益性原则,政府主导,把社会效益放在首位。

1. 卫生设备配置评估的主体　进行效果评估应该由卫生行政部门组织建立第三方的评估机构进行,建立医疗设备专家库。专家库成员主要由各医疗卫生机构的各类学科带头人或医疗设备操作人员、医疗设备管理人员、医疗设备维修工程师、财务人员、医保工作人员等组成。

2. 卫生设备配置评估的程序和内容　首先,卫生行政部门应定期对医疗卫生机构的大型医用设备使用情况进行巡查。巡查的主要内容包括大型医用设备的管理制度是否健全,设备使用前相关人员是否进行使用、操作、维修等培训,设备使用人员是否取得技术资格,设备是否按规定储存保管,有无记录是否按操作程序和适用范围使用设备,有无设备使用、维修与保养记录,设备是否定期检测、校准,有无标识或检测证明等。其次,评估机构应定期对医疗卫生机构的大型医用设备的使用效率、经济效益进行评估,如代表使用效率的设备开机利用率、检出阳性率、设备时间利用率等指标;对设备的收入、支出情况进行统计,计算设备的成本收益率,进行经济效益分析。

（三）卫生设备配置评估的反馈和应用

根据评估结果,卫生行政部门可以对设备利用率不高的医疗卫生机构进行处罚,同时也为下次的配置审批提供一定的依据,如重置审批程序,对于现有大型医用设备配置不合理的情况,可对新申请的大型医用设备不予审批。同时,可以将设备的使用情况与医院级别评审、医疗质量、绩效考核、政府投入等相联系。

第三节　卫生技术规划

一、卫生技术规划的职能

（一）卫生技术规划的含义

1. 卫生技术规划的定义和内容　卫生技术规划（health technology planning）是指政府主管部门根据国家政策法规和社会对卫生技术的需要与需求确定技术资源的发展目标、规模和速度,对卫生技术的研发、准入、应用、更新和淘汰进行监督、指导、调控与评估,以期提高使用效益和效率的科学计划方法。卫生技术需要卫生设备承接,进行卫生技术规划时也需要考虑卫生设备规划。

卫生技术可以分为高新技术和适宜技术两类,适宜技术是指那些适用于常见病、多发病诊治和广大群众预防疾病、增进健康的技术,指那些能够为广大基层预防保健单位的医药卫生人员掌握和应用的技术,适宜技术费用较为低廉,广大群众在经济上一般能够承受。高新技术是针对适宜技术而言的,但高新技术就其应用的适应证而言,也是一种适宜技术及适用于某种疾病诊断与治疗的技术。同时,高新技术随着时间的推移,以及不断地改进与完善,其费用也会逐渐降低,最终转变为适宜技术。

2. 医疗新技术的分类　根据国家卫生健康委员会 2018 年发布的《医疗技术临床应用管理办法》,医疗技术是指医疗卫生机构及其医务人员以诊断和治疗疾病为目的,对疾病作出判断和消除疾病、缓解病情、减轻痛苦、改善功能、延长生命、帮助患者恢复健康而采取的医学专业手段和措施。按照安全性、有效性分为第一类、第二类、第三类医疗技术管理类别。第一类医疗技术是指安全性、有效性确切,通过常规管理在临床应用中能确保其安全性、有效性的技术;第二类医疗技术是指安全性、有效性确切,涉及一定伦理问题或者风险较高,需要卫生行政部门加以控制管理的医疗技术;第三类医疗技术是指安全性与有效性需要临床试验进一步验证,风险高,涉及重大伦理问题,甚至需要使用稀缺资源,需要卫生行政部门严格加以管理控制的医疗技术,更具体到医疗新技术可以分为引入成熟技术、集成创新技术、原创新技术三类。

　　医疗新技术是医学科学迅速发展的产物，是现代医学进步的重要标志，新技术的"新"体现在新出现、成熟度低和伦理适应性有待探索等方面，由于其具有的相对先进性、技术创新性、临床实用性、应用可及性、伦理可行性，能够有效提高医疗服务质量，带动临床医疗工作技术的革新，还能够减轻患者的医疗经济负担，降低社会医疗开销，但其存在技术、程序、伦理、法律、效益等层面的风险。高新技术与设备的技术含量较高，技术比较复杂，不易被广大基层医疗卫生人员掌握，具有高技术、高效益、高渗透力等特点，因其费用成本较高，还具有高投入的特点。

　　根据安全性和有效性将医疗技术进行分类后，卫生行政部门可以按照类别加以控制管理。进行卫生技术规划时，根据医疗新技术所属类别不同进行区别配置，如《国家卫生健康委办公厅关于印发国家限制类技术目录和临床应用管理规范（2022年版）的通知》调整第二类医疗技术管理范围。除此之外，省级卫生行政部门可以结合本行政区域实际情况，在国家限制类技术目录基础上增补省级限制类技术相关项目，制定发布相关技术临床应用管理规范，并报国家卫生健康委员会备案，制定卫生技术规划时也可以根据目录进行调整。

（二）卫生技术规划的原则

　　1. 公益性和协调发展原则　在坚持卫生事业公益性原则和政府主导的基础上，充分发挥市场机制作用，鼓励多方参与，调动各方面积极性，引导适宜卫生技术研发和推广，实现健康、可持续发展。卫生行政部门应根据基层卫生发展需求，统筹规划适宜卫生技术的开发、推广和应用，完善相关政策，加大经费投入，把适宜卫生技术推广工作纳入农村和城市社区卫生服务发展规划、卫生科技发展规划中，统筹考虑，协调发展。

　　2. 可持续发展原则　规划时应该考虑卫生技术成本、技术的治疗功效和效果、技术的可接受性、技术提供方、对社会经济的影响、技术的可持续性（包括维护设备的能力）等多个方面，还应鼓励有关高等院校、科研院所、各级医疗卫生机构、社会专业团体、企业和科技人员等力量广泛参与，按照效率优先原则，优化队伍结构，合理配置资源，科学组织实施。

　　3. 系统性原则　社会发展中，新技术的承受能力有限，人群希望有新药好药、新的设备，但有时跟服务能力不匹配，或者用不上，也会产生矛盾，所以新的技术要有规划，逐步放开。例如达芬奇机器人技术，是新的先进的技术，但2020年才逐步放开，CT、PET技术和设备也是这样。现在我国的经济和科技实力更强，逐步放开的速度也在加快。

（三）卫生技术的社会伦理学规范

　　20世纪60年代以来，一些国际组织已制定了有关医学伦理的原则与指南，如国际医学科学组织理事会和世界卫生组织提出的《涉及人的生物医学研究的国际伦理准则》，我国卫生部制定了《涉及人的生物医学研究伦理审查办法》，国家药品监督管理局会同国家卫生健康委员会组织修订了《药物临床试验质量管理规范》。随着生物医学科学的进步与高新卫生技术的不断发展，人体研究、克隆技术、基因技术、器官移植、生殖技术及生命维持技术等涉及的伦理问题越来越多，备受人们关注。在卫生技术的发展和利用中，有必要进行生命伦理学的评价，以使卫生技术的应用能符合生命伦理学原则与国家的法律法规。卫生技术应当坚持生命伦理的社会价值，按照受试者知情同意、保护受试者隐私、依法补偿、特殊保护等原则进行研发。

二、卫生技术准入管理

（一）卫生技术准入管理的职能

　　1. 卫生技术准入管理的概念　卫生技术准入管理是政府主管部门对医疗卫生领域和医疗服务系统的卫生技术，包括药物、器械设备、医疗方案、技术程序、后勤支持系统和行政管理组织，从技术的特性、临床安全性和有效性等方面进行全面的系统评价和预测，从而决定其是否进入临床应用的管理活动。

2. 卫生技术准入管理的内容　主要包括：①是否准许卫生技术进入某医疗卫生机构应用于临床；②对在临床上已经应用的卫生技术所进行的实时和事后的监管。为了促进医学技术的准入管理，目前卫生行政部门已经制定了一些强制性、规范性的文件，包括《人类辅助生殖技术管理办法》《人类精子库管理办法》《人体器官移植技术临床应用管理规定》及其配套技术标准与规范。

（二）卫生技术准入管理的程序

卫生行政部门作为公权机关，承担着推进区域内卫生事业发展和规范卫生事务管理的双重职能，对于医疗新技术的审批是其履行职能的重要内容。

1. 立项准入管理　主要围绕新技术项目的必要性、科学价值、社会经济效益和可行性，从科学性、先进性、安全性、伦理性等方面进行综合评估，以确定是否具备项目实施的可能性，通过审核即予以立项，在此基础上进行技术准备，通过立项准入即进入项目实施准备阶段，重点是开展项目关键技术的摸索和训练。

2. 实施准入管理　主要在新技术项目正式进入临床实施前，综合评定项目实施准备情况，包括前期动物实验、技术攻关和训练技术平台建设等能否满足项目实施要求，同时对实施方案可行性、应急预案的有效性以及方案的落实情况等进行重点审核，确保项目质量和医疗安全。通过实施准入审核，即可在可控条件下在临床开展该项新技术。

3. 拓展准入管理项目　在严格的质量标准和保障条件下，实施至一定阶段后，应组织专家对新技术的阶段性应用进行综合评估。评估的重点包括技术路线的稳定性、临床疗效的确定性以及拓展应用的可及性等方面，以确定该技术是否具备转入常态应用和管理的条件。拓展应用的准入实际上是对项目从严格的新技术管理流程向适宜技术过渡前的审核，以确保该技术在大范围应用中的安全性和可靠性。

（三）卫生技术准入管理的意义

1. 提高卫生技术资源利用效率　开展卫生技术的准入，是卫生行政主管部门从宏观上对卫生技术的使用和发展进行调控的需要，有利于提高医疗质量、降低医疗费用。通过实行卫生技术准入管理，减少高新技术的滥用，提高卫生资源的利用效率。

2. 避免社会层面负面影响　实施卫生技术准入管理，特别是对一些特殊卫生技术的应用，评价其可能给社会伦理、道德和法律造成的负面影响，规范卫生技术的应用，提高卫生服务质量和水平，最大限度地消除其可能给社会伦理道德带来的负面影响。由于卫生技术直接应用于疾病诊治的特殊性，尽管经过了严格的准入审核，但其远期效果和潜在的安全影响、伦理争议必须予以持续观察。

3. 保障技术发展和健康目标　卫生行政部门在进行严格准入管理的同时，要持续关注新技术长期应用的可能风险，完善其配套管理，建立科学、可监督的紧急叫停机制和长期随访观察制度，确保整体的健康安全。

三、卫生技术评价

（一）卫生技术评价的概念和意义

卫生技术评价（health technology assessment）是一种政策研究的综合形式，通过确定的方法来确定卫生技术在其生命周期中不同阶段价值的一个多学科评估与实践过程，用于考察卫生技术应用的短期、长期社会效应，并对间接或之后的社会影响进行系统研究，为政策制定者提供如何做出适宜技术选择的决策信息，建立一个公平、高效和高质量的卫生系统。

卫生技术评价作为一种新兴的卫生政策辅助工具，伴随新兴卫生技术的开放与推广而得到发展及认同。尽管卫生技术评价仍处于发展阶段，需要不断培育与进步，但已成为卫生系统发展的重要力量，决策领域也更多地以评价结果为依据制定卫生发展规划等。

（二）卫生技术评价的内容

卫生技术评价政策制定的过程可以分为国情及问题分析、政策的系统化优先级设定、议程设定、政策制定、采用与实施和影响评价。

1. 优先级设定　通过清晰明确的规则为待评估的卫生技术进行优先级排序，同时确保排序结果符合实际国情和社会价值，依据优先级的排序结果对卫生资源进行规划配置。在优先级确定中可结合疾病谱、疾病负担、现有卫生技术评估能力等因素设定卫生技术的优先级划分标准。当进行技术规划的前期步骤，如准备工作、形势分析及确定人群健康目标时，设定优先级可以辅助规划编制。

2. 议程设定　当制定政策时，可以利用其他政策分析工具分析政策环境、现有流程、利益相关方等因素，评价可行性，为参与方提供决策依据，并为制定技术规划提供证据，加速其纳入政策议程的进度。

3. 政策制定　在这一阶段应该理解当前国家背景和政策环境，并了解学术界、卫生专业人员、患者、企业和国际组织等利益相关方的参与程度和支持意愿，通过利益相关者分析调整规划内容，促使其落在实处。

4. 采用与实施　当卫生技术评价政策的法律框架、制度化安排、管理规范等符合国家现有的卫生技术评估能力和基础，并通过了相应的政策程序予以采纳后，政策实施阶段启动，并促进卫生技术评价流程的制度化。

5. 影响评价　包括卫生技术评价制度化的实施过程，以及卫生技术评价制度化的总体影响，根据评价结果最终确定技术规划内容，有助于提升卫生系统的绩效，是卫生技术评价制度化中非常重要的一个阶段。

（三）卫生技术评价在规划中的应用

卫生技术评价的主要内容包括有效性评价、安全性评价、成本-效益和效果评价以及社会影响评价，根据评估内容不同，卫生技术评价可以为卫生发展规划的多个方面提供理论依据。

卫生技术评价可以为临床技术的应用提供决策依据。首先，通过卫生技术评价，陈旧并落后的技术得以淘汰。评价、淘汰卫生旧技术包括完全废弃低效、无效、昂贵、不良反应大或不符合伦理的旧技术，也包括停止或限制某些技术在某一领域的运用。其次，通过卫生技术评价，新兴的有前景的技术得以扶持，在卫生技术未进入临床使用之前及时进行评估将会产生更大的益处。决策者越早获得新技术不利方面的警示，越可以考虑处理新技术的途径。通过卫生技术评价预警，减少新技术在健康效益或成本效果方面存在的重大不确定性。

卫生技术评价可以为医保目录调整、医保定价与偿付等提供证据。在我国医保药品的谈判、评审、定价过程中，可以从药品经济性和医保基金承受能力两个方面进行评估，并根据评估结果作为谈判、定价的依据。

卫生设备与卫生技术的规划和发展息息相关，卫生设备是卫生技术发展的物质基础，卫生技术的发展又能促进卫生设备的更新升级。两者的规划和发展相辅相成，发挥规划引领和资源调控作用，推动形成区域布局合理、装备结构科学、配置数量和水平与健康需求和社会发展相适应的资源体系，推进实现科学技术发展、提高卫生服务质量和人群健康水平的目标。

中英文名词对照

中文	英文
卫生设备	health equipment
卫生技术	health technology

续表

中文	英文
卫生设备规划	health equipment planning
卫生技术规划	health technology planning
卫生技术评价	health technology assessment

参 考 文 献

梁万年, 2017. 卫生事业管理学[M]. 4 版. 北京: 人民卫生出版社.

张亮, 胡志, 2013. 卫生事业管理学[M]. 北京: 人民卫生出版社.

赵新华, 丁国武, 2017. 卫生事业管理学: 案例版[M]. 2 版. 北京: 科学出版社.

Harrison J P, 2016. Essentials of strategic planning in healthcare[M]. Second edition. Chicago, Illinois: Health Administration Press.

思 考 题

1. 试述卫生设备的概念和特点。
2. 请思考大型医用设备准入和退出管理的职能及意义。
3. 试述卫生技术的概念和特点。
4. 请思考卫生技术规划管理的职能和意义。
5. 试述卫生技术准入的程序。

（吴妮娜）

第六章　卫生信息资源

学习目标

通过本章学习，你应该能够：

掌握　卫生信息的概念、特征；卫生信息的基本功能；卫生信息资源规划的内容和步骤。

熟悉　我国卫生信息资源目录的整体框架和数据使用的全生命周期管理；卫生信息资源挖掘和利用的方法和技术。

了解　卫生信息资源的使用原则；卫生信息资源的可应用范围。

本章主题

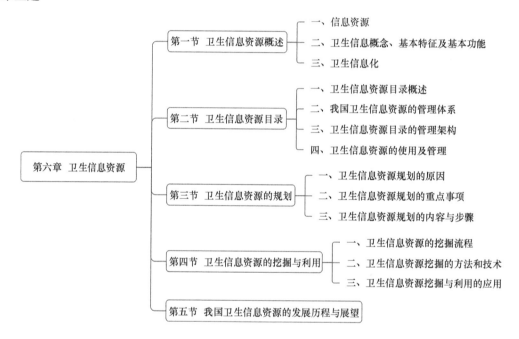

第一节　卫生信息资源概述

一、信 息 资 源

信息资源（information resource）指为完成特定交易或事务处理所需要的关键或核心的数据。信息资源的内容能够通过信息服务为用户直接使用。信息资源的主要类型包括数据库文件、电子表单、图像文件、音频文件、视频文件、纸质文件。

二、卫生信息概念、基本特征及基本功能

（一）概念

卫生信息（health information）是信息按照所属学科划分出来的一个门类，可以从广义和狭义两个角度理解。从广义的角度来看，卫生信息是与医药卫生工作相关的任何形态的信息，包括各种社会经济信息、科学技术信息、文化教育信息及人群健康信息等。从狭义的角度来看，卫生信息专指为了保护和促进人类健康，有效提高劳动者素质而收集、处理、存储、传播、分配和开发利用的

各种信息，即各种医药卫生过程中产生的指令、情报、数据、信号、消息及知识的总称，包括公共卫生信息、临床医疗信息、药品信息、卫生事务信息、卫生管理信息、医药市场信息、大众健康信息、医学教学与研究信息。

卫生信息是卫生事业发展不可缺少的基本资源。通过卫生信息的收集、整理、分析，可揭示人群健康和卫生需求、卫生事业发展和卫生服务活动内在规律性和外部联系及其相应的社会卫生问题，改进组织、控制和管理卫生及其相关领域的活动。

（二）卫生信息基本特征

卫生信息是整个社会信息的重要组成部分，它不仅具有信息的一般特性，如价值性、可传输性、可存储性、可加工性、共享性、增值性、普遍性、客观性、动态性、时间滞后性等，同时，还具备专业性和专用性、公益性、不对称性、私密性、显著的连续性和时效性五个特殊的性质及特点。

1. 一般特征

（1）价值性：信息的价值在于它的知识性和技术性。无论是自然信息还是社会信息，没有意义的信息是不存在的，存在的信息都有其特定的意义和价值。

（2）可传输性：信息由信息源发出以后可以基础载体以相对独立的形式运动，也就是说信息可以脱离其信息源进行传输。信息在传输过程中可以转换载体而不影响信息的内容。

（3）可存储性：在一定条件下，信息借助载体可以存储起来。储存的信息也可以在适当条件下进行传输。信息的可储存性为信息的积累、加工和不同场合下的应用提供了可能。

（4）可加工性：信息可以通过一定的手段进行加工，如扩充、压缩、分解、综合、抽取、排序等。加工的方法和目的反映信息接收者获取和利用信息的特定需求。加工后的信息是反映信息源和接收者之间相互联系、相互作用的更为重要和更加规律化的因素。信息的内容是语法、语义和语用三者的统一体。信息的加工过程中要注意保证上述三者的统一而不致受到损害，以免造成信息的失真，即原始信息的部分内容丢失或者被歪曲。信息的可加工性为人类利用信息、认识及改造客观世界与主观世界开辟了广阔的前景。

（5）共享性：一个信息源的信息可以为多个信息接收者享用。一般情况下，增加享用者不会使原有享用者失去部分或全部信息。有的信息涉及商业的、政治的、军事的秘密，扩大对这类信息的享用者可能影响某些享用者对这类信息的利用，但不会改变信息本身的内容。

（6）增值性：在加工、使用信息的过程中，经过选择、重组、分析、统计及其他方式的处理，可以获得更重要的信息，使得原有信息增值，从而更有效地服务于不同的对象或不同领域。

（7）普遍性：只要有事物的地方，就必然存在信息。信息在自然界和人类社会活动中广泛存在。

（8）客观性：信息是客观现实的反映，不随着人的主观意志而改变。如果人为地篡改信息，信息就会失去它的价值，甚至不能称为"信息"。

（9）动态性：事物是在不断变化发展的，信息也必然随着运动发展，其内容、形式、容量都会随着时间而改变。

（10）时间滞后性：任何信息从信息源传递到接收者都要经过一定的时间。信息接收者所得到的与自己有关的信息都是反映信息源已经出现的状况。时滞的大小与载体运动特性和通道的性质有关。信息的传输、加工与利用都必须考虑时滞效应，尤其对需要实时或及时处理与利用的信息，必须通过合理选用载体与通道把时滞控制在允许范围内。

2. 特殊特征

（1）专业性和专用性：与一般信息相比，卫生信息最突出的一个特征就是较强的专业性和专用性。这是因为一方面卫生信息的内容具有十分鲜明的专业特色，对于非专业人员来说是难以看懂、理解、掌握和科学利用，从卫生信息服务的技术、手段和过程来看，都有严格的专业操作程序、严格的质量标准、规范化的专业知识要求，一般人员很难操作使用；另一方面卫生信息服务是对人而非物的服务，服务的水平和效果事关广大人民群众的健康状况及生命安全。

（2）公益性：我国医疗卫生服务体系建设坚持以公立医疗卫生机构为主，多种医疗形式共同发展，形成布局合理、分工明确、防治结合、保证质量、技术适应、运转有序的医疗卫生服务体系。医疗卫生服务的基本制度决定了卫生信息是全社会的公共资源，具有社会公益性质。

（3）不对称性：卫生信息的不对称性主要表现在卫生信息的供方与需方的信息不对称，在医疗领域尤其明显。医疗市场上，参与医疗市场主体的信息供方（医疗卫生机构及医务人员）通常拥有比较完全的医疗专业知识和信息，而需方（患者及家属）则相对处于信息劣势。因此，在医患关系中，医疗服务供方完全起主导作用；需方医疗信息的匮乏和无知导致其在医疗服务过程中的盲目性和被动性。

（4）私密性：卫生信息涉及个人、家庭、民族、地方和国家的相关信息，尤其是个人诊疗信息具有法律意义，是医疗纠纷、司法鉴定的佐证，因此卫生信息的安全保密工作非常重要。

（5）显著的连续性和时效性：个人健康信息是伴随个人全生命周期的健康档案，记录了个人从出生到死亡的连续医疗保健行为和健康状态。同时，在抢救生命的关键时刻，准确实时地传递医疗信息，凸显了医学信息时效的重要性。

（三）卫生信息的基本功能

1. 卫生信息是卫生事业宏观管理和科学决策的依据　对于卫生事业管理者和决策者来讲，3种类型的信息是必需的：一是国家或地区人群健康状况、疾病结构、卫生需求和当前人群中主要的卫生问题及其优先等级；二是卫生服务的决定或影响因素有哪些，确定经济有效的干预措施改善人群健康状况；三是众多的预防、诊断、治疗、保健及干预措施中哪一种是适宜、经济而有效的技术和措施。

2. 卫生信息是监督、评价卫生规划的依据　监督和评价卫生规划是判断预定卫生目标取得的数量、进展和价值的过程，卫生信息则是监督和评价卫生规划的客观依据和手段。

3. 医学科技信息是医学研究与技术开发的基础　医学科学研究是探索人类生命与健康未知领域的活动。随着科技活动及科技成果的不断涌现，医学科技信息也在大量增加。调查表明，有30%～40%的科学研究属于重复性工作。因此，医学科学研究者必须有强烈的信息意识和较高的信息技能，充分掌握医学科技信息，有效节约医学科研投入，在学科前沿发明创新。

4. 卫生信息也是生产力　医学科学研究成果向现实生产力转化，促进科研成果的商品化，以及开展卫生技术咨询、技术服务、技术转让等都必须依靠各方面的信息。各级医疗卫生机构提供基本医疗卫生服务和特需医疗服务都需要根据居民的卫生服务需求和市场信息来配置。不论是医药生产企业还是医疗服务机构，都必须依据大量可靠的信息来组织生产或满足服务。

三、卫生信息化

卫生信息化是以人群健康和卫生事业的信息资源为基础，以计算机、网络、信息技术为手段的现代化国家卫生信息系统，为国家、卫生管理部门、社会大众提供信息管理和信息服务。

我国卫生信息化起步较晚，"九五"规划以来，根据国民经济和社会信息化建设的总体要求，结合卫生工作的实际，卫生信息化工作由点到面逐步发展，取得了迅速而扎实的进展。

1. 全国卫生信息化基础设施建设取得明显成绩　建立了覆盖中央、省、地（市）、县的四级快速、通畅、安全的卫生信息网络，实现连点成网、资源共享。

2. 电子政务系统建设逐步推进　充分利用网络和信息技术，改变传统办公方式和服务模式，加快了电子政务和办公自动化建设的步伐，提高了工作效率和管理水平。卫生统计调查制度改革已全面展开，全国统一的数据库结构和软件研发完成，各级卫生部门积极开展安装调试和人员培训。

3. 医院信息化建设取得明显进展　全国近半数的医院进行了网络建设，信息系统的应用水平不断提高，逐步从以财务为重点的管理信息系统，转向临床加管理的信息系统。一些医院积极探索建立以医生办公室、护士工作站、临床检验信息系统、医学影像系统、电子病历和远程医疗为特点的数字化医院。许多医疗卫生机构建立了网站，开展网上挂号、预约就诊、信息咨询、健康教育和远程服务等。

4. 行业卫生信息系统建设逐步完善　社区卫生信息系统、卫生监督信息系统、疾病监测信息系统、妇幼保健信息系统、远程医学咨询及教育等信息系统建设有了进一步提高，为全面实现卫生信息化奠定了坚实的基础。许多城市建立了居民个人健康档案，实现了集医疗、预防、保健、康复、健康教育和计划生育六位一体的综合信息系统。

5. 卫生信息建设功能规范和标准的制定　组织制定和颁布了《医院信息系统基本功能规范》，采用和实施了一些国际分类标准，制定和公布了一批国家标准和部颁标准，组织翻译了一批国际医疗卫生信息标准，如医院电子信息交换标准、医学影像和通信交换标准、系统医学命名法等。

第二节　卫生信息资源目录

一、卫生信息资源目录概述

卫生信息资源目录 （health information resource catalog）指按照卫生信息资源分类或其他方式对信息资源核心元数据和交换服务核心元数据的排列。按目录分为基础资源、业务资源和主题资源（图6-1）。

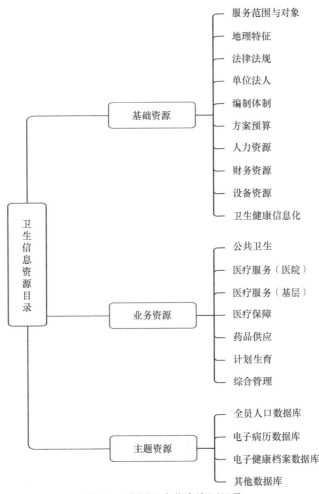

图6-1　我国卫生信息资源目录

卫生信息基础资源是指从信息资源中提取出来的最基础的数据,包括索引数据、标识数据、人员数据、法人数据、机构数据、法律法规数据和地理信息数据等。具体划分为十类:服务范围与对象、地理特征、法律法规、单位法人、编制体制、方案预算、人力资源、财务资源、设备资源、卫生健康信息化。

业务资源指在具体的业务处理过程中产生、使用和存储的数据。由卫生业务系统和管理系统产生的信息资源,包括公共卫生、医疗服务(医院、基层)、医疗保障、药品供应、计划生育、综合管理等方面的信息资源。

业务类数据资源根据数据处理形态分为三类。一是原始数据,直接产自医疗卫生机构的业务系统和管理系统,未经加工的数据(集);二是中间数据,经过脱敏脱密处理,根据主题形成的或依据用户需求定制的数据(集);三是结果数据,经过统计、分析、计算等加工处理后产生的可供直接应用的数据。

主题资源指围绕某个业务主题,从其业务数据中收集、归纳、提取具有供多个应用共享特征的数据,包括全员人口数据库、电子病历数据库、电子健康档案数据库等。

二、我国卫生信息资源的管理体系

卫生信息资源目录管理体系采用两级架构,分别是国家卫健委目录中心和区域目录中心(图6-2)。在一级目录中心建立一级信息资源目录服务体系,在二级目录中心建立二级信息资源目录服务体系,二级数据资源目录及时向一级数据资源目录进行注册,保持与全国卫生信息资源目录的同步。各级目录中心采取分布式多级联动方式实现统一管理。各级目录中心存储和管理本级信息资源目录、本级单位各部门的元数据、下一级节点目录中心的地址与核心元数据。

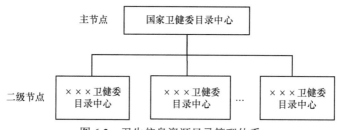

图 6-2　卫生信息资源目录管理体系

三、卫生信息资源目录的管理架构

卫生信息资源目录是按照卫生信息资源分类或其他方式对信息资源核心元数据和交换服务核心元数据的排列。卫生信息资源目录的管理架构包括三类参与者和六项业务功能。三类参与者是卫生信息资源目录的提供者、管理者和使用者。六项业务功能包括规划、编目、注册、发布、维护、查询(图6-3)。

提供者负责本部门卫生信息资源目录内容的规划和编目,管理者负责卫生信息资源目录内容的注册、发布及维护,使用者可以查询卫生信息资源目录内容及目录需求。同一个部门可以同时是提供者和使用者。

1. 规划　提供者制定卫生信息资源目录总体规划时要征集使用者的需求,在运行过程中能够根据使用者的需求调整总体规划;总体规划可以按照领域细分;卫生健康行政部门按照其管理范围和职责权限制定本单位卫生信息资源目录体系建设规划。依据本标准的要求标识目录中的资源。

2. 编目　提供者提供公共资源核心元数据和交换服务资源核心元数据的编辑功能,包括:①提取卫生信息相关特征信息,形成公共资源核心元数据;②提取交换服务资源相关特征信息,形成交换服务核心元数据;③对卫生信息资源核心元数据中的分类信息进行赋值;④对卫生信息资源进行唯一标识符的赋码。

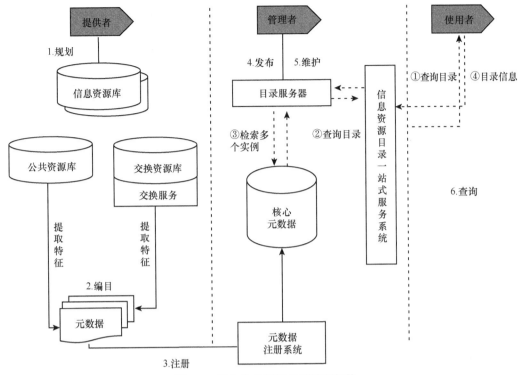

图 6-3 卫生信息资源目录管理架构

元数据（metadata）指定义和描述卫生信息资源的数据，如卫生信息资源名称、卫生信息资源发布日期、卫生信息资源摘要、卫生信息资源提供方等；核心元数据（core metadata）指用于描述卫生信息资源的元数据项的基本集合

3. 注册 提供者向管理者注册目录内容，管理者对注册的目录内容进行审核校验和管理，管理者向提供者反馈错误的目录内容注册信息。

4. 发布 管理者发布目录内容，包括公共资源核心元数据和交换服务资源核心元数据。管理者通过目录服务器，把卫生资源核心元数据库的内容发布到一站式系统中。

5. 维护 公共资源核心元数据库和交换服务核心元数据库的建立、更新、备份与恢复，此外，还包括服务监控、日志分析、用户意见反馈及协调、辅助系统管理等。

6. 查询 为应用系统提供标准的调用接口，支持公共资源核心元数据和交换服务核心元数据的查询。提供人机交互方式的目录内容查询功能。

四、卫生信息资源的使用及管理

规范使用卫生信息资源可推动卫生信息资源的管理与共享，提高卫生信息使用效率和效果，提升卫生服务水平，充分发挥卫生信息资源共享在深化医改、创新服务和管理中的重要作用。国家卫生信息资源使用管理规范总体框架见图6-4。

（一）卫生信息资源的使用原则

1. 以共享为原则，不共享为例外 各医疗卫生机构和卫生健康行政部门形成的卫生信息资源原则上应予共享，涉及国家秘密和安全的，按相关法律法规执行。

2. 需求导向，按需使用 因业务需要或者履行职责需要使用共享信息的机构和个人提出明确的卫生信息共享需求和信息使用用途，卫生信息产生及提供机构和部门应及时响应。

3. 统一标准，统筹建设 按照国家卫生信息相关标准进行卫生信息资源的采集、存储、交换和共享工作，坚持"一数一源"、统筹建设卫生信息资源目录体系及基于目录的共享交换体系。

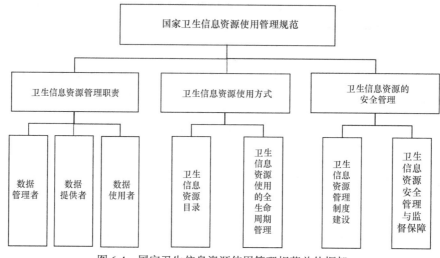

图 6-4 国家卫生信息资源使用管理规范总体框架

4. 建立机制，保障安全 建立卫生信息资源共享管理机制和信息共享工作评价机制，各级卫生健康行政部门和信息资源共享平台管理单位应加强对数据资源管理与使用全过程的身份鉴别、授权管理、审计追踪和安全保障，确保共享信息安全。

（二）卫生信息资源管理职责

1. 数据管理者 卫生信息资源的使用实行分级管理，由国家、省（区市）、市、县四级全民健康信息平台提供本级卫生信息资源的管理与使用服务。

各级卫生健康行政部门作为卫生信息资源主管部门，负责卫生信息资源管理的相关标准、规范、制度的制定和落实；负责卫生信息资源提供和使用过程中的审批和监督工作；负责监督和管理范围内卫生信息资源的保密工作。

各级各类医疗卫生机构信息管理部门（中心）作为卫生信息资源使用管理的实施单位（部门），负责卫生信息资源的采集、存储和处理；负责卫生信息资源共享、开放、利用等技术服务的提供；负责卫生信息资源安全使用环境的搭建及维护；负责用户申请授权的合规性审核；负责卫生信息资源的信息安全保障工作。

2. 数据提供者 各级各类医疗卫生机构为数据提供者，应当按照"一数一源、最少够用"的原则采集卫生信息，所采集的信息应当符合业务应用和管理要求，保证卫生信息中标识的唯一性、数据的一致性，所采集的信息应当严格实行信息复核程序，避免重复采集、多头采集；应当严格执行相关标准，做到标准统一、术语规范、内容准确；在数据发生变更时，应当将所管理的卫生信息完整、安全地移交给主管部门或承接延续其职能的机构管理，不得造成卫生信息的损毁、丢失；应当按照法律法规的规定，遵循医学伦理原则，保证信息安全，保护个人隐私。

3. 数据使用者 各类卫生信息资源用户为数据使用者，应依法依规使用卫生信息资源，加强信息资源使用的全过程管理。数据使用者对从共享平台获取的信息，只能按照明确的目的和用途使用，不得直接或以改变数据形式等方式提供给第三方，也不得用于或变相用于其他目的。

4. 数据使用规则

（1）各级卫生健康行政部门用户因履行职责需要使用中间数据、结果数据，由下属信息管理部门（中心）无偿提供。

（2）各级卫生健康行政部门下属事业单位用户因开展业务需要使用中间数据、结果数据，由卫生健康行政部门下属信息管理部门（中心）无偿提供。

（3）其他行政和事业单位、高校和科研院所用户因职责履行或科学研究所需要使用中间数据、结果数据，需向相关的卫生健康行政部门申请，审批通过后由卫生健康行政部门下属信息管理部门（中心）无偿提供。

（4）公安等特殊政府部门需要使用原始数据，需向相关的卫生健康行政部门申请，审批通过后由信息管理部门（中心）无偿提供。

（5）其他社会用户如需要使用结果数据或中间数据，需向相关卫生健康行政部门申请，审批通过后由信息管理部门（中心）有偿提供，具体标准由相关部门另行制定。

（6）在保证患者个人隐私的前提下，按照相关规定在履行居民和患者本人授权和卫生健康行政部门批准的合法合规程序后，信息管理部门（中心）可以为医疗保险、健康管理等机构提供相关原始数据。

（7）医疗卫生服务提供者为居民和患者个人提供医疗卫生服务时，按照相关规定在履行居民和患者本人授权及卫生健康行政部门批准的合法合规程序后，可使用原始数据。

（8）在保证居民和患者个人隐私的前提下，经卫生健康行政部门批准，信息管理部门（中心）可以对医疗卫生机构提供限于科研、医疗、健康管理用途的原始数据。

（9）居民和患者个人通过安全的身份认证后，方可使用本人原始数据。

（三）卫生信息资源使用方式

卫生信息资源开放平台是卫生信息开放共享最重要的渠道，依托卫生信息资源的开放平台建立规范化数据应用环境，基于卫生信息资源目录实现对数据的发布，推动数据在安全架构下的合理共享与使用。

1. 卫生信息资源目录　根据已发布的卫生信息标准及卫生信息资源，按照《政务信息资源目录编制指南（试行）》中关于政务信息资源目录的要求，明确卫生信息资源的分类、责任方、格式、属性、更新时限、共享类型、共享方式、使用要求等内容。

在行业卫生信息整合、跨行业卫生相关信息融合的基础上，逐步实现卫生信息互联共享，按照卫生信息资源的数据属性和应用领域进行信息分类，按照卫生信息资源的保密级别、使用权限进行信息分级，形成内容全面、信息完整、分类合理、分级明确的卫生信息资源库及信息资源目录。

（1）卫生信息资源目录管理：国家卫生健康行政部门汇总形成国家卫生信息资源目录，并建立目录更新机制。国家卫生信息资源目录是实现国家卫生信息资源共享和业务协同的基础，是医疗卫生服务机构和卫生健康行政部门间信息资源共享的依据。

各级卫生健康行政部门维护本地区卫生信息资源目录，并在有关法律法规作出修订或业务需求或行政管理职能发生变化后及时更新本地区卫生信息资源目录，并负责对卫生信息资源目录更新工作的监督考核。

（2）卫生信息资源目录开放：基于卫生信息资源目录建立卫生信息资源的开放平台，依据相关规范向卫生信息资源用户公开卫生信息资源，合法有序地推进卫生信息资源的共享开放，除法律法规另有规定外，须遵循政府信息公开原则。凡涉及国家秘密的数据资源，按照国家有关涉密数据管理规定执行。

2. 卫生信息资源使用的全生命周期管理　用户基于卫生信息资源目录申请使用卫生信息资源，形成数据使用者经授权获取卫生信息数据的业务流程管理。卫生信息资源使用过程必须基于全生命周期管理规范，在卫生信息资源的整个生命周期内，记录数据从创建存储开始，包括数据的申请、审批、创建、利用、回收、销毁的全过程。

（1）数据申请：基于卫生信息资源目录为数据使用者提供在线的数据申请通道。

（2）数据审批：数据管理者基于数据授权使用原则对数据申请进行审批。

（3）数据创建：通过数据管理者审批的数据申请，由信息管理部门（中心）实现对数据开放任务的创建，完成申请范围数据的准备。

（4）数据利用：数据使用者可通过指定的方式获取已创建的数据。不同的数据提供方式需辅以不同的安全策略，使用单位或者个人应当按照授权要求，做好所涉及的卫生信息资源安全和隐私保护工作，使用单位或者个人不得超出授权范围利用卫生信息资源。数据的提供方式可根据数据属性、应用领域、保密级别等相关分级要求，采用合适的方式进行提供，包括但不限于：①在指定地点或设备上直接使用数据；②以数据接口对接形式交换数据；③以数据导出形式借助存储介质（如光盘等）提供数据。

（5）数据回收：数据使用者在完成数据使用以后，将可以手动/自动完成信息资源的授权回收，用户将失去对回收后数据的访问权限。

（6）数据销毁：数据在使用完成以后，用户将只能导出最终的结果数据，在数据计算中产生的中间数据将被销毁。

（四）卫生信息资源的安全管理

1. 卫生信息资源管理制度建设

（1）卫生健康行政部门建立日常监督制度。卫生健康行政部门应当加强对本行政区域内各卫生信息资源管理工作的日常监督检查，对本行政区域内各卫生信息资源综合利用工作的指导监督，提高精细化卫生信息资源服务和管理能力。

（2）卫生健康行政部门建立通报制度。相关机构和个人在卫生信息资源利用、卫生信息资源系统建设维护和技术支持等过程中，违反本办法规定造成不良后果的，应当对其予以通报；情节严重、违反国家法律法规的，依照国家有关法律法规追究其法律责任。

2. 卫生信息资源安全管理与监督保障 卫生信息资源主管部门应按照各级网络与信息安全监管部门的要求，建立卫生信息资源安全保障体系，实施分级管理。卫生信息资源使用应当做好隐私保护工作，涉及敏感信息的原始个案数据提供服务须按照规范流程严格执行。用户对其所使用的卫生信息资源承担安全和保密责任。

信息管理部门（中心）需按照《中华人民共和国网络安全法》、国家网络安全等级保护制度等相关要求，建立健全卫生信息资源相关系统安全保障体系，建立网络安全管理制度、安全审查制度、日志审计制度、操作规程和技术规范等工作机制，保障卫生信息资源信息安全。

（1）数据安全管理：对数据进行分级管理，通过数据分类识别、数据安全目录、数据脱敏、数据安全审计、数据访问权限分级等手段，防止数据被非法使用。卫生信息资源使用单位在使用个案数据时，按照相关规定在履行居民和患者本人授权和卫生健康行政部门批准的合法合规程序后，在个人知情的前提下使用。

1）访问控制：信息数据涉及隐私和敏感性，因此数据存取需要进行访问控制，通过设定逻辑边界和安全访问策略实现数据过滤，避免信息泄露。

2）数据保护：提供数据隔离存储、数据传输的非对称加密（内部或外部）、数据保存的加密、数据的异常泄露控制等功能来加强数据层的安全策略。

3）用户隔离：保证用户的数据、服务或存储资源不被其他用户访问。进行端到端保护，必须安全地隔离每个用户的权限。

4）数据脱敏：使用结果数据或中间数据时，应对居民和患者个人隐私信息进行脱敏处理。

（2）网络安全管理：对存储和处理的敏感数据进行透明加密，防止敏感数据泄露。通过部署数据防火墙和审计对数据的访问操作进行实时监控，阻断违规访问，实现安全事件可追溯、可定责。

（3）安全审查管理：卫生信息资源服务相关系统的信息技术产品和服务提供者应当遵守国家有关信息安全审查制度，不得中断或者以其他方式中断合理的技术支持与服务，并应当为卫生信息在不同系统间的迁移、交互、共享提供安全与便利条件。

（4）日志审计管理：卫生信息资源服务相关系统必须具备完善的日志功能，为卫生信息资源管理部门提供数据使用的管理、日志、审计、控制和追溯功能。

第三节　卫生信息资源的规划

卫生信息资源规划是指对卫生信息从数据采集、处理、传输到使用的全面规划。在对健康行为的干预活动中，无时无刻不充满着信息的产生、流动和使用。要使每个部门内部、部门之间、部门与外部单位的频繁、复杂的信息流畅，充分发挥卫生信息资源的作用，必须进行统一的、全面的规划。

对卫生信息资源进行整体规划，需要构建"方法论+标准和规范+软件支持工具"一套完整的信息资源规划解决方案，并且是具体的、可实施的、可控制的，可在短时间内达到预期效果的解决方案。一整套方法论：以信息工程论为指导并适合中国国情的总体数据规划的方法理论体系，包括业务梳理的方法、需求分析的方法、系统建模的方法等；规范和标准：贯彻信息资源管理理论的信息资源管理基础标准，包括数据元素标准、用户视图标准、信息分类编码标准、逻辑数据库标准、物理数据库标准等；软件支持工具系统：该工具软件将信息资源规划的具体步骤、相关标准和规范固化在软件系统中，以人机交互的方式引导实施人员进行科学、系统的实施。

一、卫生信息资源规划的原因

一方面，卫生信息系统的建设投资大，需要进行系统的卫生信息标准制定、信息共享等信息资源规划。通过信息资源规划，可以梳理业务流程，明确信息需求，建立卫生行业信息标准和信息系统模型。用标准和模型衡量现有的信息系统及各种应用，符合的就继承并加以整合，不符合的就进行改造优化或重新开发。整合信息资源，消除信息孤岛，实现应用系统集成。"信息孤岛"产生的技术原因是，缺乏信息资源管理基础标准；信息资源规划过程就是开始建立数据标准的过程，从而为整合信息资源，实现应用系统集成奠定坚实的基础。

另一方面，卫生信息资源规划同时涉及信息与通信技术，以及这些技术所应用的医疗卫生专业领域。计算机与通信技术迅速发展，新技术、新方法层出不穷，适应持续不断地演进且充分发挥新技术的潜能本身就是信息系统规划面临的严峻挑战。医疗卫生服务更是高度复杂和高度专业化，其利益相关者涵盖全社会几乎所有方面，有效协调性质迥异的信息需要及利益关系则给卫生信息化规划增添了新的困难。到目前为止，医学依然是以经验为主导，众多生物学、心理学和社会学问题尚不能解决，而现代信息手段理论上说为解决这些难题提供了巨大的空间，发挥信息技术的作用，突破现有医学的局限，则是摆在人们面前的第三大难题。

二、卫生信息资源规划的重点事项

虽然卫生信息资源规划面临许多重大挑战，但是也有可遵循的规律，掌握这些规律就能有效提升规划的科学性和可操作性。充分掌握卫生系统的结构、系统内外各要素间的关系以及不同类型与层次卫生机构的职能是卫生信息化规划必须具备的第一项前提。寻找或制定一个相对系统的信息技术分类清单有助于拓展信息技术与卫生工作交叉组合的空间。规划的过程与规划的结果同样重要，主要利益相关者的参与不仅有利于集思广益，均衡与规划相关的资源及利益导向，同时也为规划的实施打下坚实的基础。信息化规划绝非轻而易举，必须有足够的时间与资源投入，还要有一个适当的组织结构。独立的第三方咨询的引入不仅能带来思路的"创新"，同时还会带来公正的"视角"和协调的"中介"。

三、卫生信息资源规划的内容与步骤

如图6-5所示，卫生信息化规划的具体过程大致分为三个阶段、五个步骤。各个步骤既有一定的先后顺序，但也有可能出现"反复"。适宜的规划组织对规划的成功至关重要，不同组织的职责各有侧重。步骤1和步骤5由规划领导小组负责实施；步骤2和步骤4则由技术小组负责完成；而步骤 3 则由决策小组或决策委员会在技术小组的支持下完成。

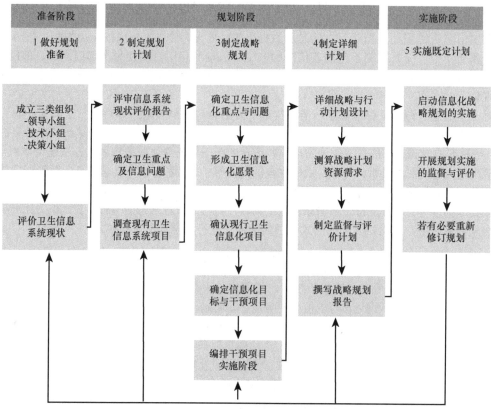

图 6-5 卫生系统信息化战略规划内容与步骤

第四节 卫生信息资源的挖掘与利用

卫生数据挖掘是从海量、多样、异构、实时医学数据中发现隐藏规律和知识的医学信息处理技术。它是医学知识发现的重要步骤，需综合运用医学知识表示、计算机科学、数学、统计学等多种方法。

一、卫生信息资源的挖掘流程

医学信息挖掘的过程主要包括六个步骤（图 6-6）：①问题理解和提出。明确医学研究的问题、确定挖掘目标、制定评价标准。②数据准备。选择数据源，从数据源获取挖掘数据。③数据预处理。

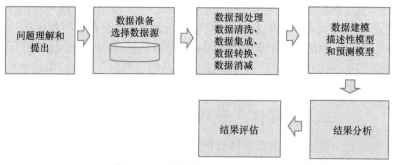

图 6-6 医学数据挖掘主要步骤

主要是通过各种措施，从准确性、一致性、去冗余、符合应用等需求方面提高医学数据质量，实现数据清洗、数据集成、数据转换和数据消减。④数据建模。数据建模是数据挖掘的关键步骤，建立的模型分为描述性模型和预测模型。描述性模型包括聚类模型、关联模型和序列模型等，预测模型包括分类模型、回归模型、时间序列模型等。⑤结果分析。⑥结果评估。

二、卫生信息资源挖掘的方法和技术

　　常用的医学数据挖掘的方法包括聚类、决策树、神经网络、遗传算法、关联规则、支持向量机、贝叶斯决策、时间序列分析等。①聚类，将数据集划分为若干组，组内数据高度相似，而组间不相似，经典算法包括层次聚类、k均值聚类、增量聚类等。②决策树，一种用树形结构展现数据受各变量影响情况的分析预测模型，根据目标变量产生效应的不同，制订分类规则，对数据进行分类。③神经网络，模拟人脑神经元结构，通过训练来学习的非线性预测模型，可以完成分类、聚类、关联规则等多源数据挖掘任务。人工神经网络具有很强的自组织性和容错性，常用于疾病分类、致病基因挖掘及差异表达基因识别。④遗传算法，按照一定规则生成经过基因编码的初始群体，而后从代表问题的可能潜在解的初始群体出发，挑选出适应度强的个体进行交叉和变异，用于发现适应度高的个体，代代演化获得最优个体，经过编码获得最优解。⑤关联规则，从大量数据中挖掘出描述数据项之间相互关联的关系，用于识别共现疾病、基因等相关因素分析等方面。⑥支持向量机，通过某种事先选择的非线性映射（核函数）将输入向量映射到一个高维特征空间，从而在这个高维空间中构造最优分类超平面的方法。在处理高维输入空间的二分类问题时，这种方法具有较高的性能，如通过患者的多项临床检查结果预测其患有某种疾病的可能性等。⑦贝叶斯决策，在不完全信息下，对部分未知的状态用主观概率估计（所得概率称为先验概率），然后用贝叶斯公式对发生概率进行修正（修正后的概率称为后验概率），再根据后验概率大小进行决策分类。⑧时间序列分析，从大量时间序列数据中提取人们事先不知道的与时间属性有关的有用信息和知识，包括趋势分析、相似性搜索、与时间有关的序列模式挖掘和周期模式挖掘等，常用于对影响健康因素的规律等进行监测和分析。

三、卫生信息资源挖掘与利用的应用

（一）应用范围

　　医学数据挖掘被广泛用于医院管理、卫生事业管理、疾病诊断、用药指导、医学图像处理等方面。①医院管理：医院实践活动过程中会产生大量数据，医院管理信息系统可对这些数据进行加工、处理和挖掘，从中得到长期的、系统的、综合的分析数据，为医院管理者提供准确和有效的决策依据。②卫生事业管理：通过决策树、神经网络、聚类等技术，对海量公共卫生数据进行深层挖掘，获得丰富的决策信息，比如传染病暴发监测、重大疾病监测、医疗需求预测、医疗市场分析、目标人群健康管理等。③疾病诊断：比如通过对病理切片标本数据进行数据挖掘，通过构建正常和病理虚拟细胞模型，模拟细胞发生、活动、调节生理机制，用以了解和揭示疾病发病过程，查找有效致病分子和标记分子，对疾病进行预警诊断，从而提出防治和干预措施。④用药指导：利用数据挖掘进行成本效益分析，评价各种药物治疗方案，如服用他莫昔芬对预防健康成年女性乳腺癌的效益分析。利用神经网络分析临床用药问题，判断是用药错误还是不良反应。对药物不良反应进行数据挖掘，发现药源性疾病和药物的毒副作用等。⑤医学图像处理：从作为疾病诊断工具的海量医学图像数据中挖掘出有效的模型、关联、规则、变化、不规则及普遍的规律，以提高影像学医师和临床医生诊断的准确性。挖掘的图像包括X线图像、CT图像、磁共振图像、超声图像、放射性核素图像、医用红外图像、内窥镜图像、显微图像等。

（二）应用实例

　　以传染病暴发监测为例。全球各国的公共卫生机构都面临同样的任务：收集和分析人口健康信息，发现和处理传染病暴发。而开展卫生信息分析的基础是要有必需的信息设施，尤其是在应对传染病突发状况时，如 2009 年新型 H1N1 流感病毒和 2019 年的新冠感染暴发，各国都深刻认识到需要建立多国通用公共卫生基础设施，如传染病暴发监测系统。如美国国防部开发的全球传染病系统中的一个子系统社区流行病早期报告电子监测系统 Ⅱ（electronic surveillance system for the early notification of community-based epidemics Ⅱ，ESSENCE Ⅱ），使用症状指标和非传统的健康信息对华盛顿特区发出健康状况异常早期警报。英国卫生安全局联合诺丁汉大学等一起开发了基于初级保健数据库的健康保护监测系统，及时提供当地社区疾病的趋势。其中，地理信息系统（geographic information system，GIS）和互联网是当前疾病监测信息系统的热点。

以国家卫生服务调查为例。我国从 1994 年开始，每 5 年开展一次全国卫生服务调查。调查内容既保持连续性和可比性，又会增加反映现阶段卫生服务特点的内容。通过全国性的多阶段分层整群抽样，由社区卫生服务中心/卫生院医务人员对抽样家庭成员逐一询问，完成对人群的数据收集。通过数据清洗，分析群众健康状况、卫生服务需求及利用水平特征、医疗保障制度的覆盖人群和保障水平、群众就医费用、经济负担及就医感受等。其分析结果对于各级政府全面掌握卫生服务供需情况，科学评价前期卫生工作绩效和医改实施效果，以及今后卫生政策的制定和调整具有重要意义。

第五节　我国卫生信息资源的发展历程与展望

我国卫生信息化发展历程分为以下五个阶段。第一阶段，中华人民共和国成立后到 1998 年，为需求特异建设阶段，国家因缺乏统一的评级标准，卫生信息建设缺乏一定的规律性，主要是各个机构根据自身的具体需求来进行信息化建设的情况。第二阶段，1999~2010 年，为管理信息化阶段，医疗卫生机构建设以财务为核心的医院信息系统（HIS），同时支持办公打字、工资管理、药事管理、防疫保健、计划免疫、健康体检、门诊收费和报账结算，目标是实现管理的规范化与电子化。第三阶段，2011~2015 年，为临床信息化阶段，建设以医嘱为驱动的临床信息系统（CIS），以提高医疗服务质量和患者安全。第四阶段，2016~2018 年，为集成平台化阶段，建设以数据/集成中心为核心的医疗信息交换（HIE）平台，目标是实现院内业务集成交互和数据共享。第五阶段，2018 年 4 月，信息化建设政策出台，进入了区域医疗互联互通阶段，建设以数据应用为导向的区域信息共享利用（AIS），目标是实现信息共享及数据融合利用。

在国家政策、信息技术及多方需求的驱动下，我国的卫生信息资源处于快速发展期。其一，从政策端看，政策频发，加速了卫生信息化发展。2018 年开始，国家卫健委卫生信息化政策频发，如《关于进一步推进以电子病历为核心的医疗机构信息化建设工作的通知》《关于印发电子病历系统应用水平分级评价管理办法（试行）及评价标准（试行）的通知》《国家卫生健康委办公厅关于印发医院智慧服务分级评估标准体系（试行）的通知》等；2022 年 1 月《"千县工程"县医院综合能力提升工作方案（2021-2025 年）》等卫生信息化重磅政策密集出台，驱动卫生信息化建设需求。其二，从技术端看，架构演进带动技术发展。我国的卫生信息化从 20 世纪 90 年代的单体架构阶段逐步发展到现在以数字化、智能化、信息化为核心的微服务架构阶段，将信息系统拆分为多个独立开发、部署、运作的应用单元，开发速度更快，可迁移性更强。其三，从需求端看，医院、公卫、医保三领域均有需求亟待落地。随着电子病历标准化建设、信息互联互通、智慧服务、智慧管理等级评审，以及支付方式改革等要求，医院自身需求强烈；随着医联体医共体的建设，卫健委、疾控局等部门的信息化建设要求，以及千县工程的实施等，公卫建设存在巨大的存量市场；省级医保平台的建设，支付方式改革带来的医院信息化的改造，地市级医保信息系统的改造等，医保信息建设需求也更加明朗。

案例

依据我国的卫生信息资源目录,我国的卫生信息资源主要分布在卫生健康、医疗保障、公安部门等,如卫生健康部门的卫生信息资源包括业务资源中的医疗服务、药品供应信息,主题资源中的电子病历和健康档案数据库;医疗保障部门的卫生信息资源主要包括业务资源的医疗保障信息;公安部门的卫生信息资源主要包括全员人口数据库等。各部门均包括服务范围与对象、地理特征等基础资源信息。

我国的政府机关主要分为中央政府和地方政府,地方政府又分为省(自治区、直辖市)、地(市)、县(区)、乡镇(街道)。以卫生健康部门为例,我国成立了由国家、省(自治区、直辖市)、地(市)、县(区)卫健委乃至各医疗卫生机构[医院、社区卫生服务中心、乡镇卫生院、门诊部(所),以及疾病预防控制、卫生监督、妇幼保健、专科防治等机构];各级卫健委和医疗机构均成立了卫生统计信息机构,明确统计信息工作的主要部门,配备了专(兼)职统计信息工作人员,形成了一个自上而下的完整的卫生信息收集的组织系统,负责卫生信息的搜集、汇总、处理和分析,并向各级卫生行政部门和社会公众提供与发布有关卫生统计信息。

以进行北京市定点医疗卫生机构布局规划为例,依据规划目标明确收集的数据,可分别从北京市公安部门获取全员人口数据,北京市卫健委获取地理特征、医疗服务数据等。通过从准确性、一致性、去冗余、符合应用等需求方面对数据进行清洗、集成、转换和消减。根据研究目标和规划要求对数据建模,并进行结果分析。

中英文名词对照

中文	英文
信息资源	information resource
卫生信息	health information
卫生信息资源目录	health information resource catalog
元数据	metadata
核心元数据	core metadata

参 考 文 献

代涛, 2017. 中华医学百科全书(基础医学信息学)[M]. 北京: 中国协和医科大学出版社.

代涛, 2018. 卫生信息利用与决策支持: 理论研究与国内实践[M]. 北京: 人民卫生出版社.

国家卫生健康委员会. 2021. 国家卫生信息资源分类与编码管理规范 WS/T 787—2021[S]. 北京: 中国标准出版社.

胡西厚, 2013. 卫生信息管理学[M]. 2 版. 北京: 人民卫生出版社.

金新政, 2013. 卫生信息管理[M]. 北京: 科学出版社.

李鲁, 郭岩, 2006. 卫生事业管理[M]. 北京: 中国人民大学出版社.

罗爱静, 2012. 卫生信息管理学[M]. 3 版. 北京: 人民卫生出版社.

思 考 题

1. 我国卫生信息资源包括哪些内容?

2. 卫生信息数据使用的全生命周期管理包括哪些步骤?

3. 我国卫生信息资源的使用原则是什么?

4. 卫生信息资源可用于探索哪些领域的研究?

5. 将卫生信息资源规划的内容步骤结合卫生信息资源挖掘和利用的方法及技术,完成一项卫生信息挖掘和利用的案例分析。

(曹晓琳)

第七章 医疗卫生机构类别和功能定位

学习目标

通过本章学习，你应该能够：

掌握 医疗卫生机构类别及功能定位。

熟悉 基层医疗卫生机构、医院及专业公共卫生机构类别，以及功能定位。

了解 基层医疗卫生机构、医院以及专业公共卫生机构改革发展历程。

本章主题

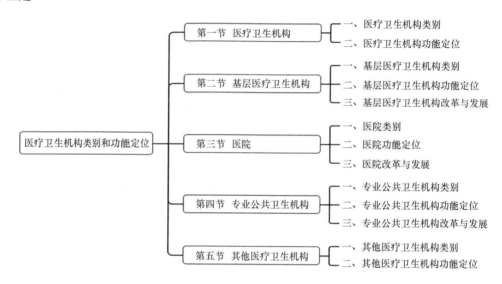

第一节 医疗卫生机构

一、医疗卫生机构类别

医疗卫生机构（medical health institution）指从卫生健康行政部门取得《医疗机构执业许可证》，或从民政、工商行政、机构编制管理部门取得法人单位登记证书，为社会提供医疗保健、疾病控制、卫生监督服务或从事医学科研和医学在职培训等工作的单位。医疗卫生机构分类，主要包括以下划分方式。

（1）按照机构类别划分，医疗卫生机构分为基层医疗卫生机构、医院、专业公共卫生机构和其他医疗卫生机构4种。

（2）按照登记注册类型划分，医疗卫生机构分为公立医疗卫生机构和非公立医疗卫生机构。公立医疗卫生机构包括登记注册类型为国有和集体企事业单位等举办的医疗卫生机构；非公立医疗卫生机构包括联营、股份合作、私营、台港澳投资和外国投资等医疗卫生机构。

（3）按照主办单位划分，以医疗卫生机构登记注册为依据，医疗卫生机构分为政府办、社会办和私人办3种类型。其中，政府办医疗卫生机构包括卫生健康行政部门和教育、民政、公安、司法等政府机关主办的医疗卫生机构；社会办医疗卫生机构包括企业、事业单位、社会团体和其他社会组织办的医疗卫生机构。

（4）按照分类管理划分，医疗卫生机构分为非营利性医疗卫生机构和营利性医疗卫生机构。

本章节按照医疗卫生机构类别即基层医疗卫生机构、医院、专业公共卫生机构和其他医疗卫生机构 4 种进行阐述，如图 7-1 所示。

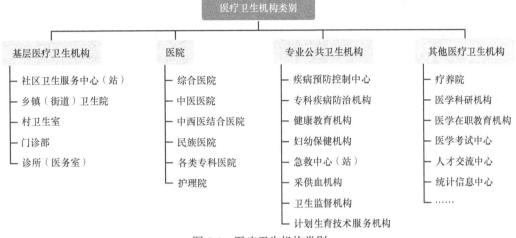

图 7-1 医疗卫生机构类别

二、医疗卫生机构功能定位

医疗卫生机构分为基层医疗卫生机构、医院、专业公共卫生机构和其他医疗卫生机构 4 类，各类医疗卫生机构分工合作、功能互补、连续协同，为公民提供预防、保健、治疗、护理、康复、安宁疗护等全人群、全方位、全周期的医疗卫生服务。医疗卫生机构积极与养老机构、儿童福利机构、社区组织建立协作机制，为老年人、孤残儿童提供安全、便捷的医疗和健康服务，当发生自然灾害、事故灾难、公共卫生事件和社会安全事件等严重威胁人民群众生命健康的突发事件时，服从政府部门的调遣，积极参与卫生应急处置和医疗救治。

第二节 基层医疗卫生机构

一、基层医疗卫生机构类别

基层医疗卫生机构（primary healthcare institution）主要面向本机构服务辐射区域的居民，承担常见病和多发病诊疗、基本公共卫生服务和健康管理等功能任务的公益性、综合性卫生机构，是城乡医疗卫生服务体系的基础。基层医疗卫生机构包括社区卫生服务中心（站）、乡镇（街道）卫生院、村卫生室、门诊部、诊所（医务室）。

二、基层医疗卫生机构功能定位

基层医疗卫生机构主要提供预防、保健、健康教育、疾病管理，为居民建立健康档案，常见病、多发病的诊疗以及部分疾病的康复、护理，接收医院转诊患者，向医院转诊超出自身服务能力的患者等基本医疗卫生服务。不同类别的基层医疗卫生机构具有不同功能定位与职责。

（一）社区卫生服务中心（站）

社区卫生服务中心是公益性、综合性的基层医疗卫生机构，承担城市社区居民常见病和多发病的诊疗，预防保健服务，综合性、连续性的健康管理服务等任务，具有辐射一定区域范围的医疗服务能力，承担其他基层医疗卫生机构的教学、培训工作，是城市医疗卫生服务体系的基础。社区卫生服务站是社区卫生服务中心的下一级医疗站点。

（二）乡镇（街道）卫生院

乡镇（街道）卫生院是公益性、综合性的基层医疗卫生机构，承担农村居民常见病和多发病的诊疗，预防保健服务，综合性、连续性的健康管理服务等功能任务，承担着县（区）级卫生行政部门委托的卫生管理职能，是农村医疗卫生服务体系的基础。按照所在辖区划分为乡镇卫生院和街道卫生院，其中乡镇卫生院分为中心乡镇卫生院和一般乡镇卫生院，中心乡镇卫生院除具备一般乡镇卫生院的服务功能外，还开展普通常规手术等，着重强化医疗服务能力并承担对周边区域内一般乡镇卫生院的技术指导。

（三）村卫生室

村卫生室是按照行政村划分的村级单位的医疗卫生机构，在乡镇卫生院统一管理和指导下，承担农村居民的基本公共卫生服务和普通常见病、多发病的初级诊治、康复等工作。

（四）门诊部

单位内部的门诊部负责本单位或本功能社区的基本公共卫生和基本医疗服务；其他门诊部根据居民健康需求，提供相关医疗卫生服务。政府可以通过购买服务的方式对门诊部提供的服务予以补助。门诊部包括综合门诊部、中医门诊部、中西医结合门诊部等。

（五）诊所（医务室）

诊所（医务室）是由符合条件的医师或单位举办，以维护社区人群健康、满足社区居民医疗服务需求为宗旨，为居民提供一般常见病、多发病诊疗服务和家庭医生签约服务的医疗卫生机构，是公立医疗卫生服务体系的补充。

三、基层医疗卫生机构改革与发展

（一）中华人民共和国成立—改革开放前（1949～1978年）

中华人民共和国成立后，建立各级基层卫生组织以满足人民群众的卫生需要，成为卫生战线的一项重要任务。1950年8月，第一届全国卫生工作会议明确提出在县设卫生院、区设卫生所、乡设卫生委员、村设卫生员的农村医疗卫生网络任务。1950～1952年，随着《关于健全和发展全国基层卫生组织的决定》《关于组织联合医疗机构实施办法》《县卫生院暂行组织通则》等政策文件相继颁布，以集体经济为依托的基层医疗卫生体系初步建立。1965年6月26日，毛泽东同志发出"要把医疗卫生工作的重点放到农村去"的"六二六"指示，大批城市医务人员和医科院校毕业生被抽调或分配到农村长期工作，农村地区医疗卫生事业极度落后的局面得到显著改变，城乡医疗卫生差距逐渐缩小，城乡卫生事业协调发展，促进了经济社会的稳定。

（二）改革开放—新医改前（1979～2008年）

1985年4月，卫生部印发《关于卫生工作改革若干政策问题的报告》，提出村卫生室可以由集体经济、乡村医生和卫生员开办；办好县、乡镇医疗卫生机构，支持集体、个体办医疗卫生事业；鼓励城市医院、医药院校等下去设点，办"联合体"，支援农村医疗卫生事业的建设。2001年5月，国务院、卫生部印发《关于农村卫生改革与发展的指导意见》，提出建立适应社会主义市场经济体制要求和农村经济社会发展状况、具有预防保健和基本医疗功能的农村卫生服务体系，乡镇卫生院坚持预防保健与医疗服务相结合，村卫生室提供常见伤病诊治、公共卫生和预防保健任务。2002年10月，国务院印发《中共中央　国务院关于进一步加强农村卫生工作的决定》，提出到2010年在全国建立基本设施齐全的农村卫生服务网络，建立具有较高专业素质的农村卫生服务队伍，建立精干高效的农村卫生管理体制，建立以大病统筹为主的新型合作医疗制度和医疗救助制度。为优化城市卫生资源结构，发展社区卫生服务，努力满足群众的基本卫生服务需求，2006 年 2 月，印发《国务院关于发展城市社区卫生服务的指导意见》，提出到 2010 年实现社区卫生服务机构设置合理，服务功能健全，人员素质较高，运行机制科学，监督管理规范，居民可以在社区享受到疾病预防等公共卫生服务和一般常见病、多发病基本医疗服务的目标。

改革开放以来，党和政府采取系列措施不断提高基层医疗卫生服务能力，随着社会主义市场经济的发展，基层医疗卫生机构的筹资机制和服务模式发生了深刻的变化，基层医疗卫生机构的政府补贴大幅减少，业务收入成为主要来源，基层医疗卫生机构所面临的卫生人才短缺流失、基础设施设备落后、医疗资源配置不均衡、居民对基层医疗卫生机构的信任度低等困境亟待突破。

（三）新医改至今（2009 年至 2022 年）

2009 年 3 月，中共中央、国务院联合印发《中共中央 国务院关于深化医药卫生体制改革的意见》，新一轮政府主导的公益性医药卫生体制改革启动，改革意见中前三年五项重点改革有三项均在基层医疗卫生机构推行，即初步建立国家基本药物制度、健全基层医疗卫生服务体系和促进基本公共卫生服务逐步均等化。2010 年 6 月，国家发改委等部门联合印发《关于开展农村订单定向医学生免费培养工作的实施意见》，重点为乡镇卫生院及以下医疗卫生机构培养从事全科医疗的卫生人才。2010 年 12 月，国务院办公厅印发《国务院办公厅关于建立健全基层医疗卫生机构补偿机制的意见》，提出推进基层医疗卫生机构综合改革，部分乡镇卫生院可转为公立医院，建立健全稳定长效的多渠道补偿机制，多渠道加大对乡村医生的补助力度。2011 年 7 月，国务院办公厅印发《国务院办公厅关于进一步加强乡村医生队伍建设的指导意见》，明确乡村医生职责，实现村卫生室和乡村医生全覆盖，完善乡村医生补偿、养老政策，健全培养培训制度等，确保农村医疗卫生服务"网底"不破，保障广大农村居民基本医疗和公共卫生服务的公平性、可及性。

2012 年开始，新一轮医药卫生体制改革进入统筹推进期。2013 年 2 月，国务院办公厅印发《国务院办公厅关于巩固完善基本药物制度和基层运行新机制的意见》，提出深化基层医疗卫生机构管理体制、补偿机制、药品供应、人事分配等方面的综合改革，完善稳定长效的多渠道补偿机制。2016 年 5 月《关于推进家庭医生签约服务的指导意见》、2017 年 4 月《国务院办公厅关于推进医疗联合体建设和发展的指导意见》等政策文件相继颁布，家庭医生签约服务、医疗联合体建设等新型服务模式成为助力分级诊疗制度推行，实现基层首诊、双向转诊、急慢分治、上下联动有序就诊格局的重要举措。

2018 年 4 月，国务院办公厅印发《国务院办公厅关于促进"互联网+医疗健康"发展的意见》提出推进远程医疗服务，覆盖所有县级医院，并向社区卫生服务机构、乡镇卫生院和村卫生室延伸；围绕健康扶贫需求，通过远程教育向基层和贫困地区推广实用型适宜技术。2018 年 8 月，国家卫生健康委员会、国家中医药管理局联合印发《国家卫生健康委员会、国家中医药局关于开展"优质服务基层行"活动的通知》，制定出台乡镇卫生院和社区卫生服务中心服务能力标准，使基层"干有目标、建有标准"。2020 年初新冠疫情暴发后，国家更加重视基层医疗卫生机构的疾病防控能力，健全疾病预防控制机构与城乡社区联动工作机制，加强对基层医疗卫生机构的医生、护士、管理人员及乡村医生等全员基层防控能力培训。2020 年，针对我国医疗卫生服务有效供给总体不足，基层医疗服务能力相对薄弱等问题，国家启动了社区医院建设工作，以居民健康为中心，通过健全科室设置，强化运行管理，拓展服务范围，进一步优化医疗卫生资源配置，完善基层医疗卫生服务功能，不断提升基层医疗卫生服务能力。2021 年 6 月，国家卫生健康委员会、国家发展改革委联合印发《关于加快推进康复医疗工作发展的意见》，鼓励各地基层医疗卫生机构通过医联体、对口支援、远程培训等方式，丰富和创新康复医疗服务模式，优先为失能或高龄老年人、慢性病患者、重度残疾人等有迫切康复医疗服务需求的人群提供居家康复医疗、日间康复训练、康复指导等服务，满足居民康复医疗服务需求。

2009 年新一轮医改以来，政府以保基本、强基层、建机制为指导原则，不断加大基层医疗卫生机构财政投入，通过出台系列政策文件等保障措施，不断提升基层医疗卫生服务机构服务能力和服务水平，为促进分级诊疗、控制卫生总费用的快速增长发挥了重要作用。

截至 2021 年底，我国基层医疗卫生机构总数 977 790 个，其中，村卫生室占比最高，为 61.29%，社区卫生服务中心（站）和乡镇（街道）卫生院分别占 3.70% 和 3.63%；我国基层医疗卫生机构人员总数 4 431 568 人，其中乡镇（街道）卫生院占比最高，为 34.03%，村卫生室占 21.81%，见表 7-1。

表 7-1　2021 年中国基层医疗卫生机构、人员数

基层医疗卫生机构	机构数	人员数
社区卫生服务中心（站）	36 160	682 912
乡镇（街道）卫生院	35 455	1 508 215
村卫生室	599 292	966 609
门诊部	35 827	476 584
诊所（卫生所、医务室、护理站）	271 056	797 248

资料来源：《2022 中国卫生健康统计年鉴》

案例

山东省潍坊市推行单病种群体管理助力分级诊疗落实

朱某，男性，是一名糖尿病患者，家住潍坊寿光市。家庭医生随访发现其血糖控制不达标、视物模糊，将其转诊至街道卫生院，确诊为糖尿病视网膜病变。经治疗血糖平稳后，转诊至寿光市中医医院实施手术。出院后，转至村卫生室接受居家随访服务。朱某在村卫生室、卫生院、上级医院的诊疗记录全部录入单病种群体管理系统，实现了患者的无缝隙闭环管理。截至 2024 年 1 月，街道卫生院有高血压、糖尿病患者 20 506 人纳入系统管理。寿光市慢性病患者基层首诊 25 811 人次，双向转诊 9430 人次。

朱某的诊疗过程是潍坊市推行单病种群体管理的一个缩影。单病种群体管理是对患有同一种疾病的群体进行健康管理的新型组织形式，是实现分级诊疗的重要路径。潍坊市以单病种群体管理为抓手，以"三高共管，六病同防"为指导，从高血压、糖尿病患者管理入手，强化医防融合，实现了基层首诊、上下有序转诊。后期，潍坊市将逐步扩大单病种群体管理的病种数量并制定管理指南，助推分级诊疗的落实。

资料来源：山东省潍坊市卫生健康委员会

北京市方庄社区卫生服务中心"智慧家医"模式助力社区卫生提质增效

北京市方庄社区卫生服务中心积极进行社区卫生服务模式的改革与创新，于 2016 年首创"智慧家医"模式，该模式已在丰台全区和北京市 70% 以上社区机构推广应用。该模式的核心是"一固定、三协同、五智慧"，通过整合医疗及社区服务资源，组建包含家庭医生、社区护士和医联体专家的签约团队，团队与辖区常住居民自愿签订协议后，围绕居民个人及家庭健康需求组织健康管理，以人工智能、电子数据和互联网等技术为支撑，落实"五个智慧"（智慧诊断、智慧服务、智慧上门、智慧防疫、智慧绩效），为签约居民提供生命全周期的健康管理及照护服务。

截至 2023 年底，方庄社区卫生服务中心已签约居民 3.38 万人，家庭医生签约服务覆盖率 43.63%；建立健康档案 68 818 份，高血压患者和糖尿病患者的管理人数分别达 10 272 人和 5385 人。65 岁及以上老年人健康管理 10 410 人，管理率为 79.12%，2023 年开具慢性病长处方 2163

人次。"智慧家医"模式助力社区卫生提质增效，提高了居民获得感，有效推动了分级诊疗制度的落实。

资料来源：北京市方庄社区卫生服务中心

讨论：
1. 新形势下基层医疗卫生机构如何发挥其职能以满足居民的卫生服务需求？
2. 基层医疗卫生服务机构发展建设中还存在哪些薄弱环节？

第三节 医 院

一、医院类别

医院（hospital）是以诊治病人、照护病人为主要目的的医疗卫生机构。医院具体为运用医学科学理论和技术，具备一定数量的病床与设施、医务人员和必要的医疗器械设备，通过医务人员的集体协作，对病人及特定人群或健康人群进行治病防病、健康促进的场所。医院包括综合医院、中医医院、中西医结合医院、民族医院、各类专科医院和护理院，不包括专科疾病防治院、妇幼保健院和疗养院。

二、医院功能定位

医院主要功能包括提供医疗服务为主，开展预防、保健和康复等服务，承担与其职能相应的医学教育、医疗卫生人员培训、医学科学研究等任务，同时承担部分公共卫生服务，如健康教育和健康促进等，应对突发事件的紧急医疗处置和救援，指导基层医疗卫生机构的业务等。不同类别的医院具有不同的功能定位与职责。

（一）综合医院

多学科综合病种诊疗医院，处理各种疾病和损伤，其中大型医院主要提供急危重症和疑难病症的诊治。通常是一个地区的主要医疗卫生机构，有大量的病床，可以同时为许多病人提供重症监护和长期照顾，拥有比较齐全的科室，提供医疗保健全方位的服务，不是单为某一个年龄段或某一个系统的疾病防治而独设的医院，如某些省（市）医院、县医院、地区医院、教学医院、部门职工医院及军队医院等均是综合性医院。

（二）中医医院

坚持中医药特色，结合现代技术，发挥中医药在疾病治疗、康复和治未病等方面的优势，从事诊疗活动和健康管理服务，与综合医院共同承担社会医疗、急诊急救、疾病预防、突发公共卫生事件应急处置等工作。结合中医药的教学与研究，继承发扬中医药学，培养中医药人才。中医医院包括中医综合医院和中医专科医院，不包括中西医结合医院和民族医院。

（三）中西医结合医院

坚持中西医并重，集中医、西医之精华，取中西医结合之优势，推进中医药和现代科学相结合，推动中医药和西医药相互补充、协调发展，开展现代医学与中国传统医学相结合的医疗、教学、预防保健和科学研究。

（四）民族医院

以我国各少数民族医药为特色，中医药为基础，现代诊疗技术为保障，涵盖了医疗、教学、科研、康复、保健、民族医成人教育培训、特色制剂、民族医药文化传承等功能。

（五）专科医院

在某一专业学科领域的诊断和治疗上处于领先地位，集中了大量人力、财力，技术力量雄厚，仪器设备先进齐全，进行专门研究占有明显优势，疗效卓著，如口腔医院、眼科医院、耳鼻喉医院、肿瘤医院、心血管病医院、儿童医院、精神病医院、传染病医院、皮肤病医院、骨科医院、康复医院、整形外科医院、美容医院等，不包括中医专科医院、各类专科疾病防治院和妇幼保健院。

（六）护理院

为长期卧床患者、晚期姑息治疗患者、慢性病患者、生活不能自理的老年人以及其他需要长期护理服务的患者提供基础护理、专科护理，根据医嘱进行支持治疗、姑息治疗、安宁护理，消毒隔离技术指导、社区老年保健、营养指导、心理咨询、卫生宣教和其他医疗护理服务的医疗卫生机构。

三、医院改革与发展

（一）新中国成立—改革开放前（1949～1978 年）

新中国成立初，医院、医疗设施设备、医技人员都极度匮乏，据国家统计局数据，1949 年全国医疗卫生机构共 3670 家，其中医院 2600 家。我国政府将一部分解放军野战医院转为地方医院，同时接收了一批国民政府、外国教会及慈善机构遗留下来的医院。1950 年，第一届全国卫生工作会议明确了在城市建立省市县三级医院网络的任务。1953 年，"一五计划"开始实施，我国政府陆续投资建成大批公立医院，除政府卫生部门所属医院外，还有工业及其他部门所属医院，呈现多部门办医格局，部分民营医疗卫生机构也转为公立医院，到 1965 年，中国县级及以上医院达 5445家，新中国城市公立医院体系基本构建完成。该时期我国对医院实行单纯福利性事业和计划经济的管理模式。

（二）改革开放—新医改前（1979～2008 年）

1979 年 4 月，国家劳动总局、财政部、卫生部联合印发《关于加强医院经济管理试点工作的意见》，对医院的经费补助实行"全额管理、定额补助，结余留用"。1980 年 8 月，卫生部印发《关于允许个体开业行医问题的请示报告》，允许办医主体多元化，为医疗服务提供主体的多元化发展奠定了基础。1982 年 1 月，卫生部印发《全国医院工作条例》，规定医院实行党委领导下的院长负责制，扩大医院自主权，明确规定了医院的领导体制、医疗预防、教学科研、技术管理、经济管理及医院各种工作制度、岗位职责。1984 年，我国第一家民营医院"广州益寿医院"在广州诞生，同年，我国民营医疗发展史上另一个"首家"诞生：国有民营医院——南浦医院。此后，民营医院如雨后春笋般诞生。

1985 年，卫生部印发《关于卫生工作改革若干政策问题的报告》，提出了"放宽政策、简政放权"，政府由全额负责医院经营经费转变为政策上鼓励医院自主经营管理，自筹资金，将市场价格机制引入医疗服务领域。随着卫生改革的深入发展，国家、集体、个人兴办的医疗卫生机构不断增多，方便了群众就医，缓解了看病难、住院难的矛盾，满足了居民多元化的医疗服务需求，但也出现了对医疗卫生机构审批不严，机构设置名不副实、管理混乱及利用不正当手段牟取非法收入等问题。1989 年 4 月，卫生部印发《卫生部关于清理整顿医疗机构若干问题的规定》，以实现治理医疗环境，整顿医疗秩序，保障卫生改革的健康发展。1997 年 1 月，《中共中央　国务院关于卫生改革与发展的决定》提出改革卫生机构运行机制，扩大卫生机构的经营管理自主权，深化人事制度与分配制度改革，规范财政对卫生机构的投入，调整医疗卫生机构收入结构，降低药品收入在医疗卫生机构收入中的比重等相关医院改革的内容。2000 年 2 月，国务院体改办、国家计委等多部门印发《关于城镇医药卫生体制改革的指导意见》，将医疗卫生机构分为非营利性和营利性两类进行管理，实行医药分开核算。2003 年全国卫生工作会议指出，吸引民间资本、社会资本和外资进入医疗服务行业，发展股份制、中外合资、中外合作等多种所有制形式的医疗卫生机构。各地纷纷开始进行公立医院的产权改制，改变产权，由"政府办医"向"社会办医"方向发展。

我国医疗卫生事业在该时期发展较快，医疗技术水平得到较大提升，很大程度上满足了人们日益增长的就医需求，但在产权化改革过程中，一些地方政府为追求政绩或者显示改革迹象，将公立医院全部卖掉或者政府完全退出公立医疗卫生机构的供给市场，这种一刀切的做法损害了公立医院的公益性和人民的利益。

该时期我国逐步重视中医医院的建设与发展。1980 年 3 月，卫生部组织召开的全国中医和中西医结合工作会议被视为新中国中医发展的起点，提出加强中医和中西医队伍的建设、加强中医和中西医结合的科学研究工作。1986 年 1 月，卫生部印发《中医医院工作制度（试行）》，中医医院的服务与管理得到进一步规范，明确了医院领导干部深入科室制度、会议制度、请示报告制度、病案管理制度等 63 项制度，将中医和西医摆在同等重要的地位。

（三）新医改至今（2009 年至 2022 年）

2009 年 3 月，中共中央、国务院联合印发《中共中央 国务院关于深化医药卫生体制改革的意见》，新一轮的医改方案提出推行公立医院改革试点，改革公立医院管理体制、运行机制和监管机制等。2010 年 2 月，卫生部等部门印发《关于公立医院改革试点的指导意见》，试点内容包括深化公立医院管理体制改革，管办分开；完善公立医院法人治理机制，政企分开；完善公立医院补偿机制，医药分开；完善医疗卫生机构分类管理体制，营利与非营利分开等。2015 年开始，国家进一步扩大医改试点城市，并将医院改革目标最终落实到"逐利机制的破除"和"政府责任的落实"中，将"群众满意度明显提升"作为最终评价指标，并相继印发《国务院办公厅关于完善公立医院药品集中采购工作的指导意见》《国务院办公厅关于全面推开县级公立医院综合改革的实施意见》《国务院办公厅关于城市公立医院综合改革试点的指导意见》《关于印发控制公立医院医疗费用不合理增长的若干意见的通知》《关于全面推开公立医院综合改革工作的通知》《关于巩固破除以药补医成果持续深化公立医院综合改革的通知》等文件。国家层面对三明率先探索的"腾空间、调结构、保衔接"的改革路径给予了充分的肯定，并鼓励各地因地制宜地推广三明医改经验。

为更好地满足人民日益增长的健康生活需要和医疗服务需求，公立医院改革将以推动高质量发展为主题，向纵深方向发展。2021 年 6 月，国务院办公厅印发《国务院办公厅关于推动公立医院高质量发展的意见》，以建立健全现代医院管理制度为目标，强化体系创新、技术创新、模式创新、管理创新，加快优质医疗资源扩容和区域均衡布局，力争通过 5 年努力，实现公立医院的"三个转变、三个提高"，即发展方式从规模扩张转向提质增效，运行模式从粗放管理转向精细化管理，资源配置从注重物质要素转向更加注重人才技术要素；提高医疗服务质量、效率和医务人员积极性。2021 年 9 月，国家卫生健康委员会、国家中医药管理局联合印发《公立医院高质量发展促进行动（2021-2025 年）》，明确了"十四五"时期公立医院高质量发展 8 项具体行动，即建设高水平公立医院网络，建设临床重点专科群，建设高质量人才队伍，建设电子病历、智慧服务、智慧管理"三位一体"的智慧医院，实施医疗质量、患者体验、医院管理及临床科研的提升行动。

新医改时期，国家高度重视中医医院建设和发展。2015 年 11 月，国家中医药管理局印发《关于同步推进公立中医医院综合改革的实施意见》，要求坚持公立中医医院公益性的基本定位和以中医为主的办院方向，坚持中医特色，在体制机制改革中充分考虑中医医院和中医药服务特点，实行差别化的中医药改革政策措施，坚持探索创新，建立符合中医药发展规律和学术特点的体制机制。《国务院办公厅关于推动公立医院高质量发展的意见》中也提出加强中医优势专科建设，推广中医综合诊疗模式，落实其投入倾斜政策。

随着信息化技术的发展，"互联网+医疗"成为一种新业态。2018年4月，国务院办公厅印发《国务院办公厅关于促进"互联网+医疗健康"发展的意见》，提出允许医疗卫生机构开展部分常见病、慢性病复诊等互联网医疗服务，为互联网医院明确了发展方向。2022年1月，国务院印发《"十四五"数字经济发展规划》，要求加快互联网医院发展，推广健康咨询、在线问诊、远程会诊等互联网医疗服务，规范一系列流程，精准对接和满足群众多层次、多样化、个性化医疗健康服务需求，发展远程化、定制化、智能化数字化健康新业态，提升"互联网+医疗健康"服务水平。

在我国人口老龄化问题日趋严重的背景下，护理院作为老年患者的长期医疗护理、康复促进、临终关怀等服务的提供机构发挥着越来越重要的作用。2021年中共中央、国务院印发的《中共中央 国务院关于加强新时代老龄工作的意见》，2022年国家卫生健康委员会印发的《全国护理事业发展规划（2021-2025年）》，提出增加护理服务供给，推动医疗资源丰富地区盘活资源，支持和引导社会力量举办规模化、连锁化的护理院（站）、护理中心、安宁疗护中心等，激发市场活力等要求。

截至2021年底，我国医院的机构总数为36 570个，其中，综合医院占比最高，为55.53%，专科医院占比为26.52%，中医医院占比为12.66%；我国医院的人员总数为8 481 234人，其中综合医院占比最高，为67.93%，专科医院占比为14.98%，中医医院占比为14.02%，详见表7-2。

表 7-2　2021 年中国医院机构、人员数

医院	机构数	人员数
综合医院	20 307	5 761 653
中医医院	4630	1 189 337
中西医结合医院	756	158 319
民族医院	329	46 765
专科医院	9699	1 270 404
护理院（中心）	849	54 756

资料来源：《2022 中国卫生健康统计年鉴》

知识拓展

上海模式——推进公立医院高质量发展

2021年12月，上海市人民政府办公厅印发《关于推进上海市公立医院高质量发展的实施方案》，围绕构建整合型、智慧化、高品质健康服务体系，推动公立医院向质量效益型、数字化精细管理型和科技创新驱动型转变。

（1）打造国家级和省级高水平医院。获批全国首个综合类国家医学中心、6个专科类国家医学中心；9家市级医院获批13个国家区域医疗中心建设项目；建成6个国家临床医学研究中心；3家医院入选国家中医药传承创新中心建设单位。

（2）加快优质医疗资源有序扩容与医联体建设。加强5个新城及远郊区优质医疗资源配置布局；深化4家郊区新院与母院一体化改革；完成一批区级医院新建或改扩建；完成91家示范性社区康复中心建设；深化紧密型医联体建设。

（3）建立健全分级分层分流的重大疫情救治体系。制定实施《上海市传染病临床诊治网络体系建设工作方案》，明确市级、区域传染病临床诊治中心建设标准；支持华山医院加快建设国家传染病医学中心，建设国家中医疫病防治基地和国家中医紧急医学救援基地，组建2支国家中医应急医疗队。

（4）加强临床专科建设。实施临床重点专科"腾飞"计划，提高疑难重症诊治水平；启动涵盖市级医院感染学科、危重症学科及感控部门的临床能力促进与提升专科联盟建设；加大对中医医院的支持力度，启动5家中西医结合旗舰医院建设。

（5）强化医学科技创新。完善新型研究机构布局，打造一批国际一流创新研究平台；市级医院均已建成实体化临床研究中心；批准中山医院等医疗机构设置研究型床位。

（6）推进医疗服务模式创新。推进肿瘤综合诊治中心建设，构建一门式、全疾病周期管理方案；深化日间手术管理，制定临床管理路径；发展多学科诊疗模式（MDT）管理。

（7）加快数字化转型赋能。完成精准预约、智能预问诊；全市医疗机构医疗卫生机构检查检验结果互认；建设长三角三级专科互联网总医院，建设会诊、影像、病理、教学、检验五大远程业务中心；实施院前急救费用"零跑动、移动付"为民办实事项目。

资料来源：2021年12月27日上海市人民政府办公厅印发《关于推进上海市公立医院高质量发展的实施方案》

第四节　专业公共卫生机构

一、专业公共卫生机构类别

专业公共卫生机构（professional public health institution）是增强人群的健康，预防疾病，控制感染，延长寿命，提供安全的生活方式，提供安全、健康的生活环境的专门机构。专业公共卫生机构包括疾病预防控制中心、专科疾病防治机构、健康教育机构、妇幼保健机构、急救中心（站）、采供血机构、卫生监督机构、计划生育技术服务机构，不包括传染病医院、结核病医院、血防医院、精神病医院、卫生监督检验（监测、检测）机构。

二、专业公共卫生机构功能定位

专业公共卫生机构主要提供传染病、慢性非传染性疾病、职业病、地方病等疾病预防控制和健康教育、妇幼保健、精神卫生、院前急救、采供血、食品安全风险监测评估、出生缺陷防治等公共卫生服务。不同类别的专业公共卫生机构具有不同功能定位与职责。

（一）疾病预防控制中心

疾病预防控制中心是由政府举办的实施疾病预防控制与公共卫生技术管理和服务的公益事业单位，通过对疾病、残疾和伤害的预防控制，创造健康环境，维护社会稳定，保障国家安全，促进人民健康；围绕疾病预防控制重点任务，加强对疾病预防控制策略与措施的研究，做好各类疾病预防控制工作规划的组织实施；开展食品安全、职业安全、健康相关产品安全、放射卫生、环境卫生、妇女儿童保健等各项公共卫生业务管理工作。

（二）专科疾病防治机构

专科疾病防治机构是为防治某些危害健康和影响生产的疾病而设立的一种专科卫生机构，如结核病防治所、血吸虫病防治所、职业病防治所等，主要任务是研究疾病的发生发展规律和防治方法，并据此拟订和组织综合防治措施。

（三）健康教育机构

健康教育机构是为卫生行政部门制定健康教育与健康促进政策、计划规划提供专业技术咨询，组织、协调、指导社会各系统健康教育工作的重要部门，在提高全民健康素养、预防疾病、保护和促进健康方面发挥着重要作用。

（四）妇幼保健机构

妇幼保健机构是为孕产妇和婴幼儿健康服务的一种专科保健机构，负责一定地区内的妇女保健、孕产妇保健、接生、难产处理、妇女病防治、计划生育、儿童保健等工作，按照规模妇幼保健机构分为院、所或站。

（五）急救中心（站）

急救中心（站）是以负责城市或辖区内医疗急救工作的指挥和调度，院前急救、急救质量管理及急救培训等为主要职能的机构。急救中心按照院前医疗急救需求配备通信系统、救护车和医务人员，开展现场抢救和转运途中救治、监护。急救站是急救中心的下设机构，在急救中心的统一指挥和调度下，开展现场抢救、转运途中救治、监护等工作。

（六）采供血机构

根据 2005 年卫生部印发的《采供血机构设置规划指导原则》，采供血机构分为血站与单采血浆站。血站包括一般血站（血液中心、中心血站和中心血库）和特殊血站（脐带血造血干细胞库和根据医学需要设置的其他类型的血库）。一般血站职能为血液采集、制备、发放及医疗用血的业务指导，此外，血液中心有对辖区内中心血站（库）培训、指导、质量控制与评价，血液集中化检测以及科研工作的职责。中心血站有对辖区内血液储存和中心血库质量控制的职责。

（七）卫生监督机构

卫生监督机构是对所辖区内的企业、事业单位贯彻执行国家的卫生法令、条例和标准的情况进行监督和管理，对违反卫生法规并造成危害人体健康的情况进行严肃处理的行政执法部门，主要监督范围包括食品安全风险监测、职业卫生和放射卫生监管、公共场所和生活饮用水监督抽检、学校卫生和传染病防治监督、医疗卫生和血液安全监管、消毒产品、计划生育和中医服务等综合监督。

（八）计划生育技术服务机构

根据《中华人民共和国人口与计划生育法》，计划生育技术服务机构主要职责是针对育龄人群开展优生优育知识宣传教育，对育龄妇女开展围孕期、孕产期保健服务，承担计划生育、优生优育、生殖保健的咨询、指导和技术服务，规范开展不孕不育症诊疗。自 2013 年起，医疗卫生机构总数包括原卫生计生部门主管的计划生育技术服务机构，2013 年以前并不统计在内。2016 年由于开始乡镇撤并、计生与妇幼保健合并等原因，计划生育技术服务机构数量减少较多。

三、专业公共卫生机构改革与发展

（一）新中国成立—改革开放前（1949～1978 年）

中国第一届（1950 年）、第二届（1951 年）全国卫生工作会议一致强调"以预防为主"的卫生工作方针导向。1953 年，政务院批准在全国建立卫生防疫站，中国卫生防疫站体系逐步健全。1958年，我国开展了以"除四害"为中心的爱国卫生运动，对改善城乡环境卫生、消灭疫病、移风易俗、改造国家有着良好的促动作用。截至 1965 年底，全国建成各级卫生防疫站 2499 个，人员 4.91 万，其中卫生技术人员 4.1 万。1966～1976 年卫生健康事业体系及其工作受到阻滞，传染性疾病如流行性脑脊髓膜炎、疟疾、伤寒等大幅度回升。1978 年十一届三中全会后中国卫生防疫站开始逐步恢复。

（二）改革开放—新医改前（1979～2008 年）

1979 年 10 月，卫生部印发《全国卫生防疫站工作条例》。1989 年，国家允许卫生防疫站为社会提供卫生防疫技术服务、收取费用，以弥补政府投入不足。1997 年，全国疾病预防控制体制改革逐步拉开序幕，1998 年，上海市在全国率先成立上海市疾病预防控制中心。2001 年卫生部印发《关于疾病预防控制体制改革的指导意见》《全国疾病预防控制机构工作规范》，进一步推进疾病预防控制机构建设进程。2003 年严重急性呼吸综合征（SARS）疫情的出现和蔓延对我国疾控机构应对能力提出了严峻挑战，2005 年 1 月《关于疾病预防控制体系建设的若干规定》、2008 年 12 月《各级疾病预防控制机构基本职责》和《疾病预防控制工作绩效评估标准》等文件的颁布，说明政府逐渐将疾病预防控制体系建设作为重要任务开展。截至 2008 年底，全国疾病预防控制中心达3534 个，人员 19.7 万，其中卫生技术人员 14.9 万。

（三）新医改至今（2009 年至 2022 年）

2009 年 3 月，《中共中央　国务院关于深化医药卫生体制改革的意见》明确提出，完善重大疾病防控体系和突发公共卫生事件应急机制，加强对严重威胁人民健康的传染病、地方病、职业病和慢性病等疾病的预防控制和监测；建立健全疾病预防控制、健康教育、妇幼保健、精神卫生、应急救治、采供血、卫生监督和计划生育等专业公共卫生服务网络。2012 年 6 月，卫生部印发《关于疾病预防控制机构指导基层开展基本公共卫生服务的意见》，对疾病预防控制机构和其他专业公共卫生机构指导基层开展基本公共卫生服务如健康教育、预防接种、慢性病管理提出意见，有效提升了基层医疗卫生机构落实基本公共卫生服务的质量和效果。《疾病预防控制工作绩效评估标准（2012 年版）》推动和促进各级疾病预防控制机构强化履行基本公共职责。2015 年 10 月，国家卫生计生委《关于印发疾病预防控制中心岗位设置管理指导意见的通知》，内容包括岗位设置适用范围、岗位设置要求和岗位管理，推进了重大疾病防控和突发公共卫生事件应急体系人才队伍建设进度。2016 年 10 月，中共中央、国务院印发《"健康中国 2030"规划纲要》进一步强调疾病控制机构"加强重大传染病防控""加强突发急性传染病防治""以健康为中心"的职责定位。新时期实施健康中国战略下，疾控机构的功能除继续履行传染病和慢性病预防控制、公共卫生和健康促进服务功能外，需要拓展和加强政策服务、承担健康影响评估任务、加强健康影响风险因素分析等。

2019 年 7 月，国家卫生健康委员会印发《关于开展全国疾病预防控制信息化试点工作的通知》，提出优先落实国家全民健康保障信息化疾控系统的信息交换与对接，进一步研究符合本区域健康发展的大数据应用实践，总结试点工作经验，积极承担全国疾病预防控制信息化相关调研评价等工作，提升全国疾病预防控制信息化管理与应用能力。2020 年 6 月的专家座谈会上中央领导进一步提出建立稳定的公共卫生事业投入机制、优化完善疾病预防控制机构职能设置、加强国家级疾病预防控制能力建设、健全疾病预防控制机构和城乡社区联动工作机制、创新医防协同机制、加强疾病预防控制人才队伍建设、建设一批高水平公共卫生学院等改革完善疾病预防控制体系的要求。

2021 年 5 月，国家疾病预防控制局（简称国家疾控局）挂牌成立。国家疾控局具有制订传染病防控及公共卫生监督的政策，指导疾病预防控制体系建设，规划指导疫情监测预警体系建设，指导疾控科研体系建设，公共卫生监督管理、传染病防治监督等职能，国家疾控局的成立意味着疾控机构职能从单纯预防控制疾病向全面维护和促进全人群健康转变，更好地应对突发性公共卫生事件，积极应对人民健康发展新需求。面对新时代的要求以及所处的中国特色环境，我国疾控体系建设需要提升到国家战略层面，区分不同层级疾控机构的中心职能、优化改革补偿激励机制，进一步加强政府的领导。

截至 2021 年底，我国专业公共卫生机构总数为 13 276 个，其中，疾病预防控制中心占比最高，为 25.43%，妇幼保健院（所、站）和卫生监督所（中心）分别占 22.84% 和 22.67%；我国专业公共卫生机构人员总数为 958 156 人，其中妇幼保健院（所、站）占比最高，为 56.60%，疾病预防控制中心占比为 21.87%，见表 7-3。

表 7-3　2021 年中国专业公共卫生机构、人员数

专业公共卫生机构	机构数	人员数
疾病预防控制中心	3376	209 550
专科疾病防治院（所、站）	932	45 857

续表

专业公共卫生机构	机构数	人员数
健康教育所（站）	184	2829
妇幼保健院（所、站）	3032	542 332
急救中心（站）	526	22 934
采供血机构	628	41 241
卫生监督所（中心）	3010	79 736
计划生育技术服务机构	1588	13 677

资料来源：《2022 中国卫生健康统计年鉴》

案例

加强人才队伍建设是加强疾控系统建设的关键

2020 年 1 月，国家卫生健康委员会办公厅研究室对六省份疾控中心的调研报告指出，受 2017 年取消行政事业预防性体检费、卫生检测费、委托性卫生防疫服务费等因素影响，2018 年疾控中心人员收入明显下降，人员流失加剧。2018 年流失的 2904 人中，2114 人为专业技术人员，这份报告使用了"政府投入不足、体系职能萎缩、人员流失严重"进行概括。

2020 年 5 月的全国两会上，我国公共卫生人才队伍弱化问题也成为代表们关注的焦点。全国政协委员林蕙青指出，2003 年 SARS 疫情后，疾控系统硬件条件改善较大，但专业人才大量流失，"加强人才队伍建设是加强疾控系统建设的关键"。全国政协委员王松灵指出，国家对公共卫生队伍建设的投入明显不足，从业人员社会地位低、经济收入差，人才流失严重，"改革迫在眉睫"。全国政协委员高福举出一组数据：2010～2018 年，各级疾控中心人员总数减少 3.9%，其中作为专业技术主力的执业医师减少 10.8%，同期综合医院人员总数增加 64.3%。疾控机构在医疗卫生支出中的占比从 2.9% 下降到 2.4%，疾控机构作为疫情防控的主力，在新冠疫情预警监测、流行病学调查、防控措施的提出和实施等方面，未能充分发挥作用，面临着能力不足、专业话语权不足等问题。另外，江西省、河南省、广东省等各地政协委员也针对我国疾控机构的发展建设现状提出了一定的意见与建议。

资料来源：2020 年 6 月 3 日中国青年报

讨论：

1. 影响我国疾控机构人才流失的主要因素是什么？
2. 加快我国公共卫生人才队伍建设的路径有哪些？

第五节　其他医疗卫生机构

一、其他医疗卫生机构类别

其他医疗卫生机构包括疗养院、医学科研机构、医学在职教育机构、医学考试中心、人才交流中心、统计信息中心等卫生健康事业单位。

二、其他医疗卫生机构功能定位

（一）疗养院

疗养院是利用自然疗养因子、人工疗养因子，结合自然和人文景观，以传统和现代医疗康复手段对疗养员进行疾病防治、康复保健和健康管理的医疗卫生机构。疗养院分为综合型疗养院和专科型疗养院。

2013 年 9 月国发〔2013〕35 号《国务院关于加快发展养老服务业的若干意见》、国发〔2013〕40 号《国务院关于促进健康服务业发展的若干意见》，鼓励有条件的疗养院积极探索与政府合作的形式，搭建医养服务新路径，鼓励疗养院创新管理方式，提供医养服务的非营利性运营机制。2016年中共中央办公厅、国务院办公厅出台《关于党政机关和国有企事业单位培训疗养机构改革的指导意见》文件指出，鼓励有条件的疗养院扩大健康养老服务领域内容。

（二）医学科研机构

医学科研机构是国家或部门根据事业发展的需要，为了完成一定的医学科研任务，由占有一定空间与设备条件的各级各类科技人员组成并经过有关部门批准的医学科研工作单位。经过多年建设，我国已建立中国医学科学院等国家级医学科研机构、以各省级医学科学研究院（所）为代表的省级医学科研机构和各高等院校及医疗卫生单位的附属医学科研机构等为核心的、相对稳定的、多层次的医学科研组织体系。

（三）医学在职教育机构

医学在职教育机构是为在职医务人员提供各种课程和培训项目，帮助医务人员不断更新知识和技能，以适应医学领域的快速发展的机构。医学在职教育机构培训内容包括新医疗技术、新临床研究、新法规和伦理内容等。

（四）医学考试中心

国家医学考试中心成立于 1985 年，是国家卫生健康委员会直属事业单位，是国家卫生行业考试专业机构。主要职责包括根据国家法律法规及部门规章，承担国家医师资格考试的业务管理和技术性工作，指导地方考务工作；承担国家卫生健康委员会授权的行业考试的业务管理工作；参与医学考试制度建设、标准制定和政策研究；承担国家医学考试题库建设工作，组织编写考试指导用书等。在不同省（自治区、直辖市）设有医学考试中心，完成国家级、省级等层面部署的相关卫生行业的考试工作。

（五）人才交流中心

国家卫生健康委员会人才交流服务中心是国家卫生健康委员会直属事业单位，成立于 1998 年。主要承担国家卫生健康委员会授权的行业人才考试、考核、评价等工作；参与行业人才考试、考核、评价的标准及制度制定等工作；承办国内外相关组织委托的人才考试、考核与评价等工作；承担行业人事代理、人才交流与服务等工作；开展行业人力资源开发与人才培训等工作；开展行业人事人才政策研究、宣传等工作；开展行业人才国际合作与交流等工作；承担行业人才信息管理与服务等工作。

（六）统计信息中心

国家卫生健康委员会统计信息中心是国家卫生健康委员会直属单位，成立于 1989 年。主要承担拟定和推动实施全国卫生健康统计信息规划工作；开展卫生健康统计信息理论研究；承担全国卫生健康综合统计、国家卫生服务调查、专项调查评估，审核业务统计数据等。在不同省（自治区、直辖市）也相应设有统计信息中心，完成国家、省级等层面部署的相应信息规划统计工作。

截至 2021 年底，我国其他类别的医疗卫生机构总数为 3299 个，其中，临床检验中心（所、站）机构数占比为 23.43%。我国其他类别机构的人员总数为 99 119 人，其中临床检验中心（所、站）占比为 36.31%，疗养院占比为 10.99%，见表 7-4。

表 7-4　2021 年中国其他医疗卫生机构、人员数

其他医疗卫生机构	机构数	人员数
疗养院	141	10 898

续表

其他医疗卫生机构	机构数	人员数
卫生监督检验（监测）机构	9	225
医学科学研究机构	143	10 182
医学在职教育机构	210	6361
临床检验中心（所、站）	773	35 986
统计信息中心	103	1757
其他	1920	33 710

资料来源：《2022 中国卫生健康统计年鉴》

中英文名词对照

中文	英文
医疗卫生机构	medical health institution
公立医疗卫生机构	public medical institution
基层医疗卫生机构	primary healthcare institution
社区卫生服务中心	community health service centers
家庭医生签约服务	family doctor contracted service
医院	hospital
公立医院高质量发展	high-quality development of public hospitals
互联网医院	internet hospital
专业公共卫生机构	professional public health institution
疾病预防控制中心	center for disease control and prevention
传染病医院	infectious disease hospital

参 考 文 献

戴志澄, 2003. 中国卫生防疫体系五十年回顾: 纪念卫生防疫体系建立 50 周年[J]. 中国预防医学杂志, 4(4): 241-243.

第十二届全国人民代表大会常务委员会第二十五次会议.中华人民共和国中医药法[EB/OL]. (2016-12-26) [2023-07-05]. https://www.gov.cn/xinwen/2016-12/26/content_5152773.htm.

第十三届全国人民代表大会常务委员会第十五次会议. 中华人民共和国基本医疗卫生与健康促进法[EB/OL]. (2019-12-29) [2023-07-05]. http://www.gov.cn/xinwen/2019-12/29/content_5464861.htm.

国家卫生健康委员会, 2022. 2022 中国卫生健康统计提要[M]. 北京: 中国协和医科大学出版社.

梁万年, 王辰, 吴沛新, 等, 2020. 中国医改发展报告(2020)[M]. 北京: 社会科学文献出版社.

罗力, 王颖, 张天天, 2020. 新时代疾病预防控制体系建设的思考[J]. 中国卫生资源, 23(1): 7-13.

孟庆跃, 2019. 新时期疾病预防控制机构功能转型与改革[J]. 中华预防医学杂志, 53(10): 964-967.

中国共产党中央委员会, 中华人民共和国国务院. 中共中央 国务院关于深化医药卫生体制改革的意见[EB/OL]. (2009-04-06) [2024-02-21]. https://www.gov.cn/jrzg/2009-04/06/content_1278721.htm.

中国共产党中央委员会, 中华人民共和国国务院.中共中央 国务院"健康中国 2030"规划纲要[EB/OL]. (2016-10-25) [2024-02-21]. https://www.gov.cn/gongbao/content/2016/content_5133024.htm.

思 考 题

1. 如何构建基层医疗卫生机构人才队伍的激励机制？
2. 如何保证互联网医院开展过程中患者的信息安全？
3. 如何建设强大的公共卫生体系推进国家治理现代化？
4. 如何实现基层医疗卫生机构、医院与专业公共卫生机构之间的协同合作？

（于倩倩）

第八章　疾病预防控制体系规划

学习目标

通过本章的学习，你应该能够：

掌握　疾病预防控制机构的主要任务，疾病控制管理的内容，突发公共卫生事件的概念特征和应急管理的原则。

熟悉　疾病预防控制机构的内部设置。

了解　疾病预防控制体系的发展史、发展情况和资源配置状况。

本章主题

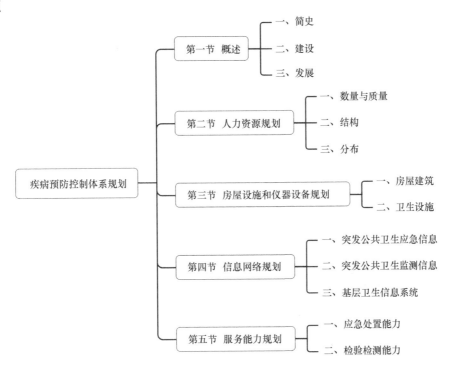

第一节　概　　述

"疾病控制中心"一词来自美国主管国家疾病预防控制的业务机构，现更名为疾病控制与预防中心（Center for Disease Control and Prevention，简称 CDC 或 CDCP）。目前，我国已建立"中国疾病预防控制中心"（Chinese Center for Disease Control and Prevention），并在各省、自治区、直辖市设立了相应的分支机构。中国疾病预防控制中心（以下简称"中国疾控中心"），是由政府举办的实施国家级疾病预防控制与公共卫生技术管理和服务的公益事业单位。

> **案例**
> ### 历史上对防疫的认识
> 在甲骨文中，我们能看到早期所采取的措施。例如，卜辞有"疾，亡入"，意为不要接近病人，可能因为得的是疫病。在出土大批甲骨的殷墟，还发掘出了完善的下水道，说明城市已有公共卫生设施，有利于减少疫病产生。

（案例续）

《周礼》记载了周王室定期举行"以索室殴疫"的时傩活动及负责"四时变国火，以救时疫"的官员。《周易》一书出现了后世常用的"豫（预）防"一词。用药物来干预疫病的做法也开始出现，《山海经》载有薰草等7种药物。

湖北云梦出土的秦简，记载了秦代对患麻风的犯人进行安置的机构。而汉代则有在瘟疫流行时收容和医治平民的机构。《汉书》记载："元始二年（公元2年）……诏民疾疫者，舍空邸第，为置医药。"这是中国防疫史上第一次比较规范的记载。

秦汉时期，在传统哲学思维的指导下，中医药学趋于成熟，在实践经验的基础上形成了防病治病的理论和技术体系。中医经典《黄帝内经》中有完整的疫病防治思想，包括"五运六气"致病观、"正气存内，邪不可干"的防疫观和"不治已病治未病"的防治观等。"五运六气"理论构建了推衍疫病发生的宏观预测体系，在今天看来其精华实质在于探索影响人体发病的内外在因素。外因是否导致发病，又取决于内因"正气"，即人体的体质与抵抗力，所以增强正气可以预防疾病。人们应该在发病之前加强预防，或者在发病早期及早治疗，或者治疗后防止复发。其他中医经典如《伤寒杂病论》《神农本草经》则提供了防治疾病的辨证处方与药物知识。这些经典理论对后世都有深远影响。

讨论：

1. 何为疾病预防控制？

2. 疾病预防控制包括哪些主要内容？

一、简　史

新中国成立后，为迅速控制严重危害人民健康的急性传染病和地方病，在党的"预防为主"的卫生工作方针指引下，迅速组建了卫生防疫专业机构，中央设立卫生防疫总队；各省成立防疫大队；港口设立了检疫机构；还设立各种疾病的专业防治所（站）等。

1953年，参照苏联模式，由政务院批准在全国各地建立省、地（市）、县各级卫生防疫站，属于卫生行政部门管理的事业单位，兼有卫生执法监督和技术管理双重职能。1954年，卫生部颁布了《卫生防疫站暂行办法和各级卫生防疫组织编制规定》。到1965年底，全国绝大部分及所属地（市）、县（区）、铁路及较大的厂矿企业共建成各级卫生防疫站2499个，人员4.91万人，其中卫生技术人员4.1万人，新中国卫生防疫体系初步建立。"文化大革命"期间，卫生防疫体系遭受严重影响。党的十一届三中全会后，卫生防疫站步入恢复时期，到1986年底，全国卫生防疫站达3516个，人员15.53万人，其中卫生技术人员12.11万人。我国卫生防疫工作的成效得到了全世界的公认，世界银行《投资于健康》专题报告中指出："中国政府用全世界1%的卫生投入，解决了全世界22%的人口的健康问题，这是一个了不起的成就。"

改革开放以来，我国疾病预防控制体系建设，可分为恢复发展时期、改革调整时期和健全发展时期三个阶段。

1. 恢复发展时期（1978～2000年）　党的十一届三中全会以来，卫生防疫工作进入新的历史时期。这一时期可分为两个阶段。

（1）全面恢复发展阶段（1978～1985年）：这一阶段通过加强条例、法规的建设与完善，促进了卫生防疫体系，特别是其主体机构——卫生防疫站的恢复与发展。1978年9月，在1955年《传染病管理办法》的基础上颁布《急性传染病管理条例》，条例的实施加强了卫生防疫体系在预防控制传染病中的责任、地位和作用。

1979年，卫生部在《卫生防疫站暂行办法和各级卫生防疫组织编制规定》的基础上，颁布《全国卫生防疫站工作条例》，同年卫生部、财政部、国家劳动总局联合下发《卫生防疫人员实行卫生防疫津贴的规定》。

1980 年，国家编制委员会和卫生部联合下发《各级卫生防疫站组织编制规定》；卫生部下发了《关于加强县卫生防疫站工作的几点意见》。

1982 年，全国人大常委会会议通过《中华人民共和国食品卫生法（试行）》，使卫生防疫体系从几十年的行政管理开始步入法治管理的轨道，《食品卫生法（试行）》的实施也极大地强化了卫生防疫体系的社会职能。

1982 年，卫生部成立国家预防医学中心（1985 年改为预防医学科学院），开展应用性科学研究，为全国卫生防疫机构提供业务技术指导、高层次专业人员培训等服务。

到 1985 年底全国已建立各级、各类卫生防疫站 3410 个，比 1965 年增加 911 个，专业（站）1566 个，比 1965 年增加 744 个。卫生防疫人员增至 194 829 人，比 1965 年增加 117 650 人，其中卫生技术人员增加了 87 821 人，卫生防疫工作力量得到显著增强。初步形成从中央到地方联系紧密的业务技术服务和信息沟通网络系统。

（2）规范建设阶段（1986～2000 年）：这个阶段是我国卫生防疫工作不断适应社会主义市场经济变革，深化改革，不断加强内涵建设，提高科学管理水平，与国际接轨，走向世界的重要时期。2000 年前后，开始进行疾控体制和卫生监督改革，在卫生防疫站的基础上，组建各级疾病预防控制中心（简称疾控中心或 CDC）和卫生监督所，疾控中心成为纯技术型事业单位，不再承担监督执法行政职能。

1）内涵建设：在这期间通过推进科学管理，开展和规范有偿服务，制定实施各级、各类卫生防疫站的技术规范，加强县级卫生防疫站的规范建设和基础设施建设，推进卫生防疫站等级评审，加强卫生防疫机构主要领导和骨干的现代管理培训、应用型专业高级培训，促进了管理水平和业务技术服务水平的提高。

2）规范公共卫生管理：《传染病防治法》《卫生检疫法》《职业病防治法》，以及《尘肺病防治条例》《化妆品卫生监督条例》《公共场所卫生监督条例》《突发公共事件应急条例》等一批覆盖公共卫生各个领域的法律法规相继出台并付诸实施，为疾病控制和卫生监督提供了有力的法治管理依据和手段，使公共卫生各个领域的管理进入有法可依、有法可循的良性运行环境。

3）公共卫生与国际接轨：我国自 20 世纪 80 年代初，公共卫生的许多领域都与国际组织加强了联系，使我国的公共卫生工作融入了国际社会，与国际接轨。20 世纪 80 年代中后期，我国先后引入和利用国际资金合作项目，开展疾病防治、农村妇幼卫生建设和卫生防疫机构建设，通过合作项目，使我国一些传染病的控制水平和效果达到世界卫生组织规定的目标要求。

2. 改革调整时期（2001～2003 年） 为推进疾病预防控制体制改革，2001 年 4 月，卫生部出台《关于疾病预防控制体制改革的指导意见》，明确了各级疾病预防控制机构的职能与任务。同时，经国务院批准，2001 年，中国疾病预防控制中心在原预防医学科学院的基础上组建成立，从此国家一级有了组织开展疾病预防控制技术工作的专业队伍，以国家、省、市、县四级疾病预防控制中心为主体的疾病预防控制体系雏形初步形成。同年，卫生部制定颁布《全国疾病预防控制机构工作规范》，有力促进各地疾病预防控制中心工作的规范化建设。

3. 健全发展时期（2003 年至今） 全国各地积极推进疾病预防控制体制的改革，建立起集卫生检测与评价、健康教育与健康促进、业务培训与指导于一体的各级疾病预防与控制机构。2002 年 1 月 23 日，由中国预防医学科学院更名重组的"中国疾病预防控制中心"正式成立，标志着疾病预防控制体系改革的启航。

到 2002 年底，全国建立各级 CDC（防疫站）3463 个，人员 20.44 万人，其中卫生技术人员 15.68 万人，实现了由卫生防疫向疾病预防控制的转变。各省（自治区、直辖市）、各地级市、县（市、区、旗）也相继成立疾病控制中心和卫生检测机构，形成网络健全，机构层次明晰的新型疾病控制系统。为提高对重大灾害的应急指挥能力和对重大疾病的控制能力，卫生部已建立国家卫生信息网。自 2002 年起，国家卫生信息网卫生防疫信息系统已在国内全面启用。

2003 年抗击"非典"疫情后,党中央、国务院更加重视和关注疾病预防控制体系的建设工作,提出了疾病预防控制体系建设目标,将疾病预防控制工作作为保护人民健康、促进社会和谐的重要内容,国家采取了许多重大举措,提出了争取用 3 年左右的时间建设疾病预防控制体系的要求。

2009 年,中国启动深化医药卫生体制改革。回望十年医疗改革进程,将"促进基本公共卫生服务逐步均等化"作为公共卫生改革的重点。作为新医改"四梁八柱"之一的公共卫生体系建设,特别是疾病预防控制体系建设严重滞后,甚至在医疗改革过程中被边缘化。在疾病预防控制系统中推行绩效工资改革,最终演变成新一轮的"大锅饭",严重挫伤了疾控人员的积极性,导致专业人才流失和非专业人员的涌入。

2017 年 4 月起取消作为公益一类事业单位的疾控机构"预防性体检收费"等 3 项收费,但大部分地区财政保障不到位,机构运转举步维艰。

2020 年初,新冠疫情暴发,在全球范围内,已经导致超百万人死亡。这次疫情既是经济社会发展的挑战,也是疾病预防控制体系改革与完善的重要契机,改革与完善疾病预防控制体系不仅有利于人民群众生命健康,对整个社会发展也具有重大意义。

二、建 设

(一)卫生防疫站

1. 卫生防疫的组织机构 我国卫生防疫的机构基本上可分为 3 个类型,即行政管理机构、专业机构和特设机构。

2. 卫生防疫行政管理机构 该机构是按国家行政区划设置的。卫生部设卫生防疫司,各省、自治区、直辖市及省辖市、地区、县卫生行政部门设立卫生防疫处或科,统一管理卫生防疫行政工作。

3. 卫生防疫专业机构 新中国成立初期,我国有中央防疫总队及防疫大队,港口检疫机构,各种疾病的专业防治队,鼠疫、黑热病、血吸虫病、疟疾、丝虫病、炭疽、结核等防治所(站)。1953 年,全国按行政区划和产业系统,建立了各级卫生防疫站。1984 年底,全国共有卫生防疫站,国境卫生检疫所(站),地方病、寄生虫病、血吸虫病、结核病防治所(站),职业病防治院(所)等专业卫生防疫机构 4832 个,职工总人数 183 061 人,其中专业卫生技术人员 143 392 人。此外,各级综合医院建立预防保健科,乡及城市街道卫生院设立卫生防疫组,铁路、交通系统和大型厂矿及军队系统也建立相应的卫生防疫专业机构。

4. 卫生防疫特设机构 主要有以下 3 个系统。

(1)爱国卫生运动委员会及其办公室:该机构始建于 1952 年,按行政区划及各企事业单位相应成立,其成员由党、政、军各部门领导者组成,隶属于同级党、政领导。其办公室一般设立在各级卫生行政机构内,主要任务是组织、协调各地区、各部门,把爱国卫生运动纳入各自规划,动员人民群众和广大职工深入持久地开展社会预防、卫生防疫和卫生管理工作,制定卫生法规及卫生制度等。

(2)地方病防治领导小组及其办公室:该机构始建于 1960 年,在中央及地方病流行的省、自治区、直辖市按行政区划相应建立。其成员由各级党委和有关部门党的负责人组成,隶属于各级党委,办公室设在各级卫生行政机构内。其任务主要是领导、指导和协调地方病防治工作,借助党的威望和行政手段推行防治措施。

(3)血吸虫病防治领导小组及其办公室:该机构始建于 1955 年,在中央及流行地区的各级党组织相应建立。其成员、隶属关系及任务与地方病防治领导小组相似。

卫生防疫特设机构,是在我国卫生法制不健全、卫生防疫工作没有得到应有的重视、卫生防疫队伍力量薄弱、卫生防疫任务十分紧迫而艰巨的情况下采取的非常性措施所组织的临时性机构,它在历史上确实发挥了卫生防疫部门难以起到的作用。随着任务的变化、法制的健全、改革的深入和党政分工的明确，这些机构也必将改变或被赋予新的使命。

为了与国际接轨，同时中国实行疾病控制与卫生监督体制改革，由于职能的变化，各级卫生防疫站在2002年开始，陆续分离出卫生监督所（局）后，改称为疾病预防控制中心。至2004年，全国各地各级卫生防疫站基本完成更名，除少数行业系统仍保留该名外，已不再使用。

（二）疾病预防控制中心

中国疾病预防控制中心（简称"中国疾控中心"），是由政府举办的实施国家级疾病预防控制与公共卫生技术管理和服务的公益事业单位。其宗旨是以科研为依托、以人才为根本、以疾病预防控制为中心。

在各级卫生健康委员会领导下，发挥技术管理及技术服务职能，围绕国家疾病预防控制重点任务，加强对疾病预防控制策略与措施的研究，做好各类疾病预防控制工作规划的组织实施；开展食品安全、职业安全、健康相关产品安全、放射卫生、环境卫生、妇女儿童保健等各项公共卫生业务管理工作，开展应用性科学研究，加强对全国疾病预防控制和公共卫生服务的技术指导、培训和质量控制，在防病、应急、公共卫生信息能力的建设等方面发挥国家队的作用。

疾病预防控制中心集疾病预防控制、监测检验与评价、健康教育与健康促进、应用研究与指导、技术管理与服务于一体，适应社会经济发展要求和医学模式的转变，为保障人民健康和社会主义建设服务。

1. 疾病预防控制中心的主要任务

（1）对影响人群生存环境卫生质量及生命质量的危险因素进行卫生学监测（包括生活环境、职业环境、食品、放射、学校等卫生监测）；对传染病、地方病、寄生虫病、慢性非传染性疾病、职业病、公害病、学生常见病、意外伤害及中毒等进行流行病学监测，并制定预防控制策略。

（2）为拟定与疾病预防控制和公共卫生相关的法律法规、政策标准等提供科学依据，为卫生行政部门提供决策咨询。

（3）拟定并实施疾病预防控制工作方案，对方案实施进行质量控制和效果评估。

（4）对传染病流行和中毒、污染事件进行调查处理，为救灾防病和解决重大公共卫生问题提供技术支持。

（5）实施预防接种，负责预防用生物制品的使用及管理。

（6）开展健康教育与健康促进，参与社区卫生服务，促进社会健康环境的建立和人群健康行为的形成。

（7）承担疾病预防控制有关公共卫生信息的报告、管理和预测、预报，为疾病预防控制决策提供科学依据。

2. 我国的疾病预防控制机构按行政区划分级设置　县及以上每个行政区划内只设一个疾病预防机构。具体分级设置类型如下：

（1）国家级设中国疾病预防控制中心。

（2）省级设省（自治区、直辖市）疾病预防控制中心。

（3）地市级设市（地、自治州、盟等）疾病预防控制中心。

（4）县级设县（市、旗、区等）疾病预防控制中心（或预防保健中心、卫生防疫站）。

疾病预防控制机构的内部科室设置主要根据任务功能定位，按分级管理原则规划。国家疾病预防控制中心的内部设置如图8-1所示。

3. 各级疾病预防控制机构的主要职责　根据分级管理原则确定的各级疾病预防控制机构的主要职责如下。

（1）国家级和省级疾病预防控制中心主要以宏观管理、业务指导、科研培训和质量控制为主。

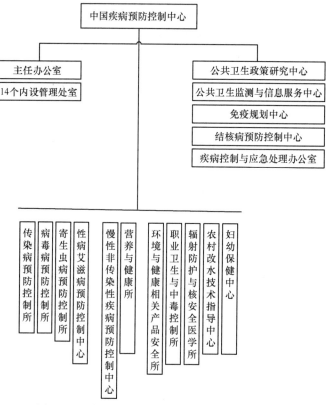

图 8-1 国家疾病预防控制中心的内部机构设置

（2）地市级疾病预防控制中心在上级疾病预防控制机构的指导下承担较大公共卫生突发事件和救灾防病等问题的调查处理和技术支持，承担一定的科研培训工作，协助和配合上级开展相关工作。

（3）县级疾病预防控制机构在上级疾病预防控制机构的指导下，负责辖区内疾病预防控制具体工作的管理与组织落实。组织指导社区卫生服务和医院防保组织开展卫生防病工作，负责培训初级专业技术人员。

4. 中国疾病预防控制中心设立的研究所 目前，中国疾病预防控制中心下设了 13 个研究所（中心），如下。

（1）传染病预防控制所（简称传染病所）：是全国传染病预防控制业务技术指导中心，下设传染病所有腹泻病室（卫生健康委员会微生物重点实验室）、呼吸道传染病（细菌性）室、结核病室等 10 个专业科室。

（2）病毒病预防控制所：是中国专门从事病毒病预防控制的公益性公共卫生事业单位，下设有肮病毒室、病毒性肝炎室、脊髓灰质炎室等 19 个专业科室。

（3）寄生虫病预防控制所：是全国寄生虫病预防控制工作业务指导中心，下设血吸虫病室、疟疾室、信息中心等 10 个专业科室。

（4）性病艾滋病预防控制中心（简称性艾中心）：是经国务院批准的艾滋病预防控制专业机构，下设流行病室、预防干预室、综合防治与评估室等 13 个专业科室。

（5）慢性非传染性疾病预防控制中心（简称慢病中心）：是国家级慢性病与伤害预防控制专业机构，是全国慢性病和伤害预防控制业务技术指导中心，下设慢性危险检测室、伤害防控室等 7 个专业科室。

（6）营养与健康所（简称营养所）：是国家级食品、营养与健康研究的专业技术和咨询机构，是全国营养与健康业务技术指导中心，下设公共标准室、营养监测室、妇幼营养室等9个业务科室。

（7）环境与健康相关产品安全所（简称环境所）：是国家级环境与健康相关产品安全专业机构及全国环境与健康相关产品安全业务技术指导中心，下设消毒检测中心、环境生物处理技术研究室、空气质量安全监测室等12个技术业务部门。

（8）职业卫生与中毒控制所（简称职业卫生所）：是由国家政府主办的劳动卫生与职业病研究和防治的专业学术机构，下设有院士实验室、职业病与中毒控制部、毒物检测分析室、职业卫生防护研究室等9个专业技术机构。

（9）辐射防护与核安全医学所（核事故医学应急中心）（简称辐射安全所）：是全国放射医学与辐射防护业务技术指导中心，下设医疗照射、公众照射、辐射效应等专业科室。

（10）农村改水技术指导中心（简称改水中心）：改水中心致力于推动农村改水改厕和相关环境卫生工作，在项目执行、技术指导、人才培养和队伍建设方面发挥着领军作用。

（11）妇幼保健中心：是国家级妇幼保健专业机构，是全国性妇幼保健业务技术指导中心，下设妇女保健部、儿童保健部、国际合作项目部等专业科室。

（12）结核病预防控制中心：是负责全国结核病预防控制业务工作的组织协调和指导中心，是集结核病预防控制资源协调、业务指导、疫情监测管理、项目组织实施及技术人员培训等功能于一体的国家级专业机构，下设耐药防治部、全球基金结核病项目办专业科室。

（13）免疫规划中心：主要承担全国儿童计划免疫疫苗的预防接种技术指导、接种率监测、督导检查、人员培训、国际合作等任务，下设流行病一室、预防接种异常反应监测室等8个专业科室。

5. 疾病预防控制体系的外部环境建设

（1）在政府对疾病预防控制工作重视的基础上适宜投入。其中，必须清晰界定疾病预防控制体系的公共职能，明确国家、省、市、县各级CDC和基层卫生防保组织的功能定位，解决我国疾病预防控制体系定位不准职责不清的问题，同时明确政府的责任。疾病预防控制中心基本职责和主要工作任务主要由七部分组成。

1）疾病预防与控制。主要工作任务：开展疾病监测；研究传染病、寄生虫病、地方病、非传染性疾病等疾病的分布，探讨疾病的发生、发展的原因和流行规律；提供制订预防控制策略与措施的技术保障；组织实施疾病预防控制工作规划、计划和方案，预防控制相关疾病的发生与流行。

2）突发公共卫生事件应急处置。开展突发公共卫生事件处置和救灾防病的应急准备；对突发公共卫生事件、灾后疾病进行监测报告，提供预测预警信息；开展现场调查处置和效果评估。

3）疫情及健康相关因素信息管理。管理疾病预防控制信息系统，收集、报告、分析和评价疾病与健康危害因素等公共卫生信息，为疾病预防控制决策提供依据，为社会和公众提供信息服务。

4）健康危害因素监测与干预。开展食源性、职业性、辐射性、环境性疾病监测、调查处置，以及公众营养监测与评价；对生产、生活、工作、学习环境中影响人群健康的危害因素进行监测与评价，提出干预策略与措施，预防控制相关因素对人体健康的危害。

5）实验室检测检验与评价。研究、应用实验室检测与分析技术，开展传染性疾病病原微生物的检测检验，开展中毒事件的毒物分析，开展疾病和健康危害因素的生物、物理、化学因子的检测、鉴定和评价，对突发公共卫生事件的应急处置、传染性疾病的诊断、疾病和健康相关危害因素的预防控制及卫生监督执法等提供技术支撑，为社会提供技术服务。

6）健康教育与健康促进。开展健康教育、健康促进活动；普及卫生防病知识，对公众进行健康指导；协同有关部门和组织，对公众不良健康行为进行干预，促进公众掌握自我保健与防护技能。

7）技术管理与应用研究指导。开展疾病预防控制工作业务与技术培训，提供技术指导、技术支持和技术服务；开展应用性研究，开发引进和推广应用新技术、新方法；指导和开展疾病预防控制工作绩效考核与评估。

（2）以全面落实公共职能为前提确立人员、经费、设施、设备配置标准，追加对疾病预防控制机构的政府投入。加强高质量公共卫生专家队伍建设和人员培训，为各级疾病预防控制机构提供指导服务。在面对突发公共卫生事件发生时能够提供及时的专业指导，专家的意见对传染病防控政策及具体措施的制定有着很大的影响。改革和健全公共卫生队伍人员培养、准入、待遇保障、考核评价和激励机制，扩充人员（特别是专业技术人员）编制，优化国家、省、市、县四级疾控中心的资源配置和职能分层，完善疾控机构、基层预防保健机构、医疗卫生机构疾控相关科室三者之间的协调机制和权责分工。

（3）建立稳定、适宜的投入机制提高投入效率。在增加疾病预防控制经费投入的同时，要更加注重优化经费投入的结构和方向，提高经费投入的效率；进一步强化实验室建设，尤其强化市级、县级疾控机构实验室建设，达到国家对省级、市级、县级疾控机构实验室建设的标准，提升实验室检验检测能力。

（4）改革管理体制，提高疾病预防控制机构的运作效率。健全疾病预防控制网络、管理体系和运行机制，完善防治结合、联防联控、群防群控机制，加强公共卫生队伍建设，提高重大疫情监测预警、流调溯源和应急处置能力。平稳有序地做好疾病预防控制机构改革相关工作。推进村（居）民委员会公共卫生委员会建设。

（5）改革劳动人事制度，吸引和稳定高素质人才。增加疾病预防控制机构卫生人力资源总量，达到基本配置标准要求。在优化疾病预防控制机构卫生人力资源的同时，进一步优化疾控机构人员学历与职称结构，增加高级职称岗位构成比例，提升疾控机构技术能力和专业水平。

（6）规范疾病预防控制机构的有偿服务。为切实减轻企业和个人负担，促进实体经济发展，政府相继出台多个取消行政事业费的政策，部分项目涉及疾控机构，如 2017 年 3 月发布的《财政部　发展改革委关于清理规范一批行政事业性收费有关政策的通知》（财税〔2017〕20 号），取消或停征卫生检测费、委托性卫生防疫服务费和预防性体检费。行政事业性收费的清理是政府和社会关注的重要内容之一，是"放管服"改革的重要举措，有利于优化公共管理、改进社会服务，促进健康服务业新业态、发展。

6. 规范服务和能力建设　建设重点是如何整合资源提高效率和能力，更好地将疾病预防控制体系的各项公共职能落实到位解决的是"怎么做"问题。该阶段的主要任务如下。

（1）拟定并推行省级、地市级、县区级疾病预防控制机构实验室检验能力标准。

（2）开展现场流行病学培训，加强疾病预防控制机构的现场应急处置能力。

（3）拟定并推行各项疾病预防控制工作技术规范，促进疾病预防控制工作的规范化。

（4）拟定并推行各项疾病预防控制工作管理规范，促进疾病预防控制工作领域的管理科学化。

7. 绩效考核建设　建设重点是如何客观评价疾病预防控制机构乃至体系的工作绩效，建立工作绩效与投入之间的量化联系，全面推动疾病预防控制工作的项目管理和公共财政预算制度。2015年，国家出台了《关于加强公立医疗卫生机构绩效评价的指导意见》（国卫人发〔2015〕94 号），明确了专业公共卫生机构绩效评价 4 个方面的指标：社会效益指标、服务提供指标、综合管理指标和可持续发展指标，其中包含《疾病预防控制机构的绩效评价指标体系（试行）》，期望建立更加综合系统的评价体系。

三、发　　展

在未来的疾病预防控制体系管理体制、机制建设发展过程中，需要形成一个"纵向到底、横向到边"、职责明确、任务清晰的协调运行网络，共同落实"预防为主、防治结合"的方针，为群众提供安全、有效、方便、价廉、均衡的疾病预防控制服务。

（一）建立健全兼顾维持性经费的长效投入机制

继续加强政府的投入意识，确保对疾控中心履行公共职能的全额投入，将各级疾控经费在财政预算中单列，形成适宜投入的制度保障，以消除投入的随意性。

（二）打造稳定适度、素质优良的人才队伍

明确疾病预防控制专业人员的价值定位，提高社会地位和认可度，建立起基于工作数量、工作质量、技术水平、风险程度、工作复杂程度等分配要素的激励与分配制度。

（三）全面推进慢性病预防控制工作

开展并加强全民健康覆盖的一级预防仍是疾病预防控制最重要的手段，包括开展慢性病相关危险因素的主动监测，开展全民健康生活方式行动，建立和完善慢性病危险因素监测评价指标体系，提供预防、治疗、康复的全程健康管理等。

（四）建立完善社会疾病预防控制工作协调机制

需制定和具体实施疾病预防控制措施，在卫生系统内需要与卫生监督、爱国卫生、妇幼保健、健康教育、社区卫生服务等部门配合，在卫生系统外涉及与食品药监、环保、农业、质监等多个部门的协调。

第二节　人力资源规划

一、数量与质量

人力资源是支撑疾病预防控制体系运转的血液与动力，是开展各项服务的基础和前提条件。各级疾控人员勇担重任，为此次新冠疫情的防控做了大量默默无闻的工作，但是我国各级疾控中心长期存在人员和编制保障严重不足、人才队伍结构不尽合理、专业技术人才流失过多、复合型人才严重短缺的情况，其原因既与当前学科体系和人才培养模式有关，也与人才评价机制和政策导向有密切关系，加强公共卫生与疾控机构专业人才储备和现代化建设迫在眉睫。新时代疾病监测预警、突发卫生应急、疫情防控管理等重要工作，都要靠有专业能力、反应迅速的人员队伍去落实。

在数量方面，中国疾控人员总量有所增加，由 2002 年的 206 815 人增加至 2021 年的 209 550人，但全国每万人疾控人员数由 2002 年的 1.62 人降至 2021 年的 1.48 人（图 8-2）。按照 2014 年中央编办会同财政部、国家卫生计生委印发的《关于疾病预防控制中心机构编制标准的指导意见》（中央编办发〔2014〕2 号）（以下简称《意见》）中每万常住人口 1.75 名疾控人员的配置标准，2021 年全国疾控人员应达到 24.7 万人，当前疾控人员缺口达 3.7 万，全国 80%省份每万人口疾控人员数较 2002 年持续增长，但多数省份没有达到《意见》的标准。

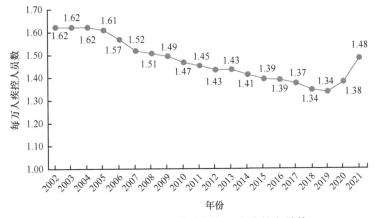

图 8-2　2002～2021 年我国每万人疾控人员数

二、结　构

（一）性别、年龄及工作年限

1. 性别　2002～2021 年，我国疾病预防控制机构的男性卫生技术人员占比不断缩小，从 2002 年的 46.8%降至 2021 年的 41.3%，下降 5.5 个百分点，卫生技术人员性别比例逐渐失衡（图 8-3）。

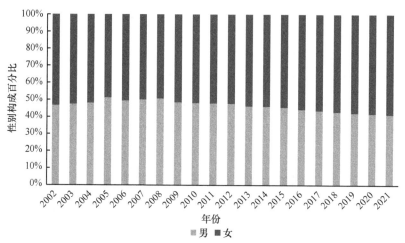

图 8-3　2002～2021 年我国疾控机构卫生技术人员性别构成

2. 年龄　卫生技术人员年龄老化趋势不断增加，35 岁以下卫生技术人员占比越来越小；而 45 岁及以上卫生技术人员占比越来越大（图 8-4）。

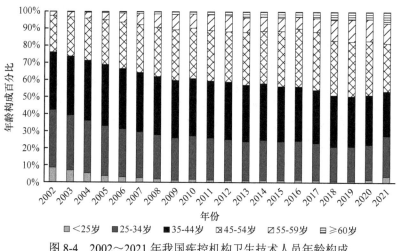

图 8-4　2002～2021 年我国疾控机构卫生技术人员年龄构成

3. 工作年限　工作 30 年及以上卫生技术人员占比从 2002 年的 11.9%增加至 2021 年的 29.3%，增加 17.4 个百分点，疾控机构即将面临退休潮。工作年限在 10～19 年的中青年技术骨干占比从 2002 年的 33.2%下降至 2021 年的 19.9%，中青年人才流失严重，存在明显的人才梯队断层风险（图 8-5）。

（二）学历及职称

1. 学历　2002～2021 年，我国疾控机构卫生技术人员的学历明显提高，大学本科及以上学历人员占比从 2002 年的 12.5%增长到 2021 年 52.6%（图 8-6）。大专及以下学历人员仍占一半左右，疾控机构缺乏高技术人才，未来应对公共卫生事件及疫情防控存在压力。

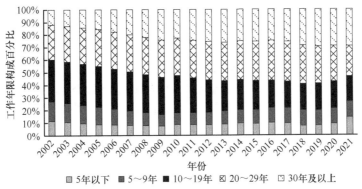

图 8-5 2002～2021 年我国疾控机构卫生技术人员工作年限构成

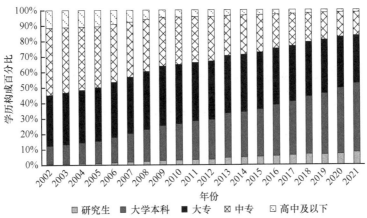

图 8-6 2002～2021 年我国疾控机构卫生技术人员学历构成

2. 职称 人员职称不断提高，副高级及以上职称人员占比从 2002 年的 5.7% 增长到 2021 年的 15.8%（图 8-7）。高职称人员增长速度远不及高学历人员增长速度，高学历青年技术人才晋升遇到瓶颈，晋升压力较大。虽然高学历、高职称人员占比有所提高，但中青年技术骨干职业晋升通道遭遇瓶颈，存在人才梯队断层的风险。

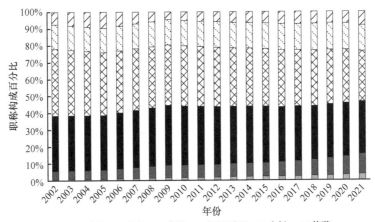

图 8-7 2002～2021 年我国疾控机构卫生技术人员职称构成

三、分　　布

（一）卫生人员

2002～2021 年我国东中西部疾控机构卫生人员变化存在差异。中部卫生人员从 2002 年的 72 114 人下降到 2021 年的 63 252 人，变化幅度最大。东部和西部地区的卫生人员都变化幅度较大，其中东部的变化幅度较为平稳，东部年均增长率为 0.22%，西部年均增长率为 0.67%（图 8-8）。

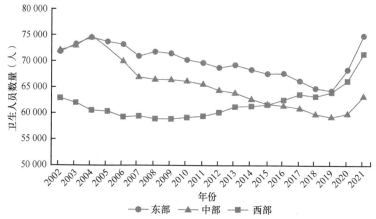

图 8-8　2002～2021 年我国东中西部疾控机构卫生人员变化情况

（二）每万人疾控人员

2002～2021 年，我国疾控机构的每万人口疾控人员数逐年降低，东部和中部地区下降幅度较大，西部地区保持较高水平且存在增长趋势。东部地区的每万人口疾控人员数一直低于全国平均水平（2021 年为 1.48 人），从 2002 年的 1.49 人下降至 2021 年的 1.23 人；中部地区的每万人口疾控人员数从 2002 年的 1.69 人下降至 2021 年的 1.51 人（图 8-9）。中东部地区疾控机构的疾控人员数相对短缺，西部地区保持平稳。

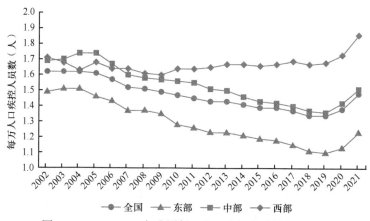

图 8-9　2002～2021 年我国每万人口疾控人员数变化情况

第三节　房屋设施和仪器设备规划

疾病预防控制中心的建设规模应根据其基本功能定位，结合区域经济发展水平与卫生事业发展规划的要求确定。疾病预防控制中心建设项目由房屋建筑、建筑设备、配套设施和场地组成。其中，疾控中心房屋、设备的改善情况是观察疾控机构履行职能的物质基础条件的指标。

一、房 屋 建 筑

党的二十大以来，我国卫生费用总投入逐步增加，疾控体系在与履行职能相关的财政投入、人员薪酬待遇、专用仪器设备配备方面也有了一定改善，但在影响实验室检验检测能力的专用设备方面仍存在空间布局的不均衡现象。从调研地区来看，东部地区优于中、西部地区，省、市两级优于区、县级。此外，还发现疾控机构设备配备水平与履行职能之间不相适应，机构仪器设备存在配备重复与不足、老化严重并存的现象。对于省、市、县/区等各级疾控机构的检验检测等工作职能区分不明显，即使对同属于一个层级的疾控机构，在不同地区，实际工作职能也可能差别很大，若全部按照国家标准进行仪器设备配备，会造成一部分仪器设备由于工作不需要而闲置。

根据 2009 年住房和城乡建设部、国家发改委批准发布《疾病预防控制中心建设标准》的通知，省级疾控机构年末房屋及建筑物面积 70m²/人；地市级 65m²/人；县区级 60m²/人（编制管理部门确定的疾控机构编制人员）。2021 年省级、地级市、县区级、县属疾控机构业务用房占总建筑面积的比例分别为 3.95%、18.48%、24.67%、25.53%。从 2021 年调研地区人均年末房屋及建筑物面积来看，当前疾控机构房屋总建筑面积较大，省级、地级、县级人均建筑面积分别为 95.16m²/人、81.63m²/人、72.44m²/人，各级疾控机构人均房屋建筑面积已经达到政策要求。同时，由于地区经济差异及经费投入差异造成省-市-区/县各级疾控机构在房屋建筑上存在人均房屋建筑面积有差异（图 8-10）。房屋建筑是疾控机构履行政府公共卫生职能的重要保障，房屋建筑面积的缺失对疾控机构职能的履行产生一定的负面影响。

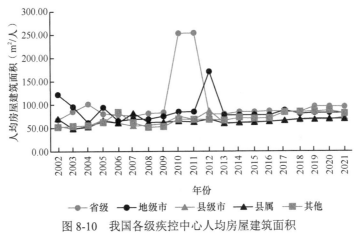

图 8-10　我国各级疾控中心人均房屋建筑面积

二、卫 生 设 施

（一）实验室

疾控机构实验室是为了满足卫生防病和疾病预防控制工作的需要而设置。实验室检验是以卫生工作为主体的检验，是与人们健康密切相关的各项检验，涉及流行病的病原体、血清学、公众场所、作业业场所、卫生监测、产品卫生质量检验等各方面。

实验室检验工作是疾病预防控制的基础性工作，也是疾病预防控制机构的核心工作之一，疾病预防控制机构的各项业务工作都离不开检验。疾病预防控制工作的开展包含许多内容，研究并控制影响人类生存环境质量的危险因素，研究各种传染病流行病的发展和流行规律，实验室检验作为疾病预防控制工作的主要技术支撑，它要求有严密的科学性和连贯性。

实验室检测结果为卫生防病工作提供技术支撑，并为卫生监督执法部门提供关于产品卫生质量方面的检测数据，是卫生监督执法工作的重要力量，因此，疾病预防控制机构实验室内部组织结构都应符合监督执法工作的要求而完善，不断加强实验室能力建设，提高检验检测方法的技术水平，同时实验室检验能力也是疾病预防控制机构应对突发公共卫生事件,迅速查明事件发生原因,进行有效处置的重要保证。实验室检验工作以准确、科学的检测数据来保护人民群众的身体健康,维护群众的利益。检验分析是疾病预防控制工作的重要环节;检验分析水平是疾病控制工作质量的重要标志。对实验室检验资源配置和检验能力建设现状进行分析与评价,可以为实验室科研和管理水平的提高提供依据。总的来说,社会发展、人群对健康需求的增加迫切要求疾控机构实验室检验能力的快速发展和提高。

实验室检验检测与评价是疾病预防控制机构的重要职责,其具体任务包括:①开展疾病和健康相关危害因素的生物、物理、化学因子检测;②传染病病原学分离鉴定;③疾病危害因素实验室诊断;④中毒事件的毒物分析与鉴定和毒理学评价;⑤突发公共卫生事件的应急处置;⑥疾病和健康相关危害因素的预防控制;⑦为卫生监督执法等提供技术支持。

适宜的实验室仪器设备配置对于疾病预防控制机构实现上述公共卫生职能具有重要作用。《省、地、县级疾病预防控制中心实验室建设指导意见》中也明确提出了实验室建设要有力地推动硬件建设和实验室规范化建设与发展。

(二)设备情况

设备配置状况可以从设备配置数量和设备资产总值两个角度来考察。设备资产总值能侧面反映疾病预防机构整体设备状况,设备数量的完善程度直接影响到疾病预防控制机构公共职能能否顺利实现。

1. 设备配置数量 2002~2021 年,我国各级行政区疾病预防控制中心的万元设备拥有数量都呈现增长趋势,其中县级市疾控中心拥有的万元设备数增长幅度最快,为13.75%。省属、地级市、县级市疾控中心拥有的万元设备数分别从2002 年的9690 台、12 487 台、7512 台增长至2021 年的41 411 台、112 338 台、86 926 台(表8-1)。

表 8-1 2002~2021 年我国各级疾控中心万元设备数 (单位:台)

年份	省属	地级市	县级市	县属	其他
2002	9690	12 487	7512	9000	3254
2003	10 627	12 007	11 345	13 912	2649
2004	13 323	13 387	11 141	11 176	4382
2005	9720	14 949	14 144	11 264	3719
2006	11 670	17 275	12 565	13 464	4395
2007	13 608	24 030	15 421	14 672	6527
2008	16 173	26 760	17 795	16 532	7341
2009	17 806	29 968	20 080	18 300	8498
2010	19 370	33 634	22 085	19 700	7099
2011	20 645	34 226	23 121	21 163	9620
2012	16 956	36 564	25 315	21 464	11 041
2013	18 807	41 727	28 374	23 363	11 182
2014	24 627	44 933	31 403	25 779	12 190
2015	21 393	50 808	35 428	27 116	14 422
2016	25 840	57 120	37 917	29 419	12 136
2017	27 759	63 199	41 449	31 815	13 389
2018	27 722	70 494	44 639	36 537	14 291
2019	31 381	73 927	46 329	38 390	14 000
2020	39 848	94 941	66 408	55 381	16 299
2021	41 411	112 338	86 926	73 695	15 236
年均增长率	7.94%	12.26%	13.75%	11.70%	8.46%

2. 设备资产总值　2007～2021 年，我国各级行政区疾病预防控制中心万元设备总值都呈现增长趋势，表明政府越来越重视对疾控体系的投入。其中地级市疾控中心万元设备总值增长幅度最快，为 29.23%（表 8-2）。省属、地级市、县级市疾控中心万元设备总值分别从 2007 年的 128 962 万元、438 401 万元、2 246 989 万元增长至 2021 年的 625 465 万元、1 630 778 万元、882 776 万元（注：由于数据统计标准不一，无法获取 2002～2006 年的数据）。

表 8-2　2007～2021 年我国各级疾控中心万元设备总值　（单位：万元）

年份	省属	地级市	县级市	县属	其他
2007	128 962	438 401	2 246 989	948 740	165 938
2008	154 836	209 203	118 650	78 465	47 166
2009	177 267	265 106	146 231	101 050	61 380
2010	194 033	309 892	164 225	113 470	49 853
2011	208 573	352 008	177 588	128 280	69 360
2012	206 673	496 254	300 697	190 671	103 528
2013	237 801	587 742	278 996	231 255	108 759
2014	313 709	551 442	284 258	206 701	114 915
2015	258 956	681 302	333 578	228 613	133 713
2016	342 630	843 869	398 194	250 595	136 216
2017	380 765	912 657	475 397	344 288	145 375
2018	368 879	960 351	1 142 603	1 015 298	159 489
2019	438 871	1 019 818	451 035	351 021	160 822
2020	535 629	1 279 275	664 420	551 826	181 714
2021	625 465	1 630 778	882 776	775 715	172 548
年均增长率	24.53%	29.23%	28.51%	26.43%	23.24%

实验室仪器设备配置水平直观上反映疾病预防控制体系的建设成效，今后仍需将实验室仪器设备作为机构运行的硬件基础予以重视，既要确保疾病预防控制、突发公共卫生事件应急处置、公共卫生监督等检验检测工作的顺利开展，又要避免仪器设备的重复购置、资源浪费、配置不均。

第四节　信息网络规划

一、突发公共卫生应急信息

突发事件应急工作应当遵循预防为主、常备不懈的方针，贯彻统一领导、分级负责、反应及时、措施果断、依靠科学、加强合作的原则。

（一）突发公共卫生事件的概念和内容

1. 突发公共卫生事件概念　根据 2003 年 5 月国务院颁布《突发公共卫生事件应急条例》（以下简称《条例》）指出，突发公共卫生事件是指，突然发生，造成或者可能造成社会公众健康严重损害的重大传染病疫情、群体性不明原因疾病、重大食物和职业中毒，以及其他严重影响公众健康的事件。重大传染病的概念不仅指甲类传染病，还包括乙类传染病与丙类传染病暴发或多例死亡、罕见的或已消灭的传染病、临床及病原学特点与原有疾病特征明显反常的疾病、新出现传染病的疑似病例等。

2. 突发公共卫生事件内容

（1）一般性（包括一般严重、比较严重）突发公共卫生事件：指对人身安全、社会财产及社会秩序影响相对较小的突发公共事件，由发生地所属市级、县级人民政府处置。

（2）相当严重突发公共卫生事件：指对人身安全、社会财产及社会秩序造成重大损害的突发公共卫生事件，由省人民政府处置。

（3）特别严重突发公共卫生事件：指对人身安全、社会财产及社会秩序造成严重损害的突发公共卫生事件，由省人民政府处置或者省人民政府报请国务院，由国务院有关职能部门协调处置。

（二）突发公共卫生事件应急管理

突发事件发生后，省、自治区、直辖市人民政府成立地方突发事件应急处理指挥部，省、自治区、直辖市人民政府主要领导人担任总指挥，负责领导、指挥本行政区域内突发事件应急处理工作。县级以上地方人民政府卫生行政主管部门，具体负责组织突发事件的调查、控制和医疗救治工作。县级以上地方人民政府有关部门，在各自的职责范围内作好突发事件应急处理的有关工作。

1. 全国突发事件应急预案　应当包括以下主要内容。

（1）突发事件应急处理指挥部的组成和相关部门的职责。

（2）突发事件的监测与预警。

（3）突发事件信息的收集、分析、报告、通报制度。

（4）突发事件应急处理技术和监测机构及其任务。

（5）突发事件的分级和应急处理工作方案。

（6）突发事件预防、现场控制，应急设施、设备、救治药品和医疗器械，以及其他物资和技术的储备与调度。

（7）突发事件应急处理专业队伍的建设和培训。

各级疾病预防控制机构承担的另一项重要任务是对突发公共卫生事件的应急处理和管理。

2. 突发公共卫生事件的应急管理　主要有以下几个方面。

（1）应急组织的管理。有一个组织健全、反应灵敏的组织体系和运行机制。在各级疾病预防控制机构内要明确分管突发公共卫生事件处理的有关领导和职能科室负责统一组织和协调应急处理，并有由疾病预防控制机构领导直接负责、相关人员参加的应急队伍。应急人员的专业要求应当包括流行病学、消毒杀虫、食品卫生、环境卫生、职业卫生、放射卫生，以及理化检验、微生物检验等有关专业。

（2）应急技术、信息和物资管理。在国家及省级疾病控制中心协助下，由卫生行政部门制定突发公共卫生事件的应急预案、技术规范等；建立全国统一的突发公共卫生事件报告及应急处理计算机网络系统和有关信息数据库；配备及管理好必需的交通、通信和检测设备、药品等。

（3）根据有关规定，建立健全突发公共卫生事件报告系统和报告规范，保证及时准确地对突发事件作出迅速反应和及时处理。国家卫生健康委员会规定了公共卫生突发事件的报告工作流程，如图 8-11 所示。

3. 各级政府及其有关部门的职责

（1）突发事件发生后，国务院设立全国突发事件应急处理指挥部。应急处理指挥部由国务院有关部门和军队有关部门组成，国务院主管领导担任总指挥，负责对全国突发事件应急处理的统一领导、统一指挥。国务院卫生行政主管部门和其他有关部门，在各自的职责范围内做好突发事件应急处理的有关工作。

（2）突发事件发生后，省、自治区、直辖市人民政府成立地方突发事件应急处理指挥部。应急处理指挥部总指挥由省、自治区、直辖市人民政府主要领导担任，负责领导、指挥本行政区域内突发事件应急处理工作。县级以上地方人民政府卫生行政主管部门，具体负责组织突发事件的调查、控制和医疗救治工作。

（3）县级以上各级人民政府应当组织开展防治突发事件相关科学研究。建立突发事件应急流行病学调查、传染源隔离、医疗救护、现场处置、监督检查、监测检验、卫生防护等有关物资、设

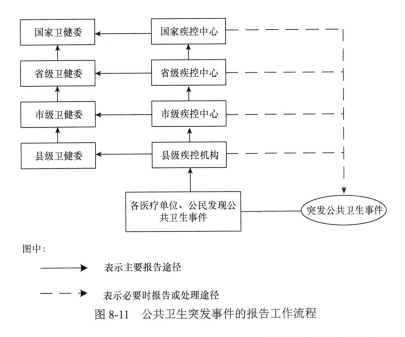

图中：

——————▶　　表示主要报告途径

— — — ▶　　表示必要时报告或处理途径

图 8-11　公共卫生突发事件的报告工作流程

备、设施、技术与人才资源储备，所需经费列入本级政府财政预算。国家对边远贫困地区突发事件应急工作给予财政支持。

（4）国家鼓励、支持开展突发事件监测、预警、反应处理有关技术的国际交流与合作。

（5）国务院有关部门和县级以上地方人民政府及其有关部门，应当建立严格的突发事件防范和应急处理责任制，切实履行各自的职责，保证突发事件应急处理工作的正常进行。

（6）县级以上各级人民政府及其卫生行政主管部门，应当对参加突发事件应急处理的医疗卫生人员，给予适当补助和保健津贴。

4. 预防与应急准备

（1）制定应急预案。突发事件应急预案的制定部门国务院卫生行政主管部门按照分类指导、快速反应的要求，制定全国突发事件应急预案，报请国务院批准。省、自治区、直辖市人民政府根据全国突发事件应急预案，结合本地实际情况，制定本行政区域的突发事件应急预案。全国突发事件应急预案的主要内容：①突发事件应急处理指挥部的组成和相关部门的责任；②突发事件的监测与预警；③突发事件信息的收集、分析、报告、通报制度；④突发事件应急处理技术和监测机构及其任务；⑤突发事件的分级和应急处理工作方案；⑥突发事件预防、现场控制，应急设施设备、救治药品和医疗器械以及其他物资和技术的储备与调度；⑦突发事件应急处理专业队伍的建设和培训。

（2）预防和监测。国家建立统一的突发事件预防控制体系。突发事件的预防和监测内容如下。

1）地方各级人民政府应当依照法律、行政法规的规定，做好传染病预防和其他公共卫生工作，防范突发事件的发生。

2）县级以上各级人民政府卫生行政主管部门和其他有关部门，应当对公众开展突发事件应急知识的专门教育，增强全社会对突发事件的防范意识和应对能力。

3）县级以上地方人民政府应当建立和完善突发事件监测与预警系统。县级以上各级人民政府卫生行政主管部门，应当指定机构负责开展突发事件的日常监测，并确保监测与预警系统的正常运行。

4）监测与预警工作应当根据突发事件的类别，制订监测计划，科学分析、综合评价监测数据。对早期发现的潜在隐患及可能发生的突发事件，应当依照《条例》规定的报告程序和时限及时报告。

（3）应急准备。应急准备具体包括以下几点。

1）国务院有关部门和县级以上地方人民政府及其有关部门，应当根据突发事件应急预案的要求，保证应急设施、设备、救治药品和医疗器械等物资储备。

2）县级以上各级人民政府应当加强急救医疗服务网络的建设，配备相应的医疗救治药物、技术、设备和人员，提高医疗卫生机构应对各类突发事件的救治能力。

3）设区的市级以上地方人民政府应当设置与传染病防治工作需要相适应的传染病专科医院，或者指定具备传染病防治条件和能力的医疗卫生机构承担传染病防治任务。

4）县级以上地方人民政府卫生行政主管部门，应当定期对医疗卫生机构和人员开展突发事件应急处理相关知识、技能的培训，定期组织医疗卫生机构进行突发事件应急演练。

5. 报告与信息发布

（1）应急报告制度：国家建立突发事件应急报告制度。国务院卫生行政主管部门制定突发事件应急报告规范，建立重大、紧急疫情信息报告系统。

报告程序和时限有下列情形之一的，省、自治区、直辖市人民政府应当在接到报告 1 小时内，向国务院卫生健康行政主管部门报告：①发生或者可能发生传染病暴发、流行的；②发生或者发现不明原因的群体性疾病的；③发生传染病菌种、毒种丢失的；④发生或者可能发生重大食物和职业中毒事件的。国务院卫生健康行政主管部门对可能造成重大社会影响的突发事件，应当立即向国务院报告。

调查接到报告的地方人民政府、卫生健康行政主管部门依照《条例》规定报告的同时，应当立即组织力量对报告事项调查核实、确证，采取必要的控制措施，并及时报告调查情况。

通报国务院卫生健康行政主管部门应当根据发生突发事件的情况，及时向国务院有关部门和各省、自治区、直辖市人民政府卫生健康行政主管部门以及军队有关部门通报。突发事件发生地的省、自治区、直辖市人民政府卫生健康行政主管部门，应当及时向毗邻省、自治区、直辖市人民政府卫生健康行政主管部门通报。

（2）举报制度：国家建立突发事件举报制度，公布统一的突发事件报告、举报电话。任何单位和个人有权向人民政府及其有关部门报告突发事件隐患，有权向上级人民政府及其有关部门举报地方人民政府及其有关部门不履行突发事件应急处理职责，或者不按照规定履行职责的情况。

（3）信息发布制度：国家建立突发事件的信息发布制度。国务院卫生健康行政主管部门负责向社会发布突发事件的信息。必要时，可以授权省、自治区、直辖市人民政府卫生健康行政主管部门向社会发布本行政区域内突发事件的信息。信息发布应当及时、准确、全面。

6. 应急处理

（1）启动应急预案。包括：①突发事件发生后，卫生健康行政主管部门应当组织专家对突发事件进行综合评估，初步判断突发事件的类型，提出是否启动突发事件应急预案的建议。②在全国范围内或者跨省、自治区、直辖市范围内启动全国突发事件应急预案，由国务院卫生健康行政主管部门报国务院批准后实施。③全国突发事件应急处理指挥部对突发事件应急处理工作进行督查和指导，地方各级人民政府及其有关部门应当予以配合。④省级以上人民政府卫生健康行政主管部门或者其他有关部门指定的突发事件应急处理专业技术机构，负责突发事件的技术调查、确证、处置、控制和评价工作。⑤国务院卫生健康行政主管部门对新发现的突发传染病，根据危害程度、流行强度，依照《传染病防治法》的规定及时宣布为法定传染病；宣布为甲类传染病的，由国务院决定。⑥应急预案启动前，县级以上各级人民政府有关部门应当根据突发事件的实际情况，作好应急处理准备，采取必要的应急措施。应急预案启动后，突发事件发生地的人民政府有关部门，应当根据预案规定的职责要求，服从突发事件应急处理指挥部的统一指挥，立即到达规定岗位，采取有关的控制措施。

（2）采取应急控制措施。包括：①突发事件发生后，国务院有关部门和县级以上地方人民政府及其有关部门，应当保证突发事件应急处理所需的医疗救护设备、救治药品、医疗器械等物资的生产、供应；铁路、交通、民航行政主管部门应当保证及时运送。②根据突发事件应急处理的突发事件应急控制指挥部有权紧急调集人员、储备的物资、交通工具以及相关设施、设备；必要时，对人员进行疏散或者隔离，并可依法对传染疫区实行封锁。③县级以上地方人民政府卫生行政主管部门应当对突发事件现场等采取控制措施，宣传突发事件防治知识，及时对易受感染的人群和其他易受损害的人群采取应急接种、预防性投药、群体防护等措施。④参加突发事件应急处理的工作人员，应当按照预案的规定，采取卫生防护措施，并在专业人员的指导下进行工作。⑤国务院卫生行政主管部门或者其他有关部门指定的专业技术机构，有权进入突发事件现场进行调查、采样、技术分析和检验，对地方突发事件的应急处理工作进行技术指导，有关单位和个人应当予以配合；任何单位和个人不得以任何理由予以拒绝。⑥对新发现的突发传染病、不明原因的群体性疾病、重大食物中毒和职业中毒事件，国务院卫生健康行政主管部门应当尽快组织力量制定相关的技术标准、规范和控制措施。⑦交通工具上发现根据国务院卫生健康行政主管部门的规定需要采取应急控制措施的传染病病人、疑似传染病病人，其负责人应当以最快的方式通知前方停靠点，并向交通工具的营运单位报告。

（3）采取应急处理措施。包括：①医疗卫生机构应当对因突发事件致病的人员提供医疗救护和现场救援，对就诊病人必须接诊治疗，并书写详细、完整的病历记录；对需要转送的病人，应当按照规定将病人及其病历记录的复印件转送至接诊地或者指定的医疗卫生机构。医疗卫生机构应当采取卫生防护措施，防止交叉感染和污染。医疗卫生机构应当对传染病病人密切接触者采取医学观察措施，传染病病人密切接触者应当予以配合。②传染病暴发、流行时，街道、乡镇以及居民委员会、村民委员会应当组织力量，团结协作，群防群治，协助卫生健康行政主管部门和其他有关部门、医疗卫生机构做好疫情信息的收集和报告、人员的分散隔离、公共卫生措施的落实工作，向居民、村民宣传传染病防治的相关知识。③对传染病暴发、流行区域内流动人口，突发事件发生地的县级以上地方人民政府应当做好预防工作，落实有关卫生控制措施；对传染病病人和疑似传染病病人，应当采取就地隔离、就地观察、就地治疗的措施。④有关部门、医疗卫生机构应当对传染病做到早发现、早报告、早隔离、早治疗，切断传播途径，防止扩散。⑤县级以上各级人民政府应当提供必要资金，保障因突发事件致病、致残的人员得到及时、有效救治。⑥在突发事件中需要接受隔离治疗、医学观察措施的病人、疑似病人和传染病病人密切接触者在卫生行政主管部门或者有关机构采取医学措施时应当予以配合；拒绝配合的，由公安机关依法协助强制执行。

二、突发公共卫生监测信息

（一）疫情和突发事件监测系统

疫情和突发事件监测系统是当今世界建成的最大的基于互联网在线直报的网络应用系统。从2003年6月开始拟定建设方案，2004年投入运行。到目前为止，使用该系统进行疾病报告、数据审核、质量控制和分析利用的用户数超过10万。其中县及县以上医院超过3万家，社区卫生服务中心和乡镇卫生院达到6万家，各级卫生行政部门、疾病控制机构超过8000家，实现了对传染病、突发公共卫生事件报告和信息处理的"个案、实时和在线"目标。

（二）突发公共卫生应急指挥中心

为了应对重大疾病流行和突发公共卫生事件危机，及时调动和协调各种资源，包括卫生系统内部和相关部门的资源，部署和实施干预措施，按照国务院领导的要求，建立中央、省级两级突发公共卫生事件指挥与决策系统。该系统的作用是，收集整理重大传染病和突发公共卫生事件监测系统数据，辨别事件危害性质和严重程度，协调和调度跨地区及跨部门救治资源，组织疾病控制、卫生监督和医疗救治系统，共同应对突发公共卫生事件对社会以及居民健康造成的威胁，完成数据收集、决策分析、指挥部署和实时监控等工作任务。

（三）医疗救治信息系统

根据医疗救治信息系统的业务需求和建设原则，医疗救治信息系统的建设内容主要包括应用系统，中央、省、地市三级数据中心和安全信息传输网络，还包括协调卫生资源、组织救治队伍、实施病人和伤员转运、腾退床位、住院治疗、善后处理，以及对一线的医务人员开展紧急培训等。

（四）卫生监督信息系统

全国卫生监督信息系统的建设内容如下。

（1）建设国家级卫生监督信息网络系统软硬件平台。

（2）建立全国统一使用的卫生监督信息报告系统。

（3）开发普遍通用的卫生监督日常业务系统（卫生行政许可审批系统、卫生监督检查和行政处罚系统）。

（4）建设食品安全综合协调信息发布平台。国家级卫生监督信息网络系统经过持续建设和推广实施，起到了良好的应用效果，目前系统已经进入维护和开发完成并行期。

三、基层卫生信息系统

有效的基层防疫网络组织为防病灭病、提高人民健康水平发挥了巨大的作用。这种组织是保证卫生防疫工作全面落实的关键。对基层卫生防疫工作的管理主要包括组织机构和人力资源管理、工作常规管理、工作目标管理与工作考评等。其重点是将基层卫生防疫工作纳入当地各级政府的议事日程，加强四级疾病预防控制网建设，特别是乡镇、街道及村基层卫生组织建设，通过实施工作目标责任制和工作效果考评加强质量控制。

党的十八大以来，党中央把人民健康放在优先发展的战略地位，提出新时代卫生与健康工作方针，将"以基层为重点"放在首要位置。在业务管理方面，国家通过"中西部村卫生室信息化建设项目"和"基层医疗卫生机构管理信息系统建设项目"，推动基本医疗、基本公共卫生信息化、电子健康档案建立与管理等日常业务工作。目前，全国范围内已有79%的社区卫生服务中心（站）及乡镇卫生院、44%的村卫生室安装了基层信息系统。在经济相对发达的地区，基层卫生信息系统不仅能满足基层大夫日常工作需要，还能满足卫生行政管理者决策支持的需要、公众便捷实惠的需要。如上海"1+1+1"云平台的费用控制和流向分析功能实时监控基层诊疗费用增长、分析就医流向；延伸处方功能让居民在社区就能开到在三级医院才能开出的药品。厦门市民健康信息系统支持市民健康档案、体检诊疗记录的线上查询，以及签约居民在线管理以及家签居民线上续访，达到惠民便民的良好效果。

第五节 服务能力规划

一、应急处置能力

应急能力强弱直接决定突发公共卫生事件处置成功与否。我国关于应急管理研究起步较晚、基础较弱且存在地区之间发展水平不一致的因素，我国疾病预防控制机构的应急处置能力有待提高。

我国在2003年抗击"非典"后，逐渐加强对应急管理和能力的研究。在抵御"非典"期间，发现应急管理体系有很多的缺陷和不足，意识到提升突发事件应急能力的重要性，加大了对应急管理体系的关注和研究。由于起步较晚，学术界对于应急能力的定义在不同时期有不同的表述，本节以时间轴的形式梳理了自2003年以来相关学者给出的具有代表性的定义（表8-3）。

表8-3 应急能力的代表性定义

时间	定义
2003 年	政府部门的应急能力，指政府部门在应对各种突发性事件时，力求在较短的时间内使突发性事件所造成的损失达到最小、对社会所造成的负面影响降到最低的一种综合应急处理能力
2005 年	应急能力是对突发紧急事件的综合管理能力，通过运用行政和法制手段，依靠科技和公众等资源来应对及处置各类突发事件，从而将人员伤亡和财产损失降到最低，是保证整个社会正常运转的不可或缺的重要能力
2007 年	政府公共危机管理的能力实质上是"公共危机时期政府能够做什么、能做到什么程度及做好的可能性"的问题，包括资源能力、精神能力和行动能力
2008 年	政府危机管理能力是指政府组织相关力量对可能发生或已经发生的危机事件进行预测、监督、控制和协调处理，以期有效地预防、处理和消除危机、减少损失的能力
2009 年	①应急能力是指针对各类突发事件，政府相关部门建立相应的应急管理体系，包括应急体制机制、应急预案、监测与预警、应急响应与处置、资源保障、队伍建设等，从而保证应急救援行动高效、快速、有序地开展的一种综合能力 ②应急能力不仅是一个绝对的概念，也是一个相对的概念，根据绝对-相对和现实-潜在的维度，可以被区分为"绝对-现实"能力、"相对-现实"能力、"绝对-潜在"能力和"相对-潜在"能力四种"理想类型"
2010 年	政府危机管理能力应该包括政府自身的危机管理能力、社会本身的危机应对能力及社会对政府处理危机的协助能力
2012 年	政府部门的应急能力是指当各类突发事件发生时，政府部门能够在最短时间内将损失控制到最小，将社会不良影响降到最低的综合应急处置能力

2003 年"非典"，暴露出我国疾控体系的一些薄弱环节，时任国务院副总理吴仪指出我国疾控体系存在"定位不准，职责不清；机构不少，功能不强；队伍庞大，素质不高；设施陈旧，条件落后；防治脱节，缺乏合力；经费不足，忙于创收"等问题。为解决这些问题，党中央、国务院提出"建立健全疾病预防控制体系"的目标。

2003 年"非典"之后，形成了以"一案三制"为代表的第二代应急管理系统，分别指预案、体制、机制、法制。该时期研究著作和期刊论文数量呈现激增态势，研究的领域也扩展到了应急管理的各个方面。2008 年以后，应急管理研究进入成熟时期，这个阶段研究的内容覆盖面更加全面且更为深入，学者开始关注各部门间的组织、协调、联动等方面，更加注重从宏观体系上来观察研究应急管理。2008 年汶川地震发生后，不仅要关注政府在突发事件中的表现，而且主张把各种社会资源纳入政府的应急管理活动体系中来，赋予其法律地位和权利，弥补政府在应急管理活动中的一些不足。

（1）在预案方面，国家、省、地市、县（区）纵向 4 个级别都分别设置不同的预案，从内容上来看，有总体预案、专项预案、部门预案，以及根据各单位特点特色形成的地方应急预案、企事业应急预案等。

（2）在法制方面，2003 年通过《突发公共卫生事件应急条例》；2006 年通过《国家突发公共事件总体应急预案》等，这些法规及应急预案等为应急管理提供了法律保障。

（3）在体制方面，2003 年之后，从中央到地方，各级政府先后成立应急管理办公室，机构设置包括专家组、应急管理委员会、应急管理办公室等。

（4）在机制方面，中国应急管理系统提高了群众对应急管理工作的认识；搭建从中央到地方的管理框架；增强处置突发公共卫生事件的能力；保障人民生命和财产安全，实现历史性的跨越。

如今，我国疾控应急管理实现从无到有，并逐渐步入规范化、制度化、信息化轨道。

二、检验检测能力

（一）检验检测的必要性

传染病曾经是严重威胁人类健康和生命安全的疾病。20 世纪 50 年代，传染病和寄生虫病死亡人数居于全国死亡人数中的第 1 位，经过多年的努力，现已下降到第 9 位，并在发展中国家中率先消灭了天花、脊髓灰质炎等重大传染病。2003 年战胜了来势凶猛的"非典"疫情，近两年又成功地控制了禽流感向人类的传播。目前，全国正在建立健全艾滋病、结核病、血吸虫病、乙型肝炎等严重传染病的预防控制和医疗救治体系。在 2019 年底暴发的新冠感染迅速蔓延至全国，该病传染性较强且极易在人群中传播，病媒生物监测工作比任何时候都更受到大众的关注。

病媒生物是指能直接或间接传播疾病，危害、威胁人类健康的生物，具有传播快、易流行的特点，严重威胁人们的身体健康，是各国人民共同面临的严峻挑战之一。

通过对病媒生物的检验检测，可以有效控制病媒生物性传染病，减少它们对人群的骚扰和经济损失，此外，这种检测还能预防和控制病媒生物相关传染病的暴发。系统地进行病媒生物检测不仅能为制定控制策略提供科学依据，还能预测和预警病媒生物传染病的流行趋势，对预防和控制这些疾病起到重要作用。因此，加强病媒生物疾病的预防和控制已成为我们近年来面临的紧迫任务。疾控机构实验室检测的准确度与时效性作为整个实验室检验能力的基础，直接关系到疫情和事件的处置效果。

（二）检验检测人员的要求

疾控机构对实验室检验专业人员能力的要求，应具有从事检测活动的类型、范围和工作量所需的能力，以及专业判断能力。

1. 现状及存在的问题 ①检验检测发展滞后；②检验设备落后，硬件投入不足；③检验人员水平不高。

2. 提高检验监测能力的思路和对策 ①增强质量意识，加强培训；②严格按照标准对实验室进行严格管理；③结合实际，建立专属疾控机构的检验监测管理体系。

中英文名词对照

中文	英文
疾病控制与预防中心	Center for Disease Control and Prevention
中国疾病预防控制中心	Chinese Center for Disease Control and Prevention

参 考 文 献

邵晓峰, 张存禄, 李美燕, 2006. 供应链管理[M]. 北京: 机械工业出版社: 199.

王明旭, 2011. 卫生事业管理学[M]. 2 版. 北京: 北京大学医学出版社.

卫生部卫生应急办公室, 2005. 卫生应急工作手册: 2005 年版[M]. 北京: 人民卫生出版社: 199.

薛晓源, 刘国良, 2005. 全球风险世界: 现在与未来: 德国著名社会学家、风险社会理论创始人乌尔里希·贝克教授访谈录[J]. 马克思主义与现实, (1): 44-55.

闫振宇, 2012. 基于风险沟通的重大动物疫情应急管理完善研究[D]. 武汉: 华中农业大学.

杨土保, 2006. 现代卫生管理学[M]. 北京: 化学工业出版社.

张亮, 胡志, 2013. 卫生事业管理学[M]. 北京: 人民卫生出版社.

周立, 2010. 公共卫生事业管理[M]. 2 版. 重庆: 重庆大学出版社.

Fischhoff B,1985. Managing risk perceptions[J]. Issues in Science and Technology,(2):83-961.

思 考 题

1. 中国疾病预防控制中心的定义及宗旨是什么？
2. 简述我国疾病预防控制体系建设的三个阶段。
3. 我国疾病预防控制中心的主要任务有几个？请简述主要任务内容。
4. 简述我国疾病预防控制中心设置依据。

（余颖颖　周　令）

第九章 突发公共卫生事件应急管理体系规划

学习目标

通过本章的学习，你应该能够：

掌握 应急管理体系、突发公共卫生事件应急管理体系的相关概念；突发公共卫生事件应急管理体系规划的编制过程。

熟悉 我国突发公共卫生事件应急管理体系；我国突发公共卫生事件应急管理体系规划的方向与重点。

了解 我国应急管理体系发展的历程。

本章主题

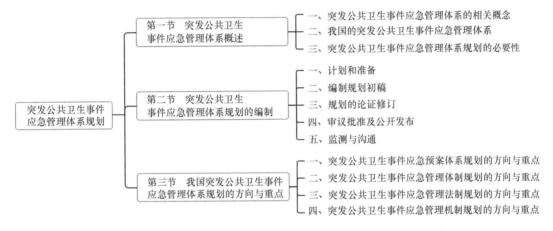

课程思政

党的二十大报告指出：健全国家安全体系。坚持党中央对国家安全工作的集中统一领导，完善高效权威的国家安全领导体制。强化国家安全工作协调机制，完善国家安全法治体系、战略体系、政策体系、风险监测预警体系、国家应急管理体系，完善重点领域安全保障体系和重要专项协调指挥体系，强化经济、重大基础设施、金融、网络、数据、生物、资源、核、太空、海洋等安全保障体系建设。健全反制裁、反干涉、反"长臂管辖"机制。完善国家安全力量布局，构建全域联动、立体高效的国家安全防护体系。

突发公共卫生事件（public health emergency）具有不确定性和复杂性等特征，其与不断演进的人类政治、经济、社会活动相耦合，使突发公共卫生事件应急管理始终面临着新形势、新挑战。作好突发公共卫生事件应急管理体系规划，构建适宜的突发公共卫生事件应急管理体系，是有效应对突发公共卫生事件的重要保障。

第一节 突发公共卫生事件应急管理体系概述

坚持总体国家安全观，构建强大的突发公共卫生事件应急管理体系（emergency management system for public health emergency），全面提升防控和救治能力，维护公共卫生领域的长治久安，切实为维护人民健康提供有力保障。

一、突发公共卫生事件应急管理体系的相关概念

（一）应急管理体系

应急管理体系（emergency management system）承担着防范化解公共安全风险、及时应对处置各类突发事件的重要职责，是国家治理体系的重要组成部分，是践行总体国家安全观的重要保障。不同学者对应急管理体系的定义不同，主要代表性观点如表 9-1 所示。

表 9-1　不同学者对应急管理体系的定义

学者	定义
薛澜	应急管理体系是由政府和其他各类社会组织构成的应对突发事件的整合网络，包括法律法规、体制机构（包括公共部门和私人部门）、机制与规则、能力与技术、环境与文化
吴群红 杨维中	应急管理体系是由一系列相互关联的要素、组织功能系统，以及相应的制度、规则系统构成的、具有特定结构和功能的有机整体。它由两部分构成：制度、规则系统；组织功能系统
钟开斌	应急管理体系是指与突发事件应对相关的领导体制、价值目标、制度规范、资源保障、技术方法、运行环境等若干要素相互联系、相互制约而构成的一个整体
高小平	应急管理体系指应对突发公共事件时的组织、制度、行为、资源等相关应急要素及要素之间关系的总和
姚国章	应急管理体系是指保证应急管理有效运行的一系列制度安排和条件保障，它是应急管理的基础和核心。它由组织体制、运作机制、法制基础和应急保障系统四部分构成
李清彬 宋立义 申现杰	应急管理体系是由应急管理活动各要素构成的有机系统。应急管理活动的要素包括目标体系（愿景）、组织体系（主体）、防控体系（手段）、支撑保障体系（条件）等，各要素通过相关体制机制融合为一个有机系统，进而发挥出整体效应

综合上述观点，本教材认为应急管理体系是指开展公共安全风险管理及突发事件应急管理所需的各类要素所构成的整体，包括理念、目标、体制、机制、制度、技术、资源与环境等。一个国家的应急管理体系直接决定了这个国家应对突发事件的效率和效果。受政治、经济、社会文化等因素的影响，一个国家的应急管理体系往往处于不断动态调整的状态中。

（二）突发公共卫生事件应急管理体系

突发公共卫生事件具有突发性、不确定性、复杂性、群体性、危害性等特点，完善的突发公共卫生事件应急管理体系可有效预防、监测、应对突发公共卫生事件，从而确保人民群众生命健康安全和国家安全。

突发公共卫生事件应急管理体系是应急管理体系的重要组成部分，指开展公共卫生风险管理及突发公共卫生事件应急管理所需的各种要素及其相互关系构成的有机整体。突发公共卫生事件应急管理体系建设是一项系统工程，受到特定的历史、文化、制度、体制等因素影响；同时，突发公共卫生事件应急管理体系建设是持续的动态过程，随着社会发展与环境变化而不断完善。

二、我国的突发公共卫生事件应急管理体系

（一）我国应急管理体系概述

面对不确定性特征愈发突出的突发事件、日益复杂的外部环境，以及各种新型管理问题与风险的挑战，我国应急管理体系也处于不断完善之中，并大致可分为以下四个阶段。

1. 第一阶段：中华人民共和国成立至改革开放前　这一时期，我国突发事件以单灾种应对为主，事件后果主要局限于突发事件当地。突发事件的应对职责主要分散在地震、气象、水利、卫生等专门的行政机构。1949 年 11 月，中央人民政府内务部成立，1954 年更名为"中华人民共和国内务部"（1969 年撤销），履行灾害救济职能；1950 年成立"中央救灾委员会"，在国务院领导下主管全国救灾事宜；同时，成立中央防疫委员会（1949 年 10 月）和中央防汛总指挥部（1950 年 6

月）等部门，负责相关协调工作。

新中国成立之初，我国制定了"节约防灾，生产自救，群众互助，以工代赈"的救灾方针；1950年第一次全国民政会议正式提出了"生产自救，节约渡荒，群众互助，以工代赈，并辅之以必要的救济"的救灾方针；人民公社化运动开始后，救灾方针又调整为"依靠群众、依靠集体力量、生产自救为主，辅之以国家必要的救济"；1958年5月26日至6月18日，内务部召开的第四次全国民政会议确定了"防重于救，防救结合，依靠集体，农业为主，兼顾副业，互相协作，厉行节约，消灭灾荒"的救灾方针。

这一阶段的主要特征是，以单一灾害类型的分类管理为主导；应急机构隶属于不同的管理机构；重点放在灾害发生时的应急处理和救援工作上。

2. 第二阶段：改革开放至2003年"非典"疫情前 改革开放后，随着社会环境的变化，突发事件发生的类型不断增多，影响与后果也不断扩大。

应急管理机构建设方面，我国于1978年设立了"中华人民共和国民政部"，是全国救灾救济的主管机构；1989年设立了中国"国际减灾十年"委员会，这一机构属于部际协调机构，由民政部牵头，后于2000年更名为"中国国际减灾委员会"，2005年更名为"国家减灾委员会"；此外，还成立了国务院抗震救灾指挥部、国家森林防火指挥部等议事协调机构，指导全国防灾减灾、加强国际社会减灾合作。

1978年，第七次全国民政会议恢复了"文化大革命"以前的救灾方针。1983年，第八次全国民政会议将救灾工作方针修订为"依靠群众，依靠集体，生产自救，互助互济，辅之以国家必要的救济和扶持"。此外，1998年4月29日，经国务院批准，中国国际减灾十年委员会发布《中华人民共和国减灾规划（1998—2010年）》，这是第一部国家有关减灾工作的规划。同时，国家先后颁布实施了《中华人民共和国水法》《中华人民共和国防洪法》《中华人民共和国防汛条例》等一系列法律制度，为应急管理提供了法律依据。

3. 第三阶段：2003年"非典"疫情至2012年党的十八大之前 这一阶段，我国首次提出了"应急管理体系"的概念，并建立了以"一案三制"为核心的应急管理体系。"一案"指应急管理总体预案，"三制"指应急管理的体制、机制、法制。2003年之后，我国的应急管理体系建设实现了跨越式发展。在预案上，我国建立了"纵向到底、横向到边"的全国应急预案体系；在管理体制上，我国建立了以各级人民政府应急管理办公室为枢纽、部际联席会议为跨部门协调机制的综合应急管理体制；在法制上，建立了以宪法为依据、以《中华人民共和国突发事件应对法》为核心、以相关单项法律法规为配套的应急管理法律体系；在机制上，建立了监测预警、信息报告、响应处置、风险沟通、恢复重建、应急评估等应急机制，推动了突发事件应急管理的制度化、规范化、程序化。此外，2006年第十二次全国民政会议提出了"政府主导、分级管理、社会互助、生产自救"的救灾工作方针。

2006年8月，中国共产党第十六届中央委员会第六次全体会议通过《关于构建社会主义和谐社会若干重大问题的决定》指出："完善应急管理体制机制，有效应对各种风险，建立健全分类管理、分级负责、条块结合、属地为主的应急管理体制，形成统一指挥、反应灵敏、协调有序、运转高效的应急管理机制，有效应对自然灾害、事故灾难、公共卫生事件、社会安全事件，提高突发公共事件管理和抗风险能力。"为我国应急管理体制机制建设提供了重要原则。

4. 第四阶段：2012年至2022年 我国进入了以总体国家安全观为统领的应急管理体系全面建设的新时期。2014年，我国成立国家安全委员会并提出了"总体国家安全观"，标志着我国开始从国家战略的高度来部署应急管理工作，为进一步深化、完善"一案三制"的应急管理体系奠定了坚实基础。

2018年，根据国务院机构改革方案，设立中华人民共和国应急管理部，我国建立了以"国安办+应急管理部（整合事故灾难类和自然灾害类）+公安部（社会治安类）+卫生健康委员会（公共卫生类）"为主，涵盖四大类突发事件的应急管理体系。2019年，中国共产党第十九届中央委员会第四次全体会议通过了《中共中央关于坚持和完善中国特色社会主义制度，推进国家治理体系和治理能力现代化若干重大问题的决定》，提出"构建统一指挥、专常兼备、反应灵敏、上下联动的应急管理体制，优化国家应急管理能力体系建设，提高防灾减灾救灾能力"。2020 年，中国共产党第十九届中央委员会第五次全体会议提出"统筹发展和安全，建设更高水平的平安中国。坚持总体国家安全观，实施国家安全战略，把安全发展贯穿于国家发展的各领域和全过程，防范和化解影响我国现代化进程的各种风险"。应急管理体系建设成为国家治理体系和治理能力现代化的重要组成部分。

（二）我国突发公共卫生事件应急管理体系

2003 年，在取得抗击"非典"斗争胜利后，我国逐步建立并完善了以总体国家安全观为统领，"一案三制"为核心的突发公共卫生事件应急管理体系，并成为我国应急管理体系的重要组成部分。

1. 突发公共卫生事件应急预案 《左传》有言："居安思危，思则有备，备则无患。"预案的主要作用是"防患于未然"，以确定性应对不确定性，化不确定性的突发事件为确定性的常规事件。预案编制是应急管理的重要基础，也是我国应急管理体系建设的首要工作。为有效预防、及时控制和消除突发公共卫生事件及其危害，规范指导各类突发公共卫生事件的应急处理工作，最大程度地减少突发公共卫生事件对公众健康造成的危害，保障公众身心健康与生命安全，我国编制了系列突发公共卫生事件相关应急预案。包括《国家突发公共事件总体应急预案》1 部，《国家突发公共卫生事件应急预案》《国家突发公共事件医疗卫生救援应急预案》《国家食品安全事故应急预案》等国家专项应急预案，以及系列突发公共卫生事件部门应急预案、地方应急预案、企事业单位应急预案、重大活动应急预案。

2. 突发公共卫生事件应急管理体制 是指由有关法律制度规定的突发公共卫生事件应急处置不同主体的职责定位及其相对稳定的相互关系，主要包括领导体制、决策指挥、机构设置、相互关系等构成要素。我国突发公共卫生事件应急管理机构实现了由单项应对向综合协调、由被动应急向主动应对、由应急救援向应急管理的转变。

2006 年 4 月，我国成立国务院应急管理办公室（国务院总值班室），履行值守应急、信息汇总和综合协调职能，发挥运转枢纽作用。2018 年，国务院办公厅应急管理职责划入应急管理部，不再保留国务院应急管理办公室。

2004 年，国家卫生健康委员会成立卫生应急办公室（突发公共卫生事件应急指挥中心），主要职责包括卫生应急和紧急医学救援工作，组织编制专项预案，组织实施预案演练和监督指导；指导卫生应急体系和能力建设；发布突发公共卫生事件应急处置信息。同时，各级卫生行政部门也分别成立了卫生应急办公室。2021 年 5 月 13 日，国家疾病预防控制局正式挂牌。2022 年 2 月 16 日，中共中央办公厅、国务院办公厅《关于调整国家卫生健康委员会职能配置、内设机构和人员编制的通知》指出，国家卫生健康委员会负责卫生应急，牵头组织协调传染病疫情应对工作，组织指导传染病以外的其他突发公共卫生事件预防控制和各类突发公共事件医疗卫生救援，与海关总署建立健全应对口岸公共卫生事件合作机制和通报交流机制；负责管理国家疾病预防控制局；国家卫生健康委员会卫生应急办公室（突发公共卫生事件应急指挥中心）更名为医疗应急司。

视窗 **国家疾病预防控制局的职责转变**

国家疾病预防控制局是国家卫生健康委员会管理的国家局，为副部级。国家疾病预防控制局应当强化对各级疾病预防控制机构的业务领导和工作协同，建立健全疾病预防控制工作体系和网络，为维护人民健康提供有力保障。坚持将预防关口前移，健全多渠道监测预警机制，建立智慧化预警多点触发机制，推动公共卫生服务与医疗服务高效协同、无缝衔接，完善公共卫生重大风险评估、研判、决策机制，提高评估监测敏感性和准确性。优化资源配置，完善运行机制，坚持依法防控，落实早发现、早报告、早隔离、早治疗要求，推动构建常态化管理和应急管理动态衔接的基层治理机制，强化科研支撑体系，健全决策咨询体系，实现动态防控、科学防控、精准防控。

2020 年初，为应对新冠感染的肺炎疫情，我国启动了中央人民政府层面的多部委协调工作机制——国务院应对新冠感染的肺炎疫情联防联控工作机制，该机制是由国家卫生健康委员会牵头，共 32 个成员单位部门参与。联防联控工作机制下设疫情防控、医疗救治、科研攻关、宣传、外事、后勤保障、前方工作等工作组，分别由相关部委负责同志任组长，明确职责，分工协作，形成疫情防控的有效合力。

3. 突发公共卫生事件应急管理法制　我国应对突发公共卫生事件相关法律不断完善，实现了从应急化、单一化向专业化、体系化转变。

2003 年抗击"非典"后期，我国紧急颁布了《突发公共卫生事件应急条例》，对相关部门在应对突发公共卫生事件时的预防与应急准备、报告与信息发布、应急处理、法律责任等方面内容进行了规定，标志着我国突发公共卫生事件应急管理迈入有法可依的新阶段。为进一步完善应对突发公共卫生事件的法律制度，1989 年我国颁布了《中华人民共和国传染病防治法》，进一步明确、规范了传染病预防、疫情报告、通报和公布、疫情控制、医疗救治、监督管理、保障措施、法律责任等内容。2007 年 11 月 1 日颁布了《中华人民共和国突发事件应对法》，将突发公共卫生事件划分为四个响应等级。此外，我国还颁布了《国家救灾防病与突发公共卫生事件信息报告管理规范》，规范国家救灾防病的报告及信息管理工作。各地、各级部门结合实际情况颁布的相关管理办法与实施细则，也是开展突发公共卫生事件应急管理的主要依据。

4. 突发公共卫生事件应急管理机制　主要指突发公共卫生事件应急管理过程中不同要素之间的互动关系，包括从预防准备、监测预警、应急处置，到恢复重建等全链条的管理机制。体制通过机制发挥作用，机制运行受体制规范，二者相辅相成、相互支撑。突发公共卫生事件应急管理机制主要包括监测预警机制、风险管理机制、信息沟通及披露机制、应急响应机制、应急指挥机制、应急联动机制等。

三、突发公共卫生事件应急管理体系规划的必要性

突发公共卫生事件应急管理体系是一个科学完整且动态演进的复杂系统。为积极适应国内外环境和突发公共卫生事件特点的深刻复杂变化，有效应对各类突发公共卫生事件，需科学规划突发公共卫生事件应急管理体系，这既是一项紧迫任务，又是一项长期任务。

1. 健全突发公共卫生事件应急管理体系　是落实总体国家安全观、实现国家治理体系和治理能力现代化的必然要求。

突发公共卫生事件应急管理体系是国家应急管理体系的重要组成部分，承担着有效预防、化解、控制、消除重大急性传染病等公共卫生事件的重要职责，担负着保护人民群众生命财产安全和维护社会稳定的重要使命。健全突发公共卫生事件应急管理体系，是防范化解重大公共卫生风险挑战、维护国家安全的重要举措，是健全国家治理体系、提升国家治理能力的必然要求。2019 年 11 月 29日，习近平总书记在主持中央政治局第十九次集体学习时强调，"要发挥我国应急管理体系的特色和优势，借鉴国外应急管理有益做法，积极推进我国应急管理体系和能力现代化"。"十四五"国家应急体系规划提出，"到 2035 年，建立与基本实现现代化相适应的中国特色大国应急体系，全面实现依法应急、科学应急、智慧应急，形成共建共治共享的应急管理新格局"。

2. 未来公共卫生安全风险形势　不仅严峻，而且愈发复杂难控，对突发公共卫生事件应急管理体系建设提出新要求。

当前，我们生活在一个以高度流动性、紧密依赖性为特征的全球化世界中，人类社会、微生物界、自然环境和人类行为不断变化且交互作用，国家生物安全风险隐患增多，以新发传染病事件为代表的各类突发公共卫生事件不断涌现，使未来全球公共卫生安全形势面临前所未有的挑战。加之全球化、数字化、网络化助推各类风险相互交织、耦合、连锁、放大，公共卫生风险的突发性、不确定性、复杂性与危害性骤增，风险防控难度空前加剧。只有加快突发公共卫生事件应急管理体系现代化建设，才可能有效应对未来不断新发的公共卫生风险挑战。

3. 我国突发公共卫生事件应急管理体系建设 已经取得重大进展，但仍存在明显短板，而且随着环境变化，突发公共卫生事件应急管理体系建设是一个动态持续的过程。

在总体国家安全观指导下，我国突发公共卫生事件应急管理体系建设取得了显著成效，综合化、协同化、法治化、现代化的特点更加突出。然而，突发公共卫生事件应急管理体系也面临着法律规范不健全、部门职责不清晰、管理机制不顺畅、现代化技术应用不足等突出问题，突发公共卫生事件应急管理体系自身建设是一个不断优化的过程。另外，随着现代信息技术、数字技术、网络技术、传感技术的发展与应用，国际国内环境的变化，以及应对突发公共卫生事件中出现的新问题、新特点、新挑战，也迫切需要不断完善突发公共卫生事件应急管理体系。

第二节 突发公共卫生事件应急管理体系规划的编制

突发公共卫生事件应急管理体系规划，是指相关部门制定的突发公共卫生事件应急管理体系未来较长远的发展计划和行动方案，是对突发公共卫生事件应急管理体系未来整体性、长期性、根本性问题的系统考量。它具有战略性、综合性、系统性、时间性和强制性等特点。通常，各级卫生行政部门负责本级突发公共卫生事件应急管理体系规划的编制工作。突发公共卫生事件应急管理体系规划的编制过程包括以下几个阶段：计划和准备、编制规划初稿、规划的论证修订、审议批准及公开发布、监测与沟通。其中，监测与沟通贯穿于编制的全过程。

一、计划和准备

计划和准备是实施突发公共卫生事件应急管理体系规划的第一步，其主要内容包括以下几点。

1. 识别突发公共卫生事件应急管理体系规划的利益相关者（或部门） 突发公共卫生事件应急管理体系是一个复杂的综合体，涉及多部门、多领域、多流程、多活动，不仅规划建设需要利益相关方密切配合，而且规划的执行也需要利益相关方的支持。

2. 组建规划编写团队 编写团队的质量决定了突发公共卫生事件应急管理体系规划的质量。为保证规划编写的专业性、科学性，编写团队成员要尽可能涵盖突发公共卫生事件应急管理体系建设的主要机构或部门，同时邀请从事卫生应急管理、法律等相关专家参加，必要时需要邀请其他相关领域专家进行业务和技术上的指导。

3. 收集突发公共卫生事件应急管理体系规划的相关资料 完整、准确的信息支持是编写突发公共卫生事件应急管理体系规划的基础。突发公共卫生事件应急管理体系规划需准备的数据资料主要包括：突发公共卫生事件应急管理体系建设的现状、问题与瓶颈、各国的经验与教训；突发公共卫生事件应急管理体系面对的新形势与新挑战；突发公共卫生事件未来风险及流行趋势；突发公共卫生事件应急管理体系规划涉及的其他相关资料，如法律制度、管理理论等。资料获取的途径包括文献资料收集、现场调研、专家咨询等。

4. 制定编制规划的实施方案 为保证优质高效地完成规划编制工作，需要对规划编制过程制订合理的实施方案，明确编制的组织结构、资源配置、工作机制、进度安排、风险管理等。

二、编制规划初稿

编写团队在充分调研、系统掌握信息资料、科学分析及深入研讨基础上，编制突发公共卫生事件应急管理体系规划初稿。规划的编制要严格遵守相关法律法规要求，遵循整体性、系统性原则，充分考虑突发公共卫生事件应急管理预案、体制、法制、机制及相关要素之间的协同与衔接。编制过程中，要充分听取卫生行政、医疗卫生机构、疾病预防控制机构、卫生检疫、交通运输、相关企业以及其他相关部门的意见，同时要征求国家安全管理部门及其他政府部门的意见。通常突发公共卫生事件应急管理体系规划包含以下三部分内容。

1. 突发公共卫生事件应急管理体系现状分析及形势预测　这是作好规划的前提，具体包括：

（1）现状分析。一是分析突发公共卫生事件应急管理体系建设的现状，包括建设情况、优劣势分析、国内外比较分析等；二是识别制约突发公共卫生事件应急管理体系建设的关键因素；三是系统评价突发公共卫生事件应急管理体系的成效，找出存在的主要问题并分析产生问题的根源。

（2）形势预测及研判。主要包括识别未来突发公共卫生事件应对的国内外政治、经济、法律、文化等新形势及新挑战；突发公共卫生事件风险预测与评估；未来突发公共卫生事件可能造成的对国内外政治、经济、社会、文化等各方面的影响分析；未来应对突发公共卫生事件的新需求分析；新技术、新方法应用对突发公共卫生事件应急管理的影响分析；突发公共卫生事件应急管理体系改革可能产生的效果及风险评估等。

2. 突发公共卫生事件应急管理体系建设的总体要求　具体包括：

（1）制定突发公共卫生事件应急管理体系规划的指导思想与基本原则。指导思想为突发公共卫生事件应急管理体系建设指明了方向、方法论、理论基础、整体布局、理念、主题、主线、目标、定位、重点工作和措施等。基本原则则为突发公共卫生事件应急管理体系建设的各个方面提供了具有普遍意义的指导思想和基本准则。

> **知识拓展**
> ### 《"十四五"国家应急体系规划》的指导思想与基本原则
> 　　指导思想：以习近平新时代中国特色社会主义思想为指导，全面贯彻落实党的十九大和十九届历次全会精神，增强"四个意识"、坚定"四个自信"、做到"两个维护"，坚持系统观念，统筹推进"五位一体"总体布局，协调推进"四个全面"战略布局，坚定不移贯彻新发展理念，坚持稳中求进工作总基调，坚持人民至上、生命至上，坚持总体国家安全观，更好统筹发展和安全，以推动高质量发展为主题，以防范化解重大安全风险为主线，深入推进应急管理体系和能力现代化，坚决遏制重特大事故，最大限度降低灾害事故损失，全力保护人民群众生命财产安全和维护社会稳定，为建设更高水平的平安中国和全面建设社会主义现代化强国提供坚实安全保障。
> 　　基本原则：坚持党的领导；坚持以人为本；坚持预防为主；坚持依法治理；坚持精准治理；坚持社会共治。

（2）制定突发公共卫生事件应急管理体系规划的主要目标及主要指标。在现状分析及形势预测基础上，以"一案三制"为核心，科学合理地制定突发公共卫生事件应急管理体系建设的主要目标，包括总体目标和重点领域建设目标，这些目标既有定性描述，也有定量描述；并明确规划执行期间的主要指标及其预期值。突发公共卫生事件应急管理体系建设的主要目标及主要指标既包含对突发公共卫生事件应急管理体系建设的战略性思考，同时也包含具体关键性目标。

> **知识拓展**
> ### 《"十四五"国家应急体系规划》的主要目标及主要指标（表9-2）
> **总体目标：**
> 　　到2025年，应急管理体系和能力现代化建设取得重大进展，形成统一指挥、专常兼备、反应灵敏、上下联动的中国特色应急管理体制，建成统一领导、权责一致、权威高效的国家应急能力体系，防范化解重大安全风险体制机制不断健全，应急救援力量建设全面加强，应急管理法治水平、科技信息化水平和综合保障能力大幅提升，安全生产、综合防灾减灾形势趋稳向好，自然灾害防御水平明显提升，全社会防范和应对处置灾害事故能力显著增强。到2035年，建立与基本实现现代化相适应的中国特色大国应急体系，全面实现依法应急、科学应急、智慧应急，形成共建共治共享的应急管理新格局。

重点领域目标：

应急管理体制机制更加完善。领导体制、指挥体制、职能配置、机构设置、协同机制更趋合理，应急管理队伍建设、能力建设、作风建设取得重大进展，应急管理机构基础设施、装备条件大幅改善，工作效率、履职能力全面提升。县级以上应急管理部门行政执法装备配备达标率达到80%。

灾害事故风险防控更加高效。安全风险分级管控与隐患排查治理机制进一步完善，多灾种和灾害链综合监测、风险早期感知识别和预报预警能力显著增强，城乡基础设施防灾能力、重点行业领域安全生产水平大幅提升，危险化学品、矿山、交通运输、建筑施工、火灾等重特大安全事故得到有效遏制，严防生产安全事故应急处置引发次生环境事件。灾害事故信息上报及时准确，灾害预警信息发布公众覆盖率达到90%。

大灾巨灾应对准备更加充分。综合救援、专业救援、航空救援力量布局更加合理，应急救援效能显著提升，应急预案、应急通信、应急装备、应急物资、应急广播、紧急运输等保障能力全面加强。航空应急力量基本实现2小时内到达灾害事故易发多发地域，灾害事故发生后受灾人员基本生活得到有效救助时间缩短至10小时以内。

应急要素资源配置更加优化。科技资源、人才资源、信息资源、产业资源配置更趋合理高效，应急管理基础理论研究、关键技术研究、重大装备研发取得重大突破，规模合理、素质优良的创新型人才队伍初步形成，应急管理科技信息化水平明显提高，"一带一路"自然灾害防治和应急管理国际合作机制逐步完善。县级以上应急管理部门专业人才占比达到60%。

共建共治共享体系更加健全。全社会安全文明程度明显提升，社会公众应急意识和自救互救能力显著提高，社会治理的精准化水平持续提升，规范有序、充满活力的社会应急力量发展环境进一步优化，共建共治共享的应急管理格局基本形成。重点行业规模以上企业新增从业人员安全技能培训率达到100%。

表9-2 "十四五"期间主要指标

序号	指标	预期值	属性
1	生产安全事故死亡人数	下降15%	约束性
2	重特大生产安全事故起数	下降20%	约束性
3	单位国内生产总值生产安全事故死亡率	下降33%	约束性
4	工矿商贸就业人员十万人生产安全事故死亡率	下降20%	约束性
5	年均每百万人口因自然灾害死亡率	<1	预期性
6	年均每十万人受灾人次	<15 000	预期性
7	年均因自然灾害直接经济损失占国内生产总值比例	<1%	预期性

3. 明确突发公共卫生事件应急管理体系建设的措施与保障条件 突发公共卫生事件应急管理体系规划必须明确实现上述主要目标和主要指标的具体措施，要明确实施主体、实施方法和手段、实施时间和具体的范围，以及实施的对象等。措施要量力而行，符合实际；措施目标要明确，不能含糊。同时，从组织领导、资金投入以及其他所需资源等角度确保上述措施能够顺利完成的必要保障条件。

知识拓展

《"十四五"国家应急体系规划》提出的国家应急体系建设措施

1. 深化体制机制改革，构建优化协同高效的治理模式，包括健全领导指挥体制；完善监管监察体制；优化应急协同机制；压实应急管理责任。

2. 夯实应急法治基础，培育良法善治的全新生态。包括推进完善法律法规架构；严格安全生产执法；推动依法行政决策；推进应急标准建设。

3. 防范化解重大风险，织密灾害事故的防控网络。包括注重风险源头防范管控；强化风险监测预警预报；深化安全生产治本攻坚；加强自然灾害综合治理。

4. 加强应急力量建设，提高急难险重任务的处置能力。包括建强应急救援主力军国家队；提升行业救援力量专业水平；加快建设航空应急救援力量；引导社会应急力量有序发展。

5. 强化灾害应对准备，凝聚同舟共济的保障合力。包括强化应急预案准备；强化应急物资准备；强化紧急运输准备；强化救助恢复准备。

6. 优化要素资源配置，增进创新驱动的发展动能。包括破解重大瓶颈难题；构建人才集聚高地；壮大安全应急产业；强化信息支撑保障。

7. 推动共建共治共享，筑牢防灾减灾救灾的人民防线。包括提升基层治理能力；加强安全文化建设；健全社会服务体系。

8. 实施重大工程项目，夯实高质量发展的安全基础。包括管理创新能力提升工程；风险防控能力提升工程；巨灾应对能力提升工程；综合支撑能力提升工程；社会应急能力提升工程。

三、规划的论证修订

编制好突发公共卫生事件应急管理体系规划初稿后，需要组织相关专家团队对规划的科学性、合理性、可行性及可能的风险进行充分的评估；同时还需要请上级及相关部门对规划内容进行论证，并做好与相关政策、规划的衔接工作。然后，编写团队基于评估及论证意见进行修改完善。通常修订过程需要反复几次，并作好修订记录。为提高评估及论证的效果，编写团队需提供必要的编写证据或资料。

突发公共卫生事件应急管理体系规划修订过程要关注以下几个问题：①编制的规划能否真正发挥统领性、指导性作用？②对突发公共卫生事件应急管理体系现状、新问题、新形势、新挑战的分析是否准确？③提出的指导思想及基本原则是否合理？④提出的主要目标是否是战略性、关键性的合理目标？提出的主要指标是否科学合理？⑤提出的具体措施及保障条件是否有效、可行？⑥可能面临的风险有哪些？⑦突发公共卫生事件应急管理体系的预案、体制、法制、机制等核心要素之间的协同性与衔接性如何？⑧是否与其他政府政策、法规冲突？以及与其他政府政策、规划的衔接性如何？

四、审议批准及公开发布

突发公共卫生事件应急管理体系规划编写完成后，由编制主管部门报请上一级主管部门审查，并根据审查意见修改完善。修改完善后的规划经同级人民代表大会常务委员会审议后，提请同级人民政府按规定程序报批，并依法进行公开发布。

五、监测与沟通

监测与沟通贯穿于规划编制全流程的所有活动中。监测，既包括对突发公共卫生事件应急管理体系现状及外部新形势、新挑战的监测，也包括对规划编制过程中关键活动、重要步骤的监测，目的是能够及时掌握突发公共卫生事件应急管理体系规划编制的动态及信息，保证规划编制的质量和效果。沟通，既包括编写团队成员之间的内部沟通，也包括编写团队与其他相关部门之间的沟通，良好的沟通是编写质量的重要保障。

第三节　我国突发公共卫生事件应急管理体系规划的方向与重点

我国突发公共卫生事件应急管理体系规划是统筹推进应急管理体系和应急管理能力现代化的重要组成部分之一，是一个系统工程。当前，突发公共卫生事件的不确定性不断增强，随之而来的政治、经济、社会、文化等因素的随机关联、跨界连锁、系统耦合，也进一步加剧了突发公共卫生事件应急管理的难度和复杂度。亟待针对未来可能面临的新问题、新形势、新风险、新挑战，把握好方向，作好突发公共卫生事件应急管理体系规划。

一、突发公共卫生事件应急预案体系规划的方向与重点

应急预案是为应对各类突发公共事件所设定的一系列行动方案，是应急管理体系的重要组成部分。应急预案的编制常采用协同编制法，它是基于情景、任务、能力的技术路线和编制方法，使应急管理中的规划、预案和演练三项工作在目标和方向上能够保持协调一致，实现相关部门及不同部门、功能、层次的预案之间的有效衔接联动。

当前，我国突发公共卫生事件应急预案体系（emergency response plan system for public health emergency）建设取得了显著成就，并在突发公共卫生事件应急管理中发挥了重要的抓手作用，但仍然存在一些问题：第一，突发公共卫生事件发生后，各级预案间协作程度低，各部门间缺乏有效衔接，各应急管理阶段的任务模糊，大大制约了应急预案的应急处置能力。第二，应急预案编制人才紧缺且专业性不足、编制内容与实际脱节，且多数预案的修订并未根据实际情况进行动态调整，应急演练工作较少，弱化了应急预案的可操作性和有效性。此外，针对新冠疫情防控所暴露出来的应急预案针对性、操作性弱等短板，有关部门应对应急预案实施动态化调整，以此提升应急预案的操作性、有效性、科学性及针对性。为了进一步解决上述问题，充分发挥突发公共卫生事件应急预案体系的重要抓手作用，需要从以下两个方面做好规划建设。

（一）基于现代信息技术的突发公共卫生事件应急预案体系现代化建设

网络化、数字化、智能化等现代信息技术为应急预案体系建设提供了助推力，推动了应急预案体系的现代化。充分运用信息技术手段，促进各区域和各部门之间监测系统的有效协同，将监测数据与第三方数据进行集合和共享，为制定有针对性的、有序衔接的和可预见性的应急预案提供了重要的信息支撑。此外，还可以借助信息化技术进行情景构建，模拟演练已有的应急预案，以提升突发公共卫生事件应急预案的针对性与操作性。

（二）多主体参与的突发公共卫生事件应急预案体系协同化建设

在充分明晰突发公共卫生事件应急预案相关主体的权责、任务、作用、功能、地位和彼此关系的基础上，通过应急预案的编制与动态调整，在原本分散、各自独立、碎片化的各主体之间建立起有机的联系，形成相互支持、有机关联、协同配合的系统化、一体化应急预案体系，进而成为满足多层次、差异化、多样化需求的应急预案整体，即多元主体协同制定突发公共卫生事件应急预案。其中，政府是应对各类突发公共卫生事件的核心领导力量，要坚持充分发挥政府在突发公共卫生事件应急管理中的主导作用。同时，突发公共卫生应急领域的专家学者、应急储备物资的相关企业及社会公众等扮演着"补充+参与"的角色，要关注他们的观点和情绪，强化多元主体共同参与应急预案的编制。

二、突发公共卫生事件应急管理体制规划的方向与重点

突发公共卫生事件应急管理体制（emergency management regime for public health emergency）在应对突发公共卫生事件过程中通过计划、组织、控制、协调等手段部署工作，形成应对合力，发

挥着枢纽作用。现阶段我国突发公共卫生事件应急管理体制体系进一步完善，初步构建出实时化、智能化的多层次卫生应急智慧网络体系。公共卫生应急人才队伍进一步壮大、公共卫生应急预案体系进一步优化、公共卫生应急物资保障水平进一步提升，在推动经济发展的同时实现突发公共卫生事件有效应对，充分展现出平战结合、精密智控和医防融合等特点。尽管如此，当前我国突发公共卫生事件应急管理体制仍然存在一些短板，公共卫生应急管理体制机制有待完善。一方面，公共卫生应急指挥体系不够健全。在应急管理过程中关键部门的应急职能凸显不足，统筹协调水平不够、运行效率较低，部门间数据传输共享不畅。另一方面，公共卫生应急部门职责划分边界不清，协同程度较低。各部门缺乏核心技术能力和综合服务能力，同时不完善的绩效评估评价体系影响着应急管理队伍的稳定性，制约了突发公共卫生事件应对效能。借鉴国内外先进经验，结合当前实际，突发公共卫生事件应急管理体制应从以下几点进行完善。

（一）完善应急管理职能部门，实施全过程应急管理

突发公共卫生事件应急管理涉及范围较广，一旦发生突发公共卫生事件，不仅需要卫生管理部门、医疗保障部门、卫生监督部门、疾病预防控制部门的多元协作，有时甚至需要民政、财政、司法、交通等部门的支持与配合。同时，我国突发公共卫生事件应急管理应由应急处置为主转变为预防为主，实行防治结合的应急管理体制模式。因此，应对突发公共卫生事件的核心是建立全过程的应急管理体制，将突发公共卫生事件预警预防、应急处置与救援、恢复与重建统一综合到应急管理职能中，从而真正实施全过程应急管理，确保突发公共卫生事件发生时，各部门紧密配合，联勤联动，保证应急效果。

（二）建立统一指挥机制，强化核心部门领导权威

突发公共卫生事件的复杂性决定了跨部门、跨区域合作的必要性，人力、物力、信息等资源的互享是有效应对突发公共卫生事件的重要保障。因此，需要一个统一、高效的领导指挥机构来快速反应和调动资源、节约管理成本，提高应急效率。但是，尽管赋予了各级指挥机构在应对突发公共卫生事件中的领导权责，但在实际执行过程中，需要协调统筹的部门较多，依旧存在指挥机构对于横向同一层级的职能部门领导权威性不足的现象。因此必须从突发公共卫生事件应急管理体制入手，完善应急管理指挥机制权责建设，真正落实好应急管理机构的决策中枢作用。

（三）多渠道选用应急人才，保障应急人员福利待遇

随着"非典"、新冠疫情的暴发与流行，我国突发公共卫生事件应急人才队伍建设得到了进一步完善，但人员缺口依然显著。下一步，需多渠道探索专业化人才选用办法，尤其是动员社会力量共同应对突发公共卫生事件。同时，在应对突发公共卫生事件过程中，应急人员枕戈待旦，时间紧，任务重，压力大。因此，提高应急人员的福利待遇，多渠道保障应急人员权利势在必行。一方面，应尽量改善工作条件，增加值班值守补助，提高岗位津贴，设立应急专项编制补贴。另一方面，应建立科学合理的应急人才激励机制和责任豁免机制，提高应急管理人员的荣誉感、责任感、归属感和认同感。

三、突发公共卫生事件应急管理法制规划的方向与重点

目前，我国在突发公共卫生事件应急管理的法治建设方面已经实现了"从无到有"的飞跃。我国制定并实施了《中华人民共和国突发事件应对法》、《国家突发公共事件总体应急预案》和《国家突发公共卫生事件预案》等，各省、自治区、直辖市也先后制定、实施了地方突发公共事件总体应急预案。虽然突发公共卫生事件应急管理的法制逐步完善、不断健全，但仍存在以下问题：第一，缺乏对群体性不明原因疾病的预防机制和法律规定。导致我国对不明原因疾病检测的早期预防工作不到位、敏感性较差，对于各种症候群的数据信息总结不够完善。第二，系统性规范体系不完善。

法律规定内容中存在不统一、不衔接的情况，法律制度设计中存在过分注重应对传统风险而忽视新型风险、注重应对一般风险而忽视特殊风险的问题，无法有效应对各种不确定、多样化的风险。第三，突发公共卫生事件应急管理法制（legal system for emergency management of public health emergency）的全过程存在发展不均衡的问题，应急环节存在割裂现象。针对上述问题，提出突发公共卫生事件应急管理法治建设的重点与方向。

（一）加强群体性不明原因疾病应急法治建设

为了及时发现和有效控制群体性不明原因疾病发展为新型传染病，实现从事后救助转变为事前预防，减少疾病损失与防止风险发生，需加强相应的法治建设。法律上量化群体性不明原因疾病的危险程度，如规定不明疾病暴发的时间、发病人数等，做到疾病的早期预防，有效控制疾病的蔓延。对于突发公共卫生事件需要进行经验总结，将不同事件相通的地方提取"公因式"，通过修改相应法律，在今后的突发公共卫生事件中可以快速应对。

（二）提高突发公共卫生事件应急管理法制的系统性

突发公共卫生事件应急管理法制调整的对象与内容具有广泛性，有必要完善以《中华人民共和国突发事件应对法》为主体的应急管理法制体系建设，提高应急管理法制体系的系统性。突发公共卫生事件应急管理涉及不同主体的利益协调，应急管理的内容也涵盖风险评估、监测预警、应急准备、应急处置、恢复重建等多环节全流程的内容，需要建立涵盖应急管理各方面的突发公共卫生事件应急管理法制体系；同时，应急管理法律制度的建设既要满足传统风险和一般风险的应急管理需求，又能够应对新型风险和特殊风险，提升应急管理法治能力和水平。

（三）提升应急管理不同环节法制的衔接性、统一性

突发公共卫生事件应急管理包含预防准备、监测预警、应急处置、恢复与重建等多个环节，应急管理不仅要求不同环节间的有序衔接，而且需要多个部门的相互协同，同时还需与其他相关法律制度保持一致，才能提高突发公共卫生事件应急管理的有序性、衔接性、整体性。当前，不同环节、跨部门的应急管理活动仍存在着明显的割裂现象。提高不同环节的衔接性、统一性是未来突发公共卫生事件应急管理法治建设的重点。

四、突发公共卫生事件应急管理机制规划的方向与重点

良好的突发公共卫生事件应急管理机制（emergency management mechanism for public health emergency）应是一个具有整体性、连贯性、能动性的系统。基于突发公共卫生事件应急管理流程，综合运用网络技术、信息技术、数字技术、人工智能、大数据等现代技术手段，结合突发公共卫生事件处理过程中的重点领域和关键环节，探索和构建突发公共卫生事件应急管理的核心机制体系，以确保在面对突发公共卫生事件时应急管理能力持续强化和提升，并在不同机制间形成协同应急管理机制生态圈，促进应急管理机制体系的内外高效协同，既提高了我国应对突发公共卫生事件的处理效率，又为推动突发公共卫生事件应急管理能力提供可持续动力。

当前，我国已建立并完善了突发公共卫生事件核心机制体系，如监测预警机制、应急准备机制、应急响应机制、应急决策机制、联防联控机制、信息管理机制、风险防控机制和应急恢复机制等。虽然我国的突发公共卫生事件应急管理机制体系建设已取得一定成绩，但仍存在以下问题：一是信息传递不畅通。卫生应急相关信息共享不足、沟通不畅。二是善后处理机制不够完善。突发公共卫生事件对于人们心理造成的冲击不可小觑。进而产生严重的舆论问题，引发产生一部分虚假、夸张的言论，造成巨大的社会恐慌，严重影响社会和谐稳定。三是监测预警机制和应急响应机制有待健全。一方面，卫生系统难以及时发现事件发生之前的预警信号，容易错过防控最佳时间。另一方面，部分地区应急响应机制的实操性较弱，医院、政府等相关部门人员难以及时介入，进而出现职能分

工模糊、应急资源不合理配置甚至浪费的现象，严重影响后期救援工作的开展，降低救援质量。四是应急管理机制体系数字化程度有待进一步提高。传统的信息报送制度会导致事件监测信息迟报、误报、漏报，造成卫生事件无法得到及时处置，管理混乱，工作效率低下的现象。为了解决当前突发公共卫生事件应急管理机制存在的问题，我们需从以下几个方面着重建设。

（一）畅通信息交流通道，健全信息管理机制建设

信息管理机制是突发公共卫生事件应急管理机制体系的关键核心机制之一。作为工具性机制，完善的信息管理机制可有效降低突发公共卫生事件应急管理的成本，提高突发公共卫生事件应急管理主体间的协同效率，将各主体、各部门、各领域分散的专用性资产和资源较好地聚集在一起，促进国家与社会的整体抗逆水平。首先，应及时推动信息公开。确保各应急管理主体在不违背保密要求的情况下，积极及时通过多元化渠道向社会披露准确、完整的突发公共卫生事件相关信息，避免因"信息孤岛"导致公众出现"群体恐慌心理"，保障民众在应急管理过程中相关信息的知情权。其次，加强信息分析研判。随着大数据普遍使用与发展，应急管理各成员需加强对突发公共卫生事件相关信息的共享、分析和研判，充分发挥自身优势，促进应急资源的合理配置，避免因信息失真造成的应急管理危机和风险扩大化。最后，加强信息安全。借助现代化信息技术，我国实现了脆弱人群的实时监测、重点筛查、精准防疫和有效预防。但由此带来的公众个人信息泄露也成为我国突发公共卫生事件应急管理中的重要问题。因此，我国在突发公共卫生事件应急管理过程中，应当对涉疫人员的身份信息和线下轨迹容许公开的内容予以明确，对涉及人员的姓名、身份证号码、居住的具体房号等隐私性极强的信息，应考虑是否作为禁止披露的信息范围。

（二）坚持预防为先，优化风险监测预警机制

处理突发公共卫生事件时，只有坚持源头治理，预防为先，建立完善的风险预判机制和监测预警机制，才能最大程度地减少国民经济损失和社会损失。建立完善的监测预警机制是我国能够及时妥善应对突发公共卫生事件的重要前置条件。因此，我国应完善风险监测预警机制，将疫情监测报告系统延伸至基层，提高医务人员对突发公共卫生事件的敏感性，并做好日常登记工作，方便对可能出现的突发公共卫生事件相关人员进行跟踪分析，以确保可迅速识别其中的风险信号，做出风险评估。其次，医院作为突发公共卫生事件的前哨和主阵地，应建立起完备的动态信息数据库。将及时发现和监测预警到的突发公共卫生事件及时通过信息沟通及披露机制进行报告，并通过动态信息数据库对涉疫人员做好全流程监测，不断对健康危险因素进行挖掘和分析，最终通过个案预警机制和区域预警机制，实现突发公共卫生事件的"早发现、早报告、早预警"，为突发公共卫生事件的"早诊断、早隔离、早治疗"提供先决条件。

（三）强化技术赋能，构建数字化应急管理机制体系

作为应急管理体系变革的起点，大数据、互联网+等现代化信息技术与应急管理机制体系的深度融合，用数字化思维为我国突发公共卫生事件应急管理提供了一种全新的管理模式。因此，我国首先应立足于目前突发公共卫生事件应急管理机制体系形势，在紧急状态下可通过数字化技术将社会组织、公众等非正式群体纳入应急管理的行动者网络中，并通过数据信息共享机制，建立跨部门、跨区域的应急信息网络，将数据传递和信息沟通由"单向沟通"转向"网状沟通"，促进多元主体之间的高效协同管控、扁平化沟通和整体性应对，实现非常态情境下信息沟通传递及主体协同的高效化、便捷化。其次，利用大数据、云计算等技术搭建多点触发监测预警系统，对突发公共卫生事件进行源头治理，建立和完善从发现、报告、预警、预判、决策、响应、诊疗、部署等全链条动态的风险监测预警机制，利用大数据对脆弱人群进行"全员、全时、全程、全方位"监测，实现应急管理的精准化和数字化。最后，应急管理部门可利用现代化信息技术充分掌握各地区受灾程度以及各地应急物资的分布情况、种类、数量等信息，合理配置应急物资及优化应急物资调控机制，提高应急物资保障效率。

中英文名词对照

中文	英文
突发公共卫生事件	public health emergency
突发公共卫生事件应急管理体系	emergency management system for public health emergency
应急管理体系	emergency management system
突发公共卫生事件应急预案体系	emergency response plan system for public health emergency
突发公共卫生事件应急管理体制	emergency management regime for public health emergency
突发公共卫生事件应急管理法制	legal system for emergency management of public health emergency
突发公共卫生事件应急管理机制	emergency management mechanism for public health emergency

参 考 文 献

曹雁文, 丁国武, 2022. 农村城镇化进程中突发公共卫生事件应急管理问题及对策研究: 以新冠肺炎疫情防控为例[J]. 产业与科技论坛, 21(13): 221-223.

高小平, 2008. 中国特色应急管理体系建设的成就和发展[J]. 中国行政管理, (11): 18-24.

郭雪松, 赵慧增, 2021. 突发公共卫生事件应急预案的组织间网络结构研究[J]. 暨南学报(哲学社会科学版), 43(1): 64-79.

江林, 吴鸿鑫, 2020. 我国突发公共卫生事件应急管理法制之完善: 以新型冠状病毒肺炎事件为视角[J]. 贵州警察学院学报, 32(4): 3-12.

蒋积伟, 2014. 新中国救灾方针演变考析[J]. 当代中国史研究, 21(2): 44-52, 125.

李清彬, 宋立义, 申现杰, 2021. 国家应急管理体系建设状况与优化建议[J]. 改革, (8): 12-24.

李雪峰, 2022. 统筹推进国家应急管理体系和能力现代化[J]. 中国应急管理, (2): 24-35.

刘兵, 彭明强, 2020. 后疫情时代对我国国家公共卫生应急管理体系思考[J]. 中国公共卫生, 36(12): 1697-1699.

刘铁民, 2019. 构建新时代国家应急管理体系[J]. 中国党政干部论坛, (7): 6-11.

马宝成, 2021. 中国特色大国应急管理体系的显著特色与独特优势[J]. 中国党政干部论坛, (7): 70-74.

宁园, 2020. 健康码运用中的个人信息保护规制[J]. 法学评论, 38(6): 111-121.

田新俊, 2021. 我国政府对非典和新冠肺炎疫情应急管理的比较研究[D]. 武汉: 湖北大学.

王琳, 2021. 突发公共卫生事件应急管理协调联动机制建设研究[J]. 法制与社会, (22): 79-80, 121.

吴群红, 杨维中, 2013. 卫生应急管理[M]. 北京: 人民卫生出版社.

徐波, 2021. 优化完善突发公共卫生事件应急管理体制研究[J]. 中国机构改革与管理, (11): 51-55.

薛澜, 2010. 中国应急管理系统的演变[J]. 行政管理改革, (8): 22-24.

严晓玲, 胡国清, 孟月莉, 等, 2022. 重大疫情危机治理体系与核心机制探讨[J]. 中国公共卫生, 38(6): 825-828.

姚国章, 2006. 典型国家突发公共事件应急管理体系及其借鉴[J]. 南京审计学院学报, 3(2): 5-10.

姚建义, 金雅玲, 汤晓勇, 等, 2021. 突发公共卫生事件智慧应急发展探讨[J]. 中国工程科学, 23(5): 34-40.

郁建兴, 陈韶晖, 2022. 从技术赋能到系统重塑: 数字时代的应急管理体制机制创新[J]. 浙江社会科学, (5): 66-75, 157.

张丽, 2021. 突发公共卫生事件的应急机制建设研究[J]. 法制与社会, (21): 109-111.

张海波, 2022. 中国第四代应急管理体系: 逻辑与框架[J]. 中国行政管理, (4): 112-122.

张伟静, 周密, 2022. 突发公共卫生事件的应急管理研究: 基于中央和地方政策的比较分析[J]. 经济社会体制比较, (1): 127-138.

张玉磊, 2022. 跨界公共危机治理组织间网络: 模式选择、现实挑战与构建路径[J]. 长白学刊, (4): 72-83.

钟开斌, 2020. 国家应急管理体系: 框架构建、演进历程与完善策略[J]. 改革, (6): 5-18.

周振超, 张粱, 2021. 非常规重大突发事件"紧急行政"模式的法治优化[J]. 中国行政管理, (2): 137-145.

思 考 题

1. 突发公共卫生事件应急管理体系的基本构成要素有哪些?
2. 如何理解突发公共卫生事件应急管理体系现代化?
3. 当前我国突发公共卫生事件应急管理体系面临着哪些问题与不足?
4. 如何编制高质量的突发公共卫生事件应急管理体系规划?
5. 我国突发公共卫生事件应急管理体系规划的方向与重点还有哪些?

（康　正）

第十章　精神卫生服务体系规划

学习目的

通过本章的学习，你应该能够：

掌握　我国精神卫生服务体系及规划的发展情况，精神卫生服务体系规划编制步骤。

熟悉　精神卫生服务体系规划编制方法及评估流程。

了解　国外精神卫生服务体系及规划经验。

本章主题

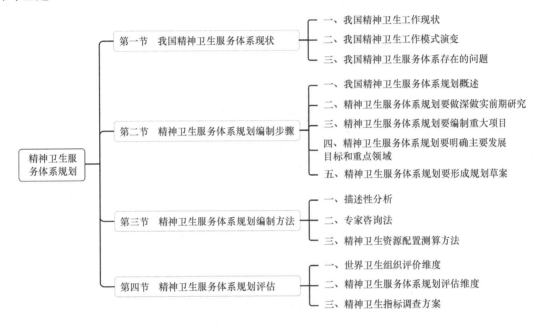

第一节　我国精神卫生服务体系现状

一、我国精神卫生工作现状

随着我国经济社会的迅速发展，社会竞争日趋激烈，精神卫生问题已经严重影响了人类的健康，受到国家相关部门的高度重视和广泛关注，精神卫生服务工作显得更加重要。我国的精神卫生服务工作，不仅是对各类精神障碍患者进行预防和治疗，而且要减少和预防各类不良心理和行为的发生，也就是说精神卫生服务的对象不仅限于患者，而是人人需要精神卫生服务。1949 年以来，国内的精神卫生服务工作以重性精神障碍的管理和治疗为主，从开始成立精神病专科医院，到 686 项目（"中央补助地方严重精神障碍管理治疗项目"）的落地，工作主要围绕重性精神疾病患者展开。在当时的社会与经济条件下，这种选择是理性的，因为经费有限，主抓重性精神疾病患者是当时的迫切需求；另外，因精神疾病致肇事肇祸现象频发，使得重性精神疾病患者引起政府及社会的重视与关注。

近年来，整个社会对精神卫生的认识得到提高，政府也越来越重视精神卫生工作，出台了一系列政策与措施，其重要举措之一是将精神卫生服务纳入了公共卫生服务。

2013 年 5 月，《中华人民共和国精神卫生法》颁布实施，意味着我国的精神卫生工作步入法制化轨道。2015 年 6 月,国务院办公厅转发卫生计生委、中央综治办、发展改革委等十部门制订的《全国精神卫生工作规划(2015—2020 年)》,规划中明确了到 2020 年的具体目标,其重要内容之一是针对精神障碍的康复工作,探索建立精神卫生专业机构、社区康复机构及社会组织、家庭相互支持的精神障碍社区康复服务体系。自此,我国的精神卫生工作进入了"预防、医疗与康复"的发展模式。2016 年,卫生计生委、中宣部等 22 个部门印发的《关于加强心理健康服务的指导意见》中明确指出心理健康服务是"运用心理学及医学的理论和方法,预防或减少各类心理行为问题,促进心理健康,提高生活质量的活动,主要包括心理健康宣传教育、心理咨询、心理疾病治疗、心理危机干预等"。

二、我国精神卫生工作模式演变

随着预防医学的发展及西方"去收容化"运动的兴起,社区精神卫生防治理念发展而来。2001年,第三次全国精神卫生工作会议提出了"预防为主、防治结合、重点干预、广泛覆盖、依法管理"的工作原则。2009 年 4 月,《中共中央 国务院关于深化医药卫生体制改革意见》正式发布,明确提出,建立健全精神卫生等专业公共卫生服务网络,对精神病院等在投入政策上给予倾斜,对承担精神卫生服务等公共卫生服务的综合医院予以专项补助。我国的精神卫生工作进入了防治结合的模式。

"医院社区一体化"模式,简称"686 模式",是目前国内严重精神障碍的管理模式。"686 模式"借鉴了国际上关于精神卫生工作的新理念及新模式,以精神疾病患者为中心,精神卫生服务机构及服务管理者尊重并满足精神疾病患者的要求,由精神专科医师进行诊断、评估和建卡,进行免费精神疾病治疗,精神专科医师和护士、社区卫生医师进行定期随访。

2013 年 5 月,《中华人民共和国精神卫生法》正式实施,意味着我国的精神卫生工作步入法制化轨道。2015 年 6 月,国务院办公厅转发卫生计生委、中央综治办、发展改革委等十部门制订的《全国精神卫生工作规划(2015—2020 年)》,规划中明确了到 2020 年的具体目标,其重要内容之一是针对精神障碍的康复工作,探索建立精神卫生专业机构、社区康复机构及社会组织、家庭相互支持的精神障碍社区康复服务体系。自此,我国的精神卫生工作进入了"预防、医疗与康复"的发展模式。

社区精神卫生服务工作强调的是"以患者为中心",保持精神卫生服务的连续性和综合性,重视精神疾病患者的康复治疗,大大减少了住院时间及住院费用。医生、护士、心理师以及社工等共同构成多学科团队,推行社交技能训练、居家康复、职业康复、自助社团等,帮助患者康复后回归社会。

> **课程思政**
>
> 各地积极推进严重精神障碍患者的惠民政策,为在册严重精神障碍患者提供免费服用的基本药物,开展长效针注射项目等,控制患者精神症状,减少复发,提高患者生活质量,有助于社会功能的恢复,减少因病情波动或复发,伤人毁物、就医等造成的经济损失,减少肇事肇祸案(事)件的发生,促进社会和谐稳定。深入实施健康扶贫,民政、卫生、人力资源和社会保障、财政等各部门完善符合精神障碍诊疗特点的社会救助制度,为贫困患者做好社会救助工作,减轻患者家庭经济负担。

三、我国精神卫生服务体系存在的问题

我国精神卫生服务体系存在的问题为精神卫生和心理健康资源布局及配置总体失衡,服务供给存在短板。中国近半数的精神卫生资源集中在东部地区,部分地级市仍缺乏精神科床位,主要集中在西部的某些省份。全国精神科执业(助理)医师与 2020 年的目标仍有较大差距,仅有北京和上

海实现了"东部地区每 10 万人口精神科执业（助理）医师数量不低于 3.8 名，中西部地区不低于 2.8 名"的目标，其他省（区、市）均有一定差距，精神科医师工作负荷较大。

康复机构相对不足，不利于患者的康复和回归社会。康复机构可以有效衔接精神障碍患者出院后的恢复与社会融入，促进患者功能康复并提高他们回归社会的概率。但从供需双方角度分析，社会存在大量康复资源的需求，而康复机构的缺口较大，现有康复机构的数量难以满足患者的康复需求。康复机构不足一方面导致精神专科医疗资源的过度利用，延长了患者的住院天数；另一方面医疗卫生机构难以提供满足患者需求的康复训练，不利于患者社会功能恢复。且康复机构的工作涉及民政、残联等多个部门，现有的文件对部门职责缺乏明确的规定，存在部门间职责不清、分工不明、沟通不畅等问题，康复机构的建设和管理工作难以落实。

对精神障碍伴躯体疾病患者的综合诊治能力不足。对精神疾病伴躯体疾病或传染病的患者，存在专科精神医疗卫生机构诊疗能力不足，综合医院不设精神科病房，不愿接收的情况。同时综合医院和精神专科医院缺乏有效联动，在协同合作诊治患者方面存在障碍。

信息系统尚未实现互联互通，信息碎片化、信息孤岛现象普遍。精神疾病患者信息分散在卫健委、公安、民政、残联和精神疾病防治机构等不同部门，跨部门、多领域的信息标准不同，信息碎片化严重。卫生系统内部，在医院、精神疾病防治机构、社区卫生服务中心之间，对同一患者在不同医疗卫生机构间的诊疗信息难以实现互联互通，碎片化信息带来诊疗过程的碎片化及重复检查等卫生资源浪费问题。在患者管理过程中，信息碎片化导致社区仍然普遍采用人盯人的管理方式，难以捕捉到患者流动的信息，不利于开展患者管理，也不利于对社区精神疾病防治工作开展绩效考核。

心理服务行业缺乏有效监管，服务提供能力薄弱。自 2017 年起心理咨询师退出国家职业资格目录后，心理咨询师职业技能鉴定始终处于缺位状态，缺乏明确的行业准入标准和人员技能评价尺度。现阶段，一方面精神专科医生服务提供心理服务时间和能力有限。专职精神科医生在承担精神疾病门诊和住院诊治工作的同时还需兼顾心理咨询，工作压力较大，且心理咨询定价相对较低，付出与收获不相匹配。同时部分精神专科医务人员反映个人心理咨询知识不足，缺乏系统的心理卫生知识培训，全面提升心理卫生服务能力的诉求尚未得到满足。另一方面社会心理咨询市场行业混乱，缺乏有效监管。社会医疗卫生机构心理咨询服务良莠不齐，且价格悬殊，难以对紧缺的心理服务资源提供有效补充。

高层次人才不足，学科发展相对滞后。对于精神专科，一方面，医学生培养周期相对较长，医学院对精神专科医生培训数量有限，难以满足高速增长的精神卫生服务需求。另一方面，精神专科机构相对于综合医院整体收入水平较低，且存在更高的职业风险和工作压力，使得精神专科行业整体吸引力相对不足，人才队伍不稳定，人才流失严重，高层次人才不足。对于社会心理健康服务，专业机构和专业队伍较少，基本服务规范与标准尚未形成，人才评价标准缺失，市区两级心理健康促进中心尚未建立，基层心理健康服务机构建设远未完善。人才缺乏进一步制约了精神卫生和心理健康学科的发展，也是科研积累薄弱的重要原因。

居民对心理卫生资源需求不断增加，精神障碍治疗率严重不足。随着社会的转型，居民生活节奏的不断加快，生活压力的不断加大，精神疾病的发病率不断攀升。2013～2014 年中国精神卫生调查（CMHS）对我国 31 个省、自治区、直辖市（不含港澳台），共计 31 225 人的调查结果显示，排除痴呆后，六大类精神障碍（心境障碍、焦虑障碍、酒精/药物使用障碍、精神分裂症及相关精神病性障碍、进食障碍、冲动控制障碍）的加权年患病率为 9.3%，加权终生患病率达 16.6%。而据北京大学第六人民医院发布的《中国抑郁障碍患病率及卫生服务利用的流行病学现况研究》结果表明，我国成人抑郁障碍终身患病率为 6.8%，接受治疗者不足 10%。

妇女、儿童、职业人群、老年人等重点人群心理问题突出，健康服务提供需进一步加强。通过中国首次成人精神障碍流行病学调查发现，女性抑郁障碍患病率显著高于男性。随着三孩生育政策的全面开放，产后抑郁、儿童孤独症、青少年抑郁、焦虑问题及阿尔茨海默病问题频发，但当前社会对相关疾病的相关知识比较欠缺、知晓率较低，对精神卫生及心理健康服务的需求增加。

公众精神卫生知识匮乏，社会对精神病人存在偏见。由于精神卫生知识尚不普及，宣传力度不够，致使大多数人对精神疾病认识不足，对患者缺乏应有的理解和同情，偏见与歧视现象较严重。一些精神疾病康复者，病情好转后因社会的偏见而产生"病耻感"，不能顺利回归社会和家庭。

第二节　精神卫生服务体系规划编制步骤

精神卫生规划属于卫生领域的专项规划，是卫生健康发展规划在精神卫生领域的落实和细化，必须以总体规划为直接依据和上位指导。随着社会的发展，精神卫生问题日益凸显，精神卫生服务需求也将大幅增加。如何合理配置资源，以满足日益增长的精神卫生服务需求，是卫生健康体系的重要问题，因此出台专项规划细化精神卫生工作发展方向。加强精神卫生工作，也是深化医药卫生体制改革、维护和增进人民群众身心健康的重要内容，是全面推进依法治国、创新社会治理、促进社会和谐稳定的必然要求。

一、我国精神卫生服务体系规划概述

2001 年，全国第三次精神卫生工作会议召开，确定新时期精神卫生工作的重点、发展策略与目标，提高全民心理健康水平。在此期间，卫生部等有关部门起草《中国精神卫生工作规划（2002-2010 年）》。

2006 年，国务院批准建立"全国精神卫生工作部际联席会议制度"。联席会议由卫生部等 17 个部门和单位组成，卫生部牵头。各成员单位要按照职责分工，主动研究加强精神卫生工作的有关问题，互通信息、相互配合、相互支持、形成合力。精神卫生在卫生领域中得到了进一步重视。精神卫生联席会议成员中的 16 个部委和文化部于 2008 年联合印发了《全国精神卫生工作体系发展指导纲要（2008 年-2015 年）》，确定了精神卫生体系的基本原则，提出了精神卫生体系建设的目标，包括心理卫生问题预防。

2009 年，财政部和国家人口和计划生育委员会等发布《关于促进基本公共卫生服务逐步均等化的意见》，将重性精神疾病管理纳入九大类公共卫生服务项目。近年来，随着经济发展和社会转型，精神卫生工作涉及面越来越广，精神心理问题与社会安全稳定等问题交织叠加等特点日益凸显，精神卫生服务能力尚不能满足人民需求，精神卫生工作仍面临严峻挑战。2015 年，卫生计生委、中央综治办、发展改革委等十部门制定的《全国精神卫生工作规划（2015－2020 年）》，全面部署未来几年贯彻实施《中华人民共和国精神卫生法》，加快推进精神卫生事业发展各项工作。

（一）《中国精神卫生工作规划（2002-2010 年）》

2002 年卫生部、民政部、公安部和中国残疾人联合会联合印发的《中国精神卫生工作规划（2002-2010 年）》指出，全球约有 4.5 亿人患有神经精神疾病，占全球疾病负担的近 11%。前 10 位造成功能残缺的疾病中有 5 个属于精神障碍。国内外研究都提示，心理与行为问题增长的趋势还将继续。

《中国精神卫生工作规划（2002-2010 年）》提出了我国精神卫生工作到 2010 年要完成的总目标包括基本建立政府领导、多部门合作和社会团体参与的精神卫生工作体制和组织管理、协调机制；加快制定精神卫生相关法律法规和政策，初步建立与国民经济和社会发展水平相适应的精神卫生工作保障体系；加强精神卫生知识宣传和健康教育，提高全社会对精神卫生工作重要性的认识，提高人民群众的精神健康水平；强化重点人群心理行为问题干预力度，改善重点精神疾病的医疗和康复服务，遏制精神疾病负担上升趋势，减少精神疾病致残；建立健全精神卫生服务体系和网络，完善现有精神卫生工作机构功能，提高精神卫生工作队伍人员素质和服务能力，基本满足人民群众的精神卫生服务需要。

（二）《全国精神卫生工作体系发展指导纲要（2008-2015年）》

为顺利推进《中国精神卫生工作规划（2002-2010年）》的实施，协调部门间精神卫生工作的开展，进一步完善精神卫生工作体系，卫生部等17个部门在2008年初印发《全国精神卫生工作体系发展指导纲要（2008年-2015年）》，提出按照"预防为主、防治结合、重点干预、广泛覆盖、依法管理"的原则，建立与"政府领导、部门合作、社会参与"工作机制相适应的精神卫生工作体系。

（三）《全国精神卫生工作规划（2015-2020年）》

2015年卫生计生委、中央综治办、发展改革委等十部门制订《全国精神卫生工作规划（2015-2020年）》（以下简称《规划》）贯彻实施《中华人民共和国精神卫生法》，加快推进精神卫生事业发展各项工作。

《规划》针对当前制约精神卫生事业发展的突出问题，从全面推进依法治国、促进社会和谐稳定的高度，明确了未来数年精神卫生工作的指导思想与总体目标。到2020年，普遍形成政府组织领导、各部门齐抓共管、社会组织广泛参与、家庭和单位尽力尽责的精神卫生综合服务管理机制；健全完善与经济社会发展水平相适应的精神卫生预防、治疗、康复服务体系和患者救治救助保障制度，基本满足人民群众的服务需求，显著减少患者重大肇事肇祸案（事）件发生；积极营造理解、接纳、关爱精神障碍患者的社会氛围，促进公众心理健康，推动社会和谐发展。

《规划》明确了7个方面的具体目标，提出了全面推进严重精神障碍救治救助、逐步开展常见精神障碍防治、积极开展心理健康促进、提高精神卫生服务能力、完善精神卫生信息系统和开展精神卫生宣传教育等6项策略与措施。

> **知识拓展**
> ### 澳大利亚精神卫生规划
> 1992年澳大利亚各州卫生部长会议通过了《全国精神卫生政策》及第一个精神卫生服务计划作为发展精神卫生事业的一项全国战略。重点强调患者的权利和改善卫生服务供给。各州颁布了相应地区精神卫生法，成立了相关的精神卫生管理机构。2008年出台的《全国精神卫生政策》指出要通过提供安全便利的环境、系统支持、激励和奖励机制来提高专业人员工作满意度，从而吸引专业人员和防止人才流失。澳大利亚联邦卫生委员会主要负责制定法律法规及向州进行拨款，地方政府和社会参与负责细化卫生规划内容并执行。澳大利亚的区域卫生规划在州内部打破行政区划，按照人口、自然地理条件和社会经济条件进行划分，每个区域的卫生机构设置，包括数量、结构、基本建设投入和大型医疗设备等，均由区域卫生规划规定。澳大利亚的医院建设费用基本均向政府申请专项拨款，政府的审批具有严格的程序。新增大型医疗设备需获得政府许可以避免盲目投入，且政府有关部门通过患者满意度、等候时间、急诊等待、治疗不良反应、主要疾病治疗效果等一系列指标对医院进行定期考核和监督，并在一定程度上与政府拨款挂钩。

> **知识拓展**
> ### 日本精神卫生规划
> 2004年日本实施《精神保健医疗福祉改革纲要》，标志着日本精神卫生服务体系建设取得了较大进展，以医院为基础的医药治疗正在转变为以社区为中心的健康护理与福利支持。一是加大对精神障碍患者的社会保障力度，对老年精神障碍患者提供多层次生活照护服务、制订出院后康复指导计划并对患者所在社区的精神卫生服务人员提供指导培训、对患者家庭成员给予心理疏导等多种方式，提升老年患者出院意愿。二是提高精神专科医院专业医务人员配置标

准。计划将精神专科医院医疗专业人员按患者病情和实际需求进行重新配置，提升医师配置标准。三是积极开展新型居家医疗服务，以社区为核心，由精神科医师、护士、康复理疗师、临床心理医师和精神保健师等组成社区医疗服务小组，向患者提供新型居家医疗服务。四是多种渠道保障精神障碍患者出院后基本生活，针对不同患者的实际需求，保障其居住场所。卫生规划内设定三级保健医疗圈，一级医疗圈为市町村一级，主要是诊疗所；二级医疗圈是都道府县一级，接受一级圈的转诊，三级保健圈主要与精神卫生、结核病和公共卫生有关，其中二级圈是医疗计划的重点。日本对二级圈的病床和新建医院进行严格控制，其他则采用备案制的形式。

二、精神卫生服务体系规划要做深做实前期研究

开展规划前期的重大课题研究，是充分凝聚社会智慧的有效途径，有利于提高规划编制工作的社会参与度、民主性和科学性。围绕现状分析、需求预测、体系建设、政策研究和发展目标与指标体系等方面进行深入研究和分析判断。

以北京市为例，北京市在"十三五"时期开展"十三五"时期经济、社会、环境、人口等因素对精神卫生事业发展的影响及应对策略研究。主要内容包括："十三五"时期首都经济社会环境人口发展等外部因素对精神卫生服务需求和资源配置的影响；对"十二五"时期首都精神卫生工作进行综合评价；对"十三五"时期精神卫生事业发展的主要任务及规划基本思路和主要政策保障及主要指标开展定量预测研究，还有重大问题专项研究。理清精神卫生事业发展的长远思路，进一步增强"十三五"规划的科学性、指导性和可操作性。主要内容包括：精神卫生服务人力资源现况与配置标准专项研究；精神残疾患者医疗康复服务体系建设专项研究；北京市重性精神疾病患者服药依从性调查及免费服药工作效果评估等，以及国内外精神卫生发展改革相关政策研究。主要内容包括国内外精神卫生发展的成熟实践；对首都精神卫生工作的启发与借鉴研究。

"十四五"期间，北京市精防所陆续开展北京市精神卫生健康服务评估指标体系研究、国内外精神卫生服务评估体系研究、免费服药服务需求及政策调整专项研究等前期研究。

（一）总结取得的成效

通过收集数据资料、开展调研访谈，结合各级主管部门及相关医疗卫生机构过去精神卫生工作总结材料，系统梳理精神卫生工作开展情况，全面总结取得的成效、经验和亮点。

在编制规划前细致梳理"十三五"期间精神卫生综合管理工作机制实施情况、救治救助和经费保障制度推进效果；明确精神疾病预防控制体系，以精神病专科医院为主体，综合医院为辅助的医疗救治体系，以社区、居家康复为主体，机构康复为补充的康复服务体系的服务能力与资源配置情况；严重精神障碍患者社区管理及医院精神科诊疗情况。

（二）分析存在的问题

综合评估上个规划期精神卫生工作各项指标的完成情况，对于未能按时完成的指标及其原因进行深入分析。根据各地区相关数据变化趋势，综合调研、访谈及现有各类研究成果，全方位总结当前精神卫生工作存在的主要问题和体制机制障碍。重点关注精神疾病危害增加、服务需求增长较快、服务供给存在短板、服务模式有待优化、优质资源布局失衡、整体发展缺乏系统支持等突出问题。

以北京市为例，"十三五"期间北京市精神卫生工作主要存在精神卫生和心理健康资源布局及配置总体不平衡，服务供给存在短板，服务体系有待健全；精神卫生和心理健康相关部门协同联动不强，政策协调衔接不够，体制尚需优化；精神卫生和心理健康机构设施与信息化建设相对滞后，人才队伍建设明显不足，服务能力亟待提升；精神卫生和心理健康服务提供内容及形式难以满足日益增长的需求，服务内涵需要拓展；精神卫生和心理健康工作系统支持力度不够，与首都地位不相

适应，保障措施仍需强化等问题。

（三）提出针对性建议

针对目前存在的各类问题，充分吸纳各方意见提出切实可行的改进策略和具体建议，为制定未来的工作任务奠定扎实基础，如优化精神卫生要素配置和资源布局、强化精神卫生服务网络有效融合、加强制度和支持体系建设等改进策略。

三、精神卫生服务体系规划要编制重大项目

重大项目既是规划目标的重要组成部分，又是实现规划目标的重要抓手。根据精神卫生事业发展现状和国家精神卫生发展的重点任务，围绕推进精神卫生工作体系建设（如专业机构建设、人才队伍建设、严重精神障碍社区康复服务网络建设等）、完善发展精神卫生工作的政策措施（如严重精神障碍监测与管理、心理健康促进与服务、患者救治救助政策等）和加强规划监督评价等三个方面，科学编制一批技术上可行、经济上可承受、政策上鼓励、具有带动效应的精神卫生重大项目。

四、精神卫生服务体系规划要明确主要发展目标和重点领域

根据战略分析结果，结合现有研究成果，借鉴国际国内对标城市的精神卫生工作经验，通过深入咨询论证，建立与地区特点相适应的精神卫生发展目标及指标体系，提出精神卫生工作发展目标和重要指标。按照既符合国家精神卫生规划的要求，又体现地区特点，明确规划重点领域，包括但不限于优化精神卫生要素配置和资源布局、强化精神卫生服务网络有效融合、探索区域精神卫生联合体建设、构建覆盖各部门和行业的心理健康服务网络、加强人才队伍建设、信息化建设和保障机制建设等方面。如北京市精神卫生"十四五"规划研究中的指标体系建设，可以通过对《全国精神卫生工作规划（2015—2020 年）》《健康中国行动（2019—2030 年）》《关于加强心理健康服务的指导意见》《"十四五"优质高效医疗卫生服务体系建设实施方案》《全国社会心理服务体系建设试点 2021 年重点工作任务》《探索抑郁症、老年痴呆防治特色服务工作方案》《健康北京行动（2020—2030 年）》《北京市加强和改善精神医疗服务实施方案》《上海市精神卫生体系建设发展规划（2020-2030 年）》等政策文件和研究报告进行系统梳理，形成原始指标库。充分考虑重要性、必要性、可行性等因素，在指标库中初步筛选有关机构建设、人力资源、资源效率、健康结果等各类相关指标，在此基础上进一步删除前期已经完成的指标及反映含义差别不大的指标，得到最终的指标体系。

五、精神卫生服务体系规划要形成规划草案

广泛征求意见，充分论证，不断修改完善规划内容，按照各级政府和国家卫生健康委员会要求，完成精神卫生发展规划草案。

第三节　精神卫生服务体系规划编制方法

精神卫生工作直接关系到广大人民群众身心健康和社会和谐稳定，且精神疾病具有病程迁延、反复发作、致残性高、经济负担重等特点。对于精神卫生服务体系来说，需要更加精准地了解居民的需求及提供与需求之间的差距，同时服务体系也应更为关注高质量发展。因此精神卫生服务指标应更加突出精准满足居民需求，规划编制的方法要更为多元化，发挥每类方法的优点和尽可能避免方法缺陷，最终确保服务体系规划更加满足居民服务需求。

一、描述性分析

描述性分析是编制医疗卫生服务体系规划的前提，是了解服务体系的现状及存在问题的重要途

径。描述性分析是通过大量数据对医疗卫生服务体系中的供方和需求进行描述,并把这些数据跟自身进行纵向比较,与全国可比城市进行横向比较,反映出其主要特征、存在问题和未来变化趋势。在精神卫生工作中,如一般医疗服务分析不仅包括患者疾病防治情况,还包括疾病报告情况、患者社区服务与管理情况、应急处置情况,以及对于患者提供的优惠政策实施情况。基于需方的描述非常关键,因为资源配置规划的核心目标是更好地满足居民的需求。站在居民全方位、全生命周期需求角度,主要分析健康水平、精神类疾病患病率、严重精神障碍患者规范管理率等,并分析其城乡之间差异和不同人群精神卫生服务需求(如老年人、妇女、儿童等)。供方分析的维度包括提供精神卫生服务医疗卫生机构数、床位数、执业(助理)医师数、精神卫生防治医生数、心理咨询师数和资源的效率,同时还要分析不同区域、城乡、不同类型机构上述指标的数量、质量和结构。

以北京市精神卫生服务体系的描述性分析为例,主要包括北京市精神卫生资源配置现状、北京市精神卫生服务的提供现状和北京市精神卫生服务利用现状三大部分。梳理全市及各区开设精神科的医疗卫生机构数、编制床位、精神科医师数等资源拥有量及分布情况,并以其他三个直辖市上海市、重庆市、天津市作为对标城市,对精神科资源进行对比分析。北京市精神卫生服务的提供现状,包括北京市严重精神障碍在册患者管理情况、北京市严重精神障碍报告患病率、严重精神障碍患者在册规范管理率、严重精神障碍患者规律服药率、严重精神障碍患者规律面访率、应急处置措施发生率、应急处置诊断情况等。北京市精神卫生服务利用现状,包括精神(心理)科门急诊人次和出院人数、心理咨询服务人次、康复服务人次、床位使用率等指标。

二、专家咨询法

专家咨询法是编制医疗卫生服务体系规划的重要支撑,是为了印证数据反映的问题及寻找问题的解决方案。针对不同类型的专家,访谈问题实现的目的各不相同。一是学术领域的专家,包括卫生管理、卫生经济学等专家,这些专家主要立足于精神卫生规划合理性,主要涉及规划方案制定及规划文本的讨论,主要从理论和方法学的角度进行访谈;二是政府层面专家,主要涉及财政部门、医疗保障局、卫生健康委员会、精防所等政府部门官员,这些专家立足于精神卫生规划的可操作性,站在实践角度来评价规划指标的可实现性;三是精神专科医院、综合医院的精神科、社区卫生服务中心管理人员和业务人员,这些专家主要反映精神卫生防治工作中遇到的现实问题、解决方案及未来的工作方向,主要涉及实现规划目标可能遇到的问题及这些问题的解决方案。

三、精神卫生资源配置测算方法

(一)卫生服务需求法

精神卫生服务体系需求参考世界卫生组织提出的精神卫生服务床位需要的 6 个决定因素:精神卫生机构覆盖的人群数量、该人群一年内的患病人数、患病后需要住院治疗的患者数量、住院所需时间、床位在一年内可以允许的空置时间、床位在一年内可以为病患提供服务的时间。这 6 个因素可以分别用 6 个指标来表示:人口数、年患病率、患者需住院比例、出院者平均住院日、周转因子和每床位年实际开放床日数。

根据世界卫生组织对于精神科床位配置的计算原则,某地区需要精神疾病治疗床位配置的计算公式为:

$$D = \frac{r \times i \times l \times p \times \eta}{q}$$

式中,D 表示床位需要量,r 表示该地区精神疾病患病率,i 表示需要住院治疗的精神疾病患者的比例,l 表示住院治疗的精神疾病患者的平均住院日,η 表示床位周转因子(床位使用率的倒数),p 表示当地人口数,q 表示床位实际开放床日数(一般假定为 365 天/年)。

以北京市精神卫生工作"十四五"规划指标测算为例:

参数设置如下：

精神疾病患病率 r：成人重性精神疾病和重性抑郁症的患病率分别为 1.05%和 1.6%；60 岁以上人群的老年期痴呆患病率为 5.3%。

床位周转因子 η：世界卫生组织推荐的标准床位使用率为 85%，目前北京市全市精神科床位整体使用率超过 90%，区级精神科床位使用负荷更高，使用率接近 100%。考虑到目前医院多在高负荷运转，而在标准水平下的运转才更为良好且稳定，故仍使用标准床位使用率（85%）计算周转因子，为 1.17。

需要住院治疗的精神疾病患者的比例 i 以及平均住院日 l：重性精神疾病中需急性住院治疗的患者比例为 10%（可能发生严重危害社会行为的患者）～30%（如不接受住院治疗，可能致残的患者），平均住院日为 30 天；需慢性住院治疗的患者比例为 20%，平均住院日为 90 天。

20%的老年期痴呆患者出现明显精神行为问题时需要精神科急性住院治疗，平均住院日为 30 天。老年精神病学专家认为生活不能自理的慢性老年期痴呆患者应主要由护理或老年托养机构进行看护和康复服务，而非住在精神卫生机构中。

重性抑郁症患者中需要急性住院治疗的比例以及平均住院天数，参考了 2006 年研究中的专家建议：约 10%的患者存在严重自杀倾向，平均住院日为 30 天。

2025 年北京市常住人口数及 60 岁以上人口数估计 p：根据 2010 年第六次人口普查和 2020 年第七次人口普查，北京市人口年增长率为 1.1%，假设"十四五"期间北京市人口数年增长率保持不变，则 2025 年常住人口数将达到 2313.1 万人。同时，中共中央、国务院关于对《北京城市总体规划（2016年—2035 年）》的批复提出，严格控制城市规模。到 2020 年，常住人口规模控制在 2300 万人以内，2020 年以后长期稳定在这一水平。因此最终假设北京市 2025 年常住人口数为 2300 万人。

根据 2010 年第六次人口普查和 2020 年第七次人口普查，北京市 60 岁以上常住人口分别为245.2 万人和 429.9 万人。60 岁以上人口占比分别为 12.5%和 19.6%，假设占比保持匀速增长，则每年增长 0.71 个百分点，2025 年 60 岁以上的老年人口占比将达到 23.2%，则 2025 年老龄人口数将达到 533.6 万人。

根据配置原则和假设，将精神科床位配置方案分为 3 个档次：①最低配置。满足可能发生严重危害社会行为的重性精神疾病患者的急性住院治疗和慢性住院治疗的最低需要。②中等配置。在最低配置的基础上，进一步满足有严重自杀倾向的重性抑郁症患者，以及有明显精神行为症状的老年期痴呆患者急性住院治疗的中等需要。③较高配置。在中等配置的基础上，进而满足可能致残的重性精神疾病患者的急性住院治疗和慢性住院治疗的较高需要。

因此 2025 年精神卫生床位配置数量：北京市 2020 年精神科开放床位数为 10 578 张，配置水平为 4.91 张/万人。根据世界卫生组织精神科床位配置计算公式，计算 2025 年精神科床位三档配置数量见表 10-1。

表 10-1　2025 年北京市精神科床位配置数量　　　　　　（单位：张）

	急性床位	慢性床位	合计	需新增床位数	每万人精神科床位数
最低配置	2322	3096	5418	无须新增	2.4
中等配置	11 300	3096	14 397	3819	6.3
较高配置	18 268	9289	27 557	16 979	12.0

注：①急性住院最低配置：重性精神疾病（精神病性障碍和双相情感障碍）患病率为 1.05%，需住院比例达 10%，平均住院日 30 天。②急性住院中等配置：重性精神疾病患病率为 1.05%，需住院比例达 10%，平均住院日 30 天；重性抑郁障碍患病率为 1.6%，需住院比例达 10%，平均住院日 30 天；老年期痴呆患病率为 5.3%，需住院比例达 20%，平均住院日 30 天。③急性住院较高配置：重性精神疾病患病率为 1.05%，需住院比例达 30%，平均住院日 30 天；重性抑郁障碍患病率为 1.6%，需住院比例达 10%，平均住院日 30 天；老年期痴呆患病率为 5.3%，需住院比例达 20%，平均住院日 30 天。④慢性住院最低/中等配置：重性精神疾病患病率为 1.05%，需慢性住院比例为 10%×（20%÷30%），平均住院日 90 天（患者前 30 天住院需配置的床位数已计算在急性住院配置中，因此在计算需配置的慢性床位时，使用的实际住院日天数为 90 天－30 天=60 天）。⑤慢性住院较高配置：重性精神疾病患病率为 1.05%，需慢性住院比例达 20%，平均住院日 90 天（计算时使用的实际住院日天数为 90 天－30 天=60 天）。⑥需配置床位密度=需配置床位数÷人口数×100%。⑦需新增床位数=需配置床位数－现有床位数

（二）趋势外推法

1. 线性回归模型　当两变量散点图大体上呈直线分布时，可以拟合线性模型 $y=a_0+a_1 x^n$。其中 y 为精神卫生编制床位数、开放床位数、精神科执业（助理）医师数，x 是时间序列变量，即 2014 年、2015 年、2019 年和 2020 年。回归模型效果由 R^2 进行评价，R^2 越接近 1，模型的预测效果越好。

2. 平均增长率　假设"十四五"期间精神卫生资源保持 2014～2020 年间的增长速度不变，根据 $m=\sqrt[n]{\dfrac{A}{B}}-1$，$A$ 为 2020 年精神卫生编制床位数、开放床位数、精神科执业（助理）医师数，B 为 2014 年对应精神科卫生资源指标，n 为此时间段的年数，m 为年平均增长率。根据年均增长率，以 2020 年为基期，预测 2025 年各类资源指标。

第四节　精神卫生服务体系规划评估

一、世界卫生组织评价维度

世界卫生组织对精神卫生系统及其服务进行 6 个维度的评估，即政策与立法框架，包括精神卫生政策、计划、立法和筹资等；精神卫生服务，包括精神卫生服务的组织整合、门诊服务、住院服务、社区医疗卫生机构、精神卫生机构社会心理治疗的可获得性、基本精神药物的可获得性、精神卫生服务的可及性等；初级卫生保健中的精神卫生，包括初级卫生保健机构医生与其他职员接受精神卫生培训、与精神卫生专业机构的联系、精神药物的可用性、与传统治疗者或民间治疗者的互动等；人力资源，包括人力资源的数量，精神卫生专业人员的培训等；公众教育及与其他系统的联系，包括精神卫生公众教育与知晓行动、与其他系统的合作与互动等；监测与研究，包括精神卫生服务的监测和精神卫生服务研究等。

二、精神卫生服务体系规划评估维度

精神卫生政策与规划通过确定精神卫生工作的原则和目标，提供对精神卫生服务的全面指导，精神卫生规划内含明确实现政策目标的详细策略和需要实施的各项活动。世界卫生组织一直倡导和鼓励各成员国发展自己的精神卫生规划，并对其开展监测和评估，根据我国的实际情况，目前完整的精神卫生服务体系规划的评估应该包括对规划制定过程、实施过程和完成后的评估。

（一）规划制定过程评估

在制定过程中，精神卫生规划首先要代表党和政府执政的核心理念，不违背现有的政策法规，在制定过程中明确规划方向，组建合适的团队完成此项工作。作为一个相对抽象的概念，政治正确性的可测量性并不强，但它仍然是可以评估的。例如，制定的或将要制定的精神卫生规划，包括其具体内容和实施计划，是否能够体现"以人为本""促进精神文明的建设和发展""代表最广大人民群众的利益"等党和政府执政的核心理念，是否与相关的法律法规保持一致。其次，规划的内容要具备完整性，精神卫生规划应包括规划背景、主要目标、针对的重点人群和重点精神卫生问题、重点任务、评估与保障机制等方面，且考虑到各类人群。规划内容应具备可操作性且符合实际情况。在制定精神卫生规划时，应考虑社会经济发展水平、精神卫生资源、健康保障体系等环境是否能够支撑规划的有效执行，明确评估指标的可测量性，考虑规划实施过程中可能存在的问题及解决的机制等。

（二）规划实施过程评估

实施过程中，按照"属地管理"和"谁主管、谁负责"原则，各级政府、有关部门要及时研究制定具体工作方案，将精神卫生工作纳入目标考核体系，进一步明确任务分工，落实工作责任，细化操作办法。各有关部门既要履行职责分工,又要加强协调配合,努力形成工作合力,有序推进各项重点任务和措施的落实。要组织开展定期或专项督导和评估,加强对规划执行和落实情况的考核及评价。评估的主要内容包括是否按要求完成了投入,规划中提出的重大项目是否得到实施,规划中涉及的主要目标是否开始实现。发现规划实施过程存在的问题和困难,要及时沟通与协调,研究并落实有针对性的解决措施,促进规划的实施根据实际情况及时对规划内容做出调整。主管的卫生健康委员会等部门应联合组织开展规划实施情况的中期评估和终期评估,切实保证规划的顺利实施。

(三)规划完成后评估

规划完成的评估内容主要是对规划设置的指标进行评价。是否实现了精神卫生规划中所规定的目标是终期评估的重点,评估的内容主要是精神卫生结局,是否将精神卫生资源量提高到规划要求水平、是否提高了公众对精神卫生的重视程度,是否提高了精神障碍患者的就诊率和治疗率、是否完善了服务价格管理、是否提高了居民心理健康素养水平等与规划目标高度相关的结局,除此之外,结局评估可能还需要包括一些其他的内容(如成本-效益等经济学指标),以帮助政策制定部门总结经验和教训,制定更为合适的精神卫生政策和规划。

三、精神卫生指标调查方案

2021 年卫生部组织制定了《精神卫生工作指标调查评估方案》(以下简称《评估方案》)和《精神卫生工作指标调查问卷》指导各地科学评估《中国精神卫生工作规划(2002-2010 年)》(以下简称《工作规划》)的相关指标工作开展情况,依照《评估方案》对《工作规划》的部分或者全部指标的落实情况开展评估。

通过抽样调查进行问卷填写确定指标完成情况(以普通人群心理健康知识和精神疾病预防知识知晓率为例),具体内容如下。

对于普通人群心理健康知识和精神疾病预防知识知晓率的评估采用调查问卷进行测量,包括知识问卷、病例测验问卷(由 5 个病例组成,前 2 个病例是核心问卷,必须进行测验,有条件的可以进行全部 5 个病例的测验,这 5 个病例依次为抑郁症、阳性症状为主的精神分裂症、躁狂症、阴性症状为主的精神分裂症、强迫症)和关于精神疾病的态度问卷。每个问题根据答案计分最后得到总分。选择样本为普通人群,指辖区内所有 15 岁及以上的常住居民。样本量根据要求达到的知晓率(拟定为 50%),用流行病学率抽样调查的公式计算得到的样本量,若考虑到失访和拒访等因素,应增加 20%,若为整群抽样,应考虑增加 50%。

心理健康知识和精神疾病预防知识问卷采用自填方式完成。由调查员入户,向调查对象解释调查目的等,获取调查对象合作后发放问卷,调查对象当场作答,当场回收问卷。对于因视力等填表有困难的调查对象,可以由调查员向调查对象念出问卷,记录答案。调查员对整个知识问卷不应作任何解释。建议有条件的地区采用多阶段整群随机抽样。首先,确定基本调查单位,如家庭或个人;其次,在所调查区域内,按照城市和农村分层;再次,按照城市和农村的经济水平再分别分层,在各层随机抽取若干个次级抽样单位,最后到基本调查单位。以某市城市人口进行该调查为例来说明抽样方法:确定以个人作为基本抽样单位;在全市共 5 个区内随机抽取 2 个区进行调查;在每个区内随机抽取 2 个街道办事处,共 4 个街道办事处;在每个街道办事处范围内的所有家庭中,随机抽取 400 户家庭,共计 1600 户家庭;最后对每个家庭入户调查,在该家庭的所有 15 岁及以上的常住人口中随机抽取 1 人进行调查。如果不同层之间数量差异较大,应考虑按照容积概率抽样。如果没有条件进行多阶段整群随机抽样,可以考虑典型抽样。在该区域 1~2 个有代表性(即经济水平、人口规模均属中等)的街道或村,确保有足够的样本量后,入户调查其所有 15 岁及以上常住人口。

对于严重精神障碍患者治疗率的测算(以精神分裂症治疗率为例):

首先要明确相关定义,精神分裂症采用《精神疾病诊断和统计手册》(*Diagnostic and Statistical*

Manual of Mental Disorders，DSM）或《中国精神障碍分类及诊断标准》或《国际疾病分类》（第十版）（*International Classification of Diseases*，*Tenth Revision*，ICD-10）的诊断标准。终身就诊率：自精神分裂症起病以来，曾经至少一次因该病就诊于精神卫生专业机构的患者比例。终身住院治疗率：自精神分裂症起病以来，曾经至少一次因该病在精神卫生专业机构住院治疗的患者比例。终身治疗率：曾经在精神卫生专业机构接受过抗精神病治疗的患者比例。一年治疗率：病程在 1 年以上的患者中，调查前 1 年内在精神卫生专业机构接受过抗精神病治疗的患者比例。一年系统治疗率：病程在 1 年以上的患者中，调查前的 1 年内，遵医嘱定期去精神卫生专业机构就诊，并遵医嘱系统地接受了抗精神病治疗的患者比例。时点治疗率：在调查之前 1 周内接受过抗精神病治疗的患者比例。建议采用 DSM-IV 轴 I 诊断的定式临床检查（SCID-I）等定式诊断工具进行精神分裂症的诊断。没有条件时可以由高年资精神科医生（主治医生及以上）用《中国精神障碍分类及诊断标准》进行临床诊断。参加调查的精神科医生必须接受相关工具的培训，并测试其诊断精神分裂症的一致性。

用精神分裂症就诊和治疗情况调查表对确诊的精神分裂症患者进行调查，该表是精神分裂症患者求医行为问卷，较为复杂，适合大规模流调发现精神分裂症患者以后进行详细调查时采用。该工具既可以全部使用，也可以结合当地实际情况删除部分内容后使用。精神分裂症治疗率应以社区人群调查中发现的精神分裂症患者作为调查对象。建议在完成地区性精神疾病流行病学调查时进行本调查。

中英文名词对照

中文	英文
世界卫生组织	World Health Organization
精神疾病诊断和统计手册	*Diagnostic and Statistical Manual of Mental Disorders*
国际疾病分类（第十版）	*International Classification of Diseases*，*Tenth Revision*

参 考 文 献

国家卫生计生委员会, 2016. 《全国精神卫生工作规划(2015—2020 年)》解读: 国家卫生计生委副主任、国家中医药管理局局长王国强[J]. 首都公共卫生, 10(1): 43-46.

栗克清, 2012. 中国精神卫生工作回顾与展望[J]. 医学研究与教育, 29(2): 1-11.

马弘, 刘津, 何燕玲, 等, 2011. 中国精神卫生服务模式改革的重要方向: 686 模式[J]. 中国心理卫生杂志, 25(10): 725-728.

马弘, 刘津, 于欣, 2009. 中国近十年重要精神卫生政策的发展与解读[J]. 中国心理卫生杂志, 23(12): 840-843.

舒蝶, 罗力, 李伟, 等, 2011. 上海市精神卫生服务床位需要测算和规划[J]. 中国卫生政策研究, 4(9): 26-30.

王文萍, 周成超, 2018. 中国精神卫生服务体系及服务资源研究进展[J]. 精神医学杂志, 31(5): 392-395.

张明园, 2005. 我国精神卫生工作的政策性文件: 解读《关于进一步加强精神卫生工作的指导意见》[J]. 上海精神医学, 17(S1): 1-2.

Funk M, Freeman M, 2011. Framework and methodology for evaluating mental health policy and plans[J]. The International Journal of Health Planning and Management, 26(2): 134-157.

Phillips M R, Zhang J X, Shi Q C, et al., 2009. Prevalence, treatment, and associated disability of mental disorders in four provinces in China during 2001-05: an epidemiological survey[J]. Lancet, 373(9680): 2041-2053.

Wu Y T, Ali G C, Guerchet M, et al., 2018. Prevalence of dementia in mainland China, Hong Kong and Taiwan: an updated systematic review and meta-analysis[J]. International Journal of Epidemiology, 47(3): 709-719.

思 考 题

1. 国外精神卫生服务体系对于我国精神卫生服务体系可借鉴的地方有哪些？
2. 请简述精神卫生服务规划的特殊性。
3. 精神卫生服务规划的亮点可以向哪个方向拓展？
4. 如何将大数据等新方法应用于精神卫生服务规划？

（杨 莉 张佳伟）

第十一章 院前急救服务体系规划

学习目标

通过本章的学习，你应该能够：

掌握 院前急救、院前急救服务体系的相关概念；院前急救服务体系规划的编制步骤。

熟悉 我国院前急救服务发展的主要模式；院前急救服务体系规划应遵循的原则和要求。

了解 我国院前急救的历史沿革。

本章主题

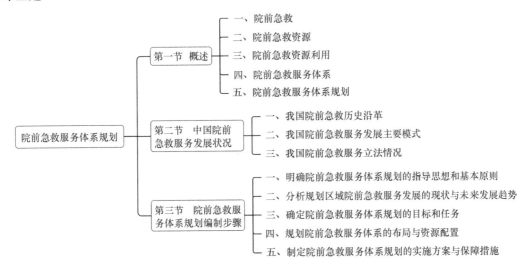

导读 掌握院前急救服务体系规划相关概念，院前急救服务体系规划过程中各个步骤及其基本内容，院前急救服务体系规划的内涵；熟悉院前急救服务体系规划编制的工作程序和院前急救服务体系规划的表达形式。

第一节 概 述

院前急救服务承担着急危重症病人的院前救治、转送，突发事件的紧急医疗救援和大型活动的医疗保障等任务，是政府提供的基本公共服务，是人民群众享有的基本医疗权益。

院前急救、医院急诊科（室）急救、ICU急救共同构成了急诊医疗服务体系（emergency medical service system，EMSS）。院前急救作为急诊医疗体系的组成部分，是最初也是极其重要的一环。"健康中国"的建设和卫生健康事业的发展应建立在全方位全过程全周期保障人民健康的基础上，这离不开完备的院前急救服务体系建设。本节将对院前急救服务体系相关概念进行阐述。

一、院 前 急 救

院前急救（pre-hospital care），也称院外急救，有广义和狭义之分。广义的院前急救是指由专业救护人员或现场目击者对各种危及生命的急症、创伤、中毒、灾难事故等伤病员在到达医院之前进行的紧急医疗救护，包括在现场对伤病员采取的救治措施、监护及运送入院，以维持伤病员的基本生命体征，最大限度地降低死亡率和伤残率的医疗活动和行为的总称。狭义的院前急救则专指由通信、运输和医疗基本要素所构成的专业急救机构，在伤病员到达医院前所实施的现场救治和运输途中监护的医疗活动。广义概念与狭义概念的主要区别在于是否有公众参与。

院前急救是急诊医疗卫生服务体系最前沿的部分，是社会紧急事务安全保障体系和卫生事业的重要组成部分，在抢救急危重症病人生命、应对灾害事故和突发事件中发挥着极为重要的作用，直接关系到群众的健康和生命安全，关系到改革发展和稳定的大局。其组织结构可以是一个独立的医疗单位，也可以依附在一所综合性医院之中。主要含有通信、医疗、运输三大要素。

二、院前急救资源

院前急救资源是指开展院前急救医疗服务所需的医疗资源，包括所有用于响应急救援助请求的人员、车辆、设备、药品等。院前急救资源是确保院前急救服务顺利开展的重要保障。从院前急救的要求出发，院前急救资源可以划分为两大类：一是急救人力资源及其具备的急救知识与技能，急救人力资源的强化在于对不同层级的院前急救工作人员提供合理开展诊断和治疗活动所需的培训与继续教育；二是急救设备和物资，是指不考虑支付能力的情况下为急救患者提供急救服务所需的物品。

三、院前急救资源利用

院前急救资源利用是指参与院前急救的工作人员使用专业技能和院前急救设备及物资对急救患者进行评估和救治的过程。院前急救资源的利用涵盖了从初步评估到入院救治的全过程。从院前急救的流程来看，院前急救资源利用包括以下方面：警报，获取急救求助信息；现场评估，评估现场安全（物理和环境危害），建立对额外帮助的需要，评估伤害原因；确保急救人员安全，接受普遍预防措施的培训，限制接触艾滋病病毒、乙型肝炎病毒和丙型肝炎病毒，限制接触空气传播的病原体；伤病员评估，对患者的病情及体征进行初步评估和细节评估；现场急救，采取相应的急救干预措施；现场管理，管理救援情况，管理安全救援以防伤病员出现进一步的神经血管损伤，管理人群、交通和其他威胁，避免伤病员遭受二次碰撞和伤害，管理伤病员转运和事故记录；根据实际情况开展专科护理。

四、院前急救服务体系

院前急救服务体系由急救医疗、急救通信和急救运输三要素组成，是实施院前急救功能涉及的所有部门的组合，包括对现场急救、转运和途中监护所有环节做出迅速且专业响应的组织、个人、设施和设备的集合。院前急救服务体系是一个错综复杂的系统，由急救机构和组织、通信和交通网络、创伤系统（如医院、创伤中心）和专科护理中心、康复中心训练有素的专业急救人员、医护人员、志愿者和行政人员、政府官员，以及知道在医疗紧急情况下该怎么做的公众构成。院前急救服务体系涵盖了从紧急情况识别到初始旁观者干预、进入医疗保健系统、发出适当响应、到达医院前指示、由训练有素的人员直接护理患者，以及适当的运输或处置的全方位响应。

院前急救服务体系具有充分利用资源及与其他相关部门通力合作的特点。大多数院前急救服务发生在社区，院前急救服务工作人员往往是首先发现公共卫生问题的人。由于院前急救服务常常需要应对各种紧急情况和突发状况，院前急救部门经常与执法和消防部门共同协作开展工作，主要负责开展急救工作。

院前急救服务体系对于应对突发健康状况和突发公共卫生事件、保障人民生命健康和公共卫生安全具有重要作用。当前，我国政府和公共卫生部门已经意识到建立和维护院前急救服务体系的重要性，并开展了一系列建设工作。我国院前急救服务体系主要以"120"急救电话为启动源，通过120系统专门受理伤病员打来的医疗急救求助电话，然后迅速做出反应，派出医务人员跟随救护车赶赴发病现场，为伤病员提供现场紧急医疗救援，并根据情况将其送至相关医疗卫生机构，实现了对在医院外发生的急症和危重疾病、重大灾害和意外事故的现场紧急医疗救援。

五、院前急救服务体系规划

院前急救服务体系规划是卫生规划的一部分，是为了第一时间挽救人民生命财产安全而制定的全局性策略及全面的分层计划体系。院前急救服务体系规划需要坚持协调发展、可持续发展、系统以及目标和过程的理念。院前急救服务体系规划需要合理反映出急救设置的规模，体现院前急救服务的数量和质量，因此规划应正确掌握区域内急诊发病状况，医疗卫生机构状况，经济、文化、通信、交通、地理等状况及其变化趋势。

（一）院前急救中心（站）设置的原则

1. 数量　一个拥有 30 万以上人口的地区应该而且只能设置一个院前急救中心（站），可设在医院内，也可设在医院外，但应有独立的"120"急救专用电话和其他基础设施，并有录音设施，实现急救通信网络化，无线与有线间相互联络转换运转正常。如果一个区域无院前急救中心（站），院前急救大多由大医院急诊科兼管，这样不利于形成一支专业的院前急救队伍，更无法形成系统。如果一个区域在有院前急救中心（站）的基础上，还有其他急救单位或医院能够独立接收呼救电话，就会造成院前急救多中心现象，也不利于急救力量的集中和协调。因此，一个区域无院前急救中心或有多个中心，都不利于区域急救的开展，故强调应该且只能设置一个。

2. 地点　基地的选择与建立设置的合理性、经济性和创造良好的急救条件有密切关系。急救中心（站）地点应符合以下条件：①在区域内的中心地带；②车辆进出方便处；③设在医院内或者医院外，设在医院外时最好靠近大医院。

3. 基本建设的设置　基本建筑面积大小应根据区域实际情况决定，设区的市急救中心建筑面积不低于 8000m²，县（市）急救站建筑面积不低于 4000m²。各类建筑最好独立成楼，无条件时只能合并在一起，但应尽量减少相互干扰。每辆救护车占地 100～200m²。基本设置如下：①行政业务建筑，包括办公室、调度室、会议室等；②后勤建筑，包括食堂、浴室、锅炉房、洗衣房、仓库等；③教学科研建筑，包括教室、实验室图书馆、活动室等；④车库及修理车间；⑤其他。

4. 基本设备　设备的数量和质量需根据区域实际情况配置，但基本设备不可缺少。基本设备包括：①运输设备，主要为救护车；②汽车修理设备；③医疗药品器材；④通信设备；⑤电子计算机设备；⑥教学科技设备；⑦生活设备；⑧其他必需设备。

5. 组织建制　①实行站长或科主任负责制；②设二科一室（即医务科、车管科、办公室），实行两级管理，分工明确；③各类人员按规定比例配备；④有年度工作计划和长远工作规划并能组织落实；⑤有突发事件预警和应急预案；⑥能与城市应急联动中心（CERC）联合行动。

6. 规章制度　①院前急救规章制度健全；②有检查落实措施；③台账齐全，记录完整，奖惩分明。

7. 工作质量　①各项工作台账及记录齐全；②科室半年有小结，年终有总结；③无医疗等级事故和重大差错；④无重大交通事故；⑤通信系统运行正常；⑥急救人员接到急救指令后按规定时限内迅速出车；⑦药品齐全，器械和设备完好，消毒严格；⑧院前急救病历书写符合要求，检查合格率≥95%；⑨回车率≤3%；⑩院前急救危重病人抢救成功率≥85%。

8. 教学科研

（1）教学：①有健全的教学管理组织；②有一名主任负责教学管理工作；③有切实可行的教学规划和工作计划，并组织实施；④有健全的教学工作规章制度，做到有监督、有检查、有评价措施；⑤有相应的教学设施与设备；⑥为社区培训急救人员。

（2）科研：①有专职人员负责科研管理并有相应的工作制度；②建立科技人员科研成果档案；③有鼓励科研和管理科研的办法；④有科研及宣传教育计划并认真实施；⑤有省、市级学术会议或刊物论文至少 5 篇；⑥有市局级以上科技成果。

9. 继续教育 ①有职工继续教育制度和计划；②职工年培训率＞15%；③继续教育学分合格率为 100%。

10. 具体规划 ①有长远发展规划（五年规划）；②有业务发展规划；③有年度工作计划、季度工作安排及实施方案；④有相应的工作总结。

（二）分中心或急救分站设置的原则

1. 数量 按需要设立，省会以上的城市应该不少于 4 个。急救医疗分中心或急救分站按城市的实际情况设置，原则上按每 10 万～15 万人口设一个分站，其服务半径为 3～5km，人口密集的地区，服务半径可适当减小。县（市）急救医疗站点按当地的实际情况设置，原则上每 15 万～20 万人口设一个点，其服务范围为 18～50km²。人口密集的地区，可适当增设站点。

2. 地点 应考虑下述几点：①人口较密集地带；②特殊需要地带如旅游点、大企业等处；③交通方便处；④在医院内或与医院相毗邻；⑤应该相对均匀地分布在区域内；⑥宜远离易燃、易爆设施。

3. 基本建筑设置 建筑面积根据区域实际情况确定，一般为每辆救护车占地 50～100m²。原则上每个分站应根据规模和任务选择合适地点建筑 3～4 间车库、1 间物资库、1 间办公室、2～3 间值班室，留有救护车活动场地，有独立的进出通道，占地面积 600～800m²，建筑面积 600～1000m²；亦可利用相应医疗资源整合，建立满足功能需求的分站。应包括下列各室：①值班人员休息室；②生活室，包括食堂、盥洗室、厕所；③活动室；④车库。

4. 基本设备 包括：①救护车；②急救医疗器械；③通信设备；④生活设备。

（三）区域人口与车辆比例

1. 标准 以地级市为单位，按照每 3 万人口配置 1 辆救护车，以县域为单位，根据县域人口的 300% 估算人口基数，按照每 3 万人口 1 辆的标准配备救护车。根据院前医疗急救服务需求合理配置救护车类型，其中至少 40% 为负压救护车。救护车能及时维修和有计划地更新，车容车貌抽样检查合格率达 80% 以上。下列情况可适当增加救护车数量：①服务范围大，流动人口多，外事活动频繁，又处于交通枢纽中心地带的城市；②经济发达，特别是重工业、矿山、港口、化工工业及交通运输较集中的地区；③担负农村救护任务、区域范围较大的地区；④需要设置救护分站的地区；⑤经常担负跨省、市长途救护任务的地区。

2. 救护车要求完好，近于报废的车辆除外，市级救护站可考虑配备特种救护车 1～3 辆，指挥车 1 辆，还应根据需要和可能适当配备行政和后勤保障车辆。

3. 经济实力较强的地区或灾害多发地区可适当增加车辆比例。

（四）随车医务人员、驾驶员与救护车比例

每辆车至少有 1 名医生、1 名护士、1 名驾驶员、1 名担架员。有条件的地区可配 2 名担架员。专业人员的配备应遵循下列原则：医师与救护车至少按 14∶1 配备；驾驶员与救护车至少按 13∶1 配备；护士与救护车至少按 1∶1 配备；担架员与救护车至少按 1∶1 配备，医疗救护员与救护车至少按 1∶1 配备。除正常四班三运转外，还应考虑节假日休息、人员病事假、进修学习、技术培训等情况，因此，每辆救护车需配备医务人员及驾驶员各 5 人（4.9 人）。

（五）平均反应时间要求

反应时间是指急救中心（站）调度员接到呼叫电话至救护车到达现场所需要的时间，平均反应时间是指区域内每次反应时间的平均值。这是判断院前急救服务功能的重要综合指标之一。一般要求，市区救护车出车至现场的平均时间为 8 分钟，郊区为 15～20 分钟。

第二节　中国院前急救服务发展状况

中国的急救发展距今已有 2000 多年的历史，医学古籍中详尽记载了关于急救的各类理论及方法措施，充分展现了中国急救文化的博大精深。伴随着中国急救历史的形成与发展，与急救相关的发展模式及法律法规也逐步完善。本节将从中国院前急救历史沿革、院前急救服务发展主要模式及院前急救立法情况三个方面进一步了解我国院前急救服务的发展状况。

一、我国院前急救历史沿革

（一）急救之古往

我国的急救史可追溯到战国时期，《黄帝内经》提出的急救原则"上工救其萌芽……下工救其已成"与现代急救所强调的"救急"理念相吻合，在突出"应急性"原则的同时，体现了"早发现，早救治"的重要意义，与当前急救领域公认的"白金十分钟""黄金一小时"时间窗的急救观念不谋而合。此外，《黄帝内经》提及的救治方法，如急泻之、急补之、急刺之、急取之、急治之、急斩之等，说明只有把握救治的最佳时机，采取立即救治措施，才能使救治手段发挥出最大的救治作用。

随后，东汉时期的《汉书》出现了最早的关于"检伤分类"的记载："三创者载辇，两创者将车，一创者持兵战"，即按照伤情不同，采取用车载运、驾驶战车和坚持作战不同的处理方式。这也反映出古人在战场对检伤分类和伤员转运进行了明确规定。

直至晋代，"急救"一词才真正诞生。我国首部"急救手册"《肘后备急方》（葛洪）从验（有效应）、便（便利）、廉（价廉）三个方面体现了"备急"的理念，多采集民间的单方与验方，提及各种急性病症或某些慢性病急性发作的治疗方药、针灸、外治等法。

清朝时期涌现出大量关于急危重症急救的专著，如《急救危症简便验方》（胡其重，1673 年）、《村居救急方》（魏祖清，1730 年）、《急救广生集》（程鹏程，1803 年）、《急救便方》（文晟，1850 年）、《易简救急方》（龙道生，1863 年）等。

由此可见，我国急救的理论与技术可追溯至 2000 多年前，随着专著及技术的广为流传，对周边国家乃至世界产生了一定的影响。

（二）急救之今来

20 世纪 50 年代，我国参照苏联的模式在一线城市建立"急救站"，自此进入了"急救站时代"。1980 年卫生部正式颁发《关于加强城市急救工作的意见》，对急救组织的构成、规模，急救网的性质、任务作出明确规定，并对如何组织管理予以明示。该文件充分肯定了急救工作的重要地位，标志着我国的城市急救工作迈入了规范化管理，逐步实现现代化，同时我国急救学的发展也就此进入新篇章。1983 年北京急救中心的诞生标志着我国步入了急救中心时代。1988 年 3 月 25 日北京急救中心正式投入运转，"120"急救电话正式启用。卫生部分别于 1986 年和 1987 年颁布了《关于进一步加强急诊抢救工作的补充规定》及《关于加强急诊抢救和提高应急能力的通知》，对建立健全急救医疗卫生机构网，提高急诊抢救和应急能力提出了具体要求。

随着全国大中型城市独立或附属于医院的急救中心数量不断增加，到 20 世纪 90 年代末，我国急救医学学科体系初见雏形。1994 年我国出台的《医疗机构管理条例》对急救中心（站）及医疗卫生机构的基本标准进行了明确规定。2002 年成立了中国医院协会急救中心（站）管理分会，行业协会的成立更是直接推动了院前急救的发展。2014 年我国卫生计生委针对院前医疗急救出台实施的《院前医疗急救管理办法》对院前急救工作所存在的问题进行了规划部署。2017 年国家卫生计生委和国家中医药管理局印发的《进一步改善医疗服务行动计划（2018—2020 年）考核指标》提及"以危急重症为重点，创新急诊急救服务"，将"五大中心"（胸痛、卒中、创伤、危重孕产妇、危重儿童和新生儿）的建设提上日程，同时强调了院前医疗急救机构与各中心的信息共享网络建设，对我国构建快速、高效、全覆盖的急危重症医疗救治体系起到了推动作用。2020 年国家卫生健康委员会、国家发展改革委等多部门联合制定了《关于印发进一步完善院前医疗急救服务的指导意见》，从院前医疗急救网络建设、院前医疗急救人才队伍建设、院前医疗急救服务能力提升等方面对院前急救体系的发展提出了更高的要求。

综上所述，古代医家集其智慧创造发明的急救方法和理念，为古时的急救医学奠定了坚实的基础，为现代的急救医学起到了促进作用。事物的进步往往是实践观察、认知总结、技术探索联合驱动的，现代急救医学发展，同样需要这种"联合推动"。古往今来，院前急救从无到有，从站到中心再到网络的建设书写了道道里程碑。

二、我国院前急救服务发展主要模式

（一）独立型模式

该模式的机构主体为急救中心，急救中心具有法人资质，能够进行独立的管理和运行。独立型模式下，急救过程中的所有环节，包括受理急救电话、院前急救及院内急救均由急救中心全权负责。独立型模式对急救的专业性要求极强，需要具备完善的组织和成熟的管理，具有院前急救所需的指挥灵敏性及应急性，具备独立完成院前急救任务的能力。因此该模式下急救工作效率高、资源利用率高、覆盖范围广，患者能够得到及时有效的救治。局限性在于政府的投入较大，专业人员需具备较高的院内急救技术，以应对涉及多学科专业病人的处理。目前，我国北京市、上海市、武汉市、天津市、昆明市的急救中心属于独立型模式。

（二）依托型模式

该模式的机构主体为医院内设立的急救中心，该模式下的急救中心虽设在院内，但就管理体制来说，属于独立机构。其运行所需的部分急救资源由医院承担，运行成本由政府和医院共同投入。由于该模式下的急救中心设置在医院内，因此在人员配备、职能部门设置等方面较独立型模式减少了重复性，缩减了一定的投入与成本。该模式与独立型相比，急救专业度较低，现场救治能力较弱，能够收治的伤病人员有限，在领取院前急救任务过程中可能会与其他医疗卫生机构产生利益、医疗急救资源调动等方面的冲突。目前，我国重庆、福州等地的急救中心属于依托型模式。

（三）依附型模式

该模式的急救中心设在医院内部，且属于医院的一个部门，其所需的急救资源和经费均由医院承担。我国的县级急救站以依附型模式为主。由于我国一些区域的农村地区尚未实现院前急救网络全覆盖，因此该模式只能在有限范围内提供急救服务，存在一定的局限性。此外，受医疗条件的限制，院前急救所需的场所、设施、设备、药品、人力、技术等资源尚未达到规定标准，存在急救资源无法实现均衡配置的情况。

（四）指挥型模式

该模式的机构主体为具有独立法人资格的急救中心及承担急救任务的医院。急救中心仅配备急救所需的通信设施、设备和调度人员，在受理急救电话后通过调度指挥其他医院前往现场实施急救。该模式财政投入较少，急救站的设置较为容易，但其管理及反应能力仍需进一步加强。我国广州市、深圳市、成都市的急救中心属于指挥型模式。

三、我国院前急救服务立法情况

（一）国家层面的院前急救服务立法情况

目前，国家层面的院前急救法律及行政法规仍处于缺位状态，但卫生行政主管部门和各级学会组织已积极推动行业标准和规范的制定。2005 年，由中国医院协会急救中心（站）管理分会组织编写的《院前急救诊疗常规和技术操作规范》出版，成为行业的技术规范。2007 年 12 月 27 日，颁布了新中国成立以来院前急救的第一部行业标准——中华人民共和国卫生部行业标准《救护车》（WS/T 292-2008），并于 2008 年 4 月 1 日正式实施。2009 年和 2010 年，卫生部医政司组织专家起草了"院前急救专业技术职称系列"标准、《急救中心（站）管理条例》和"院前急救人才规划"等一系列文件草案。2010 年，卫生部针对院前急救组织开展了全国院前急救资源调查研究，研究范围至全国3000 多个县以上行政区域，全面、科学、客观地对全国急救中心的资源现状进行摸底调查。2013 年《院前医疗急救管理办法》讨论通过并于 2014 年 2 月 1 日施行，该规章对于促进我国院前医疗急救事业的科学健康发展具有十分重要的意义。此外，在"健康中国 2020"战略规划中，院前急救医疗体系也有专门的章节进行了阐述，标志着我国的院前急救已经上升到国家卫生战略规划的层面。

（二）地方层面的院前急救服务立法情况

目前北京、天津、上海、杭州、南京、广州、深圳、郑州、武汉、长春、成都、太原、长沙、济南、南宁、西安、贵阳、淄博、廊坊共 19 个城市的人民代表大会常务委员会制定了各市的院前医疗急救管理条例，属于地方性法规。这些与院前急救相关的法规以规范院前医疗急救服务，提高院前医疗急救服务能力和水平为目的，各具特色。例如，《北京市院前医疗急救服务条例》第 32 条规定，从事院前医疗急救服务工作的医师应当依法取得医师执业资格，并符合下列条件之一：①临床类别急救医学专业；②临床类别非急救医学专业的医师，应当在市卫生健康部门指定的机构接受急救医学专业系统培训或者专业进修，并经考核合格。中医类别医师应当按照其执业范围从事院前医疗急救服务工作。从事院前医疗急救服务工作的护士，应当依法取得护士执业资格；驾驶员、担架员应当经过院前医疗急救机构组织的急救技能培训并考核合格。又如，《上海市急救医疗服务条例》第 14 条规定，本市根据区域服务人口、服务半径、地理环境、交通状况及业务需求等因素，确定合理的院前急救机构救护车（以下简称救护车）配备数量，并配备一定数量的特种救护车辆。救护车的具体配备数量由市卫生健康行政部门编制报市人民政府批准。

（三）其他层面的院前急救服务立法情况

作为院前急救工作的重点之一——公众急救普及，部分急救中心成立了专门的培训部门，开设了公众急救普及培训课程，如心肺复苏术、外伤急救、自动体外除颤仪（AED）的使用等。同时，相关立法也在积极推进。2010 年 10 月，海南省人大常委会新修改的《海南省红十字会条例》在国内首次正式立法要求公共场所配置 AED 及社会化普及急救知识和技能，同时要求公共服务人员和高危职业从业者应是接受急救技能培训的重点人群等。2019 年 12 月 23 日，《中华人民共和国基本医疗卫生与健康促进法（草案）》在十三届全国人大常委会第十五次会议中提请审议。四审稿第二十七条第二款显示，公共场所应当按照规定配备必要的急救设备、设施。该条款规定，卫生健康主管部门、红十字会等有关部门、组织应当积极开展急救培训，普及急救知识，鼓励医疗卫生人员、经过急救培训的人员积极参与公共场所急救服务。

第三节　院前急救服务体系规划编制步骤

院前急救服务体系的规划需做好规划区域院前急救服务的顶层设计，将规划区域内的经济、人口、疾病谱、通信、交通及地理等不同因素的状况全部纳入考虑范围之内，本节将对院前急救服务体系规划的编制步骤进行概述。

一、明确院前急救服务体系规划的指导思想和基本原则

在编制区域院前急救服务体系规划之前，应深入研读国家及地区层面针对院前急救服务规划建

设的指导性政策文件,如《关于进一步完善院前医疗急救服务的指导意见》《"健康中国 2030"规划纲要》等。为后期的规划编制工作提供宏观的指导方向,更为院前急救服务体系规划注入了核心思想与基本原则。

明确院前急救服务体系规划的指导思想和基本原则,有助于在规划的编制过程中更好地把握院前急救服务体系的发展方向。同时,关注国家层面相关政策文件的实施情况,确保其得以有效执行,并根据实际情况进行动态调整,以适应不断变化的需求和条件。

二、分析规划区域院前急救服务发展的现状与未来发展趋势

明确院前急救服务体系规划的指导思想和基本原则后,应深入了解和分析该地区院前急救服务的发展现状。通过收集和整理相关资料数据,对该区域现有院前急救服务的规模、布局、资源配置和服务质量等方面的情况进行科学、客观评估。同时,结合该区域的区域功能定位、经济发展水平、人口数量和构成、环境、城建、交通、社会文化等因素,明确该区域院前急救服务的未来发展趋势。在分析该区域院前急救服务的现状与发展趋势时,应注重数据的准确性和时效性,从多渠道获取相关信息进行深入分析和比较。此外,加强与当地政府、医疗卫生机构、急救中心等相关部门的沟通与合作,共同探讨院前急救服务体系的发展方向和目标,确保规划的科学性、合理性和可行性。

三、确定院前急救服务体系规划的目标和任务

在了解规划区域院前急救服务发展现状和发展趋势的基础上,一要确定该区域对院前急救服务的规范和要求,以及所需院前急救服务的规模及功能定位;二要确定院前急救服务体系规划的目标和任务;三要确定规划目标与实际情况之间的差距。根据国家相关政策文件的要求并结合该区域院前急救服务的实际情况,围绕院前急救网络布局、院前急救医疗资源配置、院前急救工作效率、院前急救服务能力、院前急救人才队伍建设、院前急救信息化建设、保障措施等方面展开。在此过程中,为了实现如提高院前急救服务覆盖率、缩短急救反应时间、提高救治成功率等目标,应注重目标和任务的可操作性、可达成性和可考核性,确保规划的实施能够取得实际效果。

四、规划院前急救服务体系的布局与资源配置

根据规划区域的人口分布、地理环境、交通状况等因素,在切合规划区域实际情况的前提下,按照院前急救中心(站)及分中心或急救分站设置的原则,区域人口与车辆比例、平均反应时间的要求等,将规划区域院前急救网络的布局、急救中心(站)的分布和硬件设施设置、救护车队的规模和配置标准、急救人员的培训与配备等纳入院前急救服务体系布局与资源配置的规划中。

在确定布局与资源配置时,应注重数据支撑和科学论证,确保决策的科学性和准确性。在配置资源时,应充分考虑当地的需求特点和发展潜力,科学预测未来的需求变化,以确保院前急救服务体系能够满足当地居民的急救需求。同时,加强与相关部门的沟通协商,争取政策支持和资源保障,为院前急救服务体系的建设与发展创造良好的条件。

五、制定院前急救服务体系规划的实施方案与保障措施

为确保院前急救服务体系规划的有效实施,需制定具体的实施方案和保障措施,包括明确院前急救服务提供主体和责任分工、制订短期和长期工作计划和考核指标、建立监测评估机制等。同时,加强急救知识宣传教育,提高公众对院前急救服务的认知度和参与度。通过多种渠道筹措资金,争取政府投入和社会支持,为院前急救服务体系的建设提供资金保障。

在制定实施方案与保障措施时,应注重可操作性和可持续性。建立有效的监测评估机制,定期对规划的实施情况进行评估和调整。同时,应考虑与相关部门之间的协调配合,明确与院前急救服

务相关的各责任单位的功能、任务及协调机制，以形成工作合力，共同推进院前急救服务体系的建设与发展。

中英文名词对照

中文	英文
急诊医疗服务体系	emergency medical service system，EMSS
院前急救	pre-hospital care

参 考 文 献

陈晓松，沈洪，2012. 中国"急救"史论(系列)之十一中国"院前急救"历史的简溯[J]. 中国急救医学, 32(1): 91-93.

冯庚，杨萍芬，付大庆，2010. 院前急救预案: 现场急救攻防策略[M]. 北京: 中国协和医科大学出版社.

郭默宁，2022. 医院诊疗资源配置和应急管理规范研究: 以北京地区感染性疾病为例[M]. 北京: 清华大学出版社.

何梦乔，2003. 实用急救学[M]. 上海: 复旦大学出版社.

胡善联，2003. 卫生经济学[M]. 上海: 复旦大学出版社.

林才经，蒋健，2007. 现代院前急救医学[M]. 福州: 福建科学技术出版社.

沈正善，2015. 急救医疗中心(站)建设管理规范[M]. 2 版. 南京: 东南大学出版社.

孙刚，刘玉法，高美，2010. 院前急救概要[M]. 北京: 军事医学科学出版社.

涂汉军，刘菊英，肖敏，2013. 实用院前急救手册[M]. 北京: 人民卫生出版社.

吴太虎，王运斗，何忠杰，2013. 现代院前急救与急救装备[M]. 北京: 军事医学科学出版社.

Mistovich J J, Karren K J,2018.Prehospital emergency care[M]. New Jersey: Pearson Education, Inc.

World Health Organization, 2007. Health systems: emergency-care systems: report by the Secretariat[EB/OL]. https://iris.who.int/handle/10665/22454

思 考 题

1. 从院前急救服务体系规划的角度谈谈应从哪些环节、哪些方面提升院前急救服务效率？
2. 结合实际，院前急救服务体系规划面临的挑战和困境有哪些？
3. 请谈谈"人民至上、生命至上"的理念是如何在院前急救服务体系规划中体现的？

(冯启明)

第十二章　医院服务体系规划

学习目标

通过本章学习，你应该能够：

掌握　公立医院服务体系规划的原则、流程、资源配置和质量管理。

熟悉　非公立医院服务体系规划的原则、流程和实施的关键要素。

了解　医院服务体系的定义、关键要素。

本章主题

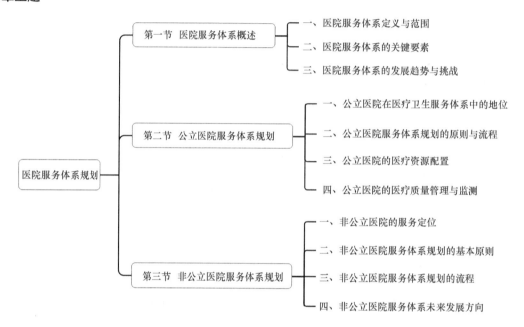

第一节　医院服务体系概述

医疗卫生服务体系主要包括医院、基层医疗卫生机构和专业公共卫生机构等（图 12-1）。医院分为公立医院和社会办医院。其中，公立医院分为政府办医院（根据功能定位主要划分为县办医院、市办医院、省办医院、部门办医院）和其他公立医院（主要包括军队医院、国有和集体企事业单位等举办的医院）。医院服务体系规划的兴起和发展是医疗领域对社会变革、技术进步和人口健康需求的积极回应。随着人口的增长和老龄化趋势，医疗服务需求不断攀升，而慢性病和疾病模式的变化及医疗技术的迅速进步也对医疗体系提出了新的挑战。为了应对这些挑战，医院服务体系规划应运而生。医院服务体系规划不仅是对现有医疗卫生服务体系的优化和适应，也是对未来医疗需求的战略性回应。由于公立医院和非公立医院具有不同的经济模式、目标服务群体和管理机制，规划的差异性能更好地满足两者的独特需求，确保公立医院履行社会责任，而非公立医院保持竞争力和经济可行性。通过明晰医疗卫生服务体系的结构、优化资源配置、提高效率和质量，规划推动着整个医疗行业朝着更加健康、可持续的方向发展。这个过程不仅关乎患者的福祉，而且对整个社会的医疗健康水平产生深远的影响。

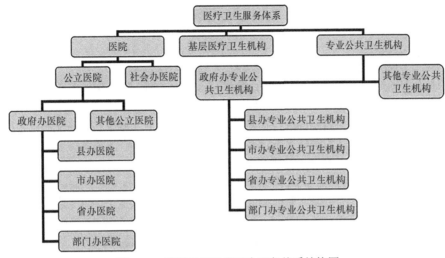

图 12-1　我国目前医疗卫生服务体系结构图

资料来源：《全国医疗卫生服务体系规划纲要（2015—2020 年）》

一、医院服务体系定义与范围

（一）医院服务体系的概念

　　医院服务体系（hospital service system）是指一个包括医疗卫生机构、医务人员、医疗设备、信息系统等各种组成部分的综合性系统，旨在提供全面、协调和高效的医疗服务。这个体系的目标是满足患者的健康需求，确保医疗资源的合理分配和优化利用，同时维护和提高医疗服务的质量。医院服务体系的规划和管理涉及医疗卫生机构的组织、流程、人员培训、设备采购、信息技术应用等方面面，以实现整个医疗卫生服务体系的协调运作和不断优化。

　　医院服务体系规划（hospital service system planning）是指对医院内部各项服务进行有序组织和规划，以提高医疗服务效率、提升医疗质量、满足患者需求为目标的系统性管理过程。这一规划包括对医院内各个服务单元的布局、协调、流程优化，以及人力、物力等资源的有效配置，以构建一个能够全面、高效、协同提供医疗服务的体系。医院服务体系规划旨在提升医疗卫生机构的整体运营水平，以更好地满足患者的医疗需求，同时提高医疗资源的利用效率。

（二）医疗服务的层次与分类

　　医疗服务的层次与分类通常是根据服务提供的综合性和专业性程度来划分的。这种层次和分类有助于建立医疗服务的层级体系，确保患者能够在需要时获得适当层次的医疗服务。一级医疗服务强调基础卫生和初级医疗，而随着服务层级的升高，医疗服务的专业性和综合性也相应提高，以更好地应对各类疾病和医学需求。

　　1. 一级医疗服务：社区诊所（community health clinic）　　一级医疗服务主要在社区层面提供，以基层卫生机构、社区卫生服务中心为主。这一级别的服务强调预防、健康教育、基本医疗和初步的健康评估。服务内容包括常见疾病的初步诊断和治疗、健康咨询、疫苗接种、孕妇和儿童保健等。

　　2. 二级医疗服务：基层医院（primary care hospital）　　二级医疗服务由基层医院提供，这些医院通常比社区卫生机构更大，具备更多的医疗设备和专业人员。提供相对较为综合的医疗服务，同时也能够处理一些比较复杂的疾病。服务内容包括普通病例治疗、常规手术、基础的医学检查和影像学检查等。

　　3. 三级医疗服务：综合医院（general hospital）　　三级医疗服务由大型综合医院提供，这些医院通常设有多个科室、专家团队，拥有高端医疗设备。提供高度专业化的医疗服务，包括各类复杂疾病的治疗和高级医疗技术。服务内容包括高级疾病的治疗、各类手术、特殊医学检查（如磁共振、CT 扫描）等。

（三）医院服务体系规划的基本原则

医院服务体系规划是一个复杂而关键的过程，涉及多个方面，旨在确保医疗卫生服务体系的协调、高效和质量。在规划的过程中，需要遵循一系列基本原则，以构建一个能够满足不断变化的社会医疗需求、高效运作并确保质量的服务体系。在实践中，以下基本原则相互交织，共同构建了一个具有协同性、高效性和质量的医院服务体系。通过遵循这些原则，规划者可以更好地引导医疗服务的发展，使其更好地服务于患者、社会和整个医疗系统。

（1）患者导向：作为医院服务体系规划的首要原则，患者导向着重于将患者置于医疗服务的核心。这意味着要根据患者的需求、期望和个体差异来设计和提供服务。为了实现这一目标，规划过程应包括从患者角度的需求分析、倾听患者的声音、提供清晰的沟通渠道及建立反馈机制等措施。

（2）全面性服务：医院服务体系应提供全面的医疗服务，涵盖从预防、诊断、治疗到康复等各个方面。规划需要考虑到不同阶段和群体的医疗需求，确保可以提供全方位、综合性的医疗服务，使患者能够获得持续的关怀。

（3）协同合作：医疗服务通常需要多个医疗卫生机构、科室和专业团队之间的协同合作。规划过程应强调建立有效的沟通和协作机制，促使各方共同努力，确保医疗服务的整体协调性，提高患者的治疗效果。

（4）质量优先：质量是医院服务的关键指标。规划中需要明确医疗服务的质量标准，并建立质量监测和评估机制。通过不断地监测、反馈和改进，确保医疗服务在技术、流程和患者体验等方面达到最高水平。

（5）可及性：为了确保患者能够方便地获得所需的医疗服务，规划需要关注医疗服务的可及性。这包括提高地理上的可及性，确保医疗卫生机构分布合理；同时，也需要关注经济上的可及性，确保患者能够负担得起医疗费用。

（6）资源优化：有效的资源配置和优化是医院服务体系规划的核心。规划应确保合理配置医疗人员、设备和资金，以满足医疗需求，并提高资源的利用效率。同时，也需要考虑医疗资源的可持续性，以保障服务的长期稳定运行。

（7）技术创新：在医疗卫生服务体系规划中，应当充分考虑采用先进的医疗技术和信息技术。这不仅包括医学技术的创新，也包括信息系统的应用，以提高医疗服务的效率、准确性和安全性。

（8）灵活性和适应性：医疗卫生服务体系规划需要具备一定的灵活性，能够适应社会、人口和医学技术的不断变化。灵活性使医疗卫生服务体系能够更好地适应新的挑战，更好地满足患者的需求。

（9）公平公正：规划需要确保医疗服务的提供是公平和公正的，避免社会不平等导致的医疗资源分配不均等问题。这包括对不同群体和地区的平等对待，确保每个人都能够获得公正的医疗服务。

（10）持续改进：医疗卫生服务体系规划是一个动态的过程，持续改进是其核心。规划应当定期进行评估，根据实际运行情况对服务体系进行调整和优化。通过不断地学习和改进，确保医疗卫生服务体系能够适应社会的不断变化。

二、医院服务体系的关键要素

医院服务体系的要素是构建一个完整、高效、质量卓越的医疗服务网络所必需的各种组成部分。这些要素涉及医疗卫生机构、人员、设备、信息系统等多个方面。这些组成要素相互作用，共同构建了一个协调有序的医院服务体系。通过有效整合和管理这些要素，医疗卫生服务体系可以更好地满足患者的需求，提高医疗服务的质量和效率。以下是医院服务体系的主要组成要素。

（一）医疗卫生机构

医疗卫生机构是医院服务体系的核心，包括各类医院、诊所、卫生中心等。这些机构作为提供医疗服务的基本单位，不同类型的机构在服务层次、专业领域和设备水平上存在差异。医院服务体系可以包括不同层级的医疗卫生机构，如一级卫生服务站、基层医院、综合医院等，以满足患者不同层次和程度的医疗需求。

（二）人员配置与医疗资源

人员配置和医疗资源是医院服务体系的重要组成部分，包括医生、护士、行政人员等各类医务人员，以及床位、手术室、医疗设备等各种医疗资源。合理配置医疗人员及医疗资源是确保医疗服务质量和效率的关键。不同类型的医疗卫生机构需要根据其服务定位和规模合理配置人员和资源。

（三）医疗信息化与技术创新

医疗信息化是现代医疗服务的重要组成部分，包括电子病历、医疗信息系统、远程医疗等。技术创新则包括医学技术的创新、新治疗方法的引入等。医疗信息化提高了医疗服务的信息流畅度、协同性和安全性，技术创新则使医疗服务更加先进和有效。

（四）服务流程

服务流程是医院服务体系中的运作流程，涵盖患者就诊、医生诊断、治疗、康复等各个环节。规范的服务流程可以提高医疗服务的效率和质量。医疗服务流程需要紧密配合，确保患者能够便捷地获得所需的医疗服务，同时提高医生和医务人员的工作效率。

（五）财务管理与经济可行性

财务管理是医院服务体系规划中不可忽视的方面，包括经济资金的管理、预算编制、成本控制等。经济可行性关注医疗卫生机构的经济健康状况，确保服务的可持续性。财务管理需要确保医院能够合理运作，提高资金的使用效率，同时在提供高质量医疗服务的前提下保持经济的可行性。

（六）服务质量与患者体验

服务质量是医院服务体系的关键指标，包括医疗服务的技术质量、患者体验、医疗安全等。患者体验涉及患者在医院就医全过程中的感受和满意度。提高服务质量需要建立质量管理体系、设立质量指标，通过持续的监测和评估来不断提升医疗服务水平。

（七）医疗资源配置

医疗资源包括人员、设备、资金等，需要根据不同的医疗卫生机构类型和服务需求进行合理配置。这包括确保足够的医生和护士人员，先进的医疗设备，以及合理的财务支持。资源配置的合理性直接关系到医院服务体系的运作效率和质量。

（八）法律法规与医疗伦理

医院服务体系的运作需要符合国家和地区的法律法规，同时需要遵循医疗伦理原则，确保医疗服务的合法性和道德性。遵循法律法规和医疗伦理原则可以保护患者权益，防范医疗事故，维护医疗卫生服务体系的公信力和可靠性。

（九）持续改进与创新

医疗卫生服务体系需要保持持续改进的态势，不断应对新的医学进展、社会需求和患者期望。创新则包括新的医疗技术、服务模式、管理方法等。持续改进和创新是医疗卫生服务体系发展的动力，通过引入新的理念和技术，不断提高医疗服务的水平。

（十）卫生管理与卫生政策

卫生管理涉及医疗卫生机构的内部管理，包括人事管理、绩效评估、培训发展等。卫生政策则是指国家和地区对医疗卫生事业的政策和规划，规定了医疗服务的发展方向和目标。良好的卫生管理可以提高医院的内部运作效率，合理的卫生政策则为医疗卫生服务体系的整体发展提供指导。

（十一）社会参与与健康教育

医疗卫生服务体系需要与社会互动，引导社会资源参与到医疗服务中。健康教育则是为患者提供相关健康知识，帮助他们更好地理解和管理自己的健康。社会参与可以促进医疗服务的社会责任感，健康教育有助于提高患者对医疗服务的认知和合理利用。

（十二）灾害与公共卫生应急准备

医疗卫生服务体系需要有应对各类灾害和突发公共卫生事件的紧急准备计划，确保在紧急情况下能够迅速有效地提供医疗救援和服务。灾害与公共卫生应急准备是医疗卫生服务体系规划中的重要组成部分，关系到对患者和社会的紧急救助能力。

三、医院服务体系的发展趋势与挑战

（一）未来发展趋势

1. 数字化和信息化趋势　随着科技的飞速发展，医院服务体系正深刻体验数字化和信息化的革新。电子病历、远程医疗和智能医疗设备的广泛应用，使医疗信息能够更加流畅地共享，医护人员能够更迅速、更准确地获取患者信息。大数据和人工智能技术的引入，为医学研究提供了庞大而有力的支持，有望推动个性化治疗、药物研发等领域的进步。

2. 新型服务模式和卫生管理趋势　互联网医疗和远程医疗的兴起标志着医疗服务模式的变革。患者可以足不出户就能获得专业医疗建议，而家庭医生和社区卫生服务的强调则意味着医疗服务正更加关注个体的全生命周期健康。这种全新的服务理念不仅提升了医疗服务的便捷性，且更有效地防控慢性病的发生。

3. 个性化医疗和精准医学趋势　个性化医疗和精准医学的兴起标志着医疗服务个体化的时代。基于个体的基因信息和生物学特征，医生可以制定更为精准、针对性的治疗方案，提高治疗效果，降低治疗风险。多学科协作和团队医疗的推动使得医疗服务更全面，尤其在复杂病例的治疗中更为高效。

4. 健康管理和预防趋势　健康管理和疾病预防的强调代表了医疗服务对于全面健康的更深度关注。通过健康管理，患者能够更好地了解自身健康状况，采取积极的生活方式，降低疾病风险。绿色医疗和可持续发展的理念，呼应了社会对于医疗服务的环保期望，推动医院服务体系向着更可持续的方向发展。

5. 国际化合作和应急准备趋势　医院服务体系的国际化合作趋势推动着医学科技和管理经验的全球共享。这种合作不仅拓宽了医疗服务的国际视野，也促进了医学研究的跨国合作。应急准备的重视意味着医疗卫生服务体系对于突发公共卫生事件的高度警觉和准备。通过建立紧急救援机制和提高医疗资源的储备水平，医院服务体系能够更有效地应对各类紧急情况。

（二）当前面临的挑战

1. 人才短缺　医院服务体系目前最为紧迫的挑战之一是人才短缺。医生、护士和技术人才的缺乏影响了医疗服务的质量和效率。随着人口老龄化和医疗需求的不断增加，对于专业医疗人才的需求愈发迫切。解决这一问题需要从提高医学教育质量、鼓励更多人从事医疗行业、优化人才流动机制等方面入手，以确保医疗卫生服务体系有足够的人力支持。

2. 医疗资源不均衡 不同地区和医疗卫生机构之间医疗资源分配不均衡是医院服务体系的另一大挑战。一些地区可能面临医疗资源匮乏，而一些大城市则可能过度拥挤。解决这一问题需要通过优化资源分配政策、加强卫生规划和建设、推动医疗服务下沉到社区等手段，以缓解资源不平衡的状况。

3. 信息安全与隐私 随着医疗信息化的推进，信息安全和患者隐私问题凸显为一个亟待解决的挑战。医院服务体系需加强信息系统的安全性和完整性，建立健全的信息管理制度，确保患者个人信息不被非法获取或滥用。同时，加强对医务人员的信息安全培训，提升整体信息安全意识。

4. 新兴传染病与公共卫生危机 全球范围内的传染病暴发，如流感、冠状病毒等，对医疗系统提出了极大的应对压力。这类突发公共卫生事件不仅导致医疗资源的紧张，也需要医院服务体系快速响应、有效协调，以控制疫情蔓延。这对于加强医院的紧急救援机制、提高医疗资源储备、强化卫生监测等方面提出了更高要求。

第二节 公立医院服务体系规划

一、公立医院在医疗卫生服务体系中的地位

公立医院在医疗卫生服务体系中拥有关键地位。首先，作为基础医疗服务的主要提供者，公立医院致力于为社区居民提供初级医疗服务，满足基本的诊疗需求，是保障社会公共健康的前线。其次，公立医院在公共卫生领域发挥着关键作用，承担预防控制传染病、进行疫苗接种、健康宣教等任务，对整个社会的健康起到积极推动作用。此外，许多公立医院兼具教学医院和科研机构的功能，通过培养医学生和参与医学研究推动医疗知识的传承与创新。公立医院还肩负社会责任，为广大群众提供包容性的医疗服务，无论患者社会地位如何。作为卫生系统的支柱，公立医院在整个医疗卫生服务体系中协调着不同层级医疗卫生机构，保障医疗服务的协同性和一体化。因此，公立医院在促进整体社会健康和保障医疗服务均衡发展方面具有不可替代的作用。

二、公立医院服务体系规划的原则与流程

（一）公立医院服务体系规划的分析框架

总体规划的分析框架紧紧围绕着医院的不同功能（即医疗、教学、科研、预防保健、卫生应急等功能，核心是医院的学科发展），从区域层面、医院层面和科室层面来分析（图 12-2）。

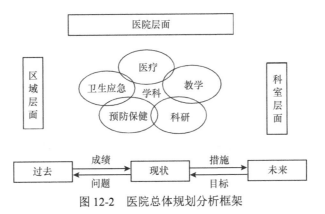

图 12-2 医院总体规划分析框架

（二）公立医院服务体系规划的分析方法

在制定公立医院服务体系规划时，需要从不同的维度分析医院不同的功能在服务体系中的定位

（表 12-1）。例如，医疗方面主要分析医院学科实际辐射区域、规划区域和行政区域，通过量化评价，分析医院学科在各级服务体系（国家级、省级和市县级）中的地位。若医院的学科辐射区域是全国的疑难病症患者，则医院学科可定位为国家医学中心；如辐射区域为周边省份，则医院学科可定位为国家区域医疗中心。同理，通过分析，也可明确医院的教学、科研、预防和卫生应急等功能在各级服务体系中的定位。

表 12-1　医院规划分析方法

功能		国家级		省级		市县级	
		国家医学中心	国家区域医疗中心	区域医疗中心	省级医疗中心	地市医疗中心	医共体牵头医院
医疗	辐射区域	+++	+++	++	++	+	+
	规划区域	++	++	+++	+++	++	++
	行政区域	+	+	+	+	+++	+++
教学	继续教育：进修、规培	++	++	+++	+++	+++	++
	研究生教育：硕士、博士、博士后	+++	+++	++	++	++	+
	本科及以下	+	+	+	+	+	+++
科研	国际与国家级	+++	+++	++	++	++	+
	省部级	++	++	+++	+++	+++	++
	地市及其他	+	+	+	+	+	+++
预防	国家级	+++	+++	++	+	++	+
	省级	++	++	+++	+++	+++	++
	地市及社区	+	+	++	++	+	+++
卫生应急	国际与国家级	+++	+++	+++	++	++	+
	省部级	++	++	+	+++	++	++
	地市及其他	+	+	++	+	+	+++

（三）公立医院规划的基本原则

1. 公益性原则　公立医院的服务宗旨是为了公众的健康需求服务，因此规划应当以公益性为基础。医疗资源的合理分配和服务的覆盖面广泛性是公立医院规划的首要考虑因素。

2. 社会公平原则　公立医院应确保医疗服务的社会公平性，即使在经济和地理上较为偏远的地区，也应有合理的医疗服务供给。这需要在规划中考虑不同地区、不同群体的医疗需求，防止医疗资源过度集中在特定区域或群体。

3. 可持续性原则　公立医院规划应注重医疗服务的可持续性，包括财务可持续、人才培养可持续、医疗设备更新可持续等方面。规划应考虑长远的发展，以确保医院能够持续提供高质量的医疗服务。

4. 卫生服务整合原则　公立医院规划要强调卫生服务的整合性，推动医疗卫生机构之间的协同合作，形成卫生服务网络，确保患者能够得到全面、连续的医疗服务。

5. 信息化原则　在现代医疗环境下，公立医院规划要注重信息化建设。推动电子病历、远程医疗、大数据等信息技术的应用，提高医疗服务的效率和质量。

6. 患者导向原则　公立医院规划应强调患者导向，即以患者的需求和体验为中心。通过提升医疗服务的人性化、便捷性，增进患者对医疗服务的满意度。

7. 科研与教学原则　公立医院通常具有教学和科研功能，规划应强调医学科研与教学的融合，为医学生提供良好的培训环境，推动医疗科技的创新。

（四）公立医院服务体系规划的流程与步骤

公立医院服务体系规划（public hospital service system planning）是一个系统性的过程，旨在提供高效、公平、可持续的医疗服务。通过以下详细的步骤，公立医院服务体系规划能够更全面、科学地满足社区医疗需求，确保医疗卫生服务体系的可持续和优质发展。这一过程需要专业的团队协作，充分考虑社区的实际情况，以促进公立医院服务体系的健康发展。该规划过程通常包含以下几个关键阶段。

1. 前期准备阶段　在启动规划之前，需要进行充分的准备工作。

（1）项目启动：定义规划的目标、范围、任务和时间表，确保项目有明确的方向。

（2）组建团队：形成专业的规划团队，包括医疗专业人员、规划专家、财务专家等，以确保规划的多方面考虑。

（3）资源收集：收集相关的医疗数据，包括人口统计信息、健康指标、医疗资源分布等，为后续评估奠定基础。

2. 社区需求评估阶段　深入了解社区的医疗需求，为后续规划提供依据。

（1）人口健康分析：分析社区居民的年龄结构、性别比例、慢性病患者比例等，了解人口健康特征。

（2）医疗服务需求分析：调查社区居民对医疗服务的需求，包括常见病症、就医习惯、诊疗频率等。

（3）社区参与：通过座谈会、问卷调查等方式，获取社区居民的意见和建议，确保规划符合实际需求。

3. 医疗资源评估阶段　评估医疗资源的分布和使用情况，为规划提供基础数据。

（1）医疗卫生机构评估：调查和评估公立医院及其他医疗卫生机构的规模、设备、服务水平等。

（2）人才资源评估：分析医生、护士、技术人员等人力资源的分布和水平。

（3）设备和技术水平评估：评估医院的医疗设备和技术水平，确保能够满足服务需求。

4. 规划设计阶段　在前期数据的基础上，制定医院服务体系的详细规划。

（1）服务范围确定：定义医院提供的服务范围，包括初级医疗、专科服务、急诊服务等。

（2）医疗卫生机构布局规划：设计医院及其他医疗卫生机构的布局，保障服务的覆盖面。

（3）信息技术应用规划：制定信息技术应用计划，包括电子病历、远程医疗等。

5. 社会参与和沟通阶段　确保规划的合理性和可行性，通过社会参与和沟通建立共识。

（1）患者参与：鼓励患者参与规划过程，倾听他们的需求和期望，提高服务的人性化。

（2）社区沟通：与社区居民和其他利益相关方进行有效沟通，了解社区的期望和反馈，建立共同理解。

6. 实施阶段　将规划付诸实践，确保医院服务体系按照规划有序推进。

（1）设施建设：开展医疗设施的建设工作，包括新建、改建和扩建医院等。

（2）信息系统建设：实施信息技术系统，确保电子病历、医疗信息系统的正常运作。

（3）人才培训：进行医务人员的培训，确保医疗服务的专业水平。

7. 监测和评估阶段　规划实施后，建立监测和评估机制，不断优化和改进服务体系。

（1）医疗服务绩效评估：定期对医疗服务的绩效进行评估，包括医疗质量、患者满意度等。

（2）监测机制建立：建立医疗卫生服务体系的监测机制，监控医疗资源的利用和医疗效果。

（3）社区反馈收集：收集社区居民的反馈信息，了解服务的实际效果。

三、公立医院的医疗资源配置

（一）人员配置与培训

公立医院的人力资源是医疗卫生服务体系的核心，包括医生、护士、技术人员、行政管理人员等。

1. 医生配置　根据医院规模和服务范围，合理配置各科室的医生，确保各专业领域的医学专业度。

2. 护士配置　针对病房、手术室等不同部门，合理安排护士的数量，以满足患者的护理需求。

3. 技术人员配置　针对各种检查、检验等专业领域，确保有足够的技术人员，提高医院服务的科技含量。

4. 行政管理人员配置　确保有足够的行政管理人员，保障医院日常运营和管理。

（二）物力资源配置

物力资源包括医疗设备、药品、床位等物质性资源。

1. 医疗设备配置　根据医院的服务水平和专科领域，配置先进的医疗设备，提高医疗技术水平。

2. 药品配置　确保药品的充足供应，包括基本药物和特殊用途的药品，保障患者的治疗需求。

3. 床位配置　根据医院的床位利用率和患者入院率，科学配置床位，确保患者得到充分的医疗服务。

（三）财力资源配置

财力资源是公立医院运转的基础，包括财政资金、医保资金等。

1. 财政资金分配　根据医院的规模和服务需求，合理配置来自政府的财政支持，确保医院正常运营。

2. 医保资金利用　合理利用医保资金，保障患者的医疗费用，提高医疗服务的覆盖面。

3. 附加费用管理　对于非医保范围的治疗和服务，合理制定和管理附加费用，保障医院的财务健康。

（四）信息技术资源配置

随着信息技术的发展，医院需要配置相应的信息系统资源。

1. 电子病历系统　部署和维护电子病历系统，提高病历管理的效率和准确性。

2. 医院信息系统　建立全面的医院信息系统，包括挂号、排队、检验结果查询等，提高患者的就医体验。

3. 远程医疗平台　配置远程医疗平台，提供远程诊疗和咨询服务，增加医疗服务的灵活性。

（五）培训与发展资源配置

确保医疗团队的专业水平和医疗服务的质量。

1. 持续培训　为医生、护士等医护人员提供定期培训，以适应医疗技术的更新和提升服务水平。

2. 科研投入　鼓励医院进行科研项目，提高医院的学术水平和医学研究能力。

3. 人才引进与激励　吸引高水平的医学专业人才，激励医护人员提高服务质量。

（六）应急资源配置

配置应急资源，提高医院应对突发事件的能力。

1. 防控设施　设立传染病隔离区域，确保医院对传染病等突发事件的应对能力。

2. 物资储备　储备紧急药品、医疗器械等物资，以备不时之需。

四、公立医院的医疗质量管理与监测

公立医院的医疗质量管理与监测是确保医疗服务安全、高效与优质的关键环节，需要综合运用多种手段和方法，不断完善和提升，以保障患者获得安全且高效的医疗服务。以下是医疗质量管理与监测的主要内容。

（一）质量管理体系建设

1. 制定医疗服务质量管理体系 建立完整的医疗服务质量管理体系，包括组织结构、责任分工、流程规范等。

2. 实施质量管理政策 制定明确的医疗服务质量管理政策，确保全体医务人员理解并遵循相关政策。

（二）医疗服务评估与认证

1. 定期进行医院自我评估 医院应定期对各个科室和服务进行自我评估，发现问题并采取改进措施。

2. 参与医疗服务认证 积极参与相关认证机构的评审，如医疗质量管理体系认证、医疗技术设备认证等。

（三）临床路径管理

1. 制定标准化的临床路径 针对特定疾病或手术，制定标准化的临床路径，规范患者治疗流程，提高治疗效果。

2. 监测和评估临床路径的执行情况 定期监测和评估临床路径的执行情况，确保医疗服务按照规范进行。

（四）医疗事件报告与分析

1. 建立医疗事件报告制度 鼓励医务人员主动报告医疗事件，包括不良事件、意外事件等。

2. 组织医疗事件分析 对报告的医疗事件进行系统分析，找出根本原因，并采取改进措施，以避免类似事件再次发生。

（五）患者满意度调查

1. 定期进行患者满意度调查 通过问卷调查等方式了解患者对医疗服务的满意度，收集意见和建议。

2. 根据调查结果改进服务 根据患者反馈的意见，及时调整医疗服务流程、提高服务质量。

（六）医疗信息系统应用

1. 建立电子病历系统 推动电子病历的应用，提高信息化水平，便于医务人员对患者信息的共享和管理。

2. 利用信息系统进行质量监测 利用医疗信息系统对医疗服务过程进行监测，确保流程的规范和数据的准确性。

（七）医疗安全管理

1. 开展医疗安全培训 对医务人员进行医疗安全方面的培训，增强其安全意识。

2. 建立医疗安全检测机制 定期开展医疗安全检测，发现潜在风险并及时采取措施。

（八）药物管理与用药监测

1. 建立用药规范 制定科学合理的用药规范，规范医务人员的用药行为。

2. 进行用药监测 监测患者的用药情况，避免药物不良反应和药物相互作用。

（九）医疗设备管理与维护

1. 建立设备管理制度 制定设备购置、使用和维护的管理规范。

2. 定期设备检测与维护 对医疗设备进行定期的检测与维护，确保设备正常运行。

（十）医疗费用管理

1. 制定费用管理政策 制定医疗费用的管理政策，确保费用的合理性和透明度。

2. 进行费用审核与监测 对医疗费用进行定期审核与监测，防止不合理收费。

（十一）继续教育与培训

1. 制定医务人员继续教育计划 制定医务人员继续教育计划，不断提升其专业水平。

2. 评估培训效果 对培训效果进行评估，确保医务人员的继续教育取得实际成效。

（十二）跨部门合作与协调

1. 建立跨部门沟通机制 建立医务人员、护理人员、行政管理人员之间的沟通协调机制，促进协同工作。

2. 组织跨部门联合会诊 针对复杂病例，通过跨部门联合会诊，提高医疗决策水平。

知识拓展

《关于推动公立医院高质量发展的意见》政策解读

近日，国务院办公厅印发《关于推动公立医院高质量发展的意见》（以下简称《意见》），明确了公立医院高质量发展的目标、方向、举措，是新阶段公立医院改革发展的根本遵循，对全面推进健康中国建设、更好满足人民日益增长的美好生活需要具有重要意义。

一、《意见》出台的背景

党的十九届五中全会指出，我国已转向高质量发展阶段，"十四五"时期经济社会发展要以推动高质量发展为主题。此时出台《意见》，主要有三个方面的考虑：一是落实党的十九届五中全会精神的重要举措。习近平总书记指出，要加快提高卫生健康供给质量和服务水平。公立医院是我国医疗服务体系的主体，是全面推进健康中国建设的重要力量。提高卫生健康供给质量和服务水平，必须把公立医院高质量发展放在更加突出的位置。二是增进人民健康福祉的根本要求。我国已经迈入中高收入国家行列，完全有必要也有基础加快发展卫生健康事业，扩大优质医疗资源供给，努力满足人民日益增长的医疗卫生服务需求，不断增强群众的获得感、幸福感、安全感。三是公立医院改革发展的必然选择。经过改革开放40年来医疗服务体系建设、20年来医院能力建设、10年来深化医药卫生体制改革的实践探索，公立医院已经到了从"量的积累"转向"质的提升"的关键期，必须把发展的着力点放到提升质量和效率上。

二、推动公立医院高质量发展的总体要求

2021年2月19日，习近平总书记主持召开中央全面深化改革委员会第十八次会议，审议通过了《意见》。会议指出，这次抗击新冠疫情，公立医院承担了最紧急、最危险、最艰苦的医疗救治工作，发挥了主力军作用。推动公立医院高质量发展，要以习近平新时代中国特色社会主义思想为指导，全面贯彻党的十九大和十九届二中、三中、四中、五中全会精神，坚持以人民健康为中心，加强公立医院主体地位，坚持政府主导、公益性主导、公立医院主导，坚持医防融合、平急结合、中西医并重，以建立健全现代医院管理制度为目标，强化体系创新、技术创新、模式创新、管理创新，加快优质医疗资源扩容和区域均衡布局，力争通过5年努力，公立医院发展方式从规模扩张转向提质增效，运行模式从粗放管理转向精细化管理，资源配置从注重物质要素转向更加注重人才技术要素，为更好提供优质高效医疗卫生服务、防范化解重大疫情和突发公共卫生风险、建设健康中国提供有力支撑。

三、推动公立医院高质量发展的重点任务

面向"十四五"乃至更长时期，推动公立医院高质量发展重点推进6个方面工作：一是构建新体系。建设国家医学中心和区域医疗中心，推动国家医学进步，带动全国医疗水平提升。

建设省级区域医疗中心，补齐短板，提升省域诊疗能力，减少跨省就医。发展紧密型城市医疗集团和县域医共体，按照网格化布局，探索一体化管理，为居民提供预防、治疗、康复、健康促进等连续性服务，推动从以治病为中心转向以健康为中心，促进优质资源下沉、工作重心下移，推动分级诊疗。建立健全分级分层分流的重大疫情救治体系。二是引领新趋势。以满足重大疾病临床需求为导向，重点发展重症、肿瘤、心脑血管、呼吸等临床专科。面向生命科学、生物医药科技前沿，加强基础和临床研究，开展关键核心技术攻关，推动科技成果转化。推广多学科诊疗、日间手术、责任制整体护理等服务模式。推动新一代信息技术与医疗服务深度融合，大力发展远程医疗和互联网诊疗，建设智慧医院。三是提升新效能。健全以经济管理为重点的科学化、规范化、精细化运营管理体系，引导医院回归功能定位，提高效率、节约费用。加强全面预算管理，完善内部控制制度，提高资源配置和使用效率。坚持和强化公益性导向，健全绩效评价机制，不断提高医疗质量、运行效率、可持续发展能力和患者满意度。四是激活新动力。合理制定并落实公立医院人员编制标准，建立动态核增机制。建立主要体现岗位职责和知识价值的薪酬体系，实行以岗定责、以岗定薪、责薪相适、考核兑现。健全医务人员培养评价制度，探索在岗位设置合理、人事管理完善、具有自主评审意愿的三级公立医院试点自主开展高级职称评审。建立灵敏有序的医疗服务价格动态调整机制，提高医疗服务收入（不含药品、耗材、检查、化验收入）占医疗收入的比例。深化医保支付方式改革，探索对紧密型医疗联合体实行总额付费，加强监督考核，结余留用、合理超支分担。按规定落实政府对符合区域卫生规划的公立医院投入政策。五是建设新文化。大力弘扬伟大抗疫精神和崇高职业精神，激发医务人员对工作极端负责、对人民极端热忱、对技术精益求精的不竭动力。强化患者需求导向，持续改善医疗服务，做好医患沟通交流，增进理解与信任。关心关爱医务人员，关心年轻医务人员成长，维护医务人员合法权益，坚决保护医务人员安全。六是坚持和加强党对公立医院的全面领导。全面执行和落实党委领导下的院长负责制，充分发挥公立医院党委把方向、管大局、作决策、促改革、保落实的领导作用，健全完善医院党委会和院长办公会议事决策制度，把党的领导融入医院治理全过程各方面各环节。加强公立医院领导班子和干部人才队伍建设。全面提升公立医院党组织和党员队伍建设质量。落实公立医院党建工作责任。

四、做好组织实施

国家卫生健康委员会将会同有关部门抓紧制定《意见》重点任务分工，建立评价指标体系，指导地方按照属地原则对辖区内公立医院高质量发展进行评价，充分考虑各级各类公立医院实际情况，不搞"一刀切"。同时，及时总结推广典型经验，以点带面推动全国公立医院高质量发展取得实效。

资料来源：中国政府网

第三节　非公立医院服务体系规划

一、非公立医院的服务定位

（一）非公立医院的特点和优势

非公立医院，包括私立医院和社会办医院，以其独特的经济、管理和服务创新优势在医疗领域崭露头角。这类医院以盈利为目标，拥有更大的经济灵活性，能够灵活决策并自主投入资源，提高医疗服务水平。管理机制的灵活性使其能够更迅速地适应市场变化和采用最新的医疗技术。在服务创新方面，非公立医院注重卓越服务和患者体验，通过创新服务模式、投资先进医疗设备，提供个性化、高品质的医疗服务。患者关系得到更多关注，致力于提供个性化、贴心的服务，从而留住患者。

非公立医院的薪酬体系更灵活，能够更好地激励医务人员的积极性，提高整体医疗服务水平。在竞争激烈的医疗市场中，非公立医院通过创新管理和医疗服务模式脱颖而出，更积极地投入医疗服务的提升，满足患者多元化的需求。总体而言，非公立医院通过其经济灵活性、服务创新和高效管理等多方面的优势，为患者提供多元、高质量的医疗服务，构建了在医疗市场中独特的地位。

（二）非公立医院的服务定位

非公立医院的服务定位强调在医疗服务领域的差异化和个性化。通过提供卓越的医疗服务和患者体验，强调医疗技术的领先性以及对患者的关心与关怀。服务定位旨在建立医院在患者心目中的形象，使其成为患者首选的医疗卫生机构。

市场定位方面，非公立医院通常致力于满足特定患者群体的需求，打造专业特色。通过在特定领域的深耕与创新，医院能够在市场上形成自己独特的竞争力，吸引更多患者。市场定位的核心是找准目标患者群体，为其提供个性化、高品质的医疗服务，从而在竞争激烈的医疗市场中立足并获得持续发展。

二、非公立医院服务体系规划的基本原则

非公立医院服务体系规划（private hospital service system planning）的基本原则为非公立医院的发展提供了指导方针。客户导向确保医疗服务紧密围绕患者需求展开，经济效益关注医院的可持续发展，专业特色和服务创新则提高医院在市场中的竞争力，而持续改进与质量管理确保了医疗服务的不断提升。这些原则相互交织，共同构建了一个有机、高效的服务体系。

（一）客户导向与患者体验

非公立医院服务体系规划的首要原则是客户导向，即以患者为中心。这涉及提供个性化服务，根据患者需求定制医疗方案，优化患者整体体验，从而增强患者忠诚度和口碑。

（二）经济效益与盈利模式

非公立医院需要明确经济效益的追求，确保服务体系规划在经济上可行。这包括合理制定盈利模式，优化成本结构，确保医院的长期健康发展。

（三）专业特色与服务创新

服务体系规划中要强调医院的专业特色，通过发展特定专科提供卓越的专业医疗服务。同时，鼓励创新，引入新技术、新疗法，提升服务水平。

（四）持续改进与质量管理

非公立医院服务体系规划需将持续改进作为核心原则，建立完善的质量管理体系。通过监测和评估医疗服务的质量，及时纠正问题，确保服务达到最高标准。

三、非公立医院服务体系规划的流程

服务体系规划是非公立医院持续提供卓越医疗服务的基石，是一个持续的过程，需要不断调整与改进以适应医疗环境的变化。通过以下步骤，非公立医院能够更有针对性地构建高效、人性化的服务体系，提升整体服务水平。

（一）非公立医院服务体系规划的步骤

1. 环境分析与需求评估

（1）市场分析：开始于环境分析，非公立医院需要深入了解市场的动态。这包括人口结构、

医疗需求趋势、竞争格局等方面的调查研究。通过对市场的综合评估，医院能够更准确地把握患者的需求和竞争优势。

（2）患者需求评估：通过患者反馈、调查问卷等方式，全面了解患者的期望和需求。这有助于确定医院的服务定位，并为后续的服务模型设计提供依据。

2. 目标设定与战略规划

（1）明确目标：根据环境分析的结果，制定医院的长期目标和短期目标。这可能涉及服务水平的提升、患者数量的增加、专科领域的发展等方面。目标的明确有助于整个服务体系规划更具针对性。

（2）战略规划：制定与目标一致的战略规划，包括市场推广、人才引进技术投入等方面的策略。规划的细致性和可操作性对于实现目标至关重要。

3. 服务模型设计与优化

（1）服务流程设计：基于目标和战略规划，设计医院的服务流程。这包括患者挂号、诊断、治疗、出院等环节的优化，确保整个流程高效、顺畅。

（2）多层次服务：根据不同患者群体的需求，设计多层次的服务。这可能包括基础医疗服务、高级专科服务、个性化服务等，以满足不同层次患者的需求。

4. 人才培养与团队建设

（1）专业培训：为医务人员提供相关的专业培训，确保他们掌握最新的医疗知识和技术。

（2）团队协作：强调团队合作的重要性，促进医务人员之间的协同工作。构建一个积极、高效的医疗团队。

5. 实施与监测

（1）逐步实施：根据规划，逐步实施各项措施。这可能包括设备更新、人才引进、服务推广等方面。实施的过程需要谨慎，确保各个环节有序推进。

（2）监测与评估：实施后，须建立监测机制，对服务体系的各项指标进行评估。通过数据的监测，及时发现问题并采取调整措施。

（二）非公立医院服务体系规划实施的关键要素

1. 信息技术与数字化转型　在现代医疗环境中，信息技术和数字化转型是非常关键的要素。引入先进的医疗信息系统，建设数字化平台，实现医疗记录的电子化、患者信息的管理、医疗过程的追踪等。这不仅提高了医疗服务的效率，还为患者提供了更便捷的医疗体验。

2. 人才管理与绩效考核　医务人员是医疗卫生服务体系的核心。要实现高质量的医疗服务，需要有高素质的医务团队。人才管理涉及招聘、培训、激励机制的建立等方面。绩效考核则是保证医务人员积极性的关键，通过科学的评估体系，激发医务人员的工作热情，确保服务质量。

3. 财务管理与经济可行性分析　财务管理是服务体系规划的基础。医院需要合理分配资源，确保在提供高质量医疗服务的同时实现经济效益。经济可行性分析是确保服务体系规划可持续发展的关键步骤，涉及成本收益分析、投资回报率等经济指标的评估，为财务决策提供科学依据。

4. 患者参与与沟通策略　患者是医疗服务的受益者，因此患者的参与和沟通至关重要。建立患者参与机制，包括患者教育、医患沟通平台的搭建等，有助于患者更好地理解医疗过程，提高治疗依从性。有效的沟通策略则能够改善患者体验，增强医患关系，为医院赢得良好的口碑。

5. 风险管理与应急预案　服务体系规划中必须考虑到各类风险，包括医疗安全风险、经济风险等。建立全面的风险管理体系，包括制定应急预案、定期演练等，以确保医院在面临各种挑战时能够迅速、有效地应对，保障服务的连续性。

以上关键要素相互交织，构成了一个完整而有机的服务体系规划框架。信息技术的引入提高了服务效率，人才管理和绩效考核确保了医务人员的高水平执行，财务管理和经济可行性分析保证了医院的稳健经济基础，患者参与与沟通策略增强了医患关系的良性循环，而风险管理与应急预案为医院提供了安全保障。这些要素协同工作，使得非公立医院能够在服务体系规划中更好地应对变化，提供高质量的医疗服务。

四、非公立医院服务体系未来发展方向

（一）非公立医院服务体系规划面临的挑战

1. 经济压力　非公立医院常需面对较大的经济压力，要在维持盈利的同时提供高质量医疗服务，这是一个较大的挑战。

2. 人才争夺　与公立医院相比，非公立医院在人才争夺方面可能面临更大的挑战，因为资源相对有限，需更具吸引力地留住和吸引专业人才。

3. 竞争激烈　在医疗市场中，非公立医院需要与其他医疗卫生机构竞争，提供更卓越的服务，吸引更多患者。

4. 政策限制　政府政策的变动可能对非公立医院的运营和发展产生影响，需要灵活应对。

（二）非公立医院服务体系规划未来发展方向

1. 数字化医疗与智能化服务　未来的医疗服务将更加数字化和智能化。引入先进的医疗信息技术，建设智能医疗服务平台，实现患者信息的精准管理、医疗流程的自动化，为患者提供更便捷、高效的医疗服务。虚拟医疗助手、远程医疗等智能服务将成为医院服务的重要组成部分。

2. 个性化医疗服务　未来医疗服务将更加注重个性化。通过基因检测、大数据分析等手段，为患者提供个性化的医疗方案。医院可通过定制化的服务，更好地满足患者的独特需求，提高治疗的精准度和有效性。

3. 医疗合作与联盟　未来非公立医院将更加倾向于医疗合作与联盟。与其他医疗卫生机构、科研机构、保险公司等形成合作共赢的关系，共同推动医疗服务的发展。联盟有助于资源共享，降低成本，提高整体竞争力。

4. 健康管理与预防医学　未来医疗将更加强调健康管理和预防医学。非公立医院可通过建设健康管理中心，提供全方位的健康管理服务，包括定期体检、健康教育等。预防医学的发展将减轻医疗负担，降低患病率，提高社会整体健康水平。

5. 社区医疗与家庭医生服务　未来医疗服务将更加强调社区医疗与家庭医生服务。非公立医院可通过设立分支机构、合作社区医疗卫生机构，提供更贴近居民的医疗服务。家庭医生服务的发展将加强患者与医生的联系，实现全程健康管理。

6. 可持续发展与社会责任　未来非公立医院将更加注重可持续发展和社会责任。通过绿色医疗建设、节能减排措施等，降低对环境的影响。同时，积极参与社会公益事业，履行社会责任，提升医院的社会形象。

7. 创新金融模式与医疗保险　未来非公立医院将更加注重创新金融模式与医疗保险。通过引入新的融资渠道，探索医疗保险创新，为患者提供更灵活、可承受的医疗支付方式，降低患者的经济负担。

8. 教育培训与科研创新　未来医疗卫生服务体系规划将更加注重教育培训与科研创新。通过建设医学培训中心，提升医务人员的专业水平；加强科研机构的建设，推动医学科研的创新。

> **案例**
> ### 梅奥医疗集团（Mayo Clinic）的成功之路：重塑医疗服务典范
> 在医疗服务领域，梅奥医疗集团一直是一面引领潮流的旗帜。创立于1863年的美国梅奥医学中心是全美规模最大、设备最先进的综合性医疗体系。梅奥医疗集团以其卓越的医疗服务和前瞻性的服务体系规划，成为全球医疗服务的典范。为什么梅奥诊所会做得这么成功呢？

第一，梅奥诊所采用了团队合作的医疗模式。患者不仅限于得到一位医生的服务，而是整个组织的协同治疗。这种模式特别适用于患者病情复杂、疑难杂症较多的情况。此外，患者在梅奥诊所的就诊时间没有限制，有充足的时间与医生交流，与中国医院医生快速看诊的情况形成鲜明对比。

第二，梅奥诊所强调对医疗质量的独特观念。治疗效果、服务效果和环境感受是共同决定医疗质量的 3 个方面。梅奥不仅关注患者的生理痛苦，更注重从精神上关注患者，实现了全方位的医疗关怀。这种独特的观念使梅奥在医疗质量方面取得了显著的优势。

第三，梅奥诊所实行医生领导下与管理者合作的经营模式。医生在治理医院方面发挥主导作用，与管理者合作，形成了科学、合理的管理体系。医生和管理者之间保持适度平衡，既保证了医疗服务的质量，又有效地管理了医院的财务运营。

第四，梅奥诊所实现了业务发展路径的合理平衡。治疗、研究、教育三大业务形成了梅奥的基本业务架构。这种平衡有助于提高医院的整体实力，进行治疗业务的同时，通过研究和教育不断创新，形成了医疗服务的完整体系。

第五，梅奥诊所展现了卓越的成本管理能力。通过标准化治疗方案、精选医疗设备、合理控制医疗流程等手段，梅奥诊所实现了治疗效果与成本的平衡，保障了医疗服务质量的同时降低了患者的负担。

这些成功因素使梅奥诊所在医疗领域独树一帜，为其他医疗卫生机构提供了宝贵的经验。中国的医疗卫生机构可以从梅奥诊所的成功经验中学习，不断改进自身的管理体系、提高医疗服务水平，最终实现医疗事业的可持续发展。

讨论：

梅奥诊所对医疗质量的独特观念包括治疗效果、服务效果和环境感受的综合考量，对中国的医疗体系是否有借鉴意义，如何平衡医疗质量和成本？成本管理在梅奥诊所的成功中扮演了关键角色，这种成本管理经验是否可以被引入中国的医疗卫生机构，特别是在医疗服务价格合理性和医保覆盖下的情境中？

中英文名词对照

中文	英文
医院服务体系	hospital service system
医院服务体系规划	hospital service system planning
社区诊所	community health clinic
基层医院	primary care hospital
综合医院	general hospital
公立医院服务体系规划	public hospital service system planning
非公立医院服务体系规划	private hospital service system planning

参 考 文 献

陈宁姗, 2012. 医院服务体系规划研究[D]. 武汉: 华中科技大学.

甘戈, 王书平, 黄二丹, 2021. "十四五" 时期医院高质量发展的规划体系理论及实践[J]. 中国医院管理, 41(6): 94-96.

国家卫生健康委员会, 2022. 关于印发公立医院高质量发展评价指标(试行)的通知. [R/OL]. (2022-07-31) [2023-06-01]. http://www.nhc.gov.cn/yzygj/s3594q/202207/3324136282364655baa64f6e84fe0792.shtml.

冉利梅, 2013. 我国公立医院制度环境、制度安排与运行绩效的关联性研究[D]. 武汉: 华中科技大学.

王书平, 黄二丹, 孙雯, 等, 2021. "十四五"时期医院高质量发展总体战略规划方法学探讨[J]. 卫生经济研究, 38(1): 14-16, 21.

中国共产党中央委员会, 中华人民共和国国务院, 2021. 国务院办公厅印发《关于推动公立医院高质量发展的意见》. [R/OL]. (2021-06-04) [2023-06-01]. https://www.gov.cn/xinwen/2021/06/04/content_5615494.htm.

思 考 题

1. 在公立医院和非公立医院的服务体系规划中，如何确保医疗服务的可及性和平等性？是否存在社会和地域上的差异，如何解决这些差异以实现公平的医疗服务？

2. 在两种医院类型中，资金和资源的管理有哪些不同之处？公立医院依赖政府拨款，而非公立医院可能更依赖自有资金，这如何影响服务体系的规划和执行？

3. 公立医院和非公立医院在服务体系规划中是否考虑了患者的选择权和满意度？是否有措施来提高患者对医疗服务的信任感和满意度？

4. 面对激烈的医疗市场竞争，非公立医院可能更注重市场营销和品牌建设，而公立医院可能更注重基本医疗覆盖。在服务体系规划中，应如何在竞争与合作之间取得平衡，确保整个医疗体系的健康运作？

（周成超）

第十三章 基层医疗卫生服务体系规划

学习目标

通过本章的学习，你应该能够：

掌握 基层医疗卫生服务体系基本理论、相关概念；基层医疗卫生服务体系规划路径。

熟悉 我国基层医疗卫生服务体系的发展历程与现状；不同层级基层医疗卫生服务体系规划的区别与联系；RE-AIM 模型评估框架理论及运用。

了解 基层医疗卫生服务体系规划在医疗卫生服务体系规划中的定位。

本章主题

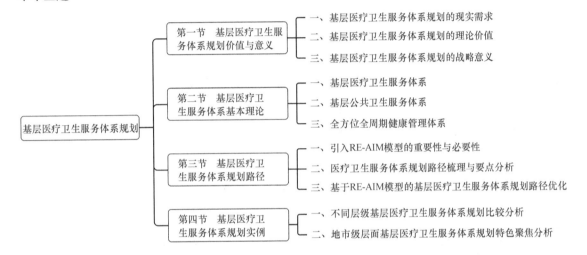

第一节 基层医疗卫生服务体系规划价值与意义

一、基层医疗卫生服务体系规划的现实需求

（一）基层医疗卫生服务体系建设的必要性

健全基层医疗卫生服务体系可以提高居民健康结局，重整就医秩序。在发达国家，基层医疗卫生服务体系的建设得到了充分验证，使得居民尤其是老年人在家庭医生的帮助下更好地管理慢性病，减少二级及以上医疗机构的压力。以英国国家卫生服务体系（National Health Service，NHS）为例，其强调基层医疗卫生服务的重要性，并通过建立全科医生制度、双向转诊制度、社区医疗中心等方式，为民众提供全面、连续的医疗服务，起到了分流和引导患者就医的作用。

其次，基层医疗卫生服务体系规划符合成本-效益原则。研究表明，基层医疗卫生服务体系的发展可以降低整体医疗费用，对提高医疗资源利用效率具有重要意义。此外，基层医疗卫生服务体系的建设可以提高疾病早期诊断和干预的机会，从而降低治疗成本和提高生命质量。

（二）我国基层医疗卫生服务体系的发展历程与现状

中国基层医疗卫生服务体系的发展可以追溯到 20 世纪 50 年代，并划分为几个重要阶段：①起步阶段（1950～1978 年）：构建中国特色的基层医疗卫生服务体系，中华人民共和国成立后的初期，我国卫生资源总量极度缺乏，政府着重发展农村地区的基层医疗卫生服务，"赤脚医生"是该时期的卫生主力。②探索阶段（1979～2008 年）：基层医疗卫生服务体系转型发展，随着改革开放的政策实施，政府加大对基层医疗卫生服务的投入和支持，推动乡镇卫生院和社区卫生服务中心建设，"赤脚医生"也转型成为"乡村医生"。③逐步完善阶段（2009~2015年）：全面建立健全基层医疗卫生服务体系，2009年我国开启了新一轮医药卫生体制改革，健全基层医疗卫生服务体系是重点改革任务之一，包括建设县域医共体、实施全科医生培养培训、逐步建立分级诊疗和双向转诊制度等。④快速发展阶段（2016年至今）：从"以治病为中心"转向"以人民健康为中心"的全生命周期健康管理，基层医疗卫生机构也进一步明确了其在医疗卫生服务体系中的基础地位，作为提升人民健康水平的"前哨战"，必须发挥健康"守门人"的作用，贯彻落实"以基层为重点"的工作方针，推动医疗卫生工作重心下移、资源下沉。基层医疗卫生服务体系的发展有了更高的标准和要求。

在不断探索和发展中，截至2021年，我国基层医疗卫生机构数量达到97.77万，占医疗卫生机构总量的94.84%，已建成强大的基层卫生服务网。然而，从实际情况来看，我国基层医疗卫生机构建设与新时期人民群众不断发展的健康需求依旧存在一些矛盾：基层医疗卫生机构分布不均衡、基层医疗卫生机构人才缺乏，信息化建设迟缓、医疗和公共卫生服务水平有待进一步提升，健康管理服务有待进一步完善等。如何科学规划基层医疗卫生服务体系，以适应新时代对基层医疗卫生服务能级的要求，是未来基层医疗发展的重要工作。

（三）基于供需双方的基层医疗卫生服务体系规划的现实需求

基层医疗卫生机构需要承担大量基本医疗卫生服务、公共卫生服务以及健康管理等服务工作，切实行使医疗卫生服务"网底"和"健康守门人"的作用。然而，目前基层医疗卫生机构所提供的医疗卫生健康服务不足以应对人民群众日益增长的个性化的需求。

人民群众的医疗卫生需求。群众对高品质、多层次、多样化的医疗卫生需求持续增长。首先是基本医疗卫生服务需求，包括常见病、多发病的诊治等；其次是健康管理需求，包括健康管理、疾病预防、健康教育等；最后是医疗卫生服务便利性需求，包括就近就医、预约挂号、医疗信息互联互通等。

基层医疗卫生机构的供给能力。在国家医改政策的引领下，各省市卫生健康委员会积极开展基层医疗卫生服务建设的试点工作并取得一定成绩，基础建设提速、人才队伍加强、优质医疗资源下沉、信息化建设取得实效，基层医疗服务能力有所提高。然而，在医疗设备、人力资源、管理能力、信息技术、服务整合等方面的供给能力依旧存在不足，无法满足人民群众的多样化医疗需求。

因此开展基层医疗卫生服务体系规划，深化供给侧结构性改革，强化基层卫生"网底"作用，优化基层医疗卫生服务能级，提高基本医疗卫生服务公平性和可及性至关重要。

二、基层医疗卫生服务体系规划的理论价值

（一）强调整体规划与基层匹配

传统的医疗卫生服务体系规划往往偏重整体规划，而忽视了基层医疗卫生服务体系的特殊性和发展需求。基层医疗卫生服务体系规划的理论价值在于强调整体规划与基层匹配，将基层医疗卫生服务体系作为整体规划的重要组成部分，注重满足基层医疗卫生机构的发展需求，提高基层医疗卫生服务的质量和效益。基层医疗卫生服务体系在不同地区、不同层级和不同群体之间存在差异，因此，规划需要具备适应性，根据实际情况制定灵活的规划方案。通过规划和发展基层医疗卫生服务体系，可以缩小城乡医疗服务差距，让更多的人民群众能够享受到平等的医疗卫生服务，提高全民健康水平。

（二）提供针对性的规划理论和方法

传统的规划理论和方法往往无法充分考虑基层医疗卫生服务的特点和需求，因此不适合直接用

于基层。基层医疗卫生服务体系规划不仅是简单地增加基层医疗卫生机构的数量和规模，还需要考虑到基层医疗卫生服务的全面性和连续性，包括基层医疗卫生机构的人员配置、设备设施、医疗服务范围、协作机制等方面的规划，需要因地制宜、分类施策，探究更加匹配的规划理论和方法来执行。例如，开展利益相关者分析，确定基层医疗卫生服务的定位、功能和服务内容；采用 RE-AIM 模型，从五个维度（可及性、有效性、采纳性、实施性、可持续性），两个层面（个体水平、组织水平），围绕评估的核心问题进行综合性评估等。

因此，基于基层医疗卫生服务体系的规划理论和方法的引入是必要的，且必须考虑基层医疗卫生服务的公平性，使得更多人民群众能够享受到公平的医疗卫生服务；综合性，建立基层医疗卫生服务体系的有机网络，实现基层医疗卫生机构之间的良好协作和资源共享，提高整体医疗卫生服务的质量和效率；可持续性，培养更多的基层医疗卫生服务人员，提供持续的政策和财务支持，推动信息化技术在基层医疗卫生服务中的应用，从而保障基层医疗卫生服务体系的可持续发展；创新和适应性，以适应社会经济发展和不同地区、不同层级和不同人群的需求变化。

三、基层医疗卫生服务体系规划的战略意义

基层医疗卫生服务体系是决定国家整体卫生服务效能的基石，加强基层医疗卫生服务体系建设，提升基层医疗卫生服务能力，是实现"健康中国"的重要阵地。

《"健康中国 2030"规划纲要》提出了六项战略方针，其中"以基层为重点"列为首位，旨在推动健康领域基本公共服务均等化，维护基本医疗卫生服务的公益性，逐步缩小城乡、地区、人群间基本健康服务和健康水平的差异，实现全民健康覆盖，促进社会公平。党的二十大报告指出，"要将保障人民健康放在优先发展的战略位置上，提高基层防病治病和健康管理能力，紧紧围绕'强县域、强基层'的目标，健全基层卫生服务网络，促进优质医疗资源扩容、下沉发展，保障医疗卫生服务公平可及"。全国卫生与健康大会以习近平新时代中国特色社会主义思想为指导，深入学习贯彻习近平总书记关于卫生健康工作的重要指示批示精神，部署了"以基层为重点，以改革创新为动力，预防为主，中西医并重，将健康融入所有政策，人民共建共享"的新时代卫生与健康工作总方针。

为深入贯彻落实新时代党的卫生与健康工作方针，切实把"以基层为重点"落到实处，国家及各省市区先后印发多项文件，均将基层卫生列为重点工作，旨在指导各级卫生健康行政部门工作的开展，加快推进基层卫生健康高质量发展。

第二节　基层医疗卫生服务体系基本理论

一、基层医疗卫生服务体系

（一）基层医疗卫生机构

1. 功能定位　基层医疗卫生机构是指在城乡社区、乡镇、农村等基层单位中提供医疗卫生服务的机构，包括社区卫生服务中心（站）、乡镇卫生院、村卫生室等。基层医疗卫生机构主要提供预防、保健、健康教育、疾病管理，为居民建立健康档案，常见病、多发病的诊疗以及部分疾病的康复、护理，接收医院转诊患者，向医院转诊超出自身服务能力的患者等基本医疗卫生服务。

基本医疗卫生服务，是指维护人体健康所必需、与经济社会发展水平相适应、公民可公平获得的，采用适宜药物、适宜技术、适宜设备提供的疾病预防、诊断、治疗、护理和康复等服务。其中，社区卫生服务中心、社区卫生服务站是以人的健康为中心、家庭为单位、社区为范围、需求为导向，以妇女、儿童、老年人、贫困居民等为服务重点，以解决社区主要卫生问题，满足基本医疗卫生服务需求为目的；乡镇卫生院是县或乡设立的一种卫生行政兼医疗预防工作的综合性机构，其任务是负责所在

地区内医疗卫生工作，培训卫生技术人员并对基层医疗卫生机构进行业务指导和会诊工作；村卫生室，即一个村级单位的医疗机构，新医改以后，国家将村级医疗机构统一称为村卫生室，并将以前的村卫生室、村卫生所、村医疗点进行合并，形成了现在的每个行政村有一所标准化的村卫生室。

2. 机构布局　以人口分布为依据，优化基层医疗卫生机构服务网格，落实乡村振兴战略，开展乡（镇）村两级卫生资源归并整合和布局调整。根据群众就医习惯与乡镇面积大小，保留或撤并乡镇卫生院，设置为分院或服务点。扎实推进村卫生室的卫生服务，积极发展城市社区卫生服务。

3. 资源配置　医疗卫生资源配置主要包括床位、人力、技术、设备、信息与数据配置等。

（1）床位：到2025年，基层医疗卫生机构每千人口床位数4张左右。基层医疗卫生机构床位数要结合床位使用率合理确定，鼓励有条件的地区因地制宜开展家庭病床服务。

（2）人力：合理配置人力资源，确保乡镇卫生院、社区卫生服务中心和二级以上医疗机构原则上至少配备1名公共卫生医师。提高医务人员配置水平，引导人才资源下沉。

（3）技术：强化基层医疗卫生机构常见病、多发病诊治和康复护理能力，加快基层医疗卫生机构特色科室建设。

（4）设备：坚持资源共享和阶梯配置，引导基层医疗卫生机构合理配置设备，降低配置成本。逐步建立大型设备共用、共享、共管机制，提高设备利用率。推行医疗检查、检验结果互认。

（5）信息与数据：加强新兴信息技术在基层医疗卫生健康领域的应用，利用前沿信息化技术，构建覆盖线上线下一体化的医疗服务模式。重点发展面向医疗资源短缺地区的远程医疗协作网，构建应用型、智能化的三医联动信息平台。

4. 服务内容　做实做优基本公共卫生服务。强化基层医疗卫生机构常见病、多发病诊治和康复护理能力。提升基层医疗卫生机构健康档案管理、健康教育、健康体检等服务能力。

5. 功能整合与分工协作

（1）防治结合："未病防治，即病防变"，定期体检，早发现，早治疗，加强健康宣传教育。以慢性病管理为突破口，组建基层健康管理与服务团队，提升慢性病医防融合能力。

（2）上下联动：推动省属三级医院取消普通门诊，逐步将全科门诊、恢复期康复和长期护理下沉到基层，制定双向转诊病种目录、标准和流程，推动形成基层首诊、双向转诊、急慢分治、上下联动的分级诊疗格局。

（3）中西医并重：健全中西医结合工作机制，完善中西医结合救治和联合会诊制度，鼓励中医馆、中医科室和基层医疗卫生机构开展中西医协作，共同研究制定"宜中则中、宜西则西"的中西医结合诊疗方案。

（4）多元发展：聚焦重点人群健康需求，鼓励和引导社会资本兴办医疗机构，加强专科建设、发展"互联网+医疗健康"服务、参与公共卫生工作，在应对传染病疫情和突发公共卫生事件中发挥作用。

（5）医养结合：强化基层医疗卫生服务与养老服务资源整合和服务衔接，合理规划养老机构与连续性医疗机构。进一步增加机构、社区等医养结合服务供给，推动基层医疗卫生机构提供老年医疗照护、家庭病床、居家护理等连续性服务。

（二）中医类基层医疗卫生机构及科室

1. 功能定位　以中医临床诊疗为主，提供中医特色预防、保健、养生、科研、教育等服务。坚持并提升中西医结合能力，发挥中医药在治未病、重大疾病治疗、疾病康复、传染病防治等领域的重要作用。

2. 机构布局　强化基层医疗卫生机构的中医药阵地和服务能力，在乡镇卫生院和社区卫生服务中心建立中医馆等中医综合服务区，将中医馆建设纳入基层医疗卫生机构标准化建设内容。支持具备条件的市县中医院牵头组建县域医共体。

3. 资源配置　加强基层医疗卫生机构中医诊疗设备配置和医务人员中医药知识及技能培训，逐步实现每个家庭医生服务团队都有提供中医药服务的医师或乡村医生。开展中医药各类人才培养以及基层中医药人员继续教育项目。

4. 服务内容　提升各中医医疗机构的医疗服务能力，将针灸推拿等中医特色医疗手段做优做强。在家庭医生签约服务中提供中医药服务。完善并推进中西医结合制度，不断满足人民群众对中医药服务的需求。

5. 功能整合与分工协作　支持和规范社会力量举办的中医医疗机构与政府举办的中医医疗机构开展多种形式的分工协作、医疗服务、学科建设等合作。加强中医基础理论研究，系统挖掘并整理研究民间黎医、壮医等少数民族医治方式，与中医特色诊疗、传统中药技术相结合。

二、基层公共卫生服务体系

（一）疾病预防控制机构

1. 功能定位

（1）乡镇卫生院、社区卫生服务中心：乡镇卫生院处于农村三级预防保健服务网的中心，其提供基本医疗卫生服务以及承担县级卫生健康行政部门委托的卫生管理职能等。社区卫生服务中心是城市卫生工作的重要组成载体，其基本功能为提供基本医疗卫生服务、公共卫生服务、健康管理服务。

（2）村卫生室、社区卫生服务站：村卫生室处于农村三级医疗预防保健网的底层，是预防保健和医疗服务的基本单位，承担基本医疗卫生服务和上级卫生行政部门交办的其他工作。社区卫生服务机构主要承担疾病预防等公共卫生服务和一般常见病、多发病的基本医疗卫生服务。

2. 机构布局　政府原则上按照 3 万～10 万居民或按照街道办事处所辖范围规划设置 1 所社区卫生服务中心。乡镇卫生院按当地常住人口每 20 万～30 万人 1 所的标准设置，原则上 1 个行政村设置 1 所村卫生室。

3. 资源配置

（1）乡镇卫生院、社区卫生服务中心：设有临床科室、医技科室、预防保健及职能科室，根据服务范围合理设置建筑面积、床位数。乡镇卫生院全科医师至少 2 人，中医医师至少 2 人。社区卫生服务中心全科医师至少 2 人，公共卫生医师 1 人。

（2）村卫生室、社区卫生服务站：建筑面积不少于 40m²，设有诊室、治疗室、药房，村卫生室乡村医生至少 1 人，社区卫生服务站临床医师至少 1 人，护士 1 人。

4. 服务内容

（1）乡镇卫生院、村卫生室：乡镇卫生院提供多项综合服务，如居民健康档案、健康教育、计划免疫等公共卫生服务项目。村卫生室提供基本医疗卫生服务，如疾病的初步诊查和常见病、多发病的基本诊疗等。

（2）社区卫生服务机构：提供卫生信息管理，健康教育，传染病、地方病、寄生虫病防控，慢性病防控，妇幼保健等公共卫生服务。

5. 功能整合与分工协作　践行"预防为主、防治结合"的健康管理理念，重点加强全科医学和中医科室建设，满足居民多样化的健康服务需求。建立合理的双向转诊体系，支持社区卫生服务机构与公立医院之间建立固定协作关系，搭建全科医生与公立医院专科医生的联系沟通平台。

（二）急救机构

1. 功能定位　各市县建立自己独立的"120"指挥调度系统，城市地区在市区形成急救中心—急救分中心—急救点三级院前急救网络，农村地区建立县级急救中心—中心乡镇卫生院—乡镇卫生院三级急救网络。

2. 机构布局　市级院前急救网络服务半径不超过 5 公里，每 3 万人口配置 1 辆救护车。配备必要的培训设施。县级院前急救网络服务半径 10～20 公里，以县域为单位，每 3 万人口配置 1 辆救护车。

3. 资源配置　根据救护车辆规模设置达标建筑面积，设有功能、业务、后勤保障及培训用房，急救 120 团队配备急救全科医生、急救护士、担架员。

4. 服务内容　急诊救治是对急性的伤或病提供立即的评估、处置、治疗，以防止病情进一步恶化或死亡，急救医学的服务范畴包括突发公共卫生事件的紧急医疗救援。

5. 功能整合与分工协作　卫生健康行政部门要科学规划院前医疗急救网络布局，加强行业监管，提高中医急诊的临床医疗服务水平和高质量健康教育。医务人员进行急救技能培训，实现院前急救社区化是对城市地区院前急救体系的重要补充。

（三）传染病疫情防控和突发公共卫生事件应急救治机构

1. 功能定位

（1）基层医疗卫生机构：承担着应急救治职能，城市地区涵盖了社区卫生服务中心及卫生站，农村地区为乡镇卫生院、村卫生室。

（2）急救中心（站）：是控制传染病传播的首要环节，接收群体性创伤救治、诊治急性群体中毒以及救治自然及人为灾害的重要场所。

（3）疾病预防控制机构：乡（镇）卫生院、城市社区卫生服务中心，承担基层疾病预防控制工作，报告传染病疫情、疾病与公共卫生事件相关信息。

2. 机构布局

（1）基层医疗卫生机构：机构设置以社区、乡镇（街道）为最小子系统，可以对突发性传染病疫情具有快速的响应能力，从而提前采取防范措施，控制疫情发展。

（2）急救中心（站）：城市地区建立急救中心—急救分中心—急救点三级院前急救网络；农村地区建立县级急救中心—中心乡镇卫生院—乡镇卫生院三级急救网络。

（3）疾病预防控制机构：基层疾病预防控制工作可由政府举办的医疗卫生机构提供，也可向符合条件的其他医疗卫生机构或者乡村医生和个体开业医生按照服务的数量与质量购买，所需经费列入卫生经费预算。

3. 资源配置

（1）基层医疗卫生机构：建筑面积不少于 $400m^2$，设有临床科室、医技科室，人员至少有执业医师 5 人、执业护士 5 人、卫生技术人员 1 人。

（2）急救中心（站）：设有急救科、车管科、通信调度室，急救站配备急救车 5 辆、医护人员 5 人，急救中心配备急救车 20 辆、指挥车 1 辆，医护人员 30 人，急救中心下设至少 3 个分站。

4. 服务内容　应急救治机构在面向突发性传染病防控时的服务包括预防保健、监督管理、院外救助、院内救治及信息共享，应对突发公共卫生事件提供医疗救护和现场救援，对传染病患者的密切接触者采取医学观察措施。

5. 功能整合与分工协作　基层医疗卫生机构是医疗属性和社区属性的综合体，涵盖了多部门的有效协作。国家支持和鼓励单位和个人参与传染病防治工作，组织开展群众性卫生活动，进行预防传染病的健康教育，提高公众对传染病的防治意识和应对能力。

三、全方位全周期健康管理体系

（一）妇幼健康服务机构

1. 功能定位　增加妇产、儿科优质医疗资源供给，改善优生优育全程服务。

2. 机构布局　省、市、县三级设置 1 所政府举办、标准化建设的妇幼保健院，推进临床与保健深度融合。

3. 资源配置 全国各地级市至少设置 1 个产前诊断机构、新生儿遗传代谢性疾病筛查中心及新生儿听力障碍诊治分中心。

4. 服务内容 以孕产、儿童、妇女保健和出生缺陷防治为中心，以必要的临床诊疗技术为支撑提供妇幼健康服务，承担妇幼健康业务管理和技术支持工作。

5. 功能整合与分工协作 健全以市级妇幼保健机构为龙头，县（市、区）妇幼保健机构为枢纽，乡镇、社区、村卫生服务机构为基础，社会办妇幼健康机构为补充的妇幼健康服务网络。

（二）托育服务机构

1. 功能定位 以社区托育服务为主体，综合托育机构为标杆，托育服务指导中心为支撑，幼儿园托班、工作场所托育设施和家庭托育点为补充，促进婴幼儿健康成长。

2. 机构布局 按照 15 分钟生活圈居住区配套设施设置标准，布局建设社区托育机构。

3. 资源配置 引导社会力量兴办托育机构，扩大普惠托育服务供给。

4. 服务内容 为 3 岁以下婴幼儿提供全日托、半日托、计时托等照护服务。

5. 功能整合与分工协作 通过政府购买服务、财政补贴、减免租金等政策措施，支持各类主体兴办普惠托育机构。

（三）老年健康服务机构

1. 功能定位 以满足老年人健康服务需求为导向，大力发展老年健康事业，提高老年人健康水平。

2. 机构布局 强化基层医疗卫生机构作用，促进老年健康服务向社区和家庭延伸。

3. 资源配置 二级及以下医疗卫生机构建立长期护理床位；推进护理站与社区养老服务设施、老年照护服务机构等同步设置、配套建设。

4. 服务内容 为老年人提供健康教育、预防保健、疾病诊治等综合连续性老年健康服务。

5. 功能整合与分工协作 建立完善老年医疗服务网络，全面落实老年人医疗服务优待政策；加强老年友善医疗卫生机构创建活动。

（四）职业健康技术支持机构

1. 功能定位 承担重点职业病和职业病危害因素监测、职业健康风险评估、职业病防治情况统计和调查分析、职业健康检查等任务。

2. 机构布局 实现各省份及地级市全覆盖；职业卫生和放射卫生技术服务机构各地级市至少 1 家。

3. 资源配置 各省职业病医院健康检查能力覆盖 6 大类，诊断能力覆盖 10 大类；各市县具备职业健康检查能力。

4. 服务内容 提供职业健康历史调查、体格检查、职业病检查等服务。

5. 功能整合与分工协作 以疾病预防控制机构、职业病防治院（所、中心）为主干，完善市、县职业病监测评估技术支撑网络。

（五）健康教育机构

1. 功能定位 承担健康促进与教育、健康宣传、健康科普、控烟履约技术指导等职责。

2. 机构布局 省级健康宣传教育中心统筹全省健康宣传教育工作，配备满足工作需要的人员。

3. 资源配置 动员机关、学校、社区、企事业单位健康教育职能部门积极参与健康教育工作，加强基层健康促进与教育服务力量。

4. 服务内容 开展合理膳食、控制体重、适当运动、心理平衡、改善睡眠等健康生活方式和可干预危险因素的健康教育。

5. 功能整合与分工协作 市、县两级专业公共卫生机构健康教育相关科室负责开展公众健康素养等监测及干预工作，基层机构负责普及健康知识，落实健康促进与教育措施。

（六）精神（心理）卫生服务机构

1. 功能定位 承担精神（心理）卫生技术管理和指导职能，负责精神疾病医疗、预防、医学康复等和防治技术培训、指导、管理等心理健康服务。

2. 机构布局 规范建设精神专科医院。社区卫生服务中心、乡镇卫生院要设立精神（心理）科门诊，配备至少1名专（兼）职心理健康服务工作人员。

3. 资源配置 建立健全心理健康服务网络，各级机关和企事业单位应普遍设立心理健康辅导室，配备专（兼）职心理健康辅导人员。

4. 服务内容 以抑郁症、焦虑症等常见精神障碍为重点，大力开展心理健康宣传和促进，提升公众心理健康素养。

5. 功能整合与分工协作 健全以基层医疗卫生机构和精神疾病社区康复机构为基础，疾病预防控制机构为补充的精神卫生防治体系，促进心理健康和精神卫生高质量发展。

（七）康复医疗服务机构

1. 功能定位 运用治疗手段，改善患者功能障碍，提高生活自理能力，提升生存质量。

2. 机构布局 三级机构重点服务急危重症和疑难复杂疾病患者，其他机构为诊断明确、病情稳定或者需要长期康复的患者提供康复医疗服务。

3. 资源配置 鼓励有条件的基层医疗卫生机构根据需要设置和增加提供康复医疗服务的床位。

4. 服务内容 提供康复医疗、训练指导、心理疏导、知识普及、残疾人及亲友培训等多方面服务。

5. 功能整合与分工协作 以基层医疗卫生机构为依托，鼓励开展社区和居家康复医疗服务。

（八）采供血机构

1. 功能定位 负责采集、提供临床用血的公益性卫生机构。

2. 机构布局 按照1个中心、若干分中心和多个供血库的网络架构，完善采供血体系建设。

3. 资源配置 通过"三医联动一张网"项目，健全常态化血液库存监测制度和血液联动保障机制。

4. 服务内容 承担无偿献血者招募、血液采集与制备、临床用血供应、医疗用血业务指导等职责。

5. 功能整合与分工协作 健全以中心血站为主体，县级中心血库为补充，横向到边、纵向到底、覆盖城乡、运行高效的采供血服务体系。

（九）爱国卫生组织机构

1. 功能定位 把党的群众路线运用到卫生健康工作，创新社会健康治理。

2. 机构布局 各级政府爱国卫生运动委员会负责统一领导、统筹协调爱国卫生工作。

3. 资源配置 充分发挥社会组织、专业机构、高等院校等的作用，加强爱国卫生政策研究、技术指导和宣传推动。

4. 服务内容 包括卫生（健康）城镇创建、健康中国行动、城乡环境卫生治理、病媒生物预防控制、健康教育与促进等。

5. 功能整合与分工协作 强化爱国卫生组织机构建设，推动形成自上而下行政动员与自下而上主动参与相结合的群众动员机制。

第三节　基层医疗卫生服务体系规划路径

一、引入 RE-AIM 模型的重要性与必要性

明确基层医疗卫生机构功能定位，优化资源配置，实现公共卫生服务和基本医疗卫生服务的公平性与有效性，是健康中国建设的重中之重。当前，我国基层医疗卫生资源虽然总量不断增加、配置不断优化，但是仍存有以下问题：

（一）地区间资源配置公平性存有差异

城镇化、乡村形态变化等因素致使基层医疗卫生机构内部运营压力加重，机构数和床位数逐年下降；相较之下，城市居民健康素养较高，卫生服务利用状况良好，城市基层医疗卫生资源总量、机构数逐年增长。

（二）优质卫生人力资源向经济发达地区集中

新医改期间，城乡基层医疗卫生人力配置差距缩小，但高质量人才仍向发达地区聚集。在纵向竞争过程中，受待遇、社会认同感、医疗环境等影响，经济欠发达地区基层医疗卫生技术人员流失严重，卫生人力资源配置不均问题突出。

（三）经济欠发达地区服务能力较弱

各地卫生财政补助因经济发展而异，受困于财政补贴不足、优质医疗资源稀缺等问题，致使经济欠发达地区基层医疗卫生机构内部缺乏动力，医疗服务能力低下。

因此，规划制定需要因地制宜，将人口、经济和社会发展水平纳入考量，统筹区域规划，确保各项服务与工程建设满足人民的健康需求，避免投入冗余或利用不足。随着基层医疗卫生服务体系规划路径的深入探索，有必要采用科学、系统的评估方法，借鉴政策评估 RE-AIM 模型，对各地区的统筹与建设不断进行实证评估，并提出相关建议。

RE-AIM 模型主要用于评价健康促进干预对公共卫生产生的影响，其具有以下特点：①系统性，可用于系统评价干预措施的总体成效，以及干预全过程中所涉及的各个不同方面的影响；②实用性，通过固化分析维度，使得现实环境中干预方案涉及的关键步骤得以简化，弥合了研究与实践之间的差距；③可操作性，帮助项目规划人员、评估人员和决策者最大限度地提高其成功开展循证干预的机会。RE-AIM 模型可用于构建评价指标体系，对公共卫生项目效果展开公正科学的评价从而提供决策支持（表 13-1）。

表 13-1　RE-AIM 模型评估框架

评估维度	含义	评估水平
可及性（reach）	政策干预措施的人群覆盖情况	个体
有效性（effectiveness）	政策干预措施的影响或结果	个体
采纳性（adoption）	组织机构对政策实施的支持与参与	组织
实施性（implementation）	政策措施的执行及其与目标的一致性	组织
可持续性（maintenance）	政策干预措施对政策目标的长期影响	个体/组织

二、医疗卫生服务体系规划路径梳理与要点分析

（一）医疗卫生服务体系规划思路概述

医疗卫生服务体系规划是基于规划背景和总体要求，对医疗卫生服务体系和资源配置进行整体

布局和战略制定。总体要求应坚持立足国情、紧扣深化改革、着眼发展需要、顺应人民期盼。基本思路是在宏观调控下，适度有序发展医疗卫生服务体系，重在调整结构、系统整合、促进均衡。重点任务是聚焦解决办什么、办在哪、办多少、办多大等重大问题。

（二）医疗卫生服务体系规划路径梳理

医疗卫生服务体系规划涉及医疗卫生事业发展的各领域和层次。框架方面，主要由公共卫生体系、医疗服务体系、基层医疗服务体系、中医药服务体系、全方位全周期健康服务体系构成。以专业公共卫生机构、医院、基层医疗卫生机构等为主体，以老年人、婴幼儿等特殊人群健康照护等新型服务机构为补充，协调配置人力资源、资金投入、技术设备和药品等，面向全人群，提供疾病预防、保健、治疗、护理、康复、健康促进等生命全周期、健康全过程服务。内容方面，医疗卫生服务体系规划的路径包括建设目标、建设任务、配套措施、保障措施，其中保障措施涵盖组织领导、投入机制、考核机制、宣传引导、监测评估等。

（三）医疗卫生服务体系规划要点分析

医疗卫生服务体系规划始终贯穿着改革和创新，广泛征求并反映各方意见，需要符合卫生事业发展规律，适应经济社会发展需要，保障人民群众健康，并经得起历史和实践检验。

一是远近结合，注重长远。紧扣当前改革需要，着力解决突出矛盾和问题，推动改革尽快取得成效，使人民群众尽快得到实惠。同时，着眼长远，瞄准人民群众未来五年乃至更长远的健康需求，统筹谋划。

二是面向全行业，促进各级各类医疗机构协调发展。打破行业壁垒、部门利益、行政区划和专业局限，对整体医疗资源进行统筹布局。同时，从防治结合、上下联动、中西医并重、多元发展、医养结合等多个方面对各级各类医疗机构的功能定位、分工协作提出要求，为人民群众提供系统、连续、全方位的医疗卫生服务。

三是突出关键领域和薄弱环节，推进卫生事业结构性改革。既提出事业发展的目标，着力发展增量，解决卫生资源总量不足问题，又注重在存量调整上下功夫，以结构性改革提升整体运行效率。

四是加强指导，强化规划的约束性。针对过去各类区域卫生规划难以实现真正落地的情况，提出量化指标，增强规划的指导性和约束性，确保有部署、易监管、可考核、能问责。

三、基于 RE-AIM 模型的基层医疗卫生服务体系规划路径优化

（一）可及性

可及性，关注的重点为目标人群，评估受干预对象的数量、占目标人群的比例及代表性，以衡量服务覆盖范围。为满足社区居民不同层次的卫生服务需求，细分目标人群，根据其特征、数量等，结合当地实际需求，设计有针对性的医疗卫生服务体系规划和资源配置方案。在基层医疗卫生服务体系规划中应明确项目服务对象，关注重点人群和弱势人群，以推广平等的可及性。

（二）有效性

有效性，关注质量和效果，主要评估结果的成效、产生良性结果个体占受干预人群的比例、可能不良反应的危害程度和概率、个体异质性对结果的影响，以及干预的经济性等。提高规划有效性，提示要基于真实世界实践和实证证据，制定基层医疗卫生服务体系标准化、规范化的诊断、治疗和管理流程，以确保服务的一致性和高质量。同时，引入绩效指标和质量评估机制，畅通学习和培训渠道等，提高基层卫生服务能力，以达成规划建设目标。

（三）采纳性

采纳性，指规划在组织或社区层面被采纳和接受的程度，关注规划的实施目标、实施机构和实

施者。在基层医疗卫生服务体系规划中，应明确规划的主要实施者和实施机构，部门间职责分工，加强组织保障。在规划实施前，与组织负责人和决策者充分沟通，考量利益相关方的意见，分析规划实施的环境，提供清晰的政策指导和保障措施。

（四）实施性

实施性，评估规划执行与建设目标的一致性，关注规划路径的实施情况和成本花费。在基层医疗卫生服务体系规划中，应考虑规划与真实环境的匹配程度、实际可操作性；确定明确的责任分工和角色，建立有效的管理和协调机制；提供完善的配套措施，保障规划路径的顺利实施。同时，应考虑建设目标所需要的成本资源，与可能达成效果间的经济性和社会效益。

（五）可持续性

可持续性，指规划路径的持续效果。在基层医疗卫生服务体系规划中，可持续性意味着规划路径能够在环境层面形成社会规范或者制度约束，在个人层面培养良好健康习惯，长久提升其健康意识和素养。为使基层医疗卫生服务体系持续提供高质量的医疗卫生服务，可进行监测和评估，实时改进基层医疗卫生服务体系规划路径的运行效果和质量。

第四节　基层医疗卫生服务体系规划实例

一、不同层级基层医疗卫生服务体系规划比较分析

（一）不同层级基层医疗卫生服务体系规划总体设计比较分析

总体上看，不同层级规划的侧重点各不相同。国家级规划侧重战略性，省级规划侧重协调性，地市级规划侧重实施性。

以国家"十四五"优质高效医疗卫生服务体系建设实施方案、海南省"十四五"医疗卫生服务体系规划以及德阳市"十四五"医疗卫生服务体系规划为例：国家级规划以习近平新时代中国特色社会主义思想为指导，目录整体提纲挈领，针对重点模块进行整体定位及分工，统筹全国医疗卫生资源；省级规划在此基础上综合考量本省的整体发展和利益，并将卫生服务结构的设置与其社会、自然、经济等条件进行协调，因此目录更为细化；地市级规划更注重地方特色和对本地区的调控作用，配合本市经济社会发展整体规划以深入分析现有医疗卫生服务体系的机遇与挑战，设置具体的发展指标。在不同层级基层医疗卫生服务体系规划中，均要求贴近居民群众的健康需求和健康状况，着眼于解决特异性问题，以保障居民能获取及时、方便、有效的基层医疗卫生服务。

（二）不同层级基层医疗卫生服务体系规划详细设计比较分析

规划背景和总体要求部分，国家级规划站在全局高度，以努力让广大人民群众就近享有公平可及、系统连续的高质量医疗卫生服务为发展目标，具有战略性；省级规划以国家级规划的发展目标为基础，考虑全省经济社会发展水平和医疗卫生资源现状，统筹各级医疗卫生机构力量，提升服务体系整体功能，具有协调性；地市级规划目标更为具体，结合地方特色明确详细指标，如每千人口医疗卫生机构床位数等，具有实施性。

资源配置部分，国家级规划强调推动优质医疗资源扩容下沉基层，扩大优质医疗资源辐射覆盖范围，更好满足群众就近享有高水平医疗服务需求；省级规划以国家区域医疗中心建设为引领，合理布局省级区域医疗中心，推动优质医疗资源有效扩容和均衡布局，带动基层医疗卫生服务能力提升；地市级规划则对医疗卫生机构分布及床位、人力等医疗卫生资源进行合理均衡配置，以满足基层医疗卫生机构发展需求。

医疗卫生服务体系部分，国家级规划提出重点人群健康服务补短板工程，重点支持改善妇女

儿童健康服务基础设施条件，提高出生缺陷防治、心理健康和精神卫生服务能力，增加康复护理资源；省级规划根据国家级规划要点，聚焦重点人群健康需求，加快完善妇幼健康、职业健康、老年健康、心理健康和精神卫生服务体系，强调全面提高全方位全生命周期健康服务能力；地市级规划结合地域特色设计亮点环节，如德阳市在优化各项服务体系的基础上，积极构建以慢性病防控和职业病防控为核心的主动健康服务体系，构建"西部主动健康典范城市"。各层级基层医疗卫生服务体系均强调预防为主，促进健康教育、健康管理和慢性病管理在基层开展的重要性。

　　中医药服务体系部分，国家级规划提出促进中医药传承创新工程，重点支持国家中医医学中心、区域中医医疗中心、国家中医药传承创新中心等建设，推动建成融预防保健、疾病治疗和康复于一体的中医药服务体系，促进中医药传承创新发展，满足群众多样化的健康服务需求；各地响应国家级规划，加大建设用地、建设投入等方面保障力度，如海南省提出筑牢基层中医药服务阵地，充分发挥中医药在防病治病方面的独特优势；地市级规划强调本区域中医药特色，如德阳市提出强化高水平中医医疗资源的建设与布局，缔结高水平中医医疗资源的交互协同机制，推动高水平医疗卫生机构的中医药服务扩容，建设特色鲜明的中医药服务体系。

　　公共卫生体系部分，国家级规划提出公共卫生防控救治能力提升工程，强调重点支持疾病预防控制体系、国家重大传染病防治基地和国家紧急医学救援基地建设，健全以疾病预防控制机构和各类专科疾病防治机构为骨干、综合性医疗卫生机构为依托、基层医疗卫生机构为"网底"、防治结合的公共卫生体系；各省加强本地疾病预防控制机构能力、医疗卫生机构公共卫生能力、基层公共卫生体系和卫生监督体系建设，强化医疗卫生机构公共卫生职能；地市级规划结合本地区发展特色，强调提高重大疾病监测预警、风险评估、流行病学调查、检验检测、应急处置、综合干预等能力。

二、地市级层面基层医疗卫生服务体系规划特色聚焦分析

（一）地市级层面基层医疗卫生服务体系规划特色聚焦实例

　　四川省德阳市因"三线建设"国家布局现代大工业而建市，是中国重大技术装备制造业基地。德阳市卫生健康委员会制定基层医疗卫生服务体系规划时开展 50 余次实地调研座谈，采用循证决策方法对全市基层卫生健康发展现状进行了调研及数据分析工作，发现卫生资源配置不均、系统支撑缺乏、信息化不足等问题；当地居民则表现出对健康关注的主动性不足，相关健康素养水平有待加强。以现有问题为导向，围绕新时期"以健康为中心"的卫生健康发展理念，德阳市卫生健康委员会特提出了以卫生健康服务体系优化和居民健康素养提升为核心的"主动健康"战略，同时聚焦当地慢性病和职业病人群，构建起以慢性病防控和职业病防控为核心的"主动健康"服务体系，致力将德阳打造成为"西部主动健康典范城市"。该项作为德阳市规划的亮点，纳入了《四川省"十四五"卫生健康发展规划》中。

（二）基于 RE-AIM 模型的地市级层面基层医疗卫生服务体系规划特色聚焦分析

　　根据本章的主要内容，围绕 RE-AIM 模型的五个维度对德阳市基层医疗卫生服务体系规划进行分析。

　　1. 可及性　从个体的可及性维度上，提升基层医疗卫生服务供应方相应支持力度，以实现政策相应目标人群覆盖范围。为实现"主动健康"政策干预措施覆盖至全人群（提升居民主动健康水平）范围的目标，由基层医疗卫生机构健康教育相关科（室）负责向辖区居民普及健康知识，加强市、县两级健康教育机构建设，争取每个区（市、县）有一个承担健康教育工作的机构，每个机构至少配备 2 名从事健康教育的专（兼）职人员，每个村、社区至少有 1 名健康教育人员，有效保障居民提升健康素养与主动健康水平。

　　2. 有效性　从个体的有效性维度上，充分考量居民实际健康需求，为提高政策有效性匹配合理、科学的实施方案与期望目标。到 2025 年，建成与居民健康需求相匹配的公共卫生体系、优质

均衡的医疗卫生服务体系、特色鲜明的中医药服务体系和更加完善的全方位全周期健康服务体系。人均预期寿命将从 78.29 岁提升至 78.93 岁以上，人均健康预期寿命（岁）将同比例提高，主动健康素养水平将逐步提高。

3. 采纳性　从组织层面的采纳性维度上，匹配主动健康研究院等相应机构支持规划的具体落实与推进。以主动健康研究院专项研究为支撑，实施重点学科和专科建设计划，促进医学与相关学科深度融合，加强科技攻关能力与成果转移转化。当地不断完善健康教育工作网络建设，在中心城区建立主动健康实践基地，在有条件的基层医疗卫生机构设立主动健康工作站，完善主动健康促进机制，将健康教育与健康促进工作积极融入"西部主动健康典范城市"建设和"主动健康"战略实施。

4. 实施性　从组织层面的实施性维度上，提出德阳"主动健康"城市名片塑造 4 项工程，确保"主动健康"政策措施的执行与目标的一致性，包括：①主动健康指数模型研发工程，构建以德阳为核心的个人健康大数据云平台；②德阳主动健康人群队列，针对职业病人群、医务人员群体等建立人群队列，探索全生命周期管理模式；③主动健康研究院智库工程，组织智库专家队伍进行专项研究；④医疗卫生培训体系工程，搭建德阳全类别卫生健康人才培养培训平台，建立卫生健康人才培养培训通道。

5. 可持续性　从可持续性维度上，以科技创新与人才引擎推动高效可持续发展。规划中要求深化主动健康与循证决策研究院和大专院校的合作，引入高校科研资源，以科研创新驱动对临床、公共卫生等领域的主动健康应用开发，落实相关实证应用与优化。加强与国内外高水平研究机构、高等院校等交流合作，支持医学科技组织落户主动健康实践基地，大力开展健康科普人才能力提升工作。

因此，利用 RE-AIM 模型可以从评估视角更加系统高效地推进基层医疗卫生服务体系建设，为进一步完善改进提供经验借鉴。

案例

某市基层卫生健康事业发展"十四五"规划部分内容

一、发展目标及主要指标

（一）发展目标

1. 服务网络进一步健全　坚持政府主导，科学合理规划设置基层医疗卫生机构，织牢、织密基层医疗卫生服务"网底"。

2. 服务能力进一步提高　提升基层医疗卫生机构门诊医疗服务能力；提升急诊急救能力；加强住院功能建设；提升检验检查服务能力；提升突发公共卫生事件应急能力。

3. 服务质量进一步提升　加强常见病、多发病的诊治能力，优化家庭医生签约服务的服务内涵，保障人民群众公平、均等享有覆盖全生命周期的基本医疗卫生与健康管理服务。

（二）主要指标

到 2025 年，居民健康档案规范化电子建档率达到 90%，老年人健康管理率达到 80%，高血压患者规范管理率达到 80%，糖尿病患者规范管理率达到 80%，全市每万名常住人口拥有 4 名全科医生。

二、主要任务

（一）全面提高基层医疗服务水平

提升门诊医疗服务能力，有针对性地加强本地区常见病、多发病的咨询、诊断和治疗能力；提升急诊急救能力建设；加强住院能力建设，开展与机构人员资质、技术准入、设施设备相适应的住院、手术等服务；提高检验检查服务能力，合理配置和更新必要的设施设备，开展常规检验检查服务。

（二）推进基本公共卫生服务均等化

提高孕产妇、儿童、老年人、慢性病患者等重点人群健康管理质量，推进基层机构基本医疗和基本公共卫生融合服务，开展健康管理，发挥市基本公共卫生服务质控中心作用，提高项目实施的科学性和有效性。强化各区基本公共卫生服务项目实施主体责任，从重过程向重结果、重居民感受转变，科学合理制定绩效指标，加强项目绩效评价。按照规范、安全、方便、实用等原则，在依法保护个人隐私的前提下，优化居民电子健康档案面向居民本人开放使用的服务渠道及交互形式，有效提高电子健康档案利用率。

（三）提高家庭医生签约服务质量

完善家庭医生签约服务供方准入和退出机制，鼓励社会办基层医疗卫生机构开展签约服务。规范家庭医生签约服务协议，丰富家庭医生签约服务内容，签约对象优先覆盖老年人、残疾人等重点人群和高血压、糖尿病等患者。健全以签约服务质量、健康管理效果、居民满意度为重点的绩效考核机制，促进家庭医生团队依法依约提供基础性和个性化签约服务。

（四）提升基层突发公共卫生事件应急能力建设

提升基层突发公共卫生事件应急能力建设，健全和完善社区公共卫生应急预案，加强社区公共卫生应急知识和技能培训，积极配合乡镇（街道）、村（居）委会对辖区居民实行"网格化"健康管理。强化基层医疗卫生机构预检分诊、隔离观察、协同转运、应急处置功能，发挥家庭医生健康守门人作用，发挥基层公共卫生应急管理的业务支撑平台作用，统筹做好疫情公共卫生事件防控和日常诊疗、慢性病管理、健康指导等工作。

（五）分层次有重点地推进基层卫生人才的培养培训

统筹规划基层卫生人才岗位培训与继续教育，优化培训项目，分层实施国家级项目、市级项目、区级项目，对接国际化项目。对全市基层卫生人才培养培训实行质量控制，助力我市基层医疗卫生机构服务水平提升。通过3~5年时间，基层人才队伍整体素质明显提高。开展基层医疗卫生机构管理人员培训，提升管理素养和能力，提高基层医疗卫生机构的科学管理水平。

（资料来源：某市基层卫生健康事业发展"十四五"规划）

讨论：

请根据 RE-AIM 模型，对某市基层卫生健康事业发展"十四五"规划的主要任务的可及性、有效性、采纳性、实施性与可持续性逐一进行评价。

知识拓展

基层卫生健康综合试验区

为推动基层卫生健康工作高质量发展，更好满足群众健康需求，2021 年，国家卫生健康委员会发布通知，拟遴选部分县（市、区）开展基层卫生健康综合试验区建设，以落实"以基层为重点"的卫生与健康工作方针，实施健康中国战略、乡村振兴战略和积极应对人口老龄化战略，推进中医药传承创新发展。工作内容包括：①完善基层医疗卫生服务体系；②加强基层卫生人才队伍建设；③提升基层医疗卫生服务能力；④创新服务模式；⑤鼓励围绕落实基层综合改革中的关键问题，大胆探索，改革创新。深入推动综合试验区建设，全面落实基层卫生健康各项政策，全面提升服务能力，做实做优，计划于 2025 年打造一批基层医疗卫生健康工作样板，引领全国基层卫生健康工作高质量发展。

中英文名词对照

中文	英文
英国国家卫生服务体系	National Health Service，NHS
可及性	reach
有效性	effectiveness
采纳性	adoption
实施性	implementation
可持续性	maintenance

参 考 文 献

国务院办公厅, 2020. 《关于促进养老托育服务健康发展的意见》[EB/OL]. (2020-12-31) [2023-06-20]. https://www.gov.cn/zhengce/ content/2020-12/31/content_5575804.htm.

梁金刚, 2022. 国际医疗卫生体制: 模式、规律与启示[J]. 中国公共政策评论, 22(2): 152-169.

田文华, 2021. 基于 RE-AIM 模型的城乡居民大病保险模式评估[J]. 复旦学报(社会科学版), 63(01): 152-160.

卫生健康委, 发展改革委, 教育部, 等, 2020. 《关于进一步完善院前医疗急救服务的指导意见》[EB/OL]. (2020-09-17)[2023-06-25]. https://www.gov.cn/gongbao/content/2021/content_ 5581081.htm.

吴婷, 2022. 中医急诊科科室经营与人才建设[J]. 中医药管理杂志, 30(13): 104-105.

吴仪, 2005. 关于疾病预防控制体系建设的若干规定(卫生部令第 40 号)[EB/OL]. (2005-01-05)[2023-06-25]. https://www.gov.cn/ gongbao/content/2005/content_75219.htm.

夏云峰, 张红培, 段秀娥, 等, 2023. 近十年我国基层医疗卫生资源配置公平性研究[J]. 卫生经济研究, 40(06): 1-6.

于梦根, 袁蓓蓓, 孟庆跃, 2019. 基层医疗卫生服务整合的国际经验及对我国的启示[J]. 中国卫生政策研究, 12(06): 22-28.

中共中央、国务院, 2016. 中共中央、国务院印发《"健康中国 2030"规划纲要》[EB/OL]. (2016-10-25)[2023-06-25]. https://www.gov.cn/ zhengce/2016-10/25/content_5124174. htm. https://www.gov.cn/gongbao/content/2016/content_5133024.htm.

中华人民共和国国家卫生健康委员会, 2022. 中国卫生健康统计年鉴(2022)[M]. 北京: 中国协和医科大学出版社.

思 考 题

1. 结合实际情况, 谈谈基层医疗卫生服务体系在医疗卫生服务体系中的地位与意义。
2. 请简要论述基层医疗卫生服务体系的基本内容。
3. 比较基层医疗卫生服务体系规划与医疗卫生服务体系规划的异同。
4. 分析不同层级基层医疗卫生服务体系规划的区别与联系。
5. 如何基于 RE-AIM 模型评价和控制基层医疗卫生服务体系规划实施效果?

(王朝昕)

第十四章 中医药服务体系规划

学习目标

通过本章的学习，你应该能够：

掌握 中医药服务体系规划相关概念；中医药服务体系的组成部分和要素；中医药服务体系规划的基本原则和中医药服务体系规划与西医药服务体系规划的区别。

熟悉 中医药的概念和特点、中医药事业发展的方针和基本原则、中医药服务体系要素的管理和中医药服务体系现存问题。

了解 中医药服务体系规划的背景、目标、主要任务。

本章主题

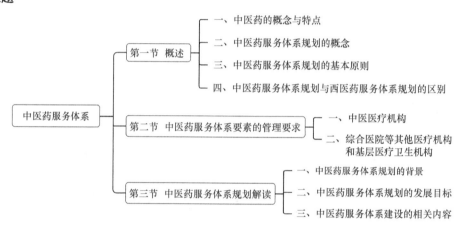

第一节 概 述

中医药（traditional Chinese medicine and pharmacy）是中华优秀传统文化，是我国医学科学的特色与优势，是国家医药卫生事业的重要组成部分。我国一系列中医药政策法律制度确立了发展中医药事业的方针和基本原则，对中医药服务作出了具体规定，为继承和弘扬中医药、保障和促进中医药事业发展、保护人民健康提供了制度保障。

一、中医药的概念与特点

《中华人民共和国中医药法》第二条规定，"本法所称中医药，是指包括汉族和少数民族医药在内的我国各民族医药的统称，是反映中华民族对生命、健康和疾病的认识，具有悠久历史传统和独特理论及技术方法的医药学体系"。

> **知识扩展**
>
> **中医药历史发展脉络**
>
> 在远古时代，中华民族的祖先发现一些动植物可以解除病痛，积累了一些用药知识。随着人类进化，开始有目的地寻找防治疾病的药物和方法，神农尝百草、药食同源就是当时的写照。春秋战国时期，扁鹊提出"望、闻、问、切"四诊合参的方法。秦汉时期，中医典籍《黄帝内经》确立中医学的思维模式。东汉时期，张仲景《伤寒杂病论》确立辨证论治的理论和方法体系。东汉末年，华佗创制麻醉剂"麻沸散"。西晋时期，皇甫谧《针灸甲乙经》初步形成经络、

针灸理论。明代，李时珍《本草纲目》在世界上首次对药用植物进行科学分类。清代，叶天士《温热论》形成中医药防治瘟疫（传染病）的理论和实践体系。

中医药具有以下特点：①重视整体。中医认为人与自然、人与社会是一个相互联系、不可分割的统一体，人体内部也是一个有机的整体。②注重"平"与"和"。中医认为人的健康在于各脏腑功能和谐协调，情志表达适度中和，并能顺应不同环境的变化，其根本在于阴阳的动态平衡。③强调个体化。中医诊疗体现为"辨证论治"，着眼于"病的人"而不仅是"人的病"。④突出"治未病"。中医"治未病"核心体现在"预防为主"，重在"未病先防、既病防变、瘥后防复"。⑤使用简便。中医诊断主要由医生通过望、闻、问、切等方法收集患者资料，中医干预既有药物，也有针灸、推拿、拔罐、刮痧等非药物疗法。

总之，作为中华优秀传统文化的中医药，是我国医学科学的特色与优势，是国家医药卫生事业的重要组成部分，不仅为中华文明的发展作出了重要贡献，而且对世界文明的进步产生了积极的影响。中医药作为我国独特的卫生资源、潜力巨大的经济资源、具有原创优势的科技资源、优秀的文化资源和重要的生态资源，在经济社会发展中发挥着重要作用。

二、中医药服务体系规划的概念

（一）中医药服务

中医药服务是运用中医药理念、方法、技术维护和增进人民群众身心健康的活动，主要包括中医药养生、保健、医疗、康复服务，涉及健康养老、中医药文化、健康旅游等相关服务。

（二）中医药服务体系

中医药服务体系是指以维护、恢复和促进健康为基本目标，以中医药知识、理论与技术为手段，提供中医药服务的体系。从纵向机构体系的角度，结合分级医疗卫生服务体系的概念要求，中医药服务体系是指由提供中医药服务的基层医疗卫生机构、地方性与区域性医疗机构等各级医疗机构组成的服务体系；从横向功能的角度，结合中医药服务的功能范畴，包括预防保健、疾病治疗和康复等服务体系。

（三）中医药服务体系规划

1. 中医药服务体系规划的概念　中医药服务体系规划是中医药部门在党和政府的领导下，通过确立一定时期内的中医药服务体系发展的总体目标，并围绕这一目标制定的全局性战略要求和发展目标。中医药服务体系规划既涉及中医药服务体系发展的目标，也涉及实现目标的方法，是较长一段时间内中医药服务体系发展的战略方向、长远目标、主要步骤和重大措施的设想蓝图。

中医药服务体系规划有广义和狭义之分，狭义的中医药服务体系规划是指中医药文件中有关"中医药服务体系"建设的部分内容。广义的中医药服务体系规划还包括与中医药服务体系建设有关的其他内容，如中医药人才队伍建设、中药保护与发展等相关内容。

2. 中医药服务体系规划的要素　2019 年 10 月，中共中央、国务院印发的《关于促进中医药传承创新发展的意见》颁布实施，提出"健全中医药服务体系"，加强中医药服务机构建设、筑牢基层中医药服务阵地、以信息化支撑服务体系建设。2022 年 1 月，国家卫生健康委员会发布的《医疗机构设置规划指导原则（2021—2025 年）》提出"健全中医药服务体系。构建以国家中医医学中心、区域中医医疗中心为龙头，各级各类中医医疗机构和其他医疗机构中医科室为骨干，基层医疗卫生机构为基础，融预防保健、疾病治疗、康复于一体的中医药服务体系"。2022 年 3 月，国务院办公厅发布的《"十四五"中医药发展规划》提出"建设优质高效中医药服务体系"，要求做强龙头中医医院、做优骨干中医医院、做实基层中医药服务网络、健全其他医疗机构中医药科室。

结合上述国家政策文件关于中医药服务体系的表述，根据中医药服务提供主体的不同，中医药服务体系规划的要素主要包括：中医医疗机构、其他医疗机构的中医科室、基层医疗卫生机构的中医药服务等。

三、中医药服务体系规划的基本原则

（一）坚持党的全面领导

坚持党的集中统一领导，坚持新时代党的卫生与健康工作方针，深入贯彻落实党中央关于中医药工作重要指导政策，完善党领导中医药事业发展的体制机制，将党的领导落实到中医药发展的各方面、各环节，强化提高人民健康水平的制度保障，执行落实党的全面领导，促进中医药在新时期的高质量发展。

（二）坚持以健康为中心

坚持把人民群众的生命健康放在首位，准确把握人民日益增长的多层次、多样化的中医药服务需求，充分发挥中医药在治未病、重大疾病治疗、疾病康复、老年康养中的重要作用，建立优质、高效、整合型中医药服务体系，保障群众享有安全、有效、便捷的中医药健康服务。

（三）坚持传承创新发展

坚持中医药自身发展规律，遵循辨证论治原创思维，坚守优秀传统文化，充分利用现代科学技术，实现创造性转化和创新性发展。在传承创新发展中不断形成特色优势，提升中医药事业发展的竞争力和影响力，永葆中医药薪火相传。

课程思政

中医药是祖先留给我们的宝贵财富

东汉末年，战乱不断，瘟疫流行。在不到十年的时间里，张仲景家族二百多口人中病死了一百三四十口，单因害伤寒而死的就有九十多口。张仲景面对这样的社会现实非常痛心，他开始勤求古训、博采众方，不断总结前人的医学理论，广泛收集治疗伤寒的药方。在自己临床实践的基础上，张仲景最终著成《伤寒杂病论》，奠定了中医临床学的基础。新冠疫情暴发后，在《伤寒杂病论》中的经方基础上化合而成的清肺排毒汤，成为防治新冠肺炎的重要手段之一。在长期实践中，很多治病祛疾的药物也不断地从中医药学中被发掘出来。东晋时期，葛洪《肘后备急方》一书中对青蒿截疟的记载，让屠呦呦最终从黄花蒿中发现了青蒿素。作为一线抗疟药物，青蒿素在全世界已挽救数百万人生命。

（四）坚持系统协调推进

推动中医药事业和相关产业融合发展、齐头并进，统筹兼顾中医药发展各领域、各环节，强化供应链、创新链、人才链、生态链等多链条集成，促进中医药整体性发展和系统性提升，推进中医药与科技、文化、社会、贸易、金融等领域协同发展。

四、中医药服务体系规划与西医药服务体系规划的区别

（一）目标和理念

中医药服务体系规划强调中医药的传承和创新发展，传播中医文化，推动中医药在疾病预防、治疗、康复和传染病防控中的应用，发展民族医药，促进中西医结合，满足人民群众对多元医疗服务的需求。

西医药服务体系规划侧重于推动现代医学和技术的创新和发展，提高资源配置和服务均衡性，提升医疗技术和服务的水平，提供高效精准的医疗技术服务等。

（二）内容和重点

中医药服务体系规划强调中医药诊疗技术的实践应用,建设中医药机构并满足更多民众对中医药技术服务的需求,促进中药材的保护与利用,弘扬中医药文化以及推动中医药的国际传播。

西医药服务体系规划侧重于提升各级综合医疗卫生机构技术服务水平,完善医疗服务流程和信息化建设,提高医疗质量和效率。同时,推进医疗卫生服务体系的整体化、管理精细化和治理科学化等。

（三）方法和策略

中医药服务体系规划应当根据中医药发展规律,支持中医药服务、科研和人才培养,鼓励中医药与现代医学相结合的综合医疗模式。

西医药服务体系规划侧重于现代医疗技术创新和管理优化,制定科学的医疗改革政策,提升医疗服务质量,强化卫生设施建设和医疗信息化等。

第二节　中医药服务体系要素的管理要求

一、中医医疗机构

（一）中医医疗机构概述

1. 中医医疗机构的概念　中医医疗机构,是指依法设立的能够提供中医药（含民族医药）医疗服务的医疗机构。中医医疗机构的类型包括中医类医院,包括中医医院（Chinese medicine hospital）、中西医结合医院、民族医院;中医类门诊部,包括中医门诊部、中西医结合门诊部、民族医门诊部;中医类诊所,包括中医诊所（Chinese medicine clinic）、中医（综合）诊所、中西医结合诊所等。

2. 中医医疗机构的建设要求　县级以上人民政府应当将中医医疗机构建设纳入医疗机构设置规划,举办规模适宜的中医医疗机构,扶持有中医药特色和优势的医疗机构发展。医疗机构设置规划,是以区域内居民实际医疗服务需求为依据,以合理配置、利用医疗卫生资源,公平、可及地向全体居民提供安全、有效的基本医疗卫生服务为目的,对各级各类、不同隶属关系的医疗机构进行的统一规划、设置和布局。医疗机构设置规划应当纳入中医医疗机构的内容,引导中医医疗卫生资源的合理配置,充分发挥有限资源的最大效率和效益,建立结构合理、覆盖城乡,适应我国国情、人口政策和具有中国特色的中医药服务体系。此外,《中医药发展战略规划纲要（2016—2030 年）》提出,县级以上地方人民政府要在区域卫生规划中合理配置中医医疗资源,原则上在每个地市级区域、县级区域分别设置 1 个市办中医类医院、1 个县办中医类医院。

3. 中医医疗机构的变更或者撤销　合并、撤销政府举办的中医医疗机构或者改变其中医医疗性质,应当征求上一级人民政府中医药主管部门的意见。举办中医医疗机构应当按照国家有关医疗机构管理的规定办理审批手续,并遵守医疗机构管理的有关规定。

根据出资者的不同,可以将中医医疗机构分为政府举办的中医医疗机构和社会力量举办的中医医疗机构。上述要求针对的是政府举办的中医医疗机构。此外,政府举办的中医医疗机构发生以下 3 种变化必须征求意见:①合并,是指和其他医疗机构合并为一家中医医疗机构;②撤销,是指中医医疗机构由于不再符合要求,由有关机关取消其"医疗机构执业许可证";③改变中医医疗性质,如将中医医疗机构改变为非中医医疗机构。

（二）中医医院管理

1. 工作制度　开展中医药服务,应当以中医药理论为指导,运用中医药技术方法,并符合国务院中医药主管部门制定的中医药服务基本要求。中医医院必须以中医中药为主,体现中医药的特色与优势。医疗工作必须以四诊八纲,理、法、方、药,辨证论治为指导,并积极采用现代科学技术，不断提高诊治水平。

2. 科室设置和编制管理　中医医院人员编制按病床与工作人员 1∶（1.3～1.7）设置。病床数与门诊量之比按 1∶3 计算，不符合 1∶3 时，按每增减 100 门诊人次增减 6～8 人。医生和药剂人员要高于西医综合医院的比例，护理人员可低于西医综合医院的比例。在医生和药剂人员中，中医、中药人员要占绝对多数。

根据 2009 年 8 月国家中医药管理局发布的《关于中医医院发挥中医药特色优势加强人员配备的通知》（国中医药函〔2009〕148 号），中医医院的中医药人员配备按照以下要求：中医类别执业医师（含执业助理医师）占执业医师比例不低于 60%；中药专业技术人员占药学专业技术人员的比例不低于 60%；护理人员系统接受中医药知识和技能岗位培训（培训时间不少于 100 学时）的比例不低于 70%。原则上每个临床科室执业医师中至少有 60%中医类别执业医师（口腔科、手术科室除外）。

（三）中药药剂管理

中药药剂管理要做到：中药加工炮制、贮藏保管、调剂配煎必须遵守操作规程和规章制度，保证药品质量；在坚持使用中药为主原则的前提下，给药应以中药饮片为主、中成药为辅；重治轻补，严格中成药购销管理；努力科研创新，开展中药剂型改革。

医疗机构配制的制剂，应当是本单位临床需要而市场上没有供应的品种，必须经所在地省、自治区、直辖市人民政府药品监督管理部门批准后方可配制。配制的制剂必须按照规定进行质量检验；合格的制剂，凭医师处方在本医疗机构中使用。特殊情况下，经国务院或者所在地省、自治区、直辖市人民政府的药品监督管理部门批准，医疗机构配制的制剂可以在指定的医疗机构之间调剂使用。医疗机构配制的制剂，不得在市场上销售。

（四）中医类诊所管理

《中医诊所基本标准（2023 年版）》规定，中医诊所是指在中医药理论指导下，运用中药和针灸、拔罐、推拿等非药物疗法开展诊疗服务，以及提供中药调剂、汤剂煎煮等中药药事服务的诊所，中医药治疗率 100%。

《诊所基本标准（2022 年版）》规定，中医（综合）诊所是指以提供中医药门诊诊断和治疗为主的诊所，中医药治疗率不低于 85%。中西医结合诊所是指使用中西医两种方法为患者提供门诊诊断和治疗的诊所，中医药治疗率不低于 60%。

（五）中医从业人员管理

中医从业人员，是指具备中医医学专业学历，取得医师资格并经注册，在中医医疗机构、中医院校、中医科研单位、综合医院的中医科室工作的医务人员，以及未取得中医药专业学历，以师承方式学习传统医学或者经多年实践（中医）医术确有专长，并按照卫生行政部门的规定经过注册取得执业证书的人员。

从事中医医疗活动的人员应当依照《中华人民共和国医师法》的规定，通过中医医师资格考试取得中医医师资格，并进行执业注册。中医医师资格考试的内容应当体现中医药特点。以师承方式学习中医或者经多年实践，医术确有专长的人员，由至少两名中医医师推荐，经长期实践所在地省、自治区、直辖市人民政府中医药主管部门组织实践技能和效果考核合格后，即可取得中医医师资格；按照考核内容进行执业注册后，即可在注册的执业范围内，以个人开业的方式或者在医疗机构内从事中医医疗活动。

中医医疗机构配备医务人员应当以中医药专业技术人员为主，主要提供中医药服务；经考试取得医师资格的中医医师按照国家有关规定，经培训、考核合格后，可以在执业活动中采用与其专业相关的现代科学技术方法。在医疗活动中采用现代科学技术方法的，应当有利于保持和发挥中医药特色和优势。社区卫生服务中心、乡镇卫生院、社区卫生服务站，以及有条件的村卫生室应当合理配备中医药专业技术人员，并运用和推广适宜的中医药技术方法。

（六）中医药服务管理

1. 基本要求　开展中医药服务，应当以中医药理论为指导，运用中医药技术方法，并符合国务院中医药主管部门制定的中医药服务基本要求。

（1）以中医药理论为指导：中医药是反映中华民族对生命、健康和疾病的认识，具有悠久历史传统和独特理论及技术方法的医药学体系。开展中医药服务，当然应当以中医药理论为指导。这里的中医药理论既包括传统中医药理论，也包括现代中医药理论；既包括有关中医的理论，也包括有关中药的理论，如中医基础理论、中药药性理论、方剂配伍理论等。

（2）运用中医药技术方法：中医药技术方法主要包括中药、针灸、推拿、火罐、敷贴、刮痧、熏洗、穴位注射、热熨等。当然，中医药技术方法既源于传统，也在不断创新。中医药技术方法不是一成不变的，应被视为一个与时俱进的体系。

（3）符合国务院中医药主管部门制定的中医药服务基本要求：开展中医药服务，除了要以中医药理论为指导，运用中医药技术方法外，还应当符合国务院中医药主管部门制定的中医药服务基本要求。目前国务院中医药主管部门制定的中医药服务基本要求主要有《乡镇卫生院中医药服务管理基本规范》、《社区卫生服务中心中医药服务管理基本规范》（国中医药发〔2003〕56号）、《中医病历书写基本规范》（国中医药医政发〔2010〕29号）和《中药处方格式及书写规范》（国中医药医政发〔2010〕57号）等。

2. 中医药在公共卫生工作中的作用　中医药的独特优势不仅体现在医疗服务中，也同样体现在公共卫生服务中。近年来，中医药在突发公共卫生事件的医疗卫生救援工作中发挥了积极作用，取得了良好效果，具有疗法简便易行、临床疗效确切、治疗方式灵活、预防作用独特、费用相对低廉等特点，是突发公共卫生事件应急工作的重要力量。特别是我国防治重大传染病的实践证明，积极利用中医药资源、实行中西医结合，在传染病防治方面具有明显优势。

（1）县级以上人民政府应当发展中医药预防、保健服务，并按照国家有关规定将其纳入基本公共卫生服务项目统筹实施：中医历来重视预防保健，围绕"治未病"理念，几千年来通过实践逐步构成的"未病先防、既病防变、瘥后防复"的理论体系，与公共卫生服务以"预防为主"的核心理念十分契合。2013年，国家卫生计生委、国家中医药管理局联合印发了《中医药健康管理服务规范》，在基本公共卫生服务项目中增加中医药健康管理服务项目，每年为老年人提供中医药健康管理服务，同时在儿童不同月龄段对儿童家长进行儿童中医药健康指导。将中医药预防、保健服务纳入基本公共卫生服务项目统筹实施，充分发挥中医药在基本公共卫生服务中的优势和作用，对于提高人民健康水平具有十分重要的意义。

（2）县级以上人民政府应当发挥中医药在突发公共卫生事件应急工作中的作用，加强中医药应急物资、设备、设施、技术与人才资源储备：根据《中华人民共和国突发事件应对法》和《国家突发公共事件总体应急预案》，突发公共卫生事件是突发事件的一种，主要包括传染病疫情、群体性不明原因疾病、食品安全和职业危害、动物疫情以及其他严重影响公众健康和生命安全的事件。县级以上人民政府应当依照法律法规和应急预案的要求，加强中医药应急物资、设备、设施、技术与人才资源储备，发挥中医药在突发公共卫生事件应急工作中的作用。

（3）医疗机构应当在疾病预防与控制中积极运用中医药理论和技术方法：这里的医疗机构包括医院等医疗机构和疾病预防控制机构等公共卫生机构。根据《中华人民共和国传染病防治法》，各级疾病预防控制机构承担传染病监测、预测、流行病学调查、疫情报告以及其他预防、控制工作。医疗机构承担与医疗救治有关的传染病防治工作和责任区域内的传染病预防工作。实践证明，中医药在疾病预防控制中具有独特优势，医疗机构应当根据相关法律规定，在疾病预防与控制中积极运用中医药理论和技术方法，充分发挥中医药的重要作用。

二、综合医院等其他医疗机构和基层医疗卫生机构

综合医院的中医科室和专科医院的中医科是中医医疗体系中的重要组成部分,也是继承与发扬中医药学不可忽视的力量。政府举办的综合医院、妇幼保健机构和有条件的专科医院、社区卫生服务中心、乡镇卫生院,应当设置中医药科室。此外,中医科在诊断、治疗、护理、病历书写、病房管理等各个环节,要保持和发扬中医特色。中医病床一般应占医院病床总数的 5%~10%。

综合医院是科室设置较为完备的医院,通常设有内科、外科、妇科、儿科等主要科室,可满足各类常见病的诊疗。按照《全国医疗卫生服务体系规划纲要(2015—2020 年)》,在县级区域,原则上设置 1 个政府举办的县级综合医院。而专科医院是具有某一方面专业特色,专门从事某一类疾病诊疗的医院,如骨科医院、妇产医院等。妇幼保健机构是为保障妇女儿童健康,提高出生人口素质,由政府举办,具有公共卫生性质的公益性事业单位,是为妇女儿童提供公共卫生和基本医疗卫生服务的专业机构,分省、市(地)、县三级,一般称为妇幼保健院(所、站)。

社区卫生服务中心是政府举办的,设置在城市街道,以社区居民为服务对象,提供社区基本公共卫生服务和社区基本医疗卫生服务的医疗机构,即社区医院。乡镇卫生院是政府举办的,设置在乡镇,以乡村居民为服务对象,提供基本公共卫生服务和基本医疗卫生服务的医疗机构。乡镇卫生院和社区卫生服务中心都属于基层医疗卫生机构,负责提供基本公共卫生服务,以及常见病、多发病的诊疗、护理、康复等综合服务,并受县(区)级卫生行政部门委托,承担辖区内的公共卫生管理工作,负责对村卫生室、社区卫生服务站的综合管理、技术指导和乡村医生的培训等。社区卫生服务站是社区卫生服务中心的分支机构,一个社区卫生服务中心下设一定数量的社区卫生服务站,提供更便捷、更贴近社区居民的服务。村卫生室是在行政村设置的基层医疗卫生机构,是农村医疗卫生服务体系的基础,原则上 1 个行政村设置 1 所村卫生室。村卫生室、社区卫生服务站在乡镇卫生院和社区卫生服务中心的统一管理和指导下,承担行政村、居委会范围内人群的基本公共卫生服务和普通常见病、多发病的初级诊治、康复等工作。

第三节　中医药服务体系规划解读

国务院印发的《中医药健康服务发展规划(2015—2020 年)》提出,在切实保障人民群众基本医疗卫生服务需求的基础上,全面深化改革,创新服务模式,鼓励多元投资,加快市场培育,充分释放中医药健康服务潜力和活力,充分激发并满足人民群众多层次多样化中医药健康服务需求,推动构建中国特色健康服务体系,提升中医药对国民经济和社会发展的贡献率。国务院印发的《中医药发展战略规划纲要(2016—2030 年)》,进一步提出完善覆盖城乡的中医医疗服务网络。国务院办公厅印发的《"十四五"中医药发展规划》,明确"十四五"时期中医药发展目标和主要任务。其中,"建设优质高效中医药服务体系"位列十项主要任务之首。

一、中医药服务体系规划的背景

党中央、国务院高度重视中医药发展,把中医药工作摆在更加突出的位置,将中西医并重作为新时期卫生与健康工作方针,中医药发展的顶层设计更加完善,中医药传承创新发展取得重大成绩,制度体系建设更加健全,发展基础更加牢固,服务水平全面提升,在构建中国特色健康服务体系中发挥了重要作用。截至 2021 年底,全国中医医院达 5715 家(比 2012 年增长 68.24%),每千人口中医医院床位数达 0.85 张(比 2012 年增长 88.89%),全国中医总诊疗量超过 12 亿人次,每千人口中医类别执业(助理)医师数为 0.52 人。截至 2020 年底,全国已设置县级中医医院的县域达 1615个,覆盖率为 86.32%。68.42%的 65 岁及以上老人实现中医药健康管理人群的覆盖。85.38%的社区卫生服务中心、80.14%的乡镇卫生院已设置中医馆。99%的社区卫生服务中心、98%的乡镇卫生院、90.6%的社区卫生服务站和 74.5%的村卫生室具备中医药服务能力。

中医药服务也面临着一些新挑战、新问题。中医药发展不平衡不充分问题仍然突出，中医药优质医疗卫生服务资源总体不足，基层中医药服务能力仍较薄弱，中西医协同作用发挥不够，中医药参与公共卫生和应急救治机制有待完善，传承创新能力有待持续增强，中药材质量良莠不齐，中医药特色人才培养质量仍需要提升，符合中医药特点的政策体系需要进一步健全等。

> **案例**
>
> ### 中医医院中医药特色和优势弱化问题
>
> 当前一些中医医院在发展过程中与"以中医药应用为主、为群众防治疾病"的办院方向发生偏离，存在逐步弱化中医药特色与优势的现象，导致出现中医医院偏西医化问题。与同级综合医院相比，中医医院在设备先进性、医疗卫生服务见效速度等方面处于劣势。在这种复杂多变且不具优势的竞争环境下，中医医院迫不得已发展西医技术方法以提升综合竞争力、谋求发展。时下讨论较多的中医药标准化导向，迎合了理化实验、质量监测、审评审批等现代化监管手段，但一定程度上与历经数千年实践检验的中医药辨证论治、因人施药、一人一方的个性化诊疗理念不符。由此可能引发患者对中医药的信任度、认同度和满意度下降，中医药人文化自信不足，中医医院中医药服务特色难以充分有效发挥的问题。因此，现在中西医结合医院占比较大，单纯仅提供中医药服务或中医药服务占绝对主导地位的中医医院相对较少，且为了运营创收、诊疗准确、科研产出等目的，中医医院也具有中西医并用的主观动机问题。
>
> **讨论：**
> 如何解决中医医院中医药特色和优势弱化的问题？
> **案例分析：**
> 中医医院的管理在于更好地发挥中医药所长用于防病治病，游离于"传承精华、守正创新"理念之外的老旧管理思路实质上可能不利于中医药事业的发展。因此，在规划中医医疗机构的管理策略、方案路径与手段时，要以"传承精华、守正创新"为主线来衡量，中西医结合在中医医院的实施也应服务于中医药特长的发挥这个大前提。相应地，为了实现"传承精华、守正创新"的中医药发展理念，各级中医药主管部门应会同相关部门给予各级公立中医医疗机构更大的政策保障力度，以解除中医医院的经营之忧；考核考评机制应调整至全面衡量中医医院的中医药服务能力和中医药服务满意度上，应制定一整套不同于综合医院、西医医院而更契合中医药专业特点的考核评价机制、体系和指标。

二、中医药服务体系规划的发展目标

《"十四五"中医药发展规划》提出，到2025年，中医药健康服务能力明显增强，中医药高质量发展政策和体系进一步完善，中医药振兴发展取得积极成效，在健康中国建设中的独特优势得到充分发挥。在中医药服务体系规划指标设置方面，《"十四五"中医药发展规划》共提出了15项主要发展指标，其中含1项约束性指标、14项预期性指标。上述指标充分体现新时期中医药高质量发展要求，更加突出指标的科学性、合理性、可行性，经测算研究，其中为提升中医药服务供给，提出了每千人口公立中医医院床位数、每千人口中医类别执业（助理）医师数等指标；为服务新时期人民群众健康需求，提出了三级公立中医医院和中西医结合医院（不含中医专科医院）设置发热门诊的比例、二级以上公立中医医院设置老年病科的比例、二级以上中医医院设置康复（医学）科的比例等指标；为推动中西医协同发展，提出了公立综合医院中医床位数、二级以上公立综合医院设置中医临床科室的比例、二级妇幼保健院设置中医临床科室的比例等指标。

三、中医药服务体系建设的相关内容

（一）优质高效中医药服务体系的构建

建设优质高效中医药服务体系，要求进一步发挥中医药整体医学和健康医学优势，着力推动融预防保健、疾病治疗和康复于一体的中医药服务体系的建立。具体为：

1. 打造中医药高地 依托现有优质中医医疗资源，推进国家医学中心（中医类）和国家区域医疗中心建设项目，推动中医药优质医疗资源提质扩容和均衡布局。

2. 发挥特色示范作用 启动中医特色重点医院项目建设，以名医、名科、名药带动中医医院特色发展，发挥辐射和示范作用。

3. 发挥县级医院龙头带动作用 原则上每个县办好一所县级中医医院（含中西医结合医院、民族医院），提升县级综合医院、专科医院、妇幼保健机构的中医药服务设施配置，中医临床科室、中药房、煎药室设置达到国家标准，县级妇幼保健机构设置中医妇科、中医儿科。到 2025 年，基本实现县办中医医疗机构全覆盖，80% 以上的县级中医医院达到二级甲等中医医院水平。

4. 推进中医馆建设 社区卫生服务中心和乡镇卫生院全部设置符合标准的中医馆，实现中医馆设置全覆盖。

5. 鼓励社会力量在基层办中医 鼓励社会力量在县域举办中医类别医院，发展具有中医特色的康复医院、护理院（站），支持社会力量举办以中医特色为主的医养结合、康养结合、护养结合的医疗机构或养老机构，依托中医机构举办互联网中医机构，支持名老中医开办诊所，支持企业举办连锁中医医疗机构，保证社会办非营利性中医医疗机构和政府办中医医疗机构在准入、执业等方面享有同等权利。

6. 实施名医堂工程 以优势中医机构和团队为依托，创新政策措施，发挥示范带动作用，分层级规划布局建设一批名医堂，推动名医团队入驻，服务广大基层群众。

（二）中医药健康服务能力的提升

1. 扩大优质中医医疗资源总量 建设一批国家医学中心（中医类）、国家区域医疗中心建设项目、中医特色重点医院，充分发挥引领和辐射作用，推动中医药优质医疗资源提质扩容和区域均衡布局。围绕骨科、肛肠科、儿科、皮肤科、妇科、针灸、推拿及脾胃病、心脑血管疾病、肾病、肿瘤、周围血管病等专科专病，加强中医优势专科建设，及时总结并形成诊疗方案，巩固扩大优势，带动特色发展。

2. 提升基层中医药服务能力 开展县级中医医院医疗卫生服务能力建设，支持每个县级中医医院建设 2 个中医特色优势专科，提升乡镇卫生院、社区卫生服务中心中医馆的综合服务能力，到2025 年，15% 的社区卫生服务中心和乡镇卫生院中医馆完成服务内涵建设，100% 的社区卫生服务站和 80% 以上的村卫生室能够提供中医药服务，10% 的社区卫生服务站和村卫生室设置"中医阁"，持续提高基层中医药服务的可及性、便捷性。

3. 实施中医药康复服务能力提升工程 依托现有资源布局一批中医康复中心，加强中医医院康复科建设，在其他医院推广中医康复技术，提升中医药特色康复服务能力。到 2025 年，三级中医医院和二级中医医院设置康复（医学）科的比例分别达到 85% 和 70%，康复医院全部设置传统康复治疗室，鼓励其他提供康复服务的医疗机构普遍能够提供中医药服务。

4. 在中医医院建设与管理中注重遵循中医药发展规律 在公立中医医院绩效考核和中医医院评审等工作中突出中医内涵、发挥中医药特色优势，修订公立中医医院绩效考核指标体系和中医医院评审标准，常态化推进公立中医医院绩效考核工作，引导中医医院落实功能定位，坚持以中医为主的办院方向。围绕中医治疗具有优势的病种，推广应用中医诊疗方案和临床路径，促进中医医疗机构因病施治、规范诊疗。

5. 加强中医医疗服务质量管理 建立健全中医医疗质量管理与控制体系，促进中医病案、中药药事管理等质控中心规范化建设。加强中药药事管理，落实处方专项点评制度，促进合理使用中药。持续改进中医护理质量，开展中医护理门诊试点，提升中医特色护理能力。继续推进中医医疗机构深入实施改善医疗服务的行动。

6. 创新中医药服务模式 以患者为核心，推广中医综合诊疗模式、多专业一体化诊疗模式、全链条服务模式，优化服务流程和服务方式。鼓励中医医院建设中医医疗技术中心，挖掘、整理、评估、优化、创新、推广安全有效的中医医疗技术。

7. 大力推广基层中医药适宜技术 加强中医药适宜技术推广平台建设。完善省级中医医院中医药适宜技术推广中心设置，提升原县级常见病、多发病中医药适宜技术推广基地能力，建成县域中医药适宜技术推广中心，省、县两级中心应具备符合规范要求的师资、设施、设备。到2025年，原则上所有县域均应设置符合标准的中医药适宜技术推广中心。

8. 完善中医药公共卫生服务能力 围绕儿童、老人、慢病管理等提升中医药健康管理服务能力，提高中医药健康管理率。推进家庭医生签约中医药服务，落实签约团队中医药人员配置，提高中医药签约服务的数量与质量。在国家基本公共卫生服务项目中，针对高血压、糖尿病等慢性病强化医防融合，优化中医药健康管理服务内容。到2025年，老年人和儿童中医药健康管理率分别达到75%和85%。

9. 切实做好基层中医药城乡对口帮扶工作 继续开展三级中医医院对口帮扶工作，采取驻点帮扶、人员培训、技术指导、巡回医疗、专科建设、合作管理等方式，加强脱贫地区政府举办的中医医院能力建设，持续提高受援单位中医药服务能力、综合服务能力及管理水平。

（三）中西医结合水平的提高

1. 营造推动中西医协同发展的良好氛围 加快推进落实《关于进一步加强综合医院中医药工作推动中西医协同发展的意见》《推进妇幼健康领域中医药工作实施方案（2021—2025年）》，研究制定符合中西医结合医院特点和规律的绩效评价指标体系，进一步完善中西医结合医院工作指南。将中西医结合工作纳入综合医院的医院评审和公立医院绩效考核，推动三级综合医院全部设置中医临床科室，将中医纳入多学科会诊体系，加强中西医协作和协同攻关。开展中西医结合学科（专科）建设，促进中西医联合诊疗模式改革创新。

2. 深化重大疑难疾病中西医联合攻关 结合健康中国行动，扩大并深化重大疑难疾病中西医临床协作项目，聚焦癌症、心脑血管病、糖尿病、感染性疾病、阿尔茨海默病和抗生素耐药问题等，开展重大疑难疾病、传染病、慢性病等中西医联合攻关。以提高临床疗效为目标，加强中西医结合创新研究平台建设，建立中西医结合临床疗效评价标准，遴选形成优势病种目录。力争用5年时间形成100个左右中西医结合诊疗方案或专家共识，并在全国范围内推广使用。

3. 打造一批中西医协同"旗舰"医院、"旗舰"科室 依托中医药振兴发展重大工程，在综合医院、专科医院、传染病医院、妇幼保健机构以及中西医结合医院中遴选一批高水平医院，完善中西医结合硬件支撑条件，实现中医和西医强强联合、优势互补，打造一批中西医协同"旗舰"医院，使之成为全国重大疑难疾病的中西医结合诊疗中心、中西医结合人才队伍培养中心、中西医结合医疗模式推广中心。同时，开展中西医协同"旗舰"科室建设，全面提升专科重点疾病质量和关键技术，辐射带动区域整体中西医结合水平。

知识拓展

W市"十四五"中医药发展规划

规划目标

到2025年，中医药服务体系更加完善，优质资源布局更加均衡，服务能力显著提升，特色优势充分发挥，产业规模逐步扩大，初步形成政府保障基本、社会多元参与、全民共建共享的高品质中医药服务供给格局。

重点任务

1. 加快优质中医医疗资源扩容和均衡布局，筑牢基层中医药服务阵地，拓展多样化中医药服务领域，提升中医药信息化水平，构建优质高效中医药服务体系。

2. 打造中医药服务高地，彰显中医治未病优势作用，提升中医药特色康复服务能力，推进中西医协同发展，强化中医医疗服务质量，从而推动中医药健康服务优化升级。

3. 健全中医药疫病防治机制，提高中医药应急和传染病防治能力，加强传染病医院中医药服务能力建设，从而建立中医药公共卫生应急服务机制。

4. 实施龙砂医派人才计划，加大中医药高层次人才引进力度，完善中医药人才培养评价体系，打造高素质中医药人才队伍。

5. 推进龙砂医派传承平台整合升级，加强龙砂医派学术精髓挖掘应用，提高龙砂医派的贡献度和显示度，推进龙砂医派传承创新发展。

6. 建设中医药科技创新体系，促进中医药创新和成果转化，强化高水平中医药创新平台建设。

7. 推进中药产业全周期建设，加强中医药产业跨界融合发展，打造中医药特色养老服务体系，探索发展中医药健康旅游产业，催动高能级中医药健康产业发展。

8. 加强中医药文化资源保护开发，打造中医药文化传播发展平台，推动中医药对外合作交流，促进高水平中医药文化传播和开放发展。

指标要求

W 市"十四五"中医药发展规划的主要指标包括中医药资源、中医医院基本建设、中医医疗机构服务能力、基层中医药服务能力、中医药服务创新能力、中医药人才队伍和中医药文化 7 个方面，并分为预期性指标和约束性指标。以中医医疗机构服务能力为例，到 2025 年三级甲等中医医院数（家）预期达到 2～3 家，为预期性指标；到 2025 年二级及以上公立中医医院中医类别医师比例（%）必须达到 60%，为约束性指标。

中英文名词对照

中文	英文
中医药	traditional Chinese medicine and pharmacy
中医医院	Chinese medicine hospital
中医诊所	Chinese medicine clinic

参 考 文 献

宋大涵, 袁曙宏, 王国强, 等,2017. 《中华人民共和国中医药法》释义[M]. 北京: 中国民主法制出版社.

吴悦, 刘爽, 潘子晶, 等,2019. 基于平衡理论的中医药服务体系运行优化研究综述[J]. 中国卫生经济,38(1):5-8.

喻小勇, 田侃, 蒋丰, 等,2022. 我国中医医院改革发展关键问题与对策探讨[J]. 中国医院,26(5):2-5.

思 考 题

1. 中医药区别于西医药的特点是什么？
2. 中医药自身的发展规律是什么？
3. 如何进一步发挥中医医院的中医药特色优势？
4. 中医药人才的核心培养方式是什么？
5. 中医药服务体系规划的重点是什么？
6. 如何构建优质高效的中医药服务体系？
7. 怎样更好地继承和发展中医药学？

（田 侃）

第十五章 生命周期健康服务体系规划——妇幼保健篇

学习目标

通过本章的学习，你应该能够：

掌握 生命周期及生命周期健康服务的相关概念；生命周期的划分；生命周期健康服务体系规划的主要内容。

熟悉 各年龄时期儿童保健的重点；不同时期妇女保健服务内容与特点。

了解 生命周期健康服务体系规划的提出背景；我国儿童保健服务及妇女保健服务的现状与规划重点内容。

本章主题

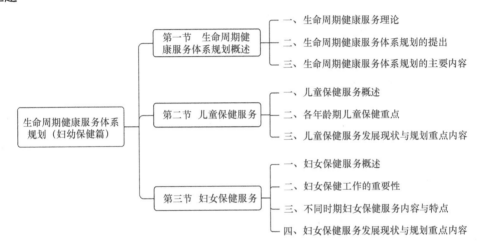

第一节 生命周期健康服务体系规划概述

一、生命周期健康服务理论

（一）生命周期的概念及其划分

人的生命周期（life cycle）包括从受孕形成胚胎到生命终结的全部历程，即生命的孕育、出生、成长与成熟、衰老与死亡等过程。通俗地讲，是一个人从出生（生产）到死亡（灭亡）的全过程，即"从摇篮到坟墓"（cradle-to-grave）的过程。近年来，生命周期的概念被广泛延伸应用到社会、经济、环境、健康、技术等多个领域，因此生命周期的广义泛指自然界和人类社会各种客观事物的阶段性变化及其规律，其核心思想是一体化整合。

对于生命周期中各阶段的划分，因不同临床学科及研究领域有所不同。一般包括妊娠期、新生儿期、婴幼儿期、学龄前期、学龄期、青少年期、青春期、中年期、更年期、老年期与临终期。为了有效地提供健康照顾，世界卫生组织推荐将人的生命周期划分为围生和婴幼儿期、青春期、成年期和老年期四个阶段（图 15-1）。而我国一般习惯按照儿童期、青春期、成年期、老年期、临终期划分人的生命周期，并就各阶段的生理、心理和社会适应的特点给出保健照顾的重点。

（二）生命周期理论

生命周期理论是学术界关注的研究热点，目前已形成的生命周期理论包括个体生命周期理论、

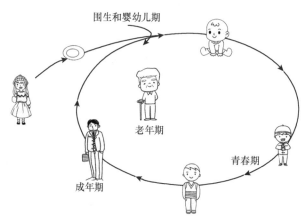

图 15-1　世界卫生组织推荐的人的生命周期划分示意图

家庭生命周期理论、企业生命周期理论、产品生命周期理论、领导力生命周期理论、信息生命周期理论等。一般是从研究对象的产生、发展、衰退到消亡被视为一个完整的生命周期，并阐述研究对象在整个生命周期中的价值状态不断发生变化，不同个体在同一周期阶段的行为模式有趋同的特性，不同领域在运用生命周期理论时，其核心目的是分析各阶段的行为特征及重点内容，寻求一体化整合干预的手段，以保证整体生命周期过程高质量地实现各阶段目标。

生命周期理论在各个领域中应用时，都普遍需要考虑以下原则：

1. 整体性原则　即认识全生命周期各个阶段是生命整体的一个部分，有一定的顺序性，但是不可分割的，每一部分都构成了全生命周期的必要组成部分。

2. 关联性原则　来源于全生命周期系统论的观点，各个部分有必然的关联度，彼此相互影响，对生命周期的整体发展目标或者质量有影响。

3. 结构性原则　按照全生命周期理论，每一个人或者事物都具备相应的组织结构；也可以是信息内容的集成结构，从出生的遗传信息，对成长过程健康状况影响的信息以及健康状况信息，既有构成的结构性，也有发展顺序的逻辑性。

4. 动态性原则　全生命周期是一个动态发展变化的过程，每一个阶段都是动态的，包括个体规模、认知状态等动态变化。

（三）全生命周期健康管理

全生命周期健康管理，强调从健康影响因素的广泛性、社会性与整体性着手，以人的生命周期为主线，旨在提供覆盖婴儿期、幼儿期、儿童期、少年期、青年期、成年期、老年期等不同生命阶段的，连续的、系统的健康服务。

全生命周期健康管理实现从胎儿到生命终点的全程健康服务和健康保障，其主要强调以下内容：

1. 以人为本、关口前移　强调贯彻以人为本的思想，尤其强调促进全民的健康长寿，推动工作重心的关口前移，由疾病治疗转变到健康危险因素的防控，由以临床为重心转移到以健康促进为重心，以期全民在生命各个阶段都能最大限度地发挥健康潜能，最终实现居民健康期望寿命的提高，完成覆盖全体人民全生命周期健康的目标。

2. 生命各阶段、系统连续服务　强调预防要从生命早期阶段开始，着眼于实施面向生命各个阶段、系统连续的健康服务，全面促进人民健康。不同的生命阶段会面临不同的健康问题和影响因素，要有针对性地确定优先领域并强化干预，实现为全民提供覆盖全生命周期健康服务的目标。

3. 共建、共享　强调共建、共享，促进健康需要国家、社会、家庭与个人共同努力。

二、生命周期健康服务体系规划的提出

人在生命周期各阶段都要面临不同的发展任务和卫生需求，并表现出一定的连续性和规律性，按照生命周期规律提供连续的健康照顾具有重要的卫生学和社会意义。生命周期的每个阶段都有其特定的生理、心理与社会方面的健康问题，卫生服务提供者可以根据其对服务对象健康相关状况的掌握情况、群体中常见健康问题的流行现状，为个体预测其不同生命阶段可能出现的健康问题，通过健康教育和适时科学的筛检工作早期发现相关健康问题，并对已经出现的问题给予及时的干预。

同时，生命是一个连续的过程，提前做好工作，可以为生命后一阶段的健康发展奠定基础。生命早期阶段的经历、环境、营养和发育状况与许多成年期疾病相关；而与生活行为因素密切相关的一些成年期疾病，或者这类疾病的危险因素也常自幼形成，若不加以干预，多数可持续终生，成年期疾病的预防应从生命早期开始。在生命周期各阶段，特别是早期阶段获得连续合理的卫生保健可以预防或延缓许多疾病的发生、发展。

随着我国工业化、城市化进程加快，疾病负担和人口老龄化程度的加剧，国民人群生活方式和疾病谱正在不断发生变化，慢性非传染性疾病如心脑血管疾病、癌症、慢性呼吸系统疾病、糖尿病等以及传染性疾病如新型冠状病毒感染、肝炎、结核病、艾滋病等已成为影响国民健康和国家经济社会发展的重大公共卫生问题。没有全民健康，就没有全面小康，全民健康是全面小康的重要基础。我国正全面部署健康中国建设，习近平总书记在 2016 年全国卫生与健康大会上强调："要坚定不移贯彻预防为主方针，坚持防治结合、联防联控、群防群控，努力为人民群众提供全生命周期的卫生与健康服务。"这是我国第一次把全生命周期健康提升到国家战略高度。《"健康中国 2030"规划纲要》提出健康中国建设的目标和任务，强调要"把健康融入所有政策，加快转变健康领域发展方式，全方位全周期维护和保障人民健康"。党的十九大进一步强调"实施健康中国战略""完善国民健康政策，为人民群众提供全方位全周期健康服务"。

在促进"健康中国"的建设过程中，全生命周期健康为实现全民健康提供了重要理论指导，是加快健康中国建设的重要战略思想。提出生命周期健康服务体系规划，可为卫生服务管理者与卫生服务提供者提供指引与思路，以期通过各个阶段卫生服务与管理助力全民、全生命周期健康。

三、生命周期健康服务体系规划的主要内容

生命周期健康服务体系规划包含对全生命周期中各个阶段的健康服务环节。对于提供健康服务的主体，应深刻领会全生命周期健康的内涵，根据不同生命阶段群体的特点，提供相应的、有针对性的疾病防控和健康管理，在重点时期为重点人群提供健康干预。例如，在妊娠期和新生儿期，服务的重点是保障营养；在学龄前期与学龄期，服务的重点是儿童常见疾病的预防与健康生活方式的干预；在中年期，服务的重点是慢性病的防控；在老年期，服务的重点是老年人群的保健计划等。通过以上这些方式，推动健康管理的关口前移，实施覆盖面向生命各个阶段的、系统连续的健康服务，将健康损害的发生概率降低，力求实现全民健康长寿的目标。

坚持新时代卫生健康工作方针，把人民健康放在优先发展战略地位，建立健全覆盖全生命周期的健康服务体系尤为重要。2019 年国家发布《国务院关于实施健康中国行动的意见》，从全方位干预健康影响因素、维护全生命周期健康和防控重大疾病 3 个方面明确了 15 个专项行动，为落实健康中国战略、推动全生命周期健康管理提供了"路线图"和"施工图"。2022 年国家发布《"十四五"国民健康规划》，围绕生命全周期和健康全过程，以"一老一小"为重点，提出从完善生育和婴幼儿照护服务、保护妇女和儿童健康、促进老年人健康、加强职业健康保护以及巩固拓展健康扶贫成果、维护残疾人健康等保障相关重点人群健康服务着手，为群众提供全方位全周期健康服务。

因此，全生命周期健康管理需要从健康影响因素的广泛性、社会性、整体性出发，以人的生命周期为主线，对婴儿期、幼儿期、儿童期、少年期、青年期、成年期、老年期等不同阶段进行连续的健康管理和服务，对影响健康的因素进行综合治理。它不是对生命周期各个阶段"平均用力"，

而是根据不同群体的特点，在重点时期为重点人群提供健康干预，如实施妇幼健康促进行动、职业健康保护行动、健康风险人群跟踪干预促进行动、老年健康促进行动等，聚焦"一老一小"，建立健全覆盖全生命周期的健康服务体系。通过这种方式，将健康管理的关口前移，精准降低健康损害的发生概率，力求实现少得病、少得大病、健康长寿的目标。

第二节 儿童保健服务

一、儿童保健服务概述

（一）儿童保健服务工作目标

为了医疗保健服务的方便性，我国常根据机体生理、心理发育规律将儿童期（childhood）划分为胎儿期、新生儿期、婴儿期、幼儿期、学龄前期、学龄期及青春期。儿童保健（child care）服务对象是各个年龄期的儿童，工作目标是根据各个年龄期儿童生长发育特点，提供医疗、预防和保健服务，维护身心健康，降低疾病发生率和死亡率，提高养育质量，促进儿童身心全面发展。

根据《中国儿童发展纲要（2021—2030 年）》，至 2035 年我国儿童健康工作的主要目标，包括：

1. 覆盖城乡的儿童健康服务体系更加完善，儿童医疗保健服务能力明显增强，儿童健康水平不断提高。

2. 普及儿童健康生活方式，提高儿童及其照护人健康素养。

3. 新生儿、婴儿和 5 岁以下儿童死亡率分别降至 3‰、5‰和 6‰以下，地区和城乡差距逐步缩小。

4. 构建完善覆盖婚前、孕前、孕期、新生儿和儿童各阶段的出生缺陷防治体系，预防和控制出生缺陷。

5. 儿童常见疾病和恶性肿瘤等严重危害儿童健康的疾病得到有效防治。

6. 适龄儿童免疫规划疫苗接种率以乡（镇、街道）为单位保持在 90%以上。

7. 促进城乡儿童早期发展服务供给，普及儿童早期发展的知识、方法和技能。

8. 5 岁以下儿童贫血率和生长迟缓率分别控制在 10%和 5%以下，儿童超重、肥胖上升趋势得到有效控制。

9. 儿童新发近视率明显下降，小学生近视率降至 38%以下，初中生近视率降至 60%以下，高中阶段学生近视率降至 70%以下。0～6 岁儿童眼保健和视力检查覆盖率达到 90%以上。

10. 增强儿童体质，中小学生国家学生体质健康标准达标优良率达到 60%以上。

11. 增强儿童心理健康服务能力，提升儿童心理健康水平。

12. 适龄儿童普遍接受性教育，儿童性健康服务可及性明显提高。

（二）儿童保健服务的重要性

儿童是国家的未来、民族的希望。国际上通常将婴儿死亡率、孕产妇死亡率和人口预期寿命作为衡量一个国家政治、经济和文化教育的综合指标，而婴儿死亡率直接影响着人口预期寿命。因此，许多发达国家都非常重视儿童保健工作的质量，力求降低婴儿死亡率。1990 年召开的世界儿童问题首脑会议，通过了《儿童生存、保护和发展世界宣言》和《执行 90 年代儿童生存、保护和发展世界宣言行动计划》，中国政府签署了上述 2 个文件并承诺，"我们将保证履行我们的义务。我们相信在联合国的帮助下，中国儿童一定能够达到文件中所提出的要求"。经过努力，我国基本实现了世界儿童问题首脑会议提出的目标，我国儿童生存、保护和发展取得了历史性的进步。目前我国已先后制定实施三个周期的中国儿童发展纲要，为儿童生存、发展、受保护和参与权利的实现提供了重要保障。例如，2021 年 9 月 8 日发布的《中国儿童发展纲要（2021—2030 年）》，提出了 2021～

2030 年我国儿童发展的目标任务以及相关政策措施，这是指导和推动这一时期我国儿童工作的行动纲领。

随着人民生活水平的不断提高，社会的不断进步，人们对儿童的健康和发展提出了更高的要求。人们不但要求进一步控制对儿童生命和健康构成威胁的各种疾病，而且要求儿童有更加健康的体质，为儿童的生长发育提供更全面、更高水平的服务；同时儿童的心理行为发育，以及为将来更好地适应社会需要的综合能力的发展，也都引起了人们广泛的关注。

二、各年龄期儿童保健重点

儿童保健工作的服务对象是从胎儿至 18 周岁的儿童，重点是 7 岁以下儿童。根据儿童各个时期不同的特点，可分为胎儿期、新生儿期、婴儿期、幼儿期、学龄前期、学龄期及青春期七个时期。各年龄期的儿童保健服务工作主要围绕保障营养、疾病预防和体格检查等重点，提供预防性和健康促进的措施。在胎儿期，除了强调营养保障和疾病预防外，还特别注重预防遗传性疾病和先天畸形，以及对高危新生儿的监护。新生儿期的服务重点涵盖新生儿出生时的护理、新生儿居家保健和新生儿访视。婴儿期的保健重点还包括喂养指导和户外活动的持续性。幼儿期强调幼儿语言交流、独立生活能力以及预防损伤。学龄前期重视加强教育和开展体育活动。学龄期注重养成良好的学习习惯和加强体格锻炼。青春期重点关注卫生指导、性教育、预防药物滥用以及防范青少年意外伤害（表 15-1）。

表 15-1　各年龄期儿童保健重点

时期	保健重点
胎儿期	预防遗传性疾病与先天畸形、保证充足营养、给予良好的生活环境、避免妊娠期并发症、预防感染、加强对高危新生儿的监护等
新生儿期	出生时的护理、新生儿居家保健、新生儿访视
婴儿期	喂养指导、加强疾病预防、坚持户外运动
幼儿期	重视幼儿语言交流、培养幼儿独立生活能力、定期进行体格检查、预防损伤等
学龄前期	加强教育、体格检查、保证充足营养、开展体育活动等
学龄期	保证营养、加强体格锻炼、健康检查、养成良好的学习习惯等
青春期	健康保健、营养指导、性教育、卫生指导、药物滥用的预防、青少年意外伤害预防等

（一）胎儿期保健重点

胎儿期（fetal stage）器官和组织迅速生长，其功能也逐渐发育成熟，这一时期胎儿容易受孕妇身体情况的影响。该时期保健重点包括：

1. 预防遗传性疾病与先天畸形　应大力提倡和普及婚前遗传咨询，禁止近亲结婚，以减少遗传性疾病的可能性；孕妇应降低孕期病毒感染的机会；应避免接触放射线和铅、苯、汞、有机磷农药等化学毒物；应避免吸烟、酗酒；患有心脏病、肾脏疾病、糖尿病、甲状腺功能亢进、结核病等慢性病的孕妇应在医生指导下用药；高危产妇定期产前检查，必要时终止妊娠。

2. 保证充足营养　妊娠后期应加强铁、锌、钙、维生素 D 等重要营养素的补充，但也应防止营养摄入过多而导致胎儿体重过重，影响分娩。

3. 给予良好的生活环境，注意劳逸结合，减少精神负担和心理压力。

4. 尽可能避免妊娠期并发症，预防流产、早产、异常产的发生。对高危孕妇应加强随访。

5. 预防感染　包括孕期及分娩时。妊娠早期妇女应预防弓形虫、风疹病毒、巨细胞病毒及单纯疱疹病毒的感染，以免造成胎儿畸形及宫内发育不良。分娩时应预防来自产道的感染而影响即将出生的新生儿。

6. 加强对高危新生儿的监护　对高危孕妇所分娩的新生儿及早产儿、低体重儿，窒息、低体温、低血糖、低血钙和颅内出血等疾病的高危新生儿应予以特殊监护和积极处理。

（二）新生儿期保健重点

新生儿期（neonatal stage）是儿童的一个重要阶段，新生儿期的儿童发病率和死亡率均高于其他年龄阶段。该时期保健重点包括：

1. 出生时的护理 新生儿娩出后应迅速清理口腔内黏膜，保证呼吸道通畅；严格消毒、结扎脐带；记录出生时阿普加（Apgar）评分、体温、呼吸、心率、体重与身长，评估后正常新生儿即与母亲同室，应尽早喂母乳。评估为高危新生儿应送入新生儿重症监护室。新生儿出院回家前应根据要求进行先天性遗传代谢病筛查（目前开展的有先天性甲状腺功能低下和苯丙酮尿症）和听力筛查。

2. 新生儿居家保健 有条件的家庭在冬季应使室内温度保持在20～22℃，湿度以55%为宜；保持新生儿体温恒定。提倡母乳喂养，指导母亲正确的哺乳方法。新生儿皮肤娇嫩，应注意保持皮肤清洁，避免损伤。父母应多抚摸婴儿，有利于早期的情感交流。应尽量避免接触过多的外来人员。注意脐部护理。应接种卡介苗和乙肝疫苗。

3. 新生儿访视 通过新生儿访视可及早发现问题并干预，从而降低婴儿的发病率与病死率；还可帮助产妇适应产后的生理、心理变化，协调亲子关系，促进产妇和新生儿的健康。家庭访视的主要工作内容是指导家长做好新生儿喂养、护理及疾病预防工作，降低新生儿的发病率和死亡率，促进新生儿健康成长。

（三）婴儿期保健重点

婴儿期（infancy）是生长发育最快的时期，所需要的热量和蛋白质比成人相对要高，自身免疫功能尚未发育成熟，抗感染的能力较弱，易患各种感染性疾病和传染病。该时期保健重点包括：

1. 婴儿生长发育迅速，但其消化功能尚未成熟，易患消化紊乱、腹泻、营养不良等疾病。应进行正确的喂养指导，及时服用鱼肝油及钙剂，多吃含铁食物。提倡纯母乳喂养至少4～6个月，对母乳不足者，指导家长选择合适的配方奶，对4个月及以上的婴儿应指导家长合理地添加辅食。

2. 重点加强对呼吸、消化系统疾病，营养性贫血及营养障碍性疾病的预防。

3. 定期进行体检，建立健康档案，监测生长发育及健康状况，应按计划免疫程序完成基础免疫程序。

4. 坚持户外运动，进行空气浴、日光浴和被动体操；督促家长用带有声、光、色的小玩具开始促进小儿感知、语言、运动的发育；预防异物吸入及窒息。

（四）幼儿期保健重点

幼儿期（toddler stage）是幼儿语言、思维、动作和社会交往能力发育较快的时期，幼儿对危险的识别和自我保护能力尚不足，易发生各种意外伤害。该时期保健重点包括：

1. 重视与幼儿的语言交流，通过游戏、讲故事、唱歌等促进幼儿语言发育与大运动能力的发展。

2. 培养幼儿的独立生活能力，安排规律生活，养成良好的生活习惯，如睡眠、进食、排便、沐浴、游戏、户外活动等。

3. 定期进行体格检查，每3～6个月应进行一次体格检查，预防龋齿。

4. 由于该时期的儿童已经具备一定的活动能力，且凡事都喜欢探个究竟，故还应注意异物吸入、烫伤、跌伤等损伤的预防。

5. 由于从母体获得的先天免疫已消失，自身的免疫功能尚未完善，幼儿期的儿童容易发生传染病和寄生虫感染。

（五）学龄前期保健重点

学龄前期（preschool stage）儿童的体格生长较前缓慢，但语言、思维、动作、神经精神发育仍较快，与外界环境的接触日益增多，更应该加强教育工作，特别要防止意外伤害的发生。该时期保健重点包括：

1. 加强学龄前期儿童的教育很重要，注意培养其良好的学习习惯、想象与思维能力，使之具有良好的心理素质。

2. 通过游戏、体育活动增强体质，在游戏中学习遵守规则和与人交往。

3. 每年进行 1～2 次体格检查，进行视力筛查及龋齿、缺铁性贫血等常见病的筛查和矫治。

4. 保证充足营养，预防溺水、外伤、误服药物以及食物中毒等意外伤害。

（六）学龄期保健重点

学龄期（school stage）儿童的大脑皮质功能发育更加成熟，儿童求知欲强，是获取知识的最重要时期。该时期保健重点包括：

1. 保证营养，加强体格锻炼。

2. 每年应进行 1 次健康检查，注意免疫性疾病的早期发现与治疗。

3. 纠正不良的饮食习惯，预防龋齿、近视、缺铁性贫血等疾病的发生。

4. 开展体育活动增强体质。

5. 养成良好的学习习惯。

6. 正确教育，合理引导，培养高尚的道德品质及爱心修养，预防意外事故的发生。

（七）青春期保健重点

按发展心理学和生理生长规律划分，青春期（adolescence）主要是指由童年向成年的过渡阶段，伴随着生理、心理的发育与成熟。该时期保健重点包括：

1. 对青春期的少年应加强健康保健、营养指导、性教育、卫生指导，开展吸烟行为的预防与干预、药物滥用的预防、青少年意外伤害预防、心理卫生问题的早期筛查和发现等。

2. 加强品德教育，进行体格锻炼，学好基础文化知识、掌握一定的技术，做到德、智、体、美、劳的全面发展。

3. 建立基层医疗卫生服务队伍、学校、家庭、社区密切协作，做好心理和躯体保健工作。

三、儿童保健服务发展现状与规划重点内容

（一）儿童保健服务发展现状

我国把培养好儿童作为一项战略性、基础性工作，坚持儿童优先原则，大力发展儿童事业，保障儿童权利的法律法规政策体系进一步完善，党委领导、政府主责、妇女儿童工作委员会协调、多部门合作、全社会参与的儿童工作机制进一步巩固，儿童发展环境进一步优化。截至 2022 年底，婴儿、5 岁以下儿童死亡率分别从 2010 年的 13.1‰、16.4‰下降到 4.9‰、6.8‰；学前教育毛入园率从 2010 年的 56.6%上升到 89.7%，九年义务教育巩固率从 2010 年的 91.1%上升到 95.5%，高中阶段毛入学率从 2010 年的 82.5%上升到 91.6%；农村留守儿童、困境儿童等弱势群体得到更多关爱和保护。我国儿童健康管理服务覆盖率达到 90%以上，儿童健康状况在城乡和地区间差异逐步缩小，促进了妇幼健康服务的公平性和可及性，儿童发展和儿童事业取得了历史性新成就。

但是，受经济社会发展水平制约，目前我国儿童事业发展仍然存在不平衡不充分问题。同时伴随着妇女儿童群体对高质量卫生保健服务的需求，尤其随着两孩政策的开放，我国儿童人口数量逐步增加，儿童健康服务需求呈现快速增长态势，中国儿童健康管理出现了若干新问题及挑战。

一方面，从医疗服务机构供方角度，基层医疗卫生机构儿童保健服务的硬件配套设施、人员配置和服务质量有待进一步提升，以进一步适应新时期群众对儿童保健服务不断提高的需求。一项对全国 14 个城市的 35 家社区卫生服务中心的调查显示，儿科相关诊疗科室面积平均占比不足 1%，

超过 90%的机构配备了 8 种儿童常见设备，但仍有超过一半机构的儿童常用诊疗设备配备不足 7 种；23 种儿童常用药品中仅有 10 种超过 50%的机构进行了配备。2019 年度机构平均儿童诊疗人次占 2.91%，儿童入院人次占 1.48%；国家基本公共卫生项目开展率达 85%以上；管理数量最多的是单纯性肥胖的儿童，最少的是先天性髋关节脱位的儿童。社区卫生服务中心儿童相关服务人员数量不足，学历及职称较高但理论知识水平不高，人员满意度较低；社区卫生服务中心儿童医疗相关的设施设备及药品配备不足；儿童健康服务水平空间分布不均衡。

另一方面，从医疗服务需方角度，儿童群体基层就医意愿偏低。低基层就医意愿的出现说明目前我国基层医疗卫生机构未能很好地发挥其距离近的独特优势之一。有研究发现，地理可及性、基层卫生服务满意度、就医次数是影响儿童基层就医意愿的主要因素。

为此，要推动构建科学、有序的儿童就医格局，需要进一步巩固基层医疗卫生机构与社区居民近距离接触的地理优势，并从人员配置、硬件设施、候诊环境等多个方面改善患儿的基层就医体验。与此同时，还需要加强相关理论研究与实践探索，为政府有关部门采取措施加强儿童医疗服务改革提供参考依据。

（二）儿童保健服务规划重点内容

儿童保健工作是医疗卫生服务工作的重要组成部分，儿童健康状况是衡量国家、社会全面发展的重要指标。在今后一个时期，要进一步全面提高儿童综合素质，提升儿童健康水平。儿童保健服务规划的重点内容包括：

1. 优先保障儿童健康　将儿童健康理念融入经济社会发展政策，儿童健康主要指标纳入政府目标和责任考核。完善涵盖儿童的基本医疗卫生制度，加强儿童医疗保障政策与公共卫生政策衔接。

2. 儿童健康服务体系建设　构建国家、区域、省、市、县级儿童医疗保健服务网络，以妇幼保健机构、儿童医院和综合医院儿科为重点，统筹规划和配置区域内儿童健康服务资源。

3. 儿童健康知识宣传普及　强化父母或其他监护人是儿童健康第一责任人的理念，依托家庭、社区、学校、幼儿园、托育机构，加大科学育儿、预防疾病、及时就医、合理用药、合理膳食、应急避险、心理健康等知识和技能宣传普及力度，促进儿童养成健康行为习惯。

4. 儿童保健服务和管理　加强儿童保健门诊标准化、规范化建设，提升儿童保健服务质量。扎实开展 0~6 岁儿童健康管理工作，提升 3 岁以下儿童系统管理率和 7 岁以下儿童健康管理率。

5. 儿童疾病防治　以早产、低出生体重、贫血、肥胖、心理行为异常、视力不良、龋齿等儿童健康问题为重点，推广儿童疾病防治适宜技术，建立早期筛查、诊断和干预服务机制。

6. 儿童免疫规划疫苗管理和预防接种　扩大国家免疫规划，维持较高水平的国家免疫规划疫苗接种率。

7. 儿童心理健康服务　构建儿童心理健康教育、咨询服务、评估治疗、危机干预和心理援助公共服务网络。关注和满足孤儿、事实无人抚养儿童、留守儿童和困境儿童心理发展需要。

8. 其他　包括保障新生儿安全与健康、加强出生缺陷综合防治、加强儿童早期发展服务、改善儿童营养状况、有效控制儿童近视、增强儿童身体素质、为儿童提供性教育和性健康服务、加强儿童健康领域科研创新等。

第三节　妇女保健服务

一、妇女保健服务概述

妇女健康是人类总体健康的一个重要部分，也是反映一个国家和社会发展水平的重要指标之一。妇女身心健康也同样需要重视社会因素的影响。妇女作为特殊的社会群体，不仅在生物学方面有其特殊的生理功能和作用，而且在社会、社区、家庭中均承担着不同的重要角色，因此，对妇女的身心健康要给予特别关注。

妇女保健服务要基于妇女生命周期中不同时期的生理、心理特点及其影响因素，并提出保健对策，以保障和增进妇女生殖健康水平、提高出生人口素质。妇女保健的对象包括个体和群体两个方面。对个体而言，主要采用临床医学的方法使妇女一生中的各阶段和特殊生理时期的保健需求得到满足，并对疾病进行筛查和早期诊治；对群体而言，主要采用预防医学的方法来研究影响妇女健康的因素，并提出干预措施。达到既预防疾病的发生，又促进健康的目的。妇女保健服务强调临床与保健相结合，既重视面向群体，又注重落实到个人，从而弥合公共卫生与临床医学间的裂痕。降低妇女因生育或生殖功能紊乱而引起的发病率、伤残率和死亡率，提高妇女健康水平。

妇女保健服务不仅关注妇女生命周期中不同时期的生殖系统变化，生殖生理、心理及行为特点在正常和异常情况下的保健需求；还关注影响妇女健康的生物、心理、社会等方面的各种危险因素及其与生殖健康之间的相互关系，关注危害妇女健康的各种常见病、多发病的流行病学特征、早期诊断、预防措施和治疗原则，关注有利于提高防治水平和监护质量的适宜技术，关注妇女保健服务的监督和评价方法，关注有利于促进妇女健康的保健对策和管理方法。

二、妇女保健工作的重要性

妇女保健是向妇女提供以保障生殖健康为重点的医疗和公共卫生服务的事业。保护和促进妇女生殖健康（reproductive health），落实"母亲安全"（safe motherhood），并使妊娠更安全（making pregnancy safer，MPS）是国际社会对人类的承诺。在我国，妇女保健工作由专门的组织机构和人员来承担，这不仅是因为妇女具有特殊的生理特点，而且对保护妇女健康有特殊的重要意义。

妇女保健工作的重要性，具体体现在以下几个方面：

1. 妇女承担着人类繁衍的重要使命 妇女的健康直接关系到子代的健康和出生人口的素质。出生人口的素质与母亲受孕前及受孕后的健康密切相关。

2. 妇女是家庭健康的监护者 家庭是社会的最基本单位，妇女是家庭的核心，除承担母亲的职责外，还要承担全家的生活安排，同时她们还是最基层的保健员、卫生员、营养员和护理员。

3. 妇女是社会的劳动者 无论家庭妇女或职业妇女，在人类文明和社会经济发展中都起着重要的作用。妇女是促进社会发展的重要力量。

4. 妇女是脆弱人群 由于妇女在体质及生理上与男子不同，使其参加职业劳动的领域和范围受到一定的限制。妇女一生中生殖系统和生殖功能变化复杂，要经历结婚、妊娠、分娩、产褥、哺乳和生育调节等特殊生理过程。在这一系列过程中，如果忽视妇女保健，不仅会导致妇女伤残，还会影响胎婴儿的健康和生命安全。

三、不同时期妇女保健服务的内容与特点

在妇女的生命周期中，大概可分为女童期、青春期、生育期、更年期和老年期。根据不同时期妇女的特点，提供有针对性的保健服务，以提升女性的整体健康。在女童期，保健重点为卫生和营养指导、健康教育和健康促进。青春期强调卫生指导，包括营养卫生指导、个人卫生指导、心理卫生和健康行为指导、月经期卫生指导和青春期性教育。生育期保健的主要内容是保护妇女妊娠和分娩过程的安全、实行计划生育、性病防治、妇女常见病防治、孕产妇死亡监测与评审等。更年期则要重点关注由于内分泌变化及其对机体带来的影响，如更年期综合征、更年期心血管疾病、更年期精神障碍等，通过开展相应的保健，保护和促进女性的身心健康。老年期则注重慢性病的预防和管理，加强身体锻炼，合理营养，以提高生活质量（表15-2）。

表 15-2　不同时期妇女保健服务重点

时期	保健重点
女童期	卫生指导、营养指导、健康教育、健康促进
青春期	营养卫生指导、个人卫生指导、心理卫生和健康行为指导、月经期卫生指导和青春期性教育
生育期	保护妇女妊娠和分娩过程的安全、计划生育、性病防治和常见病防治、孕产妇死亡监测与评审
更年期	更年期综合征、更年期心血管疾病、更年期精神障碍等
老年期	慢性病预防与管理，提高生活质量

（一）女童期保健重点

当前随着生活水平的不断提高，女童营养过度、肥胖及性早熟问题已较为多见。在边远贫穷地区也存在女童营养不足引起的贫血和佝偻病等问题，也将对其后的妊娠和分娩造成影响。此外，女童生殖道肿瘤虽然不多见，但是恶性程度高。因此，女童期的卫生指导、营养指导、健康教育和健康促进是女童期保健的主要内容，通过有效的保健可以保障女童的正常生长发育。

（二）青春期保健重点

青春期少女内分泌发生变化，体格与功能迅速发育，表现为体重、身高迅速增加，生殖器官发育趋于成熟，第二性征出现等。可能出现不良嗜好、不良饮食习惯、意外伤害、少女妊娠、月经异常和性发育延迟等健康问题。因此对青春期少女进行青春期保健应包括营养卫生指导、个人卫生指导、心理卫生和健康行为指导、月经期卫生指导和青春期性教育等内容。

（三）生育期保健重点

生育期是妇女生殖功能旺盛期，绝大多数妇女要经历结婚、妊娠、分娩、哺育后代和生育调节等事件。生育期保健的主要内容是保护妇女妊娠和分娩过程的安全，并实行计划生育，延长生育间隔，避免因生育过早、过多、过密、过晚及计划外妊娠对健康带来的损害。同时还要与有关方面配合，努力消除社会、环境等不良因素的危害，做好妇女性病防治和常见病防治等工作。同时，还要进行孕产妇死亡监测与评审的相关工作。

（四）更年期保健重点

更年期妇女处于生殖功能从旺盛走向衰退的过渡时期，由于内分泌变化及其对机体带来的影响，同时由于更年期妇女的心理及社会特点，可出现更年期综合征、更年期功能失调性子宫出血、更年期妇女的性问题、绝经妇女骨质疏松症、更年期泌尿生殖系统常见疾病、更年期心血管疾病、更年期精神障碍和妇科肿瘤等健康问题。开展更年期保健，保护妇女顺利地度过该时期，不仅有利于促进更年期妇女的身心健康，还能为预防老年期多种代谢性疾病打下基础。

（五）老年期保健重点

老年期阶段的女性身体机能可出现弱化问题、疾病风险增加，需要加强老年期慢性病的预防和管理，改善生活方式，优化生活质量，以利于其健康长寿。

贯穿于上述各期的妇女保健内容还包括妇女常见病防治和职业妇女健康，如妇科常见疾病的普查普治、常见妇科疾病的防治、乳腺保健及常见疾病的防治、职业环境对妇女健康的影响等。基层的妇女保健还涉及社区妇女保健，如社区诊断、社区妇女保健服务、社区妇女健康促进等。上述所有的保健都必须进行有效的管理，如婚前保健的组织管理、孕产期保健的系统管理、计划生育技术管理、妇女保健信息管理。

四、妇女保健服务发展现状与规划重点内容

（一）妇女保健服务现状

"母亲安全"是 20 世纪 90 年代由世界儿童问题首脑会议（The World Summit for Children）提出并已成为国际公认的准则。妇女保健不仅是联合国及其相关国际组织提出的优先领域，还被各国政府列为卫生工作的重要内容。为了达到"2000 年人人享有卫生保健"的战略目标，这些国际组织不仅在组织、促进、资助发展中国家的妇幼保健方面进行了大量工作，还召开了一系列的国际会议进行研究、讨论和推动。1975 年提出"联合国妇女十年"（1975～1985 年），1978 年在阿拉木图召开的国际初级卫生保健会议，将妇幼保健和计划生育列为初级保健八大任务之一。1984 年在墨西哥召开国际人口会议。1985 年在内罗毕召开世界会议对"联合国妇女十年"进行了回顾。1987 年又在内罗毕召开国际母亲安全会议，建立了"母亲安全"项目，同年还召开了通过计划生育提高妇儿健康的国际会议。1990 年召开国际首脑会议研究儿童生存与权利问题，提出了 2000 年的工作指标。1994 年在埃及开罗召开国际人口与发展大会，提出"生殖健康"新概念。1995 年在北京召开的世界第四次妇女代表大会，妇女健康被列为会议的主题之一。国际社会一直呼吁妇女的健康、快乐和尊严应受到重视，保证母亲安全应成为全球性的行动，强调了要加强妇幼卫生工作，保护母婴健康和提高妇女的社会、经济地位和文化卫生水平的重要意义，指出了妇女的健康直接关系到子代的健康和人口的素质。

随着医学科学的发展和公共卫生的加强，全球妇女的健康水平有了明显的提高，表现在：

1. 避孕节育技术的发展和普及，使妇女能更好地控制自己的生育，因人工流产引起的严重并发症已明显减少。

2. 产后出血及感染得到了更好的预防和控制，孕期内、外科并发症处理上的改进使孕产妇死亡率有了大幅度下降。

3. 围生医学的发展、孕产期监护技术的改进、母婴统一管理的实施、产前诊断技术的发展和新生儿特别是早产儿监护技术和用药，支持性营养补给上的进步，使胎婴儿死亡率及患病率有了明显下降。

4. 生殖医学理论和实践的进展提高了不孕症的诊断和治疗水平。

5. 乳腺癌的诊断和治疗方面的进展，预防宫颈癌普查工作的实施，都降低了妇女恶性肿瘤的死亡率。

6. 对老年妇女常见的骨质疏松症有了进一步的了解，在预防和治疗方面取得了进步。

但是，由于社会、经济和文化因素的影响，表现出越是在贫困落后、经济不发达的地方，妇女越受到歧视。从出生时起，女孩在喂养、就诊、求学等方面都不如男孩，长大后过早承担家务劳动，早婚、早孕、反复妊娠等都加重了妇女生理、心理负担，增加了孕产期的高危因素，再加上这些地区缺医少药，许多可以预防和治疗的产科并发症仍严重威胁着母亲的安全。发达国家与发展中国家孕产妇患病率和死亡率间存在着巨大差异，反映了医疗卫生服务上的差距。同时随着社会交往的增加，妇女性传播疾病包括艾滋病发病率上升，少女妊娠增加，生殖道感染增加了不孕症的发生率；节育指导普及不全面增加了计划外妊娠和人工流产的发生。

世界卫生组织认为，营养、生殖健康、工作和劳动环境的保护、传染性疾病、非传染性疾病、滥用物品、精神卫生和暴力 8 个方面是影响妇女健康的主要内容。按照世界卫生组织的计算，全世界每分钟有 380 名妇女妊娠，190 名妇女为非意愿妊娠，110 名妇女经受妊娠并发症，40 名妇女进行不安全流产，1 名孕产妇死亡。今后一段时期内，妇女的生殖健康仍将是妇女保健工作的主要内容。2006 年，世界卫生组织提出全球生殖健康的 17 项监测指标：总和生育率、避孕率、孕产妇死亡比率、孕期保健覆盖、熟练卫生人员接生、基本产科服务可获得性、综合产科服务可获得性、围生儿死亡率、低出生体重率、孕妇梅毒血清学阳性率、妇女贫血患病率、产科与妇科患者入院比、妇女生殖器残割报告患病率、妇女不孕患病率、男性尿道炎报告发病率、孕妇 HIV 感染、HIV 相

关预防措施知晓情况。同时将"母亲安全"准则更进一步深入，提出"使妊娠更安全"。所以，妇女保健不仅要以努力降低孕产妇死亡率为目标，重要的是还要以妇女为中心，在尊重妇女权利，针对妇女需求的前提下，改进服务方式，提供优质服务，扩大妇女保健的工作范围、积极主动地对妇女生命各阶段开展相应的保健工作。

我国党和国家高度重视妇女事业发展，《中华人民共和国母婴保健法》于 1994 年 10 月 27 日召开的第八届全国人民代表大会常务委员会第十次会议上审议通过，从 1995 年 6 月 1 日起实施。我国先后制定实施了三个周期的中国妇女发展纲要，为优化妇女发展环境、保障妇女合法权益提供了重要保障。2021 年按照国家经济社会发展的总体目标要求以及男女平等和妇女发展实际，参照联合国《消除对妇女一切形式歧视公约》和 2030 年可持续发展议程等国际公约和文件宗旨发布《中国妇女发展纲要（2021—2030 年）》，确定了妇女与健康、妇女与教育、妇女与经济、妇女参与决策和管理、妇女与社会保障、妇女与家庭建设、妇女与环境、妇女与法律八个优先发展领域的主要目标和策略措施。

根据第七次全国人口普查，我国女性人均预期寿命提高到 80.88 岁。2021 年，我国孕产妇死亡率已下降到 16.1/10 万，比 2011 年的 26.1/10 万下降了 38.3%，我国妇幼健康核心指标已降至历史最低水平，位居全球中高收入国家的前列，也被世界卫生组织评定为全球十个妇幼健康高绩效国家之一。与此同时，妇幼健康制度建设也在不断完善，妇幼健康服务能力持续提高，截至 2022 年，全国共有妇幼保健机构 3032 家，妇幼保健机构专业人员达到 54.2 万人，床位数达到 26 万张。全国共有妇产医院 793 家，妇产科医师数达到 37.3 万人。近十年来，我国住院分娩率稳定在 99% 以上。我国实施了农村妇女宫颈癌和乳腺癌检查项目。截至 2020 年，妇女"两癌"筛查工作已经覆盖了近 2600 个县市区，累计为 1.3 亿人次妇女提供了免费宫颈癌检查，为 6400 万人次妇女提供了免费乳腺癌检查。不断完善的相关制度建设，正是亿万妇女健康状况不断提升的护航保障。

（二）妇女保健服务规划重点内容

妇女健康工作对于提升全民健康水平、推动经济社会可持续发展具有全局性和战略性意义。改革开放以来，政府在妇女健康问题上制定了一系列保护政策，妇女疾病预防和健康状况与十几年前相比，有了明显改善，但由于各项措施不尽完善，妇女家庭负担重、传统思想观念桎梏、缺乏疾病预防的基本知识等导致妇科病多发、如宫颈癌、乳腺癌、性传播疾病等严重侵蚀着广大妇女健康的肌体。进入新时代，我国社会主要矛盾发生历史性变化，妇女群众对美好生活的需要日益广泛，妇女发展的不平衡不充分问题仍然突出。城乡、区域和群体之间妇女发展存在差距，农村特别是欠发达地区妇女民生保障力度还需要加大。而妇女健康问题的影响，涵盖了个人、家庭、社会和人类发展等各方面，给家庭幸福、社会稳定和人类社会的健康发展带来了严峻挑战，因此关注妇女健康，成为关系家庭稳定、社会和谐的头等大事。

《"十四五"国民健康规划》提出要加强妇女健康服务，包括发展妇女保健特色专科，提高服务能力，针对青春期、育龄期、孕产期、更年期妇女的健康需求，提供女性内分泌调节、心理、营养等预防保健服务以及妇女常见疾病治疗等涵盖生理、心理和社会适应的整合型医疗保健服务。促进生殖健康服务，推进妇女宫颈癌、乳腺癌防治，进一步提高筛查率和筛查质量。结合《"十四五"国民健康规划》《中国妇女发展纲要（2021—2030 年）》等对妇女健康服务发展的要求，妇女保健服务规划的重点内容包括：

1. 保障妇女健康的制度机制　全面推进健康中国建设，把保障人民健康放在优先发展的战略位置，坚持预防为主，深入实施"健康中国行动"和"健康中国 母亲行动"，健全政府主导、部门协同、社会参与、行业监管、科技支撑的妇女健康保障工作机制。

2. 妇幼健康服务体系建设　健全以妇幼保健机构为核心、以基层医疗卫生机构为基础、以大中型医院和教学科研机构为支撑的妇幼健康服务网络，提升妇幼健康服务供给能力和水平。

3. 妇女全生命周期健康管理模式建立　针对青春期、育龄期、孕产期、更年期妇女的健康需求，提供全方位健康管理服务。

4. 孕产妇安全分娩　提倡科学备孕和适龄受孕，保持适宜生育间隔，合理控制剖宫产率。提供生育全程基本医疗保健服务，将孕产妇健康管理纳入基本公共卫生服务范围，孕产妇系统管理率达到90%以上。

5. 宫颈癌和乳腺癌综合防治体系和救助政策　提高妇女的宫颈癌和乳腺癌防治意识和能力，宫颈癌和乳腺癌防治知识知晓率达到90%以上。

6. 妇女生殖健康水平　普及生殖道感染、性传播疾病等疾病防控知识。将生殖健康服务融入妇女健康管理全过程，保障妇女享有避孕节育知情自主选择权。

7. 艾滋病、梅毒、乙肝的母婴传播防治　全面落实预防艾滋病、梅毒和乙肝母婴传播综合干预措施，提高孕早期检测率，孕产妇艾滋病、梅毒和乙肝检测率达到98%以上，艾滋病、梅毒孕产妇感染者治疗率达到95%以上。

8. 妇女心理健康　加强心理健康相关知识宣传，根据妇女需要开展心理咨询、评估和指导，促进妇女掌握基本的心理调适方法，预防抑郁、焦虑等心理问题。

9. 其他　包括提升妇女健康素养、提高妇女营养水平、引导妇女积极参与全民健身行动、强化妇女健康服务的科技支撑等。

知识拓展

一、2030年联合国可持续发展目标

2030年联合国可持续发展目标（Sustainable Development Goals，SDGs）是2015年9月世界各国在联合国可持续发展峰会上达成的协议。提出了我们面临的包括与贫困、不平等、气候、环境退化、繁荣以及和平与正义有关的挑战。这一协议旨在在2030年前实现17个可持续发展目标，包括以下内容：

1. **消除贫困**　通过提高经济增长和社会保障，消除所有形式的贫困。
2. **消灭饥饿**　确保人们能够获得健康的食物和饮用水。
3. **保障健康**　提供必要的卫生服务和基本医疗保健，以及预防和治疗重大传染病。
4. **优质教育**　确保所有人都能够接受公正且优质的教育。
5. **实现性别平等**　消除性别歧视，促进女性和女童的权利和机会。
6. **清洁水和卫生设施**　确保人们能够获得干净的饮用水和卫生设施。
7. **可负担能源**　促进可再生能源和能源效率，以确保全球能源可持续。
8. **经济增长和就业**　促进可持续的、包容性的和有利于就业的经济增长。
9. **工业和基础设施建设**　促进包容性和可持续的工业化和基础设施发展。
10. **减少不平等**　消除贫富差距、现代奴隶制和其他形式的不平等。
11. **可持续城市和社区**　促进包容性和可持续的城市化和社区发展。
12. **可持续消费和生产**　促进可持续的消费和生产模式，减少资源消耗和环境污染。
13. **气候行动**　采取紧急行动应对气候变化和其影响。
14. **海洋和海岸保护**　保护海洋和海岸生态系统，防止过度捕捞和海洋污染。
15. **陆地生态系统保护**　保护陆地生态系统，减少土地退化和荒漠化。
16. **和平、公正和强大的机构**　促进和平、公正和包容性社会，并建立强大、有效的机构和法治体系。
17. **伙伴关系**　加强全球合作，促进可持续发展，并确保所有目标得到充分实现。

二、《中国儿童发展纲要（2021—2030年）》——儿童与健康发展领域节选

完善儿童健康服务体系：

1. 构建国家、区域、省、市、县级儿童医疗保健服务网络，以妇幼保健机构、儿童医院和综合医院儿科为重点，统筹规划和配置区域内儿童健康服务资源。

2. 省、市、县级均各设置 1 所政府举办、标准化的妇幼保健机构，每千名儿童拥有儿科执业（助理）医生达到 1.12 名、床位增至 3.17 张。

3. 建立完善以区县妇幼保健机构为龙头，乡镇卫生院、社区卫生服务中心为枢纽，村卫生室为基础的基层儿童保健服务网络，每所乡镇卫生院、社区卫生服务中心至少配备 1 名提供规范儿童基本医疗服务的全科医生，至少配备 2 名专业从事儿童保健的医生。

4. 完善儿童急救体系。

5. 加快儿童医学人才培养，提高全科医生的儿科和儿童保健专业技能，提高儿科医务人员薪酬待遇。

中英文名词对照

中文	英文
生命周期	life cycle
从摇篮到坟墓	cradle-to-grave
儿童期	childhood
儿童保健	child care
胎儿期	fetal stage
新生儿期	neonatal stage
婴儿期	infancy
幼儿期	toddler stage
学龄前期	preschool stage
学龄期	school stage
青春期	adolescence
生殖健康	reproductive health
母亲安全	safe motherhood
使妊娠更安全	making pregnancy safer，MPS
世界儿童问题首脑会议	the World Summit for Children

参 考 文 献

陈荣华, 赵正言, 2017. 儿童保健学[M]. 5 版. 南京: 江苏科学技术出版社.

贺丹, 等, 2022. 基于供需视角的基层卫生机构儿童保健服务现状分析[J]. 中国初级卫生保健, 36(5): 45-50.

毛萌, 江帆, 2020. 儿童保健学[M]. 4 版. 北京: 人民卫生出版社.

尚少梅, 等, 2021. 全生命周期的概念演变及应用[J]. 中国实用护理杂志, 37(25): 1921-1925.

王晰, 等, 2021. 城市社区卫生服务中心儿童健康服务能力现状研究[J]. 中国全科医学, 24(28): 3571-3577.

熊庆, 王临虹, 2014. 妇女保健学[M]. 北京: 人民卫生出版社.

于晓松, 路孝琴, 2018. 全科医学概论[M]. 北京: 人民卫生出版社.

Green A, 2007. An introduction to health planning for developing health systems[M]. Oxford:Oxford University Press.

Qiao J, et al, 2021. A lancet commission on 70 years of women's reproductive, maternal, newborn, child, and adolescent health in China[J]. The Lancet, (97): 15-20.

思 考 题

1. 生命周期的概念是什么？全生命周期健康管理强调哪些内容？
2. 我国儿童保健服务发展目标和发展规划重点有哪些？
3. 我国妇女保健服务规划重点内容是什么？

（曾雁冰）

第十六章 生命周期健康服务体系规划——老年健康与康复服务篇

学习目标

通过本章的学习，你应该能够：

掌握 老年人健康及康复服务的相关概念。

熟悉 老年人健康服务重点内容；不同康复服务的内容与特点。

了解 康复服务的流程；老年人健康与康复服务的现状与展望。

本章主题

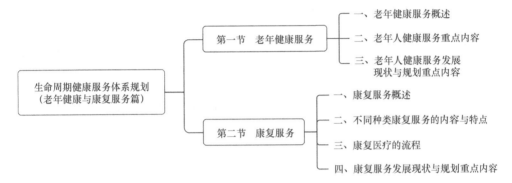

第一节 老年健康服务

一、老年健康服务概述

老年期是人生的最后一个阶段，一般多以 60 岁以上或 65 岁以上作为判定老年人的标准。根据 1956 年联合国《人口老龄化及其社会经济后果》确定的划分标准，当一个国家或地区 65 岁及以上老年人口数量占总人口比例超过 7% 时，则意味着这个国家或地区进入老龄化。1982 年维也纳老龄问题世界大会，确定 60 岁及以上老年人口占总人口比例超过 10%，意味着这个国家或地区进入老龄化。同时，65 岁及以上人口比例达到 14%，为深度老龄化社会，达到 20% 为超级老龄化社会。

截至 2023 年末，我国 60 周岁及以上老年人口 2.97 亿人，占总人口的 21.1%；65 周岁及以上老年人口 2.17 亿人，占总人口的 15.4%（图 16-1）。据测算，预计"十四五"时期，我国 60 岁及以上老年人口总量将突破 3 亿，占比将超过 20%，进入中度老龄化阶段。2035 年左右，60 岁及以上老年人口将突破 4 亿，在总人口中的占比将超过 30%，进入重度老龄化阶段。

世界卫生组织老年卫生规划项目认为，老年保健是指在平等享用卫生资源的基础上，充分利用现有的人力、物力，以维护和促进老年人健康为目的，发展老年保健事业，使老年人得到基本的医疗、护理、康复、保健等服务。

老年保健事业是以维持和促进老年人的健康为目的，为老年人提供疾病预防、治疗、康复功能锻炼等综合性服务，同时促进老年保健和老年福利发展的事业。例如，建立健康档案、健康教育、健康咨询、健康体检、功能训练等保健活动，都属于老年保健范畴。

老年人在增龄过程中，躯体、心理抵抗力逐渐下降，慢性非传染性疾病已经成为威胁老年人健康的首要原因。《中国居民营养与慢性病状况报告（2020 年）》显示，2019 年我国因慢性病导致

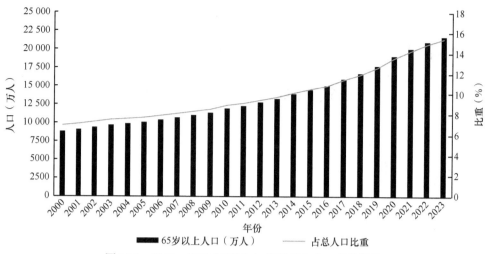

图 16-1　2000～2023 年我国 65 岁及以上人口变化趋势

的死亡占总死亡 88.5%，与 2015 年相比有所上升。《全国第六次卫生服务统计调查专题报告》显示，心脑血管疾病、糖尿病和癌症等重大慢性病占我国疾病经济负担超 90%，我国 55 岁至 64 岁人群慢性病患病率达 48.4%，65 岁及以上老年人发病率达 62.3%。在老年人口向高龄化快速发展的趋势下，必须加强对老年人口健康状况的关注，提供更好的医疗服务，解决"看病难、看病贵"的问题，使老年人口能够更加长寿，健康地安度晚年。以预防为主、综合连续服务为基本特征的社区卫生服务适应了老年人群慢性病患病率相对较高、经济条件相对低下的需要。因此，社区卫生服务应在预防为主的思想指导下，进一步做好初级卫生保健和健康教育工作，为老年人创造一个良好的生活环境和社会环境，不断提高老年人的生活质量。

二、老年人健康服务重点内容

健康老龄化，要求从生命全过程的角度，从生命早期开始，对所有影响健康的因素进行综合、系统的干预，营造有利于老年健康的社会支持和生活环境，以延长健康预期寿命，维护老年人的健康功能，提高老年人的健康水平。

将以健康老龄化为指导方针的老龄事业纳入国民经济和社会发展规划，关系到老年人和全国人民的利益，需要在社会生活和公共政策方面对老龄化进行认同。例如，澳大利亚制定了老龄化的国家战略，将健康老龄化作为政策议程中的核心问题，并且政府决定落实一系列的政策使得老年人能够最大限度地参与并奉献社会。新西兰政府采取健康老龄化战略来强化政府提高老年人价值和社区参与的承诺。该战略明确要求提供更多的机会来促进老年人以他们所喜欢的方式参与到社区活动中，需要消除参与的障碍并和所有部门一起采取行动，与此同时，还要平衡老年人和年轻人以及下一代的需求。该战略为指导一系列政府机构政策和服务的发展提供了框架，同时确定了实现健康老龄化的关键领域。并对现行的政策和服务开展评价，以保证与健康老龄化原则的一致性。该健康老龄化战略确定了十个优先目标，并配有针对性的行动，具体工作项目则由政府不同部门来承担、参与。德国政府则专门就人口老龄化制订了"德国政府人口变迁研究日程"等综合科研计划，涉及的课题包括旨在改善老年人生活的通信、交通、建筑新概念以及培训、卫生保健等方面的具体技术问题。加拿大制定了老龄化卫生政策来保证和促进健康老龄化的实现。同时，加拿大公共卫生机构建议，要想从个人健康行为方面获得健康老龄化，需要老年人的参与、重新调整卫生服务体系、将研究转化为行动、创造支持性的环境、采取一种多层面的方法承认多样性并建立可持续发展机制，同时打击年龄歧视。

老年人健康服务与管理是以老年人的健康为中心，对个体或群体状况及其影响因素进行检测、评估、指导、干预，为老年人提供必要的满足其物质生活和精神生活需求的服务，并对老年人的整体健康进行全过程的标准化、量化、个性化、智能化、连续化健康监测和管理。老年人健康服务工作重点包括以下三项内容：

1. 强化老年预防保健　开发老年健康教育科普教材，开展老年人健康素养促进项目，做好老年健康教育。加强老年期重点疾病的早期筛查和健康管理。实施老年人失能预防与干预、老年人心理关爱、老年口腔健康、老年营养改善和老年期痴呆防治等行动，延缓功能衰退。

2. 提升老年医疗和康复护理服务水平　推动开展老年人健康综合评估和老年综合征诊治，促进老年医疗服务从单病种向多病共治转变。完善从居家、社区到专业机构的长期照护服务模式。提升基层医疗卫生机构康复护理服务能力，开展老年医疗照护、家庭病床、居家护理等服务，推动医疗卫生服务向社区、家庭延伸。支持有条件的医疗卫生机构与残疾人康复机构等开展合作。稳步扩大安宁疗护试点。

3. 提升医养结合发展水平　健全医疗卫生机构和养老服务机构合作机制，为老年人提供治疗期住院、康复期护理、稳定期生活照料、安宁疗护一体化的服务。进一步增加居家、社区、机构等医养结合服务供给。鼓励农村地区通过托管运营、毗邻建设、签约合作等多种方式实现医养资源共享。开展医养结合示范项目，提升服务质量和水平。

三、老年人健康服务发展现状与规划重点内容

（一）老年人健康服务发展现状

1. 老年人健康服务进展　我国积极推进老龄健康事业，深化体制机制改革，各项工作取得了新的进展，为进一步提高老年人健康水平奠定了坚实基础。具体体现在：

（1）包括健康教育、预防保健、疾病诊治、康复护理、长期照护、安宁疗护六个环节的老年健康服务体系初步建立。截至 2020 年底，我国已设有 1 个国家老年医学中心和 6 个国家老年疾病临床医学研究中心，2642 个二级及以上综合医院设有老年医学科，设有安宁疗护科的医院 510 个，全国安宁疗护试点扩大到 91 个市（区），两证齐全（具备医疗卫生机构资质，并进行养老机构备案）的医养结合机构达到 5857 家，床位数达 158 万张。

（2）健康中国行动之老年健康促进行动全面启动，各项工作顺利推进。

（3）老年健康与医养结合服务纳入国家基本公共卫生服务。

（4）老年人基本医疗保障进一步加强，长期护理保险制度试点顺利推进。

（5）老年健康产业规模不断扩大，智慧健康养老、中医药养生养老、森林康养等新模式、新业态不断涌现，科技助推老年健康事业发展的动力强劲。

2. 老年人健康服务存在的问题与挑战　应充分认识人口老龄化所致健康问题已从数量的快速增长引发了要求进行社会性应对的根本变革与制度建设。

（1）老年人健康需求快速增长：我国是世界上老年人口规模最大的国家，也是世界上老龄化速度最快的国家之一。"十四五"时期，我国人口老龄化程度将进一步加深，60 岁及以上人口占总人口比例将超过 20%，进入中度老龄化社会。老年人健康状况不容乐观，增龄伴随的认知、运动、感官功能下降以及营养、心理等健康问题日益突出，78%以上的老年人至少患有 1 种慢性病，失能老年人数量将持续增加。

（2）应对健康老龄化的机构、队伍、服务和政策支持不足：老年健康促进专业机构缺乏，老年期重点疾病防控力量薄弱。老年医疗卫生机构发展不充分，康复医院、护理院、安宁疗护中心数量严重不足，存在较大的城乡、区域差距；医疗卫生机构的老年友善程度不高，老年人就医体验有待改善；老年医学及相关学科发展滞后，老年综合评估、老年综合征管理和多学科诊疗等老年健康服务基础薄弱；老年健康服务人员尤其是基层人员缺乏，老年人居家医疗以及失能老年人照护服务能力亟待加强；医养结合服务供给不足，居家、社区医养结合发展不充分；老年健康保障机制尚不完善，稳定的长期照护费用支付机制尚未全面建立。

（二）老年人健康服务发展规划重点内容

在老龄人口、高龄人口、慢性病人口数量爆发式增加的形势下，中国的养老、医疗、失能康复、残障护理照料等问题凸显，不能完全依靠传统意义上的手段去解决，而需要社会统筹安排建立相应的制度，以大幅降低较高的养老与医疗社会成本。党的十九届五中全会作出实施积极应对人口老龄化国家战略的重大部署，为实现健康老龄化提供了根本遵循和行动指南。我国转向高质量发展阶段，经济实力显著增强，为实现健康老龄化提供了一定的物质基础。国家把保障人民健康放在优先发展的战略位置，深入实施健康中国行动，为实现健康老龄化提供了有利发展环境。我国促进健康老龄化的制度安排不断完善，医药卫生体制改革持续深入推进，疾控体系改革不断深化，医疗卫生领域的科技创新能力持续增强，人工智能应用日益深入，互联网等信息技术快速发展，持续推动健康老龄化具备多方面优势和条件。

我国明确做好老年健康服务的工作任务，提出健康服务需求是老年人最急迫、最突出的需求，促进健康老龄化是积极应对人口老龄化的长久之计。提升医疗卫生服务体系的适老化水平，建立完善老年健康服务体系，推进老年健康预防关口前移，持续扩大优质老年健康服务的覆盖面，向内在能力不同的老年人提供精准健康服务，促进"以疾病为中心"向"以健康为中心"转变，是促进健康老龄化的必然要求。各地要强化健康老龄化理念，切实增强老年健康服务意识，提升老年健康服务水平，解决好老年人的操心事、烦心事，不断提升老年人在健康方面的获得感、幸福感和安全感。

1. 老年人健康服务发展规划目标　2022 年国家发布的《"十四五"健康老龄化规划》提出，到 2025 年，老年健康服务资源配置更加合理，综合连续、覆盖城乡的老年健康服务体系基本建立，老年健康保障制度更加健全，老年人健康生活的社会环境更加友善，老年人健康需求得到更好满足，老年人健康水平不断提升，健康预期寿命不断延长。

《"十四五"健康老龄化规划》围绕老年人健康服务发展提出 7 项工作指标，包括：
（1）老年人健康素养水平有所提高。
（2）65～74 岁老年人失能发生率有所下降。
（3）65 岁及以上老年人城乡社区规范化健康管理服务率达到 65% 以上。
（4）65 岁及以上老年人中医药健康管理率达到 75% 以上。
（5）60% 以上的二级及以上综合医院设立老年医学科。
（6）85% 以上的综合医院、康复医院、护理院和基层医疗卫生机构成为老年友善医疗卫生机构。
（7）85% 以上三级中医医院设置康复（医学）科。

2. 老年人健康服务发展规划重点　围绕健康老龄化规划发展目标及工作指标，明确老年人健康服务发展重点，主要包括：

（1）老年人健康教育：在城乡社区加强老年健康知识宣传和教育，利用多种方式和媒体媒介，面向老年人及其照护者广泛传播营养膳食、运动健身、心理健康、伤害预防、疾病预防、合理用药、康复护理、生命教育、消防安全和中医养生保健等科普知识。组织实施老年人健康素养促进项目，有针对性地加强健康教育，提升老年人健康素养。

（2）老年人基本公共卫生服务：落实国家基本公共卫生服务老年人健康管理项目，提供生活方式和健康状况评估、体格检查、辅助检查和健康指导服务。

（3）老年人功能维护：加强老年人群重点慢性病的早期筛查、干预及分类指导，积极开展阿尔茨海默病、帕金森病等神经退行性疾病的早期筛查和健康指导，提高公众对老年期痴呆防治知识的知晓率。鼓励有条件的地方开展老年人认知功能筛查，及早识别轻度认知障碍，预防和减少老年期痴呆发生。

（4）老年人心理健康服务：重视老年人心理健康，针对抑郁、焦虑等常见精神障碍和心理行为问题，开展心理健康状况评估和随访管理，为老年人特别是有特殊困难的老年人提供心理辅导、情绪纾解、悲伤抚慰等心理关怀服务。

（5）老年人家庭医生签约服务：加强家庭医生签约服务宣传推广，为老年人提供基本医疗卫生、健康管理、健康教育与咨询、预约和转诊、用药指导、中医"治未病"等服务。提高失能、高龄、残疾等特殊困难老年人家庭医生签约覆盖率。

（6）老年医疗多病共治能力：加强国家老年医学中心和国家老年区域医疗中心设置与管理，鼓励建设省级老年区域医疗中心。医疗机构要积极开展老年综合评估、老年综合征诊治和多学科诊疗，对住院老年患者积极开展跌倒、肺栓塞、误吸和坠床等高风险筛查，提高多病共治能力。

（7）老年人居家医疗卫生服务：增加居家医疗卫生服务供给，重点对居家行动不便的高龄或失能老年人，慢性病、疾病康复期或终末期、出院后仍需要医疗卫生服务的老年患者提供诊疗服务、医疗护理、康复治疗、药学服务、安宁疗护。

（8）老年人用药保障：完善社区用药相关制度，保证老年慢性病、常见病药品配备，方便老年人就近取药，提高老年人常见病用药可及性。鼓励医疗卫生机构开设药学门诊，发展居家社区药学服务和"互联网+药学服务"，为长期用药老年人提供用药信息和药学咨询服务，开展个性化的合理用药宣教指导。

（9）老年友善医疗服务：从文化、管理、服务、环境等方面，加快老年友善医疗机构建设，方便老年人看病就医；不断优化医疗服务流程，改善老年人就医体验。

（10）其他：大力发展老年护理、康复服务，加强失能老年人健康照护服务、加快发展安宁疗护服务、加强老年中医药健康服务，以及做好老年人传染病防控等。

第二节　康　复　服　务

一、康复服务概述

（一）康复概念

1910 年，康复（rehabilitation）一词首次正式出现，含有重新得到能力或适应正常社会生活的意思。1942 年，在美国纽约召开的全美康复会上诞生了康复的第一个定义："康复就是使残疾者最大限度地恢复其身体的、精神的、社会的、职业的和经济的能力。"

康复概念经过发展，目前较为广泛的释义为通过综合、协调地应用各种措施，消除或减轻病、伤、残者身心、社会功能障碍，达到或保持最佳功能水平，增强自立能力，使其重返社会，提高生存质量。尽管有的病理变化无法消除，但经过康复，仍然可以达到个体最佳生存状态。

（二）康复概念的充实更新

现代康复医学是一门新兴的、独立的医学学科，它于第一次世界大战时兴起，在第二次世界大战后得到发展。虽然其形成的历史与医学科学漫漫数千年的发展进程相比非常短暂，直至近数十年才有完整充实的概念，但是就在其不到半个世纪的发展过程中，"康复"的定义就有了三次较重大的充实与更新。

现代康复医学奠基人之一，被誉为美国现代康复医学之父的 H.A.腊斯克（Howard A.Rusk）博士在 1949 年时提出"康复是继预防和内科、外科临床治疗后应进一步采取的医护措施，是医疗护理的第三阶段"。同样是因为时代的限制，对"康复"广泛而深刻内涵的认识在当时还是有局限性的。随着社会和科技进步，世界卫生组织于 1969 年给出了"康复"的明确定义，即"康复"是指综合地和协调地应用医学的、社会的、教育的和职业的措施等综合手段，为残疾者进行康复以使其"活动能力达到尽可能高的水平"。此时的康复概念仍是局限于残疾者个人的活动能力，忽视了环境和社会方面的因素对残疾者的影响。

20 世纪 80 年代以来，康复服务的目标开始侧重于使残疾人能够重返社会。世界卫生组织再次更新了"康复"的定义，提出"康复是应用所有的措施以减轻残疾和残障的状况，提高病、伤、残者的功能，并使他们有可能不受歧视地成为社会的整体，使残疾人重返社会"。特别强调了康复服务的目标不仅是让患者的活动能力达到尽可能高的水平，最终目标应还应使残疾人"回归社会"；同时，还强调了社会和环境方面的因素对残疾人全面康复的影响。换言之，全社会都应创造有利的环境条件和给予力所能及的帮助，以便于残疾人能够重返社会。到 20 世纪末，世界卫生组织进一步将《国际损伤、残疾和障碍分类》（International Classification of Impairment, Disability and Handicaps，ICIDH）修订为《国际功能、残疾和健康分类》（International Classification of Functioning,Disability and Health，ICF），更突出了对残疾者人权的尊重。

由此可见，医学模式的转变是与时俱进的，也是与社会发展相适应的，而康复概念的演进、不断充实的过程也是与医学模式的转变相协调的。

（三）康复医学的三项基本原则

康复医学的三项基本原则包括功能锻炼、全面康复和重返社会。

1. 功能锻炼　功能锻炼方式多种多样，功能活动包括运动、感知、心理、语言交流、日常生活、职业活动和社会生活等方面的能力。

2. 全面康复　即整体康复（integral rehabilitation），是指在医疗、教育、职业和社会等领域内全面地进行康复。

3. 重返社会　康复的最终目的是通过功能的改善和环境的改变而使人重返社会生活，履行社会职责。参加社会生活、履行社会职责应具备以下的基本能力：

（1）意识清醒，有辨人、辨时、辨向的能力。

（2）个人生活能自理。

（3）可以行动（借助于工具）。

（4）可进行社交活动。

（5）有就业能力以求经济上的自立。

二、不同种类康复服务的内容与特点

（一）康复预防

发达国家与发展中国家的社会经济、残疾种类、致残原因有所差别，但随着社会经济的不断发展和提高以及经济全球化的趋势，康复预防的措施逐渐统一。康复预防分为：

1. 一级预防　又称初级预防，旨在预防各种病损（impairment）的产生。即通过各种措施预防各种原因造成的病损、意外事故、传染病、营养不良、发育缺陷、生育缺陷、精神创伤等的发生。一级预防是康复预防的基础和关键，做好一级预防，可减少 70% 的残疾发生率。

2. 二级预防　又称"次级预防"，其目的是限制或逆转由损伤造成的伤残。即一旦发生病损可采取各种措施防止产生永久性的残疾（disability）和加重残疾的程度。二级预防是广大医护人员的重要责任和义务，做好二级预防可使残疾的发生率降低 10%～20%。

3. 三级预防　旨在预防残疾转化为残障。即发生残疾后，尤其是确定为不可逆的残疾或病损发生时，要采取积极有效的措施限制其发展，避免产生永久、严重的障碍，即防止残疾转化成为残障（handicap）。

（二）康复评定

康复评定（rehabilitation evaluation）是康复目标得以实现和康复治疗得以实施的前提条件。确定康复目标既要充分发掘患者的潜能，又要有通过努力可以实现的可能。需要准确把握障碍的部位、性质、程度及其所造成的功能损害与预后，进而确定其可能和应当返回的社会生活环境。这种为确定康复目标而对各种资料进行收集和分析的过程称为康复评定。

康复评定不仅要明确疾病的病因和诊断，还要客观地、准确地评定功能障碍的原因、性质、部位、范围、严重程度、发展趋势、预后和转归，分析因障碍所造成的后果对日常生活活动和社会活动的影响，仔细寻找和分析阻碍病、伤、残者回归家庭、重返社会的具体因素。在此基础上，根据康复治疗解决这些问题的可能性来设定合理的康复目标。

康复评定主要包括：徒手肌力评定、关节活动度测定、步态分析、偏瘫运动功能评定；肌电、脑电等电生理的测定；心肺功能的测定；认知功能的测定；心理功能的测定及职业康复评定等。

（三）康复治疗

康复治疗（rehabilitation therapy）是康复医学的主要内容，也是促进病、伤、残者功能恢复和身心健康的重要手段，在针对病、伤、残者提供康复治疗之前，要先进行康复评定，根据评定的结果制定综合的、适宜的康复治疗方案。全面的康复治疗方案包括协同、合理地使用各种可能的治疗手段和措施。

（四）社区康复

社区康复（community-based rehabilitation，CBR）依靠社区资源（人、财、物、技术）为本社区的病、伤、残者就地服务。社区康复的目标是使病、伤、残者获得有助于整体健康、融入和参与社会的康复服务。

社区康复的对象基本上都是伤病恢复中后期、慢性病患者和老年人。

目前，社区康复的基本内容包括功能训练以及药物的辅助治疗。主要的康复服务内容包含：

1. 开展残疾的预防性服务。

2. 开展需求调查　通过调查了解残疾人的功能障碍，了解其对健康指导、康复治疗等服务的需求，并纳入居民健康档案。

3. 开展康复评定　根据社区现有的资源开展如肌力、关节活动度、步态分析、运动功能、日常生活活动能力、心肺功能、认知功能、心理功能和职业技能等康复评定。

4. 开展全面康复服务　包括合理应用各种康复治疗方法，最大限度地恢复患者的功能，最终回归社会，同时开展康复护理、康复工程、职业康复和社会康复等服务。

世界卫生组织推荐的社区康复服务工作的框架结构，见图 16-2。该图从健康、教育、谋生、社会和赋权五个层面描述了社区康复的内涵。

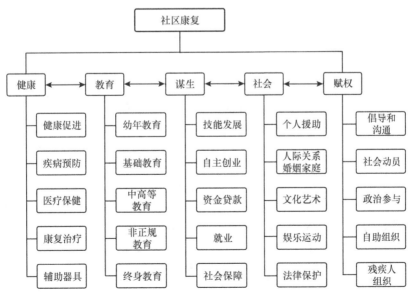

图 16-2　社区康复服务工作的框架结构

三、康复医疗的流程

从对患者的接诊至出院，康复医疗的整个流程如下：

康复科门诊及由临床各科转来的患者→接诊→临床观察、影像学检查、实验室检查及有关专科的会诊→对患者进行功能和能力的评定（初期评定）→据此制订康复治疗计划→实施康复治疗→治疗中期再次的康复评定（中期评定）→康复治疗计划的修订+进一步的康复治疗→治疗后期的康复评定和结局的评定（后期评定）→出院后的安排（重返工作岗位、转到休养所治疗、继续门诊治疗或在社区治疗等）。以上的康复医疗流程完整，环环相扣，运作顺畅，这样才能确保康复治疗的顺利进行，达到预计的康复效果。

其中，康复评定是康复医疗流程中重要的环节，是实施康复治疗计划的根据和基础。没有康复评定就无法规划治疗和评价治疗效果。康复评定有如临床医学的疾病诊断，但又有其自身的专业特点，康复评定不是确定疾病的性质和类型，而是客观准确地评定功能障碍的性质、部位、范围、程度，而且更要着重评价患者残存的功能和发掘其潜能。这样，对其预后和转归才能有较准确的预测，因而更有利于康复治疗计划的制订。

四、康复服务发展现状与规划重点内容

（一）康复服务发展现状

康复服务是卫生健康事业的重要组成部分。加快推进康复服务发展对全面推进健康中国建设、实施积极应对人口老龄化国家战略，保障和改善民生具有重要意义。

1. 康复服务需求现状 根据第七次人口普查，我国目前有 2.64 亿老人，其中 50% 以上的老人均需要康复服务。我国残疾人总数超 8500 万，其中半数需要康复服务。近 3 亿慢性病患者中，也有 80% 的患者需要康复服务。在老年人口增加和残疾人康复需求较大以及慢性病发病率上升的背景下，国内康复服务需求日益增长。

2. 康复服务供给现状 从实际供给情况上看，我国康复服务仍处于初级发展阶段，康复医疗机构、康复床位、专业人员、康复设备等供给仍不足。

（1）康复医疗机构方面：数据显示，2016～2020 年我国康复医院数量由 495 家增长至 739 家。

（2）康复床位方面：截至 2020 年，我国医院康复医学科床位 246 907 张，占床位总数的 3.5%，但与《综合医院康复医学科基本标准（试行）》要求的 5% 标准仍存在 1.5% 的缺口尚待补齐。

（3）专业人员方面：目前我国康复医师占基本人群的比例约 0.4：10 万，而发达国家该数据则达到 5：10 万，两者相差 12.5 倍，国内康复医疗行业存在巨大的人才缺口。

（4）康复设备方面：康复医疗器械是康复治疗开展的前提与基础。国内康复医院万元以上的康复设备总价值呈逐年增长趋势，但康复器械仍以仿制国外为主，存在一定程度的产品同质化，大部分康复医疗器械单价不高，高端器械占比较小。

3. 发展规划目标 随着党和国家对康复服务的日益重视及发展规划的提出，为卫生工作和康复事业的发展指明了方向，促使我国康复医学事业得到了更快的发展。2021 年，《中华人民共和国国民经济和社会发展第十四个五年规划和 2035 年远景目标纲要》提出"加强预防、治疗、护理、康复有机衔接""建成康复大学，促进康复服务市场化发展，提高康复辅助器具适配率，提升康复服务质量"。2021 年，《关于加快推进康复医疗工作发展的意见》提出，支持和引导社会力量举办规模化、连锁化的康复医疗中心，完善康复医疗服务网络，鼓励社会力量举办的三级医院积极参与。以基层医疗卫生机构为依托，鼓励积极开展社区和居家康复医疗服务。

2022 年，《"十四五"国家老龄事业发展和养老服务体系规划》提出，2025 年，全国养老机构护理型床位占比提高到 55%。支持医疗资源丰富的地区将部分公立医疗机构转型为护理院、康复医院。贯彻实施《国家残疾预防行动计划（2021—2025 年）》明确提出"继续开展防盲治盲，推动实施全面眼健康行动"。2022 年发布的《"十四五"国民健康规划》提出提升老年医疗和康复护理服务水平。提升基层医疗卫生机构康复护理服务能力，开展老年医疗照护、家庭病床、居家护理等服务，推动医疗卫生服务向社区、家庭延伸。加强残疾人康复服务，提升康复医疗、康复训练、辅助器具适配等服务质量。

（二）康复服务发展规划重点内容

新时期我国提出实施健康中国、积极应对人口老龄化的国家战略，以人民健康为中心，以社会需求为导向，健全完善康复医疗服务体系，加强康复医疗专业队伍建设，提高康复医疗服务能力，推进康复医疗领域改革创新，推动康复医疗服务高质量发展。康复医疗服务体系发展规划的重点内容包括：

1. 提供康复医疗服务的医疗机构和床位配置　结合康复医疗需求等，健全完善覆盖全人群和全生命周期的康复医疗服务体系。推动医疗资源丰富地区的部分一级、二级医院转型为康复医院。鼓励有条件的基层医疗卫生机构根据需要设置和增加提供康复医疗服务的床位。

2. 康复医院和综合医院康复医学科建设　鼓励将增加康复医疗服务资源供给纳入卫生健康服务体系建设，按照康复医院、综合医院康复医学科和中医医院康复科的基本标准和建设管理规范等，加强软硬件建设。重点支持地市级康复医院、县级综合医院康复医学科建设。

3. 县级医院和基层医疗卫生机构康复医疗能力建设　结合国家加强县级医院综合服务能力建设的有关要求，鼓励结合实际将康复医疗服务作为补短板、强弱项的重点领域予以加强，切实提升县级医院康复医疗服务水平。依托开展社区医院建设和持续提升基层医疗卫生服务能力的工作平台，支持有条件的基层医疗卫生机构开设康复医疗门诊，为群众提供便捷、专业的康复医疗服务。

4. 康复医疗服务网络优化　借助城市医疗集团、县域医共体、专科联盟、远程医疗等多种形式，建立不同医疗卫生机构之间定位明确、分工协作、上下联动的康复医疗服务网络。

5. 康复医疗人才教育培养与岗位培训　持续推进康复医学科住院医师规范化培训，探索开展康复医学科医师转岗培训，增加从事康复医疗工作的医师数量。逐步建立以需求为导向，以岗位胜任力为核心的康复医疗专业人员培训机制。

6. 康复医疗能力建设　以提升康复医疗服务能力为核心，重点加强三级综合医院康复医学科、三级中医医院康复科和三级康复医院的康复早期介入、多学科合作、疑难危重症患者康复医疗服务能力。

7. 基层康复医疗能力提升　通过医联体、对口支援、远程培训等方式，发挥优质康复医疗资源辐射和带动作用，提高康复医疗中心和社区卫生服务中心、乡镇卫生院等基层医疗卫生机构康复医疗服务能力和水平。

8. 其他　完善康复医疗工作制度、服务指南和技术规范，加强突发应急状态下康复医疗队伍储备，以提升中医康复服务能力等。

知识拓展

《"十四五"健康老龄化规划》

一、总体要求

明确"十四五"期间促进健康老龄化的指导思想、基本原则和发展目标。明确到 2025 年，老年健康服务资源配置更加合理，综合连续、覆盖城乡的老年健康服务体系基本建立，老年健康保障制度更加健全，老年人健康生活的社会环境更加友善，老年人健康需求得到更好满足，老年人健康水平不断提升，健康预期寿命不断延长。《"十四五"健康老龄化规划》提出 7 项工作指标（表 16-1）。

表 16-1　"十四五"健康老龄化规划主要指标

序号	主要指标	单位	2020 年	2025 年	性质
1	老年人健康素养水平	%	—	有所提高	预期性
2	65~74 岁老年人失能发生率	%	—	有所下降	预期性
3	65 岁及以上老年人城乡社区规范化健康管理服务率	%	—	≥65	预期性
4	65 岁及以上老年人中医药健康管理率	%	68.4	≥75	预期性
5	二级及以上综合医院设立老年医学科的比例	%	31.8	≥60	预期性
6	综合医院、康复医院、护理院和基层医疗卫生机构中老年友善医疗卫生机构占比	%	—	≥85	约束性
7	三级中医医院设置康复（医学）科的比例	%	78.0	≥85	约束性

二、主要任务

1. 强化健康教育，提高老年人主动健康能力。
2. 完善身心健康并重的预防保健服务体系。
3. 以连续性服务为重点，提升老年医疗服务水平。
4. 健全居家、社区、机构相协调的失能老年人照护服务体系。
5. 深入推进医养结合发展。
6. 发展中医药老年健康服务。
7. 加强老年健康服务机构建设。
8. 提升老年健康服务能力。
9. 促进健康老龄化的科技和产业发展。

《"十四五"健康老龄化规划》强调，以连续性服务为重点，提升老年医疗服务水平。例如，在医疗卫生机构推广多学科诊疗模式，加强老年综合征管理；建立覆盖老年人群疾病急性期、慢性期、康复期、长期照护期、生命终末期的护理服务体系；鼓励康复护理机构、安宁疗护机构纳入医联体网格管理，建立畅通合理的转诊机制，为网格内老年人提供疾病预防、诊断、治疗、康复、护理等一体化、连续性医疗服务。

老年医疗卫生机构建设专项工程

1. 康复医院建设　原则上，每个省会城市、常住人口超过 300 万的地级市至少设置 1 所二级及以上康复医院；常住人口超过 30 万的县至少有 1 所县级公立医院设置康复医学科；常住人口 30 万以下的县至少有 1 所县级公立医院设置康复医学门诊。

2. 护理院（中心）建设　原则上每个县（市、区）建成 1 个护理院（中心）。安宁疗护服务网络建设。在每个国家安宁疗护试点市（区），每个县（市、区）至少设立 1 个安宁疗护病区，在有条件的社区卫生服务中心和乡镇卫生院设立安宁疗护病床。

3. 老年健康服务机构（科室）规范化建设　在疾病预防控制机构、综合医院、康复医院、护理院、安宁疗护机构等医疗卫生机构和老年医学科、康复医学科、安宁疗护科等相关科室中开展老年健康服务机构（科室）规范化建设。

中英文名词对照

中文	英文
康复	rehabilitation
国际损伤、残疾和障碍分类	International Classification of Impairment, Disability and Handicaps，ICIDH
国际功能、残疾和健康分类	International Classification of Functioning,Disability and Health，ICF
整体康复	integral rehabilitation
病损	impairment
残疾	disability
残障	handicap
康复评定	rehabilitation evaluation
康复治疗	rehabilitation therapy
社区康复	community-based rehabilitation，CBR

参 考 文 献

国家卫生健康委，等，2022. "十四五"健康老龄化规划[EB/OL]. (2022-02-07) [2024-08-06]. https://www.gov.cn/gongbao/content/2022/content_5692863.htm

国务院，2021. "十四五"国家老龄事业发展和养老服务体系规划[EB/OL]. (2021-12-30) [2024-08-05]. https://www.gov.cn/xinwen/2022-02/21/content_5674877. htm, 09-15/12-30.

国务院办公厅，2021. 国家残疾预防行动计划(2021-2025 年)[EB/OL]. (2021-12-14) [2024-08-06]. https://www.gov.cn/gongbao/content/2022/content_5669420. htm

黄晓琳，燕铁斌，2018. 康复医学[M]. 6 版. 北京: 人民卫生出版社.

章荣，张慧，2019. 社区康复[M]. 北京: 人民卫生出版社.

曾强，陈垦，2020. 老年健康服务与管理[M]. 北京: 人民卫生出版社.

思 考 题

1. 老年人健康服务发展规划目标是什么？老年人健康服务规划重点有哪些？
2. 康复服务有哪些类别？康复服务发展规划有哪些重点内容？

（曾雁冰）

第十七章　互联网医疗健康服务体系规划

学习目标

通过本章的学习，你应该能够：

掌握　"互联网+医疗健康"相关概念；"互联网+医疗健康"规划主要内容。

熟悉　"互联网+医疗健康"服务体系定义与构成；"互联网+医疗健康"规划指导思想、原则和保障措施。

了解　"互联网+医疗健康"服务体系发展现状；"互联网+医疗健康"相关政策、政策重点关注领域、政策展望。

本章主题

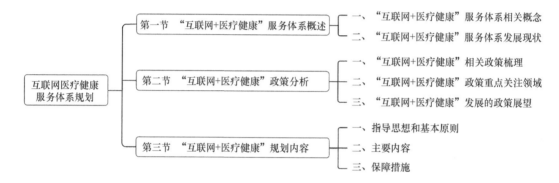

第一节　"互联网+医疗健康"服务体系概述

一、"互联网+医疗健康"服务体系相关概念

（一）"互联网+医疗健康"相关概念

1. 互联网+医疗健康（internet plus healthcare）　是指以互联网为载体和技术手段，在医疗健康领域全链条、多主体的应用，包括公共卫生、医疗服务、医疗保障、药品供应保障、综合管理等医疗健康服务全领域的融合，是互联网背景下新型医疗健康服务业态的总称。

2. 互联网医疗（internet healthcare）　在发展中逐渐形成了狭义与广义两种概念。狭义上互联网医疗仅指互联网在线医疗服务。广义上是指互联网在医疗服务行业的新应用，包括了利用互联网技术开展的健康教育、医疗信息查询、电子健康档案、疾病风险评估、在线疾病咨询、电子处方、远程会诊及远程治疗和康复等多种形式的医疗服务内容。一般情况下讨论的互联网医疗多为广义概念，涉及互联网技术对传统医疗服务模式的优化与重构。

互联网医疗根据其是否涉及医疗核心业务分为两类，一类是涉及医疗非核心业务，以健康咨询、信息服务为主，属于医疗服务的辅助，范围包括预约挂号、信息查询、结算支付、信息推送、健康咨询等，可称为互联网医疗辅助；另一类是涉及诊断治疗等医疗核心业务，包括互联网诊疗、互联网医院和远程医疗。其中，互联网诊疗是互联网在医疗行业的新应用，具体是指医疗机构或第三方平台利用有资质的医师，以互联网为载体和技术手段开展部分常见病、慢性病的在线复诊和"互联网+"家庭医生签约等多种形式的健康医疗服务。互联网医院是指医疗机构运用互联网技术将医疗资源及诊疗服务从医院内部延伸到院外，打破时间和空间限制，促进优质医疗资源的合理利用，直接向患者提供在线医疗服务及健康服务的互联网医疗平台。

从形式上看,互联网医疗与传统医疗服务最大的区别在于诊疗活动的开展不局限于面对面式的接触。传统医疗服务以接触式感官判断为基础,通过患者病情主诉、医生当面观察以及辅助技术等方法了解并掌握病情,进而进行诊断与治疗。而互联网医疗通过互联网与信息技术,突破场地与时间要素的限制,以线上的形式开展医疗服务,提高了服务提供和医疗资源利用效率。

从法律层面上看,互联网医疗的法律概念并不明确,互联网医疗的核心法律定义是互联网诊疗与互联网医院。《医疗机构管理条例实施细则》中对"诊疗活动"的界定为,"通过各种检查,使用药物、器械及手术等方法,对疾病做出判断和消除疾病、缓解病情、减轻痛苦、改善功能、延长生命、帮助患者恢复健康的活动"。司法认定标准中,"诊疗活动"包括检查;使用药物、器械及手术等方法;对患者做出各种处理措施,如疾病判断、缓解病情、减轻痛苦等活动 3 个要素,且 3 个要素之间具有定量、定性和目的实施的关系。对中国裁判文书网中互联网医疗侵权纠纷相关民事判决书进行分析,在线问诊一般情形下被认定为健康咨询服务,咨询结果不能形成电子处方,一般认为是非诊疗行为。《互联网诊疗监管细则(征求意见稿)》中对互联网诊疗医务人员、电子病历、处方等方面的管理进行了细化规定。

3. 移动医疗　医疗卫生信息与管理系统协会(Healthcare Information and Management Systems Society, HIMSS)将移动医疗(M-health)定义为:通过使用移动通信技术,如个人数字助理(PDA)、移动电话和卫星通信等移动智能终端来提供医疗服务和信息。在移动互联网领域,移动医疗被认为是通过在移动终端(如手机等)配置医疗健康类应用程序(APP)来提供医疗服务。具有便携性好、易得性优、可用性强的特点,在疾病监测、监控、诊疗以及健康管理等领域有较多应用。

根据应用的不同功能,可将移动医疗分为:①健康管理类:为用户提供健康管理服务,包括健身、经期管理、孕期管理、慢性病管理等,服务内容以数据记录、健康提醒、知识传播为主。②寻医问诊类:用户可通过此类应用进行自诊或在线问诊,足不出户与医生进行交流。③医联平台类:用户可通过此类应用享受在线挂号、提前预约、查看化验单等服务,加快就医效率,避免不必要的排队等候时间。④医生工具类:为医生等专业人士提供药品信息、临床指南、医学资讯等服务,提高医务人员工作效率、减少差错。⑤医药电商类:用户可通过此类软件购买药品、查询药品信息、查找附近药店等。

4. 远程医疗(telemedicine, telehealth)　是指依托现代信息技术,构建网络化信息平台,联通不同地区的医疗机构与患者,进行跨机构、跨地域医疗诊治与医学专业交流等的医疗活动。美国远程医疗协会(American Telemedicine Association, ATA)将远程医疗定义为"通过电子通信技术,进行医疗保健信息的远距离交换,以改善患者的健康状况"。

远程医疗形式多样,综合运用了卫星传输、光纤通信、电视传播等一系列现代通信技术进行点对点远程会诊、多方会诊,医生和患者都可以通过远程视频系统进行面对面的交流;还可全面利用网络技术,通过网络传输和存储患者资料,容纳不同地区的多个专家同时对同一患者进行会诊。

国家卫生健康委员会、国家中医药管理局印发的《远程医疗服务管理规范(试行)》对远程医疗管理范围进行了明确,包括两类:①某医疗机构(以下简称邀请方)直接向其他医疗机构(以下简称受邀方)发出邀请,受邀方运用通信、计算机及网络技术等信息化技术,为邀请方患者诊疗提供技术支持的医疗活动,双方通过协议明确责权利。②邀请方或第三方机构搭建远程医疗服务平台,受邀方以机构身份在该平台注册,邀请方通过该平台发布需求,由平台匹配受邀方或其他医疗机构主动对需求做出应答,运用通信、计算机及网络技术等信息化技术,为邀请方患者诊疗提供技术支持的医疗活动。邀请方、平台建设运营方、受邀方通过协议明确责权利。邀请方通过信息平台直接邀请医务人员提供在线医疗服务的,必须申请设置互联网医院,按照《互联网医院管理办法(试行)》管理。

5. 智慧医疗(smart healthcare)　是近几年兴起的专有医疗名词,是指利用前沿计算机技术,以医疗数据中心为核心,通过打造健康档案区域医疗信息平台,利用网络通信、信息交互、智能感知、数据处理等先进的物联网技术,实现患者、医务人员、医疗机构、医疗设备之间的紧密互动,逐步达到信息化，建立起科学、精准、高效、合理的医疗服务体系。

智慧医疗相较于传统医疗模式，有互联互通、协作性、预防性、普及性、激发创新性以及可靠性等特点。

6. 区别与联系 互联网医疗、移动医疗、远程医疗和智慧医疗等均依托于移动互联网、物联网、大数据、人工智能及云计算等现代信息化技术手段，构建健康信息服务体系，以互联网技术优势优化医疗服务流程、提高就医体验，也能对患者进行分诊、分流，便于高效配置医疗资源，将医疗机构优势资源充分释放。四者在应用场景、服务内容与特点及联系上略有不同，具体如下，见表 17-1。

表 17-1　互联网医疗、移动医疗、远程医疗和智慧医疗区别与联系

名称	应用场景	服务内容与特点	联系
互联网医疗	广义上是指互联网在医疗服务行业的新应用	互联网医疗注重медицина。广义上包含互联网诊疗、互联网医院和远程医疗；预约挂号、信息查询、健康咨询等，线上线下医疗资源联动、服务流程优化	含义最广，突出医疗信息互联互通一体化，重在"联"，但未必需要移动，也未必是"远程"
移动医疗	互联网医疗和移动端，以医疗健康类 App 应用为主	注重移动化，让医疗服务"随手可得"，充分发挥各种移动终端的优势	都是医疗行业互联网化的外在表现。移动医疗行为，可以是近距离的，也可以是远程的。智慧医疗关注的是互联、协同式服务
远程医疗	远程医疗诊断、远程医疗会诊、远程医疗教育、远程病床监护等	注重远程服务。降低运送患者的时间和成本，优质医疗资源突破地理范围限制，并为偏远地区医务人员提供更好的医学教育	
智慧医疗	通过无线区域医疗信息平台将患者、医务人员、医疗产品提供商、医保服务等以无缝协同的方式智能互联	注重医护物联技术。让患者体验一站式的医疗、护理和保险服务	

（二）"互联网+医疗健康"服务体系定义与构成

1. 定义 "互联网+医疗健康"服务体系是指以互联网为载体、以信息技术为手段，将互联网与公共卫生服务体系、医疗服务体系、医疗保障体系、药品供应保障体系等传统医疗健康服务体系融合，互联网在诊前、诊中、诊后等医疗健康服务全领域应用下形成的新型医疗健康服务体系的总称。

2. 构成 "互联网+医疗健康"服务体系的构成主要包括"互联网+公共卫生服务体系""互联网+医疗服务体系""互联网+医疗保障体系""互联网+药品供应保障体系"，涵盖医保、医疗、医药"三医联动"的各个方面，见图 17-1。

为促进"互联网+医疗健康"发展，在健全"互联网+医疗健康"服务体系的同时，仍需要完善"互联网+医疗健康"支撑体系和加强行业监管和安全保障。"互联网+医疗健康"支撑体系从加快实现医疗健康信息互通共享、健全"互联网+医疗健康"标准体系、提高医院管理和便民服务水平、提升医疗机构基础设施保障能力、及时制定完善相关配套政策等五方面，开展有关具体举措。行业监管和安全保障，对强化医疗质量监管和保障数据信息安全做出明确规定，以保障"互联网+医疗健康"规范有序发展。

二、"互联网+医疗健康"服务体系发展现状

（一）发展背景

习近平总书记曾经指出，要推进"互联网+医疗""互联网+教育"等，让老百姓少跑腿，让数据多跑路，不断提升公共服务均等化、普惠化和便捷化水平。李克强总理强调，要加快医联体建设，发展"互联网+医疗"，让群众在家门口就能享受优质医疗服务。《"健康中国 2030"规划纲

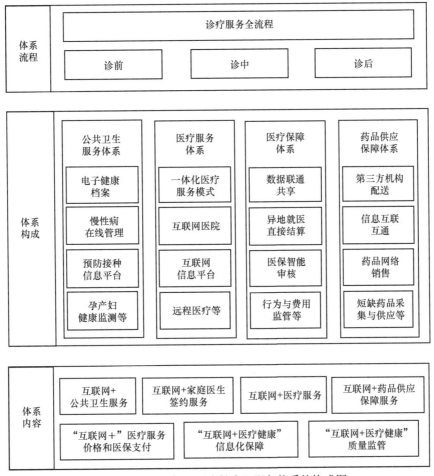

图 17-1　"互联网+医疗健康"服务体系的构成图

要》《国务院关于积极推进"互联网+"行动的意见》都作出了部署。《关于促进"互联网+医疗健康"发展的意见》提出的一系列政策措施，明确了支持"互联网+医疗健康"发展的鲜明态度，突出了鼓励创新、包容审慎的政策导向，明确了融合发展的重点领域和支撑体系，划出了监管和安全底线。政策出台有利于深化"放管服"和供给侧结构性改革，缓解医疗卫生事业发展不平衡不充分的矛盾，满足人民群众日益增长的多层次多样化医疗健康需求，并推动"互联网+"创新成果与卫生健康领域向更深度融合、更广度发展，为全方位全周期保障人民健康，建设健康中国打下坚实基础。同时，"互联网+医疗健康"是新事物，参与主体多、涉及领域广，隐私安全风险高，也迫切需要相关部门和地方加强统筹协调和联动互动，构建各负其责、紧密配合、运转高效的工作体系。

（二）发展阶段

1. 初步发展时期（2014 年以前）　互联网医疗最初以远程医疗的形式出现，自 20 世纪 90 年代开始，北京、上海等较发达城市的高级医院陆续展开了远程医疗网的建设，为其他偏远或农村地区的基层医疗卫生机构提供远程医疗服务，如中国金卫医疗专网、解放军远程医疗系统等。在 21 世纪初，以丁香园为代表的线上医疗咨询悄然兴起，在随后的 10 余年中涌现出好大夫等多个寻医问药企业，部分地市也展开了"互联网+"医疗的尝试与探索。但是由于医疗服务较强的专业性，对从事互联网医疗服务的人员准入机制等管理制度存在分歧，也因在互联网医疗中医务人员不能面对面诊断和治疗疾病而增加了法律风险。这一时期公众对互联网产品的认知不足，"互联网+"医疗更多是以医院服务的外展形式出现，依赖医生和医疗行业本身的参与度，患者的知晓度和信赖度不高。

2. 探索发展时期（2014～2019 年） 从"十二五"时期开始，春雨医生、平安好医生等明星互联网医疗企业成立，2014 年国家开始发布各项互联网医疗支持政策，并在商业资本的推动下，呈现互联网医疗产品百花齐放的局面，叮当快药等医药电商开始发力，从患者端和医生端切入的应用场景不断丰富。2015 年被称为"互联网+"医疗元年，以宁波云医院与广东省互联网医院上线运行为代表的互联网医院诞生，两家互联网医院均提供医疗信息服务。这一时期，"互联网+"医疗从简单的线上问诊到云平台，服务领域不断拓展，市场规模逐渐扩大。

然而在"十三五"时期出现曲折发展态势。2016～2018 年间，由于互联网医疗商业运行模式创新难以突破、政策力度降低以及医疗风险引发关注等问题，行业发展受阻并进入缓慢发展阶段。随后国家发布了《国务院办公厅关于促进"互联网+医疗健康"发展的意见》（国办发〔2018〕26号），政策利好助推了互联网医疗发展再次转折向上，互联网医院等盈利模式也日渐清晰。

3. 新发展时期（2020 年以来） 2019 年底在新冠疫情的催化影响下，医疗服务方式发生了巨大的转变，为"互联网+"医疗的发展创造了机遇。在新冠肺炎疫情防控中，互联网医疗在应对疫情、满足人民群众就医需求等方面发挥了重要作用，展示了互联网赋能卫生健康事业的广阔前景。处方外流与医保支付政策的瓶颈也被加速破除，为互联网医疗的进一步发展提供了政策支持。同时，随着 5G、大数据时代的到来，健康大数据与人工智能技术将进一步结合，并广泛应用于智能诊断、临床决策支持、精准治疗、健康管理等方面，为医生和患者提供更加精准的诊疗与诊断服务。互联网医疗也将进入加速发展阶段，不断衍生新业态。

截至 2021 年上半年，中国已有 1600 余家互联网医院，超过 7700 家二级医院提供线上服务，中国远程医疗服务县（区、市）覆盖率达到 90%以上，初步形成线上线下一体化医疗服务模式。目前国家全面健康信息平台基本建成，共有 258 个地级市依托区域平台实现医疗机构就诊"一卡通"，7000 多家二级以上公立医院接入省统筹区域平台，2200 多家三级医院初步实现院内信息互通共享。在监管方面，有 30 个省份建立了省级互联网医疗服务监管平台，对互联网诊疗服务进行监管，督促医疗机构规范诊疗行为。各地卫生健康主管部门还将互联网医院纳入当地医疗质量控制体系，开展线上线下一体化监管。

（三）发展模式

1. 互联网平台建设 围绕患者、药企、医疗机构、医生这四种主体，产生了健康管理平台、医药电商平台、医疗知识平台、挂号问诊平台、医生助手平台五类互联网平台，涵盖健康管理、患者自诊、自我用药、院外康复、医疗学术等多方面服务，如表 17-2 所示。

表 17-2 互联网平台应用对比

平台分类	健康管理平台	医药电商平台	医疗知识平台	挂号问诊平台	医生助手平台
运营内容	体检、疾病管理、医保服务等	药品购买与配送等	医疗科普、用户平台等	院内导诊、挂号服务、问诊服务、支付等	医疗学术、工作助手、医生社区等
典型应用	体检宝、爱康、公共卫生服务平台	阿里健康、1 药网、叮当快药	中医通、中药大全、自测用药	平安健康、微医、好大夫在线	丁香园、医脉通、小禾医助
是否涉及诊疗行为	否	否	否	是	否

按照应用场景分类，互联网平台建设包括"互联网+"医疗、"互联网+"医药、"互联网+"医保。随着"互联网+"医保相关政策的积极推进，互联网医疗进入了医疗、医药、医保"三医联动"时代。"医、药、保"场景应用的实现，依托于软硬件的支撑，硬件方面包括 AI 辅助诊断、远程医疗、无线监护、PDA 等产品端供给，软件方面包括医院信息系统、医疗大数据、电子处方等系统端开发。

2. 互联网医院建设　互联网医院是互联网医疗发展的重要内容之一，我国互联网医院发起方呈现多元化发展态势，主要由三级及以上公立医院主导；建设机构涵盖综合医院、中医院、专科医院等多种类型，其中以综合医院为主。《互联网医院管理办法（试行）》中对互联网医院建设准入进行了具体要求，互联网医院建设包含医院独立建设、医院与企业联合开办和企业依托实体医疗机构独立设置三种类型，其中以医院独立建设为主。

医院独立建设模式作为实体医院的线上延伸，由实体医院（以下"实体医院"均指实体公立医疗机构）发起，通过自建互联网医疗平台，直接面向公众开展互联网服务。原则上，该类互联网医院的建设、运营、管理等均由实体医院主导，互联网企业仅提供技术支持。智慧医院水平较高的实体医院往往采用这种模式，如上海市儿童医院互联网医院、北京医院互联网医院、浙江大学医学院附属第一医院互联网医院等。

医院与企业联合开办是实体医院与互联网医疗平台资源融合的建设模式，这种模式是由一家或多家实体医院和互联网企业共同发起，互联网企业建设第三方平台，实体医院安排医务人员在平台上开展线上服务，并负责线下的连续性诊疗。两者通过合作协议，对互联网医院运营中的权利和义务进行约定。目前，管理办法并未对这类合作协议进行规范性指导，这也给此类互联网医院的发展带来颇多争议。这种模式的雏形可追溯到2016年引起全国关注的宁夏银川互联网医院，目前采用该模式的有上海市徐汇区中心医院贯众互联网医院、天津微医互联网医院等。

企业依托实体医疗机构独立设置是由一家互联网企业发起，依托其互联网医疗平台，建立或收购一些社会办实体医疗机构，少数情况下也会依托公立医疗机构，集聚各地医生资源，医生在平台以多点执业的方式提供互联网诊疗服务，执业行为原则上与其主执业机构无关。开创该模式先河的是2015年12月成立的乌镇互联网医院。目前采用该模式运营的互联网医院基本都是早期进入互联网健康服务领域并具有相当基础的企业，如阿里健康、腾讯企鹅医院、好大夫、丁香园等。

（四）建设意义

1. "互联网+医疗健康"是优化服务流程的有力手段　将"互联网+"融入医疗服务体系，通过信息技术手段，在医疗方面根据患者病情的轻重缓急及难易程度提供不同的治疗建议，实现在线开方或提供线下转诊，优化服务提供流程，节省患者的时间与经济成本。在疫情防控期间，通过线上咨询与诊疗的方式，缓解医院就诊压力与居民焦虑，减少人员聚集，有效降低感染风险。

2. "互联网+医疗健康"是提高资源利用的有效工具　以互联网为载体，将医疗服务、公共卫生、家庭医生签约服务等医疗卫生服务功能连接至线上，突破医疗卫生服务资源提供时间与地域的限制，提高了医疗资源的可及性与可获得性，促进优质医疗卫生资源作用的发挥。

3. "互联网+医疗健康"是传统医疗卫生服务模式转变的有效途径　互联网信息技术围绕医疗健康服务体系进行重构，建立起全过程的协同医疗服务模式，将用户数据进行监测与共享，开展辅助医疗诊断，实现传统医疗服务向基层与家庭的延伸，实现实体医疗机构的分流作用。通过远程医疗、远程医学教育的方式提高基层医疗卫生服务能力，推进家庭医生签约服务和医联体建设，推进分级诊疗制度建设。

（五）存在问题

1. 融合深度有待加深　"互联网+医疗健康"的核心是医疗健康。由于医疗卫生服务提供具有较强的专业性、不确定性和信息不对称性，对内容严谨度要求较高，大众对专业医疗知识的理解存在一定门槛。"互联网+医疗健康"服务体系建设围绕医疗服务业务开展，初步实现轻问诊内容，但由于医疗服务本身特性的限制，无法实现诊与疗的有效融合，难以提供触及核心医疗内容的服务。

2. 政策配套仍需完善　"互联网+医疗健康"涉及互联网以及医疗健康领域多方面、多环节的协调作用，在互联网平台的运营与监管、线上医疗行业服务管理体系、全国统一的执业医师信息管理系统、患者隐私保护规定和线上医保结算等政策和制度亟待完善，以保障互联网医疗服务的质量和安全。

3. 行业监管亟待加强　"互联网+医疗健康"服务体系建设中的责任落实与行业监管仍需要强化。互联网平台、医疗机构、医师间的医疗责任分担机制需要进一步明确，避免医疗过程中各方主体因制度、政策、法律和技术的漏洞而逃避责任承担。卫生健康行政部门也需要加强内部监督与管理，并利用互联网可溯源特点开展第三方外部监管。

第二节　"互联网+医疗健康"政策分析

一、"互联网+医疗健康"相关政策梳理

"互联网+医疗健康"在节省医患双方时间、提高诊疗效率、优化医疗卫生资源配置等方面发挥了重要的作用，"互联网+医疗健康"的发展离不开国家政策的支持和引导，为梳理近年来"互联网+医疗健康"的相关政策走向，本节从"互联网+医疗健康"相关政策的时间、发布部门、政策名称和政策要点进行梳理，方便读者阅读和思考，如表 17-3 所示。

表 17-3　"互联网+医疗健康"相关政策文件梳理

时间	发布部门	政策名称	政策要点
1999	卫生部	关于加强远程医疗会诊管理的通知	标志着政策层面的关注
2001	卫生部	互联网医疗卫生信息服务管理办法	医疗卫生信息服务只能提供医疗卫生信息咨询服务，不得从事网上诊断和治疗活动
2009	卫生部	互联网医疗保健信息服务管理办法	互联网医疗保健信息服务是指通过开办医疗卫生机构网站、预防保健知识网站或者在综合网站设立预防保健类频道向上网用户提供医疗保健信息的服务活动
2011	卫生部	远程医疗服务管理办法（试行）	规范远程医疗服务行为，保证医疗质量安全，合理利用医疗资源
2012	卫生部	关于加强卫生信息化建设的指导意见	把卫生信息化建设作为保障医药卫生体系有效规范运转的八项措施之一
2013	国家食品药品监督管理总局	关于加强互联网药品销售管理的通知	规范互联网售药行为，打击互联网非法售药行为
2014	国家食品药品监督管理总局	互联网食品药品经营监督管理办法	降低医药电商准入门槛，同时松绑处方药网上销售
2014	国家卫生计生委	关于推进医疗机构远程医疗服务的意见	鼓励各地建立远程医疗服务平台，明确只有正规的医疗机构才具有进行远程在线医疗的资质
2015	国务院	关于积极推进"互联网+"行动的指导意见	推广在线医疗卫生新模式
2016	国务院	关于促进和规范健康医疗大数据应用发展的指导意见	全面深化健康医疗大数据应用，规范和推动"互联网+健康医疗"服务
2018	国家卫生健康委员会、国家中医药管理局	关于印发互联网诊疗管理办法（试行）等 3 个文件的通知	将"互联网+医疗服务"分为三类（远程医疗、互联网诊疗、互联网医院），明确互联网医院性质及与实体医疗机构的关系
2018	国家卫生健康委员会、国家中医药管理局	关于深入开展"互联网+医疗健康"便民惠民活动的通知	加快推进智慧医院建设，完善网上预约诊疗服务平台，鼓励发展互联网医院
2018	国家卫生健康委员会	关于进一步推进以电子病历为核心的医疗机构信息化建设工作的通知	建立健全电子病历信息化建设工作机制，不断加强电子病历信息化建设
2018	国务院	关于促进"互联网+医疗健康"发展的意见	健全"互联网+医疗健康"服务体系，完善"互联网+医疗健康"支撑体系，加强行业监管和安全保障

续表

时间	发布部门	政策名称	政策要点
2018	国家卫生健康委员会	关于印发国家健康医疗大数据标准、安全和服务管理办法（试行）的通知	加强健康医疗大数据服务管理，充分发挥健康医疗大数据作为国家重要基础性战略资源的作用
2018	国家卫生健康委员会	关于印发电子病历系统应用水平分级评价管理办法（试行）及评价标准（试行）的通知	持续推进以电子病历为核心的医疗机构信息化建设，对每年度电子病历应用水平分级评价情况进行通报
2019	国家卫生健康委员会、国家中医药管理局	关于印发全国基层医疗卫生机构信息化建设标准与规范（试行）的通知	明确了基层医疗卫生机构信息化建设的基本内容和要求
2019	国家医疗保障局	关于完善"互联网＋"医疗服务价格和医保支付政策的指导意见	完善"互联网＋"医疗服务价格项目管理，健全"互联网＋"医疗服务价格形成机制，明确"互联网＋"医疗服务的医保支付政策
2020	国家卫生健康委员会、国家医保局、国家中医药管理局	关于深入推进"互联网+医疗健康""五个一"服务行动的通知	通知包括一体化共享服务、"一码通"融合服务、"一站式"结算服务、"一网办"政务服务、"一盘棋"抗疫服务等5个方面、14项重点举措
2020	国家医疗保障局	关于积极推进"互联网+"医疗服务医保支付工作的指导意见	做好"互联网+"医疗服务医保协议管理，完善"互联网+"医疗服务医保支付政策，优化"互联网+"医疗服务医保经办管理服务
2020	工业和信息化部、国家卫生健康委员会	关于进一步加强远程医疗网络能力建设的通知	扩大网络覆盖、提高网络能力、推广网络应用、加强组织保障
2020	国家卫生健康委员会	关于做好信息化支撑常态化疫情防控工作的通知	强化疫情监测预警，支撑疫情防控工作，完善健康通行码政策标准，推广疫情期间线上服务经验，大力发展"互联网+医疗健康"
2020	国家卫生健康委员会	关于进一步完善预约诊疗制度加强智慧医院建设的通知	加快建立完善预约诊疗制度，创新建设完善智慧医院系统，大力推动互联网诊疗与互联网医院发展
2020	国家卫生健康委员会、国家中医药局	关于加强全民健康信息标准化体系建设的意见	推进互联网、大数据、人工智能、区块链、5G等新兴信息技术与卫生健康行业的创新融合发展
2020	国家卫生健康委员会、国家中医药局	关于做好公立医疗机构"互联网+医疗服务"项目技术规范及财务管理工作的通知	"互联网+医疗服务"项目相关管理要求，"互联网+医疗服务"会计核算及财务管理要求，开展"互联网+医疗服务"后的工作量统计要求
2020	国家医疗保障局、国家卫生健康委员会	关于推进新冠肺炎疫情防控期间开展"互联网+"医保服务的指导意见	将符合条件的"互联网+"医疗服务费用纳入医保支付范围，鼓励定点医药机构提供"不见面"购药服务
2020	国家卫生健康委员会	关于在疫情防控中做好互联网诊疗咨询服务工作的通知	在疫情防控工作中充分利用"互联网+医疗"的优势作用，为人民群众提供优质便捷的诊疗服务
2020	国家卫生健康委员会	关于加强信息化支撑新型冠状病毒感染的肺炎疫情防控工作的通知	充分发挥信息化在辅助疫情研判、创新诊疗模式、提升服务效率等方面的支撑作用，切实做好疫情发现、防控和应急处置工作
2020	国家卫生健康委员会	关于进一步推进"互联网+护理服务"试点工作的通知	进一步扩大试点范围，规范开展试点工作，增加护理服务供给，探索价格和支付政策
2020	国家卫生健康委员会	关于进一步推动互联网医疗服务发展和规范管理的通知	进一步推动互联网技术与医疗服务融合发展，发挥互联网医疗服务的积极作用
2020	国家发改委、中央网信办	关于推进"上云用数赋智"行动培育新经济发展实施方案	以国家数字经济创新发展试验区为载体，探索互联网医疗医保首诊制和预约分诊制，开展互联网医疗的医保结算、远程会诊、多点执业、家庭医生、线上生态圈接诊等改革试点
2020	国家卫生健康委员会、国家中医药管理局	关于印发医疗联合体管理办法（试行）的通知	建设医联体网格内远程医疗服务网络，为基层提供远程影像、远程心电、远程会诊等服务

续表

时间	发布部门	政策名称	政策要点
2021	国务院	关于印发"十四五"全民医疗保障规划的通知	支持远程医疗服务、互联网诊疗服务、互联网药品配送、上门护理服务等医疗卫生服务新模式新业态有序发展
2021	国务院	关于印发"十四五"数字经济发展规划的通知	加快推动文化教育、医疗健康、会展旅游、体育健身等领域公共服务资源数字化供给和网络化服务,促进优质资源共享复用
2021	国务院	关于印发"十四五"国家老龄事业发展和养老服务体系规划的通知	推动"互联网+养老服务"发展,推动互联网平台企业精准对接为老服务需求,支持社区养老服务机构平台化展示
2022	国务院	关于印发"十四五"中医药发展规划的通知	建设中医互联网医院,发展远程医疗和互联网诊疗。持续推进"互联网+医疗健康""五个一"服务行动
2022	国家卫生健康委员会	关于印发互联网诊疗监管细则(试行)的通知	以促进互联网诊疗健康发展为目标,细化规范互联网诊疗服务活动。落实地方各级卫生健康主管部门的监管责任

二、"互联网+医疗健康"政策重点关注领域

根据近年来的政策,互联网医疗、互联网医院和互联网诊疗成为"互联网+医疗健康"政策关注的焦点。"互联网+医疗服务"是"各级各类医疗机构在依法合规的前提下,将线下已有的医疗服务通过线上开展与延伸"。"互联网+医疗服务"包括了以互联网为载体和技术手段的健康教育、医疗信息查询、电子健康档案、疾病风险评估、在线疾病咨询、电子处方、远程会诊、远程治疗和康复等多种形式的医疗服务。2018 年,国家卫生健康委员会出台《互联网诊疗管理办法(试行)》、《互联网医院管理办法(试行)》和《远程医疗服务管理规范(试行)》三大文件,对快速发展的互联网医疗行业进行规范和管理。各省份均出台了本地区的"互联网+医疗健康"的实施意见或行动计划,促进互联网医疗的发展,政策聚焦在互联网医疗的准入制度、管理办法和监管措施等方面。

(一)远程医疗

远程医疗能够迫切地解决各地区医疗资源分布不均衡的问题。2014 年,《关于推进医疗机构远程医疗服务的意见》出台,提出,"鼓励各地建立远程医疗服务平台,但只有正规的医疗机构才具有进行远程医疗的在线医疗资源"。此后国家层面颁布了多项配套政策,支持远程医疗发展。新型冠状病毒感染疫情发生后,政策对远程医疗的关注和扶持力度显著提升,远程医疗的监管、定价、服务机制等政策内容逐渐完善。

(二)互联网+护理服务

"互联网+护理服务"主要是指医疗机构利用在本机构注册的护士,依托互联网等信息技术,以"线上申请、线下服务"的模式为主,为出院患者或罹患疾病且行动不便的特殊人群提供的护理服务。2019 年,国家卫生健康委员会办公厅发布关于开展"互联网+护理服务"试点工作方案的通知。该方案将北京、天津、上海、江苏、浙江与广东作为"互联网+护理服务"试点省份,各省份政策聚焦"互联网+护理服务"提供主体、服务对象、服务项目、管理制度和服务价格和支付机制等方面。

(三)"互联网+"医疗服务价格和医保支付

随着"互联网+"医疗逐步进入到人们的视野,互联网医疗服务价格也引起了大家的关注。2018 年,《关于促进"互联网+医疗健康"发展的意见发布》,意见指明医保发展方向,广泛开展医保业务线上办理。2019 年,《关于完善"互联网+"医疗服务价格和医保支付政策的指导意见》提出线上医疗服务价格标准,按政策统一管理。2020 年,《关于推进新冠肺炎疫情防控期间开展"互

联网+"医保服务的指导意见》提出将"互联网＋"医疗服务费用纳入医保支付。同年，国家发展改革委等 13 部门联合印发《关于支持新业态新模式健康发展激活消费市场带动扩大就业的意见》提出要积极发展互联网医疗，将符合条件的"互联网+"医疗服务费用纳入医保支付范围。关于互联网医疗服务价格和医保支付政策，各个地区间政策差异较大，不同地区有各自的"互联网+"医疗服务的定价和医保支付政策。

（四）"互联网+医疗健康"信息化保障

"互联网+医疗健康"的医疗信息化建设包含电子病历、电子处方和医疗数据库 3 个方面。在电子病历和电子处方上，政策重点在于建立健全电子病历信息化建设工作机制，不断加强电子病历和电子处方信息化建设，持续推进以电子病历为核心的医疗机构信息化建设；在医疗信息化方面，政策重点在于尽快实现医疗健康信息互通共享，健全"互联网+医疗健康"标准体系，提高医院管理和便民服务水平，提升医疗机构基础设施保障能力等方面；在医疗数据库服务方面，"互联网+医疗健康"政策重点在于充分发挥健康医疗大数据作为国家重要基础性战略资源的作用。

（五）"互联网+医疗健康"质量监管

"互联网+医疗健康"政策的制定离不开对互联网医疗的监管和安全保障，政策重点对强化医疗质量监管和保障数据信息安全作出明确规定，保障"互联网+医疗健康"规范有序发展。在医疗安全保障方面，政策明确规范远程医疗服务行为，保证医疗质量安全；在医疗质量监管方面，明确互联网医院和互联网诊疗活动准入程序和监管措施，明确互联网医院的法律责任关系等。

2022 年，《互联网诊疗监管细则》为互联网诊疗的监管提供了详细的依据，国家力促互联网医疗提供更加规范、严肃的医疗服务，更加注重互联网医疗的可持续性发展。以保障医疗质量和安全为根本，遵守网络安全、数据安全、隐私保护等法律法规。以实体医疗机构为依托，将互联网诊疗纳入整体医疗服务监管体系。以信息化为支撑，开展线上线下一体化监管。

三、"互联网+医疗健康"发展的政策展望

（一）健全"互联网+医疗健康"顶层设计

近年来，"互联网+医疗健康"政策数量明显增多，体现了国家对于互联网医疗的重视程度，新冠疫情也促进了民众对互联网医疗服务的接受程度，各地方政府也纷纷开始细化本地区的互联网医院管理办法。但我国"互联网+医疗健康"服务体系仍处于初级阶段，未来仍需要加强"互联网+医疗健康"资源整合与服务创新政策的制定，优化政策体系的内部结构，丰富政策工具的类型，将"互联网+医疗健康"的政策内容延伸到互联网医疗人才队伍建设、信息化建设等方面，保障互联网医疗健康服务的连续性和整合性。

（二）规范"互联网+医疗健康"行业监管

目前政策对于互联网医疗质量监管较为关注，但"互联网+医疗健康"的法律法规仍需要进一步完善和细化。应通过规范行业监管，加强事前、事中、事后监管，明确监管规范细则，进一步明确线上诊疗的范围，规范在线疾病咨询。通过有效监管更好发挥"互联网+医疗健康"的医疗属性，更好地促进行业的健康发展。

（三）加强"互联网+医疗健康"信息安全

"互联网+医疗健康"行业的发展与信息化、大数据息息相关。"互联网+医疗健康"行业在数据存储和信息安全体系建设方面还处于起步阶段，应进一步完善健康医疗大数据确权、开放、流通等方面的政策法规，加强对医疗机构和相关人员的信息安全教育，提高其信息安全意识。

（四）完善"互联网+医疗健康"医保支付体系

"互联网+医保"支付政策是目前互联网医疗政策重点关注的领域，医保政策是影响"互联网+医疗健康"进一步发展的关键因素。政策需要明确医保支付范围。逐步将符合条件的"互联网+医疗健康"服务项目纳入医保支付范围，建立合理的"互联网+医疗健康"费用分担机制。此外，线上、线下支付标准一致化，形成线上、线下合理的比价关系，以促进线上、线下医疗合理比价、公平竞争。

第三节　"互联网+医疗健康"规划内容

近年来，我国在"互联网+医疗健康"领域出台了一系列规范行业发展、促进服务提供、强化行业监管的相关政策，这些政策从宏观层面提出了"互联网+医疗健康"服务体系的发展目标、建设方向、重点领域、功能定位及工作任务等内容，对各级卫生行政部门制定和实施"互联网+医疗健康"服务体系规划具有重要指导作用。

结合第二节有关"互联网+医疗健康"相关政策的内容，重点依据《关于积极推进"互联网+"行动的指导意见》《关于深入开展"互联网+医疗健康"便民惠民活动的通知》《关于促进"互联网+医疗健康"发展的意见》《关于完善"互联网+"医疗服务价格和医保支付政策的指导意见》《关于积极推进"互联网+"医疗服务医保支付工作的指导意见》《关于加强全民健康信息标准化体系建设的意见》《"十四五"数字经济发展规划》等内容，从"互联网+"公共卫生服务、"互联网+"家庭医生签约服务、"互联网+"医疗服务、"互联网+"医疗服务价格及医保支付政策、"互联网+"药品供应保障服务、"互联网+医疗健康"信息化保障、"互联网+医疗健康"质量监管7个方面，对"互联网+医疗健康"服务体系规划内容进行梳理与分析。

一、指导思想和基本原则

（一）指导思想

"互联网+医疗健康"服务体系发展要深入贯彻落实习近平新时代中国特色社会主义思想和党的二十大精神，推进实施健康中国战略，提升医疗卫生现代化管理水平，优化资源配置，创新服务模式，提高服务效率，降低服务成本，满足人民群众日益增长的医疗卫生健康需求。要突出包容审慎、鼓励创新的政策导向，鼓励医疗机构运用"互联网+"优化现有医疗服务，"做优存量"；推动互联网与医疗健康深度融合，"做大增量"，丰富服务供给。根据《"健康中国 2030"规划纲要》和《国务院关于积极推进"互联网+"行动的指导意见》（国发〔2015〕40 号），促进"互联网+医疗健康"发展。

（二）基本原则

基本原则可以包括，但不局限于以下：

一是坚持以人为本、便民惠民。以人民群众多层次多元化医疗健康需求为导向，依托互联网等技术优势，提高医疗健康服务质量和可及性。

二是坚持包容审慎、安全有序。营造包容发展的政策环境，形成政府主导、多方参与、公平竞争、开放共享的局面。创新监管方式，切实防范风险。

三是坚持创新驱动、融合发展。推动医疗健康与互联网深度融合，优化医疗资源配置，提高服务体系整体效能。

在落实"互联网+医疗健康"服务体系发展中，应坚持将国家总体要求和地方发展实际相结合，秉持"创新突破、学习借鉴、具体细化、落地见效"的原则，注重创新服务、便民惠民、支撑保障、防范风险，致力于通过促进"互联网+医疗健康"发展，进一步优化各省市医疗卫生资源配置，创新服务模式，提高服务质效，降低服务成本，不断提升人民群众便捷医疗健康服务获得感。

二、主要内容

（一）"互联网+"公共卫生服务

1. 内涵与功能定位　"互联网+"公共卫生服务体系建设是围绕妇幼保健、慢性病、预防接种、精神卫生、卫生监督等公共卫生体系建设内容，将互联网、物联网、大数据、云计算等技术领域进行全面融合，在公共卫生领域的发展探索新思路与新方法。通过智慧化随访设备和信息服务平台，为群众更好地提供综合、连续的公共卫生服务和家庭医生签约服务等内容，解决医疗服务"最后一公里"问题，让群众享受智慧化服务带来的实惠。

2. 工作任务

（1）创新"互联网+"公共卫生服务

1）推动居民电子健康档案在线查询和规范使用：加强公共卫生业务信息系统建设，推进免疫规划信息系统、妇幼卫生信息系统、严重精神障碍患者信息管理系统等与全民健康信息平台整合，强化公共卫生机构与医疗机构的信息共享和业务协同，推动居民电子健康档案在线查询和规范使用，做实在线健康状况评估、监测预警、用药指导、跟踪随访和健康管理等服务。

2）以高血压、糖尿病等为重点，加强老年慢性病在线服务管理：开展慢性病筛查，促进高血压、糖尿病、结核病、严重精神障碍等慢性病患者在线健康管理与服务规范化。重点做好在线健康状况评估、监测预警、用药指导、跟踪随访、健康管理等服务。

3）优化预防接种服务：以纳入国家免疫规划的儿童为重点服务对象，整合现有预防接种信息平台，探索建立基于电子监管码的疫苗全程追溯体系，优化预防接种服务。完善预防接种信息系统功能，开展接种提醒、预约、信息查询等便民服务，提升预防接种服务能力和水平。推进接种信息的异地协同共享，逐步实现一地建卡、异地接种、应种疫苗自动提示等功能，方便儿童在异地接种疫苗。

4）推进妇幼健康服务信息化：加强全国、省妇幼健康信息系统与各级全民健康信息平台、妇幼健康服务机构互联互通。搭建生育健康平台，规范高危孕产妇和新生儿救治、出生缺陷防治、妇幼保健、出生医学证明等在线管理，推进母子健康手册信息化，为妇女儿童提供生育全程医疗保健服务。鼓励利用便携式可穿戴设备获取生命体征数据，开展孕妇胎心监测、妇幼健康家庭监测等内容，为孕产妇提供健康监测与管理。

5）加强对严重精神障碍患者的信息管理、随访评估和分类干预：充分利用严重精神障碍信息系统，以问题为导向抓好严重精神障碍报告患病率、在册管理率、服药率等核心指标。

6）完善公共卫生安全监测预警及应急管理体系建设：基于突发事件监测和信息报告管理制度，提升应急资源调配与指挥调度能力，提高突发公共卫生事件预警与应急响应能力。

7）建立统一、安全、规范的血液管理信息系统，促进全国、省（区、市）各级血站和医疗机构的互联互通：加强稀有血型采供血管理，强化采供血机构信息实时共享、血库存量不足预警预报和血液资源区域调剂。主动推送献血信息，提供查询服务，简化异地用血费用报销程序，提高公民献血积极性。

8）鼓励医疗机构与互联网企业合作，加强区域医疗卫生信息资源整合：探索运用居民健康档案、电子病历、膳食消费、人口流动、环境气候等大数据技术分析手段，开展大数据分析挖掘，预测疾病流行趋势，加强对各类传染病、慢性病、肿瘤、心脑血管病的智能监测和精准预测。加强疾病流行趋势预测和对传染病等疾病的智能监测，提高重大疾病防控和突发公共卫生事件应对能力。利用互联网新媒体手段，向公众提供传染病流行预警、传染病防控知识和营养健康等信息。

9）加强"互联网+医疗"移动监测：对医疗机构和互联网企业平台就诊全过程进行监测，保障"互联网+医疗"的医疗服务质量，同时注意加强各种大数据分析，对"互联网+慢性病诊疗"

患者开展全方位、全周期的病情监测，提前干预、加强疾病进程趋势的预判和及时治疗。

（2）加强"互联网+"医学教育和健康宣教

1）鼓励建立医疗健康教育培训云平台，提供多样化的医学在线课程和医学教育：构建网络化、数字化、个性化、终身化的医学教育培训体系，鼓励医务人员开展疑难杂症及重大疾病病例探讨交流，提升业务素质。

2）实施"继续医学教育+适宜技术推广"行动：围绕健康扶贫需求，重点针对基层和贫困地区，通过远程教育手段，推广普及实用型适宜技术。

3）建立网络科普平台：推动传统媒体与新媒体融合开展健康科普公益宣传，借助互联网建立医院、医生和患者之间的连接，定期为患者推送健康宣教知识，如出院指导、用药指导、饮食宣教等，提供可信的健康宣教服务。利用互联网提供健康科普知识精准教育，普及健康生活方式，提高居民自我健康管理能力和健康素养。

（二）"互联网+"家庭医生签约服务

1. 内涵与功能定位 "互联网+"家庭医生签约服务体系建设旨在通过家庭医生签约服务智能化信息平台建设与应用，鼓励开展网上签约服务，为签约居民在线提供健康咨询、预约转诊、慢性病随访、健康管理、延伸处方等服务，推进家庭医生服务模式转变，改善群众签约服务感受。提高家庭医生团队服务能力，提升签约服务质量和效率，增强群众对家庭医生的信任度。

2. 工作任务

（1）加快家庭医生签约服务智能化信息平台建设

1）加快家庭医生签约服务智能化信息平台建设与应用：推进网上便捷有效的签约服务，形成长期稳定的契约服务关系。加强上级医院对基层医疗卫生机构的技术支持。

2）搭建家庭医生与签约居民信息互动平台：在线提供健康咨询、预约转诊、慢性病随访、健康管理、延伸处方等服务，转变服务模式，增进医患互动，改善签约服务感受。依托全民健康信息平台等信息化资源，进一步优化流程。

（2）畅通双向转诊渠道

1）鼓励上级医院指定专人对接：为签约转诊患者建立绿色通道，家庭医生掌握一定比例的上转号源，并及时获取下转患者相关信息，便于提供后续服务和综合管理，形成线上线下相结合的上下转诊全流程医疗服务模式。通过远程会诊、在线咨询等方式，加强上级医院对基层的技术支持，使家庭医生真正成为居民健康"守门人"。

2）依托医联体，通过远程会诊、在线咨询等方式，加强上级医院对基层医疗卫生机构的技术支持，以信息化手段拓宽家庭医生上转患者渠道，为群众提供优质转诊服务。

（3）建立家庭医生线上考核评价和激励机制：探索线上考核评价和激励机制，提升签约服务质量和效率，增强群众对家庭医生的信任度。鼓励二级以上医院的医生加入家庭医生签约服务团队，提升家庭医生团队服务能力。推进"互联网+"家庭医生签约服务和医养结合工作的有机融合，鼓励发展网约护理、网约家庭医生、网约家庭药师等服务，为签约居民在线提供健康咨询、预约转诊、慢性病随访、延伸处方、健康管理等服务，推进家庭医生服务模式转变，改善群众签约服务感受。

（4）强化重点人群签约服务：实现建档立卡的贫困人口家庭医生签约服务应签尽签。强化重大慢性病患者、居家养老的老年人签约服务，提供转诊、药事及咨询等服务。加强流动人口签约服务，建立健全流动人口健康档案，促进基本医疗卫生服务均等化。

（三）"互联网+"医疗服务

1. 内涵与功能定位 "互联网+"医疗服务体系建设旨在鼓励医疗机构应用互联网等信息技术拓展医疗服务空间和内容，构建覆盖诊前、诊中、诊后的线上线下一体化医疗服务模式。允许依托医疗机构发展互联网医院，支持医疗机构、符合条件的第三方机构搭建互联网信息平台，开展远程医疗、健康咨询、健康管理服务，促进医院、医务人员、患者之间的有效沟通。

2. 工作任务

（1）互联网医院：鼓励医疗机构依托实体医院建设互联网医院，医生在掌握患者病历资料后，允许为复诊患者在线开具处方。在确保医疗质量和信息安全的前提下，积极为患者在线提供部分常见病、慢性病复诊服务，以及随访管理和远程指导，逐步实现患者居家康复，不出家门就能享受优质高效的复诊服务。

鼓励社会力量依托实体医疗机构独立设置互联网医院，支持互联网医院与多类型、多层次医疗服务主体合作，提供线上线下相结合的全流程服务。

加快推进智慧医院建设，运用互联网信息技术，改造优化诊疗流程，贯通诊前、诊中、诊后各环节，改善患者就医体验。各地要建立完善网上预约诊疗服务平台，整合打通各类服务终端，加快实现号源共享，逐步增加网上预约号源比例。

（2）远程医疗：健全区域内远程医疗服务网络，推动上联国家和省级优质医疗资源，下接所有基层医疗卫生机构，开展远程会诊、远程影像、远程培训等服务。统筹建设基于互联网、物联网、大数据、人工智能技术的远程医疗信息平台，重点实现远程会诊、远程影像、远程心电、远程检验、远程病理等功能。

鼓励以远程医疗中心为基础建设，整合各级医疗卫生资源，实现远程医疗服务的综合管理和运营监管。推进远程医疗服务覆盖医联体和县级医疗机构，并逐步向社区卫生服务机构、乡镇卫生院和村卫生室延伸。医联体内要实现各医疗机构的影像、病历等信息共享和音视频通信，提供远程会诊、远程影像诊断、远程心电诊断、远程查房、远程监护、远程培训等服务。

远程影像诊断服务建设。构建省、市、县远程影像云平台，联通乡镇卫生院等基层医疗卫生机构，普遍实现基层检查、上级诊断的远程影像诊断服务新模式，增强居民就医获得感。

（3）"互联网+"医养结合：推广"互联网+"医养结合的老年人服务新模式，以健康档案为核心，利用终端检测、健康管理应用、物联网智能家居设备，通过签约服务的家庭医生对老年人进行持续的健康状况跟踪、动态监测、远程管理和上门服务相结合，为老年人提供个性化、精准化的健康指导，实现预约挂号、网上咨询、远程会诊和网上购药等医疗健康便民服务。

（4）"互联网+"医疗联合体：各地医疗联合体要积极运用互联网技术，加快实现医疗资源上下贯通、信息互通共享、业务高效协同，便捷开展预约诊疗、双向转诊、远程医疗等服务，推进"基层检查、上级诊断"，推动构建有序的分级诊疗格局。促进医疗联合体内医疗机构间检查、检验结果实时查阅、互认共享。推进远程医疗服务覆盖全国所有医疗联合体和县级医院，并逐步向社区卫生服务机构、乡镇卫生院和村卫生室延伸，提升基层医疗卫生服务能力和效率。

（5）互联网+护理服务

1）"互联网+护理服务"主要是指医疗机构利用在本机构注册的护士，依托互联网等信息技术，以"线上申请、线下服务"的模式为主，为罹患疾病、行动不便的特殊人群提供的护理服务。

2）制定完善"互联网+护理服务"管理制度、服务规范和技术标准，确定辖区内"互联网+护理服务"试点项目。向社会公开符合条件的试点医院，接受社会监督。

3）通过开展"互联网+护理服务"试点工作，探索护理服务新模式，依托互联网更好地将护理服务延伸到社区和家庭，为群众提供老年护理、母婴教育、慢性病管理、康复护理、长期照护等服务，进一步满足人民群众多样化、多层次的健康服务需求。

（四）"互联网+"医疗服务价格及医保支付

1. 内涵与功能定位　完善"互联网+"医疗服务的医保支付政策，逐步将符合条件的互联网诊疗服务纳入医保支付范围，建立费用分担机制，促进优质医疗资源有效利用。及时合理制定互联网诊疗收费政策，促进形成合理的利益分配机制，支持互联网医疗服务可持续发展。加快医疗保障信息系统对接，实现医疗保障数据与相关部门数据联通共享，逐步拓展在线支付功能，推进基本医保、大病保险和医疗救助的"一站式"结算。扩大异地就医直接结算定点医疗机构范围，将符合条件的基层医疗卫生机构纳入联网结算。

2. 工作任务

（1）规范"互联网+"医疗服务价格

1）"互联网+"医疗服务价格分级分类管理："互联网+"医疗服务价格按医疗机构所有制形式实行分级分类管理，公立医疗机构提供除满足个性化、高层次等需求外的"互联网+"基本医疗卫生服务，由医疗机构综合考虑服务成本、患者需求等因素自主确定收费标准，并实行市场调节定价。

2）加强医疗机构内部价格行为的监督管理：医疗机构作为"互联网+"医疗服务的责任主体，应进一步规范价格行为。医疗机构应向患者告知项目内容、收费标准等情况，征得患者同意。"互联网+"医疗服务由接诊医疗机构向患者收取医疗服务费用，接诊医疗机构按照协议向其他参与的机构支付费用。在医疗机构现场及网站的显著位置公示所开展的"互联网+"医疗服务价格项目名称、项目内涵、计价单位、价格、说明等内容，并自觉接受社会监督。

（2）保持线上线下合理比价：各地医疗保障部门制定调整"互联网+"医疗服务价格，应保持线上线下同类服务合理比价：一是线上线下服务价格应与服务效用相匹配，保持合理的比价关系和价格水平，体现激励服务与防止滥用并重；二是线上线下服务价格应与经济性改善程度相匹配，使线上服务可以比传统就医方式更有利于节约患者的整体费用；三是线上线下服务价格应与必要成本的差异相匹配，体现医疗服务的共性成本和"互联网+"的额外成本。

（3）将符合条件的"互联网+"医疗服务费用纳入医保支付范围

1）经各地卫生健康行政部门批准设置互联网医院或批准开展互联网诊疗活动的医疗保障定点医疗机构，按照自愿原则，与统筹地区医保经办机构签订补充协议后，其为参保人员提供的常见病、慢性病"互联网+"复诊服务可纳入医保基金支付范围。定点非公立医疗机构提供的"互联网+"复诊服务，鼓励参照定点公立医疗机构的价格和支付政策进行结算。

2）定点医疗机构提供的"互联网+"医疗服务，与医保支付范围内的线下医疗服务内容相同，且执行相应公立医疗机构价格的，应鼓励纳入医保支付范围并按现行规定支付。属于全新内容的"互联网+"并执行政府指导价格的基本医疗卫生服务，应鼓励综合考虑临床价值、价格水平、医保支付能力等因素，确定是否纳入医保支付范围及其相应医保支付标准。

（4）推进"互联网+"医疗保障结算服务

1）根据地方医保政策和提供"互联网+"医疗服务的定点医疗机构的服务内容确定支付范围。例如，参保人在本统筹地区"互联网+"医疗服务定点医疗机构复诊并开具处方发生的诊察费和药品费，可按照统筹地区医保规定支付。其中个人负担的费用，可按规定由职工医保个人账户支付。提供药品配送服务的费用不纳入医保支付范围。鼓励各地从门诊慢特病开始，逐步扩大医保对常见病、慢性病"互联网+"医疗服务支付的范围。

2）结合门诊费用直接结算试点，参照国家医疗保障局和财政部联合发布《关于推进门诊费用跨省直接结算试点工作的通知》（医保发〔2020〕40号）规定的异地就医结算流程和待遇政策，探索"互联网+"医疗服务异地就医直接结算。

3）推进异地就医结算，持续扩大联网定点医疗机构范围，逐步将更多的基层医疗卫生机构纳入异地就医直接结算。进一步做好外出务工人员和广大"双创"人员异地住院费用直接结算。

（5）完善医疗保障信息系统互联互通

1）加快医疗保障信息系统对接整合，实现医疗保障数据与相关部门数据联通共享，逐步拓展在线支付功能，为参保人员提供更加便利的服务。加快推进医保信息平台和同级全民健康信息平台的互联互通和数据共享。进一步优化支付流程，改善结算模式，逐步扩展覆盖社会保障卡支付、居民健康卡支付、银行卡支付和第三方支付的在线支付功能，推进"一站式"结算。

2）大力推行医保智能审核和实时监控，将临床路径、合理用药、支付政策等规则嵌入医院信息系统，严格医疗行为和费用监管。大力推行医保智能审核和实时监控，严格医疗行为和费用监管。

（五）"互联网+"药品供应保障服务

1. 内涵与功能定位　药品供应保障体系作为国家卫生体系的重要组成部分，以保障人民群众健康为导向，建立健全综合监管体制，维护医药卫生秩序和健康服务秩序，是实现保护人民群众健康目标的重要途径之一。尤其在新型冠状病毒感染防控背景下，形成公共卫生事件应急药品保障体系和常态化抗疫药品保障体系更是体现我国医疗卫生领域治理能力、推进国家治理和社会主义现代化事业发展的重要手段之一。药品供应保障体系涉及药品的生产、流通、采购、储备等环节，只有各个环节同时发力才能确保药品及时、准确、安全地供应和保障。"互联网+"药品供应保障服务以互联网与信息化手段，推进医院内智慧药房、药学服务发展，推动处方流转、信息互联互通与第三方机构配送建设，并提升短缺药品供应保障能力。

2. 工作任务

（1）加强院内智慧药房、药学服务与第三方配送建设

1）支持医院处方系统与药房配药系统对接，推进智慧药房建设：充分利用信息化手段，实现处方系统与药房配药系统无缝对接，缩短患者取药等候时间。对线上开具的常见病、慢性病处方，经药师审核后，医疗机构、药品经营企业可委托符合条件的第三方机构配送。开设微信公众号、患者客户端等，方便患者查询处方信息、药品使用、注意事项等。

2）探索医疗机构处方信息与药品零售消费信息互联互通、实时共享，促进药品网络销售和医疗物流配送等规范发展。鼓励社会力量建设和运营药事服务平台，提供电子处方审核、合理用药咨询和药品销售配送等服务。

3）推广处方流转平台，探索建立全国或全省统一的处方流转系统：构建医疗机构医生电子开方、药师电子审方、药品零售企业配药、物流送药上门或患者就近便捷取药的药事服务新模式。发展配送中心，支持和鼓励医院、药店、符合条件的第三方机构共同参与处方流转、药品物流配送。依法加强电子处方流转环节监管，嵌入数字签名，确保处方流转的结果记录清晰、过程可追溯。

4）加强线上线下服务整合链接，实现药学工作一体服务：加强线上药品供应保障和用药信息监管，增强药物咨询、用药监测的可获得性，提升药品物流配送到家的方便性。提升线下药品供应、处方调剂、合理用药服务、血药浓度监测、药学基因检测等线下服务的质量和效率。加强线上线下药学服务无缝链接，覆盖药学服务全过程，促进全方位地为患者提供优质高效的药学服务。

（2）完善药品供应保障信息系统：依托全民健康信息平台，基于互联网的短缺药品多源信息采集和供应业务协同应用，加强药物供应保障、药物使用监测、合理用药监管、药事资源管理、满意度测评。构建药品使用追溯体系，涵盖药品采购、验收、入库、发放、使用、不良反应报告全流程，保障患者用药安全。提升基本药物目录、仿制药品目录遴选等能力，加强药品研发、生产、流通、使用等多源信息采集，提升短缺药品供应保障能力。医疗机构或医联体内部加强沟通，做好短缺药品、罕见病药物信息收集工作，及时通过短缺药品监测预警网络报告公布、应对处置药品短缺信息。

（六）"互联网+医疗健康"信息化保障

1. 内涵与功能定位　信息化能力建设与数据信息安全保障是促进"互联网+医疗健康"服务体系健康发展的重要技术支撑。医疗信息化发展是指将信息技术运用到医院与公共卫生的管理系统和各项业务系统中，对医院、公共卫生系统进行流程化管理，实现特定的业务功能，提高医疗机构工作效率和服务质量，是"互联网+医疗健康"服务体系发展的关键方面之一。同时，在"互联网+医疗"时代下，医疗数据成为医疗机构的核心资产，医疗数据关系到个人隐私安全及公众利益的安全，保障数据安全、做好数据的安全防护成为保障行业健康发展的关键。

2. 工作任务

（1）推进全民健康信息平台建设：坚持部门协同、多方参与，进一步加强全民健康信息平台

建设，完善平台功能，改造各级各类医疗机构基础数据接口并接入区域全民健康信息平台，重点采集人口、公共卫生、医疗服务、医疗保障、药品供应、综合管理等方面数据，畅通部门、区域、行业之间的数据共享通道，促进全民健康信息共享应用。

（2）提高医疗机构信息化水平：推进以电子病历为核心的医院信息化建设，健全医院信息平台功能。在住院病历、医嘱信息化基础上，将电子病历向门诊、药学、护理、麻醉手术、影像、检验、病理等各诊疗环节拓展，全面提升临床诊疗工作的信息化程度。二级以上医院要加快实现院内医疗服务信息互联共享和业务协同，依托实体医疗机构实现数据共享和业务协同，提供线上线下无缝衔接的连续服务，推动区域信息共享互认，推动医疗机构间电子病历、检查检验结果、医学影像资料等医疗健康信息调阅共享，逐步实现覆盖省域甚至全国的信息互认。

（3）打通全方位全周期医疗服务链条：提升健康信息全口径收集能力，依托电子政务外网，建立跨部门、跨区域、跨行业之间的数据共享通道。推动各级卫生健康数据高标准汇聚、高质量共享、高水平挖掘、高层次应用，为医疗机构间医学相关数据共享服务提供基础数据支持，为慢性病变化趋势预测、区域重点疾病谱绘制、传染病溯源、医疗质量监管和评价等提供技术支持，为优质医疗资源的拓展和下沉、临床专科的调整和设置、特殊疾病临床救治投入等提供决策支持，努力实现全人群全生命周期的健康数字化管理。

（4）加强全民健康信息标准化体系建设：促进全民健康信息基础设施标准化建设，加快全民健康信息平台标准化建设，强化全国医院信息平台标准化建设，推进基层医疗卫生机构信息标准化建设，统筹做好电子病历系统应用水平分级评价和卫生健康信息标准应用成熟度评价工作，推进医院信息标准评价一体化，完善公共卫生信息标准化建设，优化政务服务一体化平台标准化建设，统筹中医药信息标准化建设。加强全民健康信息数据库标准化体系建设，全面优化全员人口信息数据库。加快电子健康档案数据库建设，规范电子病历数据库建设，完善基础资源数据库建设。

（5）建立健全网络与信息安全建设：加强医疗机构、健康信息平台、智能医疗设备等数据应用服务的信息防护，按照国家网络安全等级保护制度和信息安全审查制度，建立完善数据安全管理责任制度，明确防护责任，制定防护措施，落实定级备案、等级测评和安全建设整改等重点工作，并定期开展信息安全隐患排查、监测和预警。严格执行信息安全和医疗健康数据保密规定，建立完善个人隐私信息保护制度，严格管理患者信息、用户资料、基因数据等，对非法买卖、泄露信息行为依法依规予以惩处。医疗机构不得将患者信息等敏感数据存储在境外服务器，未经国家有关部门安全评估，不得向境外机构提供数据。"互联网+医疗健康"服务产生的数据要全程留痕、可查询、可追溯，满足行业监管需求。

（七）"互联网+医疗健康"质量监管

1. 内涵与功能定位　"互联网+医疗健康"服务体系建设重点与本质为服务的提供，对"互联网+医疗健康"展开质量监管，以促进互联网诊疗健康发展为目标，以保障医疗质量和安全为根本，对开展互联网诊疗活动的医疗机构、人员监管、业务监管、质量安全监管、监管责任等方面明确监管要求，对规范互联网诊疗活动，防范化解互联网诊疗安全风险，保障医疗服务安全和质量具有重要意义，引领行业回归本质初心，推动互联网诊疗高质量发展。

2. 工作任务

（1）规范"互联网+医疗健康"质量监管：及时制定完善促进和规范"互联网+医疗健康"发展的相关配套制度，健全相关机构准入标准，减少准入限制。"互联网+医疗健康"服务平台等第三方机构应当确保提供服务的人员资质符合有关规定要求，并对所提供的服务承担责任。加强事前、事中、事后监管，确保医疗健康服务质量与安全。建立卫生健康行业"黑名单"制度，加强对互联网失信行为的记录、公示和预警。建立医疗责任分担机制，推行在线知情同意告知，防范和化解医疗风险。建立健全依法联合惩戒体系，实现"一处违法，处处受限"。建立互联网医疗服务评价监督奖惩机制。

（2）建立沟通机制与联席会议机制：成立各级政府领导任组长的"互联网+医疗健康"领导小组，召开会议，听取汇报，互通情况，充分发挥各部门职能作用，确保各项任务稳步推进、落到实处。各级政府部门要结合"互联网+医疗健康"实践情况，及时出台配套政策措施，推进工作措施和任务的落实。

（3）提高"互联网+"行业监管水平：推进医疗服务智能监管系统和疾病诊断相关分组（DRG）预付费系统的区域医疗服务评价系统部署与应用，加强医疗机构诊疗行为、费用的全程监管和服务能力、效率的分析评价。落实《互联网诊疗监管细则（试行）》，加强事前、事中、事后监管。建设省域甚至全国的"互联网+医疗健康"监管平台，按照属地化管理，实行线上线下统一监管，重点对互联网医院的人员资质、处方、诊疗行为、患者隐私保护和信息安全等内容进行监管。

三、保　障　措　施

"互联网+医疗健康"相应的保障措施，一般包括以下内容：

（一）加强组织保障

各地卫生健康行政部门和医疗机构要加强组织领导，建立联动机制，加强沟通协调，推进"互联网+医疗服务"工作有序开展。做好部门协调，层层落实责任，确保相关部署落到实处，根据相应行政区域要求，制订和完善本地"互联网+医疗健康"服务实施意见或行动计划。

各地区、各部门要以动态发展的眼光看待"互联网+"，在实践中大胆探索拓展，相互借鉴"互联网+"融合应用成功经验，促进"互联网+"新业态、新经济发展。有关部门要加强统筹规划，提高服务和管理能力。各地卫生健康行政部门要牢牢把握互联网等信息化技术带来的发展机遇，主动作为，指导医疗机构充分利用信息技术，不断改善医疗服务，提高医疗质量和服务效率。要从加强准入管理、完善配套政策、建立监管平台等方面共同着手，在解决实际问题中不断满足人民群众就医新需求，协调推进信息技术与医疗服务深度融合、健康发展。

（二）注重价格监测和跟踪评估

各地卫生健康行政部门要及时跟踪评估"互联网+医疗健康"服务工作进展。对"互联网+"医疗服务机构的数量、类型、服务量及费用、药品种类及费用等情况做好统计监测。以公立医疗机构为重点，加强医疗服务价格日常监测监管，及时报告工作中出现的新情况、新问题。相关部门对线下项目服务形式改变后，费用出现较大波动的情况，要及时开展调查，动态调整或指导公立医疗机构及时调整价格。

（三）确保质量安全

各级卫生健康行政部门要坚守医疗质量和安全底线，按照《互联网诊疗管理办法（试行）》《互联网医院管理办法（试行）》《远程医疗服务管理规范（试行）》《关于进一步推动互联网医疗服务发展和规范管理的通知》等文件要求，加快推进相应互联网医疗服务监管平台建设，加强互联网医疗服务监管。各医院要高度重视信息和网络安全，构建与智慧医院相匹配的网站安全、系统稳定、数据安全等安全体系。要加强互联网医疗服务中的患者隐私保护，完善隐私保护有关制度和措施。

（四）做好政策解读和宣传推广

加强"互联网+医疗健康"发展政策解读，大力宣传应用发展的重要意义和应用前景，积极回应社会关切，形成良好社会氛围。积极引导医疗机构和社会力量参与开展形式多样的科普活动，宣传普及"互联网+"医疗应用知识，不断提升人民群众掌握相关应用的能力和社会公众健康素养。

各级卫生健康行政部门、各医院要认真做好工作总结，加强同宣传部门和媒体的沟通合作，挖掘运用信息技术改善医疗服务、建设"互联网+医疗健康"的有效做法和先进典型，加强典型宣传，发挥示范引领作用，带动整体水平不断提升。

各地要加强医务人员培训指导，使医务人员掌握"互联网+"医疗服务医保支付规定，引导医务人员提供规范的医疗服务。合理引导人民群众和医药机构预期，积极回应社会关切，为"互联网+"医疗服务发展创造良好环境。

案例

中国医学科学院皮肤病医院"互联网医院"的探索之路

互联网改变了当代人们的生活方式，2020 年新冠疫情突发，中国医学科学院皮肤病医院在短时间内搭建起"在线问诊、开方、调剂及配送"的互联网医院服务平台，并于 2020 年 3 月上线试运行。经过将近一年的运行，该院互联网医院服务人次位居江苏省各互联网医院首位。

"互联网医院"医生利用图文问诊的形式，在确定患者实名制就诊和掌握患者病情的前提下，通过碎片化时间为皮肤病复诊患者提供在线诊疗服务，开具处方。药师对处方进行审核后，患者在线支付并选择药品配送方式，可以快递药品到家，也可以到院门诊药房窗口自取。极大地方便了复诊患者问诊购药，互联网医院运行仅 9 个月诊疗服务就突破了 10 万人次，受到广大患者的一致好评。

总结看来，中国医学科学院皮肤病医院"互联网医院"发展时间虽然短，但是却有不少亮点，取得了显著的成效。首先是医院选择了适合互联网医院开展的学科——皮肤病，皮肤病主要表现在体表，也适合互联网医院复诊，尤其是偏远地区的复诊患者，大大减少了他们出行到院的时间成本和金钱成本。其次是医院选择线上、线下同质化管理，线上同样享受到线下实体医院的本院特色的自制制剂。诊疗水平、电子发票、药师处方审核等均与线下一致，满足患者就医服务便捷性。最后是医院选择资质合规、口碑良好的物流，在选择具有药品配送资质的快递基础上，精心挑选了口碑良好、配送通畅的物流，运送过程中产生的药品破损，由快递公司全权负责。确保患者能够及时安全地使用到药品，解除患者病痛。

"互联网医院"的在线诊疗与"药品快递到家"的模式，在患者中获得了广泛好评，当然，互联网医院的发展还存在一定的挑战和问题，互联网医院的发展也一直在路上。

中英文名词对照

中文	英文
互联网+医疗健康	internet plus healthcare
互联网医疗	internet healthcare
医疗卫生信息与管理系统协会	Healthcare Information and Management Systems Society，HIMSS
移动医疗	M-health
美国远程医疗协会	American Telemedicine Association，ATA
远程医疗	telemedicine,telehealth
智慧医疗	smart healthcare

参 考 文 献

胡姝敬, 2019. 智慧医疗的优势、特点[J]. 电子技术与软件工程, (1): 249.

马洁, 2019. 我国互联网医院的发展策略研究[D]. 昆明: 云南大学.

马思琦, 曹阳, 2021. "互联网+医疗"纳入医保支付的相关研究及政策建议[J].现代商贸工业, 42(35): 99-100.

孟群, 尹新, 梁宸, 2016. 中国互联网医疗的发展现状与思考[J]. 中国卫生信息管理杂志, 13(4): 356-373.

宋锐, 郁敏杰, 马龙飞, 等, 2022. 上海某社区基于"互联网+"家庭医生签约服务实践研究[J]. 智慧健康, 8(09): 1-3+46.

孙倩倩, 周守君, 2022. 我国远程医疗的现状、问题及发展对策[J]. 南京医科大学学报(社会科学版), 22(1): 25-30.

王淼, 何悦, 张焜琨, 等, 2020. 国内互联网医院运营模式的比较[J]. 中国卫生资源, 23(2): 110-113.

王学成, 侯劭勋, 2018. 互联网医疗: 前言、实践与案例[M]. 上海: 东方出版中心.

王之晨, 冯靖祎, 2022. 我国基于物联网技术的智慧医疗系统及其发展应用[J]. 中国医疗设备, 37(1): 174-179.

谢洪彬, 蒋收获, 贝文, 等, 2021. 互联网医疗与"健康中国"战略融合要义分析[J].上海预防医学, 33(8): 659-663.

熊晶晶, 黄云云, 徐鹏宇, 等, 2021. 新冠肺炎疫情前后我国东、中、西部地区"互联网+医疗健康"相关政策分析[J]. 中华医院管理杂志, 37(11): 883-888.

由加波, 2018. 智慧医疗的优势、特点浅析[J]. 大庆社会科学, (2): 130-131.

张瑞利, 王刚, 2022. "互联网"医疗服务供给: 模式比较及优化路径[J]. 卫生经济研究, 39(3): 32-37.

张世红, 琚文胜, 沈韬, 2020. 疫情形势下互联网医疗的发展展望[J]. 中国数字医学, 15(9): 15-17+48.

Wolfram L,2012. Health-enabling technologies for the elderly—An overview of services based on a literature review[J]. Computer Methods and Programs in Biomedicine, 106(2): 70-78.

思　考　题

1. "互联网+医疗健康"的概念是什么?
2. 互联网医疗健康服务体系包含哪些内容?
3. "互联网+医疗健康"与传统的医疗服务模式有哪些不同?
4. 案例中国医学科学院皮肤病医院的"互联网医院"发展存在哪些优势与问题?
5. "互联网+医疗健康"未来发展对策思考?

（钱东福）

第十八章　医疗联合体规划

学习目标

通过本章的学习，你应该能够：

掌握　医联体的分类；医联体规划重点任务、组织管理与保障。

熟悉　我国医联体发展现状；医联体指导思想与规划目标及原则。

了解　医联体与分级诊疗制度出台背景；我国分级诊疗制度建设进展。

本章主题

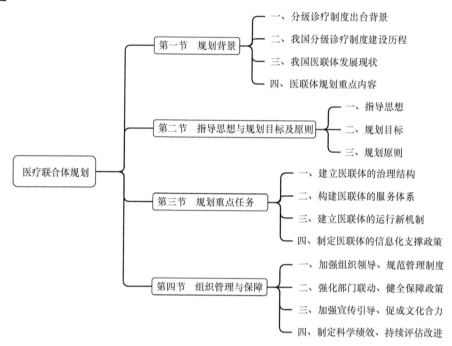

第一节　规　划　背　景

一、分级诊疗制度出台背景

（一）国际背景

分级医疗是将疾病按照轻重缓急程度及治疗的难易程度进行分级诊治，以实现不同级别和不同服务专长的医疗机构诊治相应严重程度或类别的疾病，旨在达到治疗及时、效果良好，合理化费用支出，促进医疗机构间分工协作，有效配置医疗卫生资源的目的。分级医疗既是以患者健康需要而展开的全科与专科医疗之间的分工协作，也是逐级双向转诊与分类相互转诊的过程。

分级医疗方式较早出现在英国的国家卫生服务体系中。随后，原英属殖民地国家和一些欧洲发达国家纷纷效仿。20 世纪 50 年代，世界卫生组织开始倡导各国构建分工合理的分级医疗制度，大多数国家开始构建三级医疗卫生体系，部分国家构建四级结构或者二级结构的医疗卫生体系。例如，德国划分为社区卫生服务机构、专科医院、综合医院和大型医院四级就诊格局；新加坡则为初级诊疗与医院两级就诊格局。国外建立分级医疗制度的改革主要从两方面入手，一是强化初级医疗服务，二是纵向整合医疗服务体系，通过两方面制度建设逐步形成社区首诊和双向转诊，并实现以基层为中心的分级医疗服务体系。

虽然国外没有分级诊疗制度（tiered healthcare system）的明确定义，但是有与之相关的概念，如"分级医疗""三级医疗卫生服务模式""守门人制度"等，社区首诊与转诊制度统称为"守门人制度"。守门人制度是患者需要医疗服务时应到全科医生处就诊，在被诊断为疑难杂症或超出全科医生治疗能力时转到专科医生处治疗，全科医生负责患者整个治疗过程的管理和协调。

（二）国内背景

总体而言，当前我国医疗资源配置仍然呈现"倒三角"状态，城市比农村地区的情况更加严峻。优质医疗资源主要集中在城市特别是大城市，而城市中的医疗资源又主要集中在大医院里，基层医疗卫生机构尤其是广大农村地区优质医疗资源十分匮乏、医疗服务能力亟待大幅提升。合理配置医疗资源可谓是建立和完善分级诊疗制度的政策起点、政策目标和政策抓手。

新中国成立之初，我国医疗资源配置统一遵循国家的计划整体安排，政府根据医疗机构所属行政等级及其功能定位实行财政全额拨款，逐渐构建了覆盖城乡的三级医疗卫生服务网络。计划经济时期，虽然我国医疗资源配置的总体仅处于较低水平，但是其取得了相对较好的健康效益，卫生发展取得的巨大成就得到了世界卫生组织和全球范围多数国家的广泛认可。

随着我国改革开放，特别是社会主义市场经济制度逐步建立，不仅卫生事业发展的大环境发生了深刻变化，而且医疗机构和医疗相关制度也不得不伴随经济改革和社会发展而发生重大变革。特别是囿于改革开放初期财政资金短缺、原有的农村合作医疗、劳动保障和公费医疗制度逐渐退出历史舞台，新的医疗保障制度未能且难以及时跟进，以医院为代表的医疗机构被迫置于市场中生存，政府调控医疗资源合理配置的能力弱化。与此同时，人民群众的收入水平和生活水平日益提高，普通患者不再满足于原先"偏低水平"的基层医疗卫生服务，转而涌向城市三级医院，催生了城市三级医院的快速发展和规模扩张，出现了大城市大医院"门庭若市"、城市基层和农村医疗机构"门前冷落"的就医现象，进而产生了不同人群不同程度的"看病难""看病贵"问题。这种区域之间、机构之间长期存在的医疗资源配置"倒三角"现象，制约了我国医疗卫生服务体系的健康发展。解决我国当前优质医疗资源总量不足、配置不平衡、基层服务能力仍然较弱的最切实可行的办法就是着力推进分级诊疗制度建设、科学规划并重塑医疗卫生服务体系。

二、我国分级诊疗制度建设历程

1997年，中共中央、国务院印发《关于卫生改革与发展的决定》（中发〔1997〕3号）（简称《决定》），文件中提出在城市建立"双向转诊"制度，改革城市卫生服务体系，积极发展社区卫生服务，逐步形成功能合理、方便群众的医疗卫生服务网络。该《决定》开启了我国探索建立城市地区社区卫生服务机构与预防保健机构、医院合理的分工协作关系的卫生发展新动向。

2009年，我国启动新一轮医药卫生体制改革，特别提出要"引导一般诊疗下沉到基层，逐步实现社区首诊、分级诊疗和双向转诊"。通过公立医院改革的一系列措施，如控制普通门诊规模、帮扶基层，促进医院与社区之间的上下联动，形成治疗-康复-长期护理服务链，以及建立全科医生制度，促进分级诊疗制度的建设。在学术界，国内学者通过广泛调研，创新性应用计划行为理论、信号理论等多种理论工具，结合运筹学、计量经济学等多元方法，努力为制定和完善分级诊疗制度提供理论支撑和实践依据。

2015年，国务院办公厅《关于推进分级诊疗制度建设的指导意见》（国办发〔2015〕70号）文件明确要求构建适合我国国情的分级诊疗制度，逐步建立"基层首诊、双向转诊、急慢分治、上下联动"的分级诊疗模式。旨在通过完善分级诊疗制度体系，形成医疗机构分工协作机制，加强全科医生队伍建设，实现优质资源下沉，提高医疗资源利用整体效率和效益。2016年召开的全国卫生与健康大会将分级诊疗定位为5项基本医疗卫生制度之首，同年10月，国家印发《"健康中国2030"规划纲要》，确立了分级诊疗优先发展，保基本、强基层的政策。2019年12月28日，第十三届全国人民代表大会常务委员会第十五次会议通过了《中华人民共和国基本医疗卫生与健康促进法》，明确指出要推进基本医疗服务实行分级诊疗制度，因地制宜建立医疗联合体等协同联动的医疗服务合作机制。

分级诊疗制度建设是一个长期的过程，不同时期的建设和改革重点有所不同。近期，我国医改政策调整的重点是以存量资源的整合优化为主，通过基层家庭医生签约服务、医疗联合体和医疗机构功能监管，初步构建了分工合作的医疗服务体系，同步通过经济激励措施等提高需方参与分级诊疗的积极性。中期来看，则需要着重构建优质全科医学服务体系，培养一批胜任力强的全科医师队伍，缩小城乡和地区间医疗服务供给的能力差异。远期而言，则要通过医保战略性购买来构建更加高效的分级诊疗体系，发挥医疗保险对供需双方医疗行为的激励和约束力度，真正实现基层医疗服务能力的同质、安全、人性化，达到患者愿意去、医院敢于放、基层接得住的分级诊疗制度建设目标。

三、我国医联体发展现状

（一）医联体相关政策

2013 年，国家卫生计生委明确鼓励各地市州探索构建医疗联合体。2015 年，国务院办公厅发布《关于推进分级诊疗制度建设的指导意见》（国办发〔2015〕70 号），探索建立医疗联合体等多种分工协作模式。医疗联合体（medical alliance）（简称"医联体"）建设正式成为推动分级诊疗制度建设的重要抓手，成为医疗卫生服务体系自我整合、自我优化和自我提升的主要内容。2017 年，国务院办公厅《关于推进医疗联合体建设和发展的指导意见》（国办发〔2017〕32 号）的文件进一步指出，要不断完善医联体组织管理模式、运行机制和激励机制，推动构建分级诊疗制度，实现发展方式由"以治病为中心"向"以健康为中心"转变，同时明确了医联体建设的四种组织模式，即城市医疗集团（urban medical group）、县域医共体、跨区域专科联盟、远程医疗协作网，为医联体建设提供了政策框架和发展方向。2020 年，我国医联体建设进入规范化发展阶段，《医疗联合体管理办法（试行）》（简称《管理办法》）出台。《管理办法》在中央全面深化改革委员会第十四次会议提出"加快健全分级诊疗制度"和"完善医防协同机制"，这些是在重点医改任务和新冠疫情防控等政策背景下出台的，《管理办法》特别强调了医联体在传染病疫情防控中发挥的作用以及加强医联体公共卫生职能，同时鼓励社会办医参与医联体建设，保障患者权利，以期进一步规范化和精细化医联体管理。

（二）医联体基本概念

医联体是我国建设整合型医疗卫生服务体系的具体表现形式之一，主要指在一定区域内，由不同类型、层级的医疗卫生机构组成，责任利益共同分担，以医疗资源整合为目的的卫生服务提供与居民健康管理的统一体。从统计数据来看，目前参与医联体的成员单位绝大多数为公立医院。

无论是从理论上，还是从政策实践的角度，组建医联体的首要目的都是强基层，其次是促进医院与基层医疗卫生机构之间的纵向整合、互补式发展，进而努力实现重塑医疗卫生服务体系、推动基层首诊和双向转诊，达到分级诊疗的政策目标。

伴随疾病谱改变和居民健康需求水平提高，医联体通过对区域居民健康的全过程管理，既能达到控制医疗费用过快增长的目的，也能助力合理就诊秩序的构建，逐渐提高居民健康水平。可见，在政策设计上，作为居民多层次医疗卫生服务的提供者，医联体还履行整合医疗卫生服务体系和公共卫生体系的任务，扮演居民健康管理者的角色。

（三）医联体发展与组织形式

1. 医联体初建 20 世纪 80 年代初，我国已开始探索医院集团建设。早期组建的医院集团其实就是医联体的雏形，大多是以医院之间的资源共享为目的的医疗协作形式；后来，各级各类医疗机构逐步以医院资产、医疗技术和设备，以及临床培训等多种要素为纽带，形成了纵向整合、横向整合或纵横交错整合等多种模式的医联体。1996年，南京鼓楼医院牵头组建医院集团，采用包括三家三甲医院的横向整合模式。2000～2010年，全国各地组建的50多家医疗集团中，大多数都是三级医院与二级医院，或三级医院之间强强联合型组织形式，其中有12家医疗集团成员包含了社区卫生服务机构。

医联体既有不同级别医院之间、医院与基层医疗卫生机构之间的纵向整合，形成市-区（县）联合共建、区（县）-基层整合、市-区（县）-基层一体化的组织整合方式，也有三级医院与社区之间、非同一市或区（县）域的医院之间等跨层次、跨区域的组织整合形式。

2. 医联体组织形式及其概念　如前文所述，我国医联体的组织形式，主要分为城市医疗集团、县域医共体、跨区域专科联盟和远程医疗协作网四种。

（1）城市医疗集团：在组织特征和发展目标上与县域医共体没有本质区别。国家政策的重点是协同农村医疗卫生服务体系改革，组建城市紧密型医疗集团，力争达到强基层和促发展的卫生改革目标。

（2）县域医共体：是以县级医院为龙头、乡镇卫生院为枢纽、村卫生室为基础，构建的三级联动的县域医疗卫生服务体系。《医疗蓝皮书：中国县域医共体发展报告（2021）》数据显示，2019年初我国计划推出500家紧密型县域医共体，逐步发展到了2021年的775家，初期的松散型医共体也在向半紧密和紧密型转变。例如，福建省三明市的尤溪县医共体由初期的松散型先是过渡到半紧密型，再发展成为以尤溪县总医院为龙头的紧密型医共体。

（3）跨区域专科联盟：多为跨区域的医疗机构之间根据优势专科资源，以专科协作为纽带，以重点提升重大疾病救治能力为目的组建的医联体。2018年，北京市儿科医联体成立，这是我国较早成立的跨区域性儿科专科联盟。

（4）远程医疗协作网：主要面向基层、边远和欠发达地区，由公立医院向基层医疗卫生机构提供远程医疗、远程教学、远程培训等服务。2012年，为了向偏远地区提供远程医疗服务，中日友好医院经国家卫生部批准，设立了"卫生部远程医疗管理培训中心"，服务全国多家省、市、县级医院，是我国较早成立国家远程医疗试点的大型三甲医院。

知识拓展

医师自由执业与医生集团

医联体组织形式多样，除了常见的城市医疗集团、县域医共体、跨区域专科联盟和远程医疗协作网之外，还有医生集团、区域学科联盟等多种形式。自2014年被引入国内起，医生集团（physician group）以有别于医院和个人诊所之外的医疗执业模式为我国医疗卫生服务行业注入了活力。2016年10月，"要积极探索医师自由执业、医师个体与医疗机构签约服务或组成医生集团"被写入《"健康中国2030"规划纲要》，我国已经开始鼓励组建医生集团。医生集团的组建方式多样化，主要有以下三种：由体制内医师发起成立，医师以多点执业的方式开展执业活动；或者将执业平台嵌入医联体内（如华西医生集团），为签约医生提供进修和晋升等额外保障；亦或者由自由执业医生主导，提供专业性且更加个性化的诊疗服务。

---

3. 医联体发展　2019年，国家卫生健康委员会发布《关于推进紧密型县域医疗卫生共同体建设的通知》（国卫基层函〔2019〕121号）和《关于开展城市医疗联合体建设试点工作的通知》（国卫医函〔2019〕125号）。我国医联体建设自此逐渐趋向于紧密型组织模式。与此同时，我国开始了医联体功能、结构和运营模式多元化的探索，部分有条件的地区呈现出数字化赋能的发展趋势。例如，医联体逐步整合护理院、疗养院、疾病预防控制机构、健康教育机构等，形成多元化发展格局；医联体逐步整合了预防保健服务、医养结合服务等健康服务功能，努力实现医养结合、医防融

合和全生命周期的健康服务。国内已有地区试点组建医联体时，采用多中心、多节点的网状结构，纳入区域内所有医疗机构，二级、三级公立医院作为医疗服务中心，基层医疗卫生机构为医疗服务站，平台内所有服务中心均可接收其他任何单位提出的远程诊断、会诊等医疗服务申请，每个服务中心或者服务站亦可以向任何其他服务中心申请远程诊断、会诊医疗服务。正在创建数字化医联体的地方，通过智能化、移动化和网络化等特征使医联体突破其行政隶属、时空等限制，各级医疗机构互动增加，使得医疗资源纵向和横向流动都更加便捷且目标明确。

四、医联体规划重点内容

医联体由各地根据本地区分级诊疗制度建设实际情况，因地制宜、分类指导，充分考虑医疗机构地域分布、功能定位、服务能力、业务关系、合作意愿等因素，充分发挥中央、地方、军队、社会各类医疗资源作用，尊重基层首创精神，探索分区域、分层次组建而成，推动优质医疗资源向基层和边远贫困地区流动。本章关于医联体的规划以所需要的共性内容作为主体，部分小节根据不同类别组织形式的特点分类介绍。

（一）城市医疗集团规划重点内容

城市医疗集团规划的重点内容包括，以紧密型城市医疗集团建设为载体，构建城市网格化医疗服务新体系；以服务整合和一体化管理为基础，形成紧密型城市医疗集团建设新模式；以优质资源下沉和有效共享为核心，构建分级诊疗服务新格局；以完善配套支持政策为重点，建立激励约束新机制。

（二）县域医共体规划重点内容

县域医共体规划的重点是，进一步完善县域医疗卫生服务体系，提高县域医疗卫生资源配置和使用效率，加快提升基层医疗卫生服务能力，推动构建分级诊疗、合理诊治和有序就医新秩序。

（三）跨区域专科联盟规划重点内容

跨区域专科联盟规划的重要任务是根据患者跨区域就诊病种及技术需求情况，有针对性地统筹并利用卫生资源。着力提升重大疫情防控救治能力，主要针对群众健康危害大、看病就医需求多的重大疾病、重点学科的专科联盟加强建设，优先推进肿瘤、心血管、脑血管、儿科、妇产科、麻醉科、病理科、精神科等短缺医疗资源的专科联盟建设，积极推进呼吸、重症医学、传染病等专科联盟。

专科联盟规划应将以下三项工作作为重点内容。其一，以专科协作为纽带，充分发挥牵头医院的技术辐射带动作用，通过专科共建、教育培训协同合作、科研和项目协作等多种方式，提升成员单位的医疗服务能力和管理水平。其二，在确保数据安全的前提下加强数据信息资源共享、安全管理。其三，加强医疗质量管理，细化医疗质量管理标准与要求，指导成员单位强化医疗质量管理，提升医疗服务同质化水平。

（四）远程医疗协作网规划重点内容

远程医疗协作网规划重点是充分结合区域全民健康信息平台建设，以委属（管）医院、高校附属医院、省直属医院和妇幼保健院等为主要牵头单位，重点发展面向边远、贫困地区的远程医疗协作网，完善"省、市、县、乡、村"五级远程医疗服务网络。牵头单位与成员单位通过签订远程医疗服务合作协议，明确双方权利义务，保障医患双方合法权益。牵头单位根据合作协议对协作网成员单位发挥技术辐射带动作用，运用远程医疗、远程会诊、远程查房、远程教学、远程心电检查、远程监护等形式，推进互联网诊疗；同时利用信息化手段，下沉优质医疗资源，提升基层医疗卫生服务能力，提高优质医疗资源可及性。

第二节　指导思想与规划目标及原则

一、指 导 思 想

以党的十八大、十九大和二十大精神，以及全国卫生与健康大会精神为指导，贯彻落实党中央和国务院的决策部署，基于统筹推进"五位一体"总体布局和协调推进"四个全面"战略布局，以及创新、协调、绿色、开放、共享的新发展理念，坚持以人民为中心的发展思想，立足经济社会和医药卫生事业发展的实际国情，以落实医疗机构功能定位、提升基层服务能力、理顺双向转诊流程为重点，不断完善医联体组织管理模式、运行机制和激励机制，逐步建立完善不同级别、不同类别医疗机构间目标明确、权责清晰、公平有效的分工协作机制，全面推动构建分级诊疗制度体系，努力促进卫生健康发展方式由"以治病为中心"向"以健康为中心"转变，通过卫生健康现代化护航全面实现中国式现代化战略目标。

二、规 划 目 标

（一）规划目标的设定方向

医联体与分级诊疗规划目标的设定是规划最重要的环节。分级诊疗规划的重点是制度建设，旨在建立"基层首诊、双向转诊、急慢分治、上下联动"的制度；而医联体规划的重点是体系建设，旨在助力达到建设分级诊疗制度的规划目标。两者结合起来，将以下四个方面作为各地区域卫生健康事业宏观背景下的医联体与分级诊疗规划的阶段性或总体目标。

1. 重塑医疗卫生服务新体系　形成大医院与基层医疗卫生机构之间的互动服务模式，充分发挥基层医疗卫生机构的"守门人"作用，重点解决常见病、多发病的诊治，助力居民科学合理和有序就诊与转诊，助推基层首诊、双向转诊的分级诊疗制度建设。

2. 打造"融合+协同"的基层卫生发展新模式　通过科学规划县域医共体或城市医疗集团，逐步建立医院与社区卫生服务机构融合发展趋势、医疗与预防融合发展的学科发展方向，以及医学全科与专科协同服务的诊疗方式。

3. 建立医联体成员间利益共享新机制　有效利用医保基金和财政公共投入这两大资金来源，形成杠杆效应和利益共享机制，合理控制医药费用过快上涨，降低居民就医负担并提升居民健康水平。

4. 激发卫生体系中人才流动与成长新动能　建立医联体卫生技术人员包括管理人员职业生涯规划，运用绩效考核等管理措施或工具，促进卫生人才在医联体内合理流动甚至多点执业、一人多岗，促进"医防管"复合型人才成长的动力和效能。

（二）规划目标设定的注意事项

设定医联体与分级诊疗的规划目标时，需要综合考虑并特别注意以下三点内容：

1. 规划目标需要分类型设定　设定规划总目标、具体目标与阶段性目标，同时需要给出各类型目标的预期完成具体时间段或时间点。

2. 政策价值需要纳入规划目标　医联体与分级诊疗制度建设具有很强的政策意义和实践示范效应，规划目标中应包含分阶段试点的方案价值与推广策略或思路。

3. 部门和机构诉求应予以统筹考虑并纳入类型目标之中　医联体与分级诊疗规划中，政府各部门如医保部门等、龙头医院和医联体成员单位的核心价值或利益诉求至关重要，规划能否科学制定和顺利实施，取决于上述价值和利益诉求是否和如何统筹纳入到规划的各类型目标之中。

三、规 划 原 则

（一）坚持政府主导，以人为本

坚持政府主导是中国特色社会主义市场经济的性质使然，也是我国卫生健康事业伴随经济与社会发展数十年的实践经验总结。医联体与分级诊疗规划当然必须坚持政府主导原则，坚持政府办医主体责任不变，切实维护和保障基本医疗卫生事业的公益性。当然，我国政府也同时鼓励社会力量办医疗机构按照自愿原则参与医联体建设。

以人为本、以人民健康为中心的原则一直是我国卫生健康事业努力坚持发展的主旋律。通过医联体与分级诊疗规划的制定与实施，逐步实现区域内医疗卫生向同质化发展，充分发挥基层医疗卫生机构的居民健康"守门人"作用，促进医联体建设与慢性病"防治管"相结合，减轻居民疾病负担，促进健康产业发展和经济转型升级，增强群众获得感。

（二）坚持公平优先，兼顾效率

医联体和分级诊疗规划的核心目的之一是缓解区域卫生发展不平衡和不充分现象，促进区域医疗卫生服务更加公平可及。因此，医联体和分级诊疗规划必须坚持公平优先原则。另外，必须鼓励和强化医联体发挥集约优势，推进区域医疗资源共享平台建设，鼓励采取科技和管理创新等措施，大力提高卫生资源配置和利用效率，提升医疗服务体系整体效能。

（三）坚持"三医协同"，共建共赢

医联体和分级诊疗规划必须坚持医疗、医保、医药"三医协同"，特别是要在管理与运行机制上鼓励制度创新。例如，通过破除行政区划、财政投入、医保支付、人事管理等方面的壁垒和障碍，发挥医保和财政"双杠杆"作用，逐步建立和完善医疗机构间分工协作和利益共享机制，达到撬动资源优化配置的改革目标。通过坚持医联体的一体化管理，引导优质医疗资源下沉，推进疾病预防与治疗结合，逐步实现医疗质量同质化、集约化管理；同时利用三级公立医院优质资源集中的优势，通过技术帮扶、人才培养等手段，发挥对基层的技术辐射和带动作用，努力打造医联体成员单位共建共赢的发展新格局。

第三节　规划重点任务

城市医疗集团和县域医共体是深化医疗改革阶段医联体建设的重要组织形式，其中紧密型成为主推形式。本节着重介绍这两类医联体的规划重点任务，包括建立医联体的治理结构、构建医联体的服务体系、建立医联体的运行新机制、制定医联体的信息化支撑政策等。

一、建立医联体的治理结构

治理结构是集团内权力机构的设置、运行及相互间的关系，是医联体建设的重要内容，常见模式有理事会模式和管理委员会模式等。理事会模式，即理事会领导下的院长负责制，由理事会、执行层（经营管理层）及监事会三个部分组成，该模式管理一体化程度较高，以资产或组织整合为目标的医联体多采用这种模式。管理委员会（简称为"管委会"）模式，即医联体内成立医联体管委会，一般下设管委会办公室（多设于卫生行政部门）。管委会由各医联体成员单位指派人员组成，作为医联体最高决策机构，负责医联体内各项合作的进行和资源的合理配置与利用。特别说明，2018年6月25日，中共中央办公厅印发《关于加强公立医院党的建设工作的意见》，自此，以公立医疗机构为主体组建的医联体都按文件要求成立了党委会，以上两种医联体治理模式中的党委（总支）书记多由理事长或管委会主任兼任。

（一）紧密型城市医疗集团治理结构

组建紧密型城市医疗集团，建立健全管理架构至关重要。集团应当制定并逐步实施章程，明确内部议事决策机制和管理规章制度，建立内部管理架构，有条件的地区可探索设立紧密型城市医疗集团法人。紧密型城市医疗集团内统筹设置医务、院感、护理、门急诊、药事、病案、住院服务、患者转诊、公共卫生等管理部门，负责一体化管理牵头医院和各成员单位的医疗服务、医疗质量安全、医院感染控制、病案质量、药品目录、处方流转、双向转诊、疾病预防控制等；统筹设置人力资源、财务、总务后勤、基建、设备采购、医保、审计等管理部门，负责牵头医院和各成员单位人财物的一体化管理，提升运营管理效率。

（二）紧密型县域医共体治理结构

建设紧密型县域医共体，需要按照优化、协同、高效的原则，建立由县级党委、政府牵头，机构编制、发展改革委、人力资源社会保障部门、财政部门、卫生健康委员会、医保局等部门及医共体成员单位等利益相关方代表参与的管委会，一般在县级卫生健康行政部门设置其日常工作机构。管委会首先需要健全牵头单位与各成员单位共同参与、定期协商的议事决策制度和工作章程，明确权责清单，坚持科学、民主、依法决策。管委会负责统筹医共体的规划建设、投入保障、人事安排和考核监管等重大事项，具体包括制定医共体领导班子成员选拔、任免原则及程序，明确医共体内统筹资产的核算、调配、使用规则等。医共体领导班子按照干部管理权限管理，实行任期目标责任制。

二、构建医联体的服务体系

医联体规划旨在优化医疗卫生资源布局，明确各级各类医疗机构的功能定位，以预防为主、以基层为重点、以系统整合为路径，将健康促进、预防、治疗、康复护理、临终关怀等生命全链条的服务整合起来，形成系统完备、布局合理、分工明确、功能互补、连续协同、运行高效、富有韧性的整合型医疗卫生服务体系。

（一）完善城市网格化医疗卫生服务新体系

1. 科学规划城市网格布局 需要规划覆盖辖区内所有常住人口的网格，且每个城市规划网格数量原则上不少于 2 个，在每个网格布局建设 1 个紧密型城市医疗集团。

2. 有序整合医疗卫生资源 紧密型城市医疗集团内部由牵头医院和成员单位构成，外部则由若干协作单位共同提供医疗服务。牵头医院原则上是地市级或区级的三级综合医院（含中医类医院，下同）；成员单位根据疾病预防、诊疗、康复、护理等各阶段的需求，由网格内相关医疗机构构成，原则上至少包括二级综合医院或能够提供连续性医疗服务的医疗机构，网格内其他的医疗机构和专业公共卫生机构可自愿加入。鼓励医疗资源丰富地区的部分二级医院转型为康复医院、护理院，作为紧密型城市医疗集团的成员单位，扩大康复、护理、安宁疗护等连续性医疗服务供给。妇幼保健机构、专业公共卫生机构以及提供康复、护理等连续性医疗服务的医疗机构可以根据实际情况跨网格提供服务。

卫生行政部门鼓励紧密型城市医疗集团外部上联国家医学中心或国家区域医疗中心，以取得其在疑难危重症诊疗和先进技术上的指导作用并将其技术推广应用。省级及以上医院可以根据地理位置和业务需要，作为一个或多个紧密型城市医疗集团的协作单位。省级区域医疗中心可以牵头医院或协作单位的形式参与紧密型城市医疗集团建设。

医联体的内部行政管理、医疗业务、公共卫生服务、后勤服务、信息系统、绩效奖励等实行统一管理，统筹医联体内基础建设、物资采购和设备配置。统筹人员调配，逐步实现医联体内人员统一招聘、培训、调配和管理，落实医联体在人员招聘、内设机构、岗位设置、中层干部聘用、收入分配、岗位聘用等方面的自主权。

3. 落实成员单位功能定位 紧密型城市医疗集团负责为网格内居民提供疾病预防、诊断、治疗、营养、康复、护理、健康管理一体化的连续性医疗卫生服务。在集团内部，牵头医院重点提供急危重症和疑难复杂疾病的诊疗服务，负责接收上转患者，并将符合下转标准的患者有序转诊到成员单位。成员单位主要提供常见病和慢性病诊疗、急危重症抢救、牵头医院下转患者的连续性医疗服务，其中专科特色较强的二级及以上医院，也需要提供相关专科的疑难复杂疾病诊疗服务。

集团外部的协作单位与集团建立业务协作机制，国家政策鼓励二、三级医院向基层医疗卫生机构提供远程服务，通过组建重点面向基层、偏远和欠发达地区的跨区域专科联盟和远程医疗协作网，进一步提升城市医疗卫生服务的整体性、协同性。

4. 加强医联体内医防协同 紧密型城市医疗集团规划建设需要增加如何强化与专业公共卫生机构展开业务协作的内容，以推动医疗机构与专业公共卫生机构在人员、信息、资源、服务等方面的协同，构建防治结合的服务模式，落实公共卫生职责。提高医联体重大传染病和突发公共卫生事件应急处置能力，并构建分级分层分流的重大疫情救治体系。

5. 深化基层机构中西医结合 中医医院可加入或牵头组建紧密型城市医疗集团，同时国家政策鼓励在基层医疗卫生机构建立中医馆、国医堂等中医综合服务区，推广中医适宜技术，促进紧密型城市医疗集团提供中西医结合服务。

案例

深圳市 LH 医疗集团法人治理结构

深圳市 LH 医疗集团实行法人治理结构，区委区政府委托理事会对集团进行管理，设立监事会履行对集团运营和理事会成员的监督权。理事会建立后，理事会负责重大决策，区卫生行政部门负责行业监管，医疗集团负责管理运作，做到各司其职、管办分开（图 18-1）。

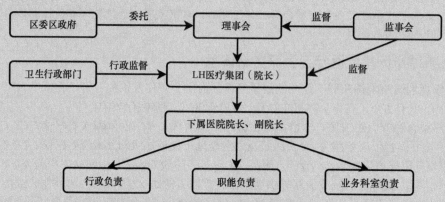

图 18-1 深圳市 LH 医疗集团法人治理结构

理事会模式中，理事会由卫生局领导、各成员机构领导及利益相关者组成，或由医联体党委担任，负责医联体的重大决策，发展规划等职责。

经营层由理事会任命，由院长、副院长、总会计师等组成，负责医联体的日常运行。该城市医疗集团总院长由理事会选任，兼任集团法人和集团内各医院的法人。集团实行院长绩效考核机制，通过绩效考核的结果发放院长年薪。集团下属各医院还设执行院长。

监事会由卫生监管部门及利益相关者组成，对理事会和经营层进行监督，并监察医联体的运营情况和财务状况等。

出资人通常由当地卫生行政部门代表政府担任，协调和监管财政、医保等相关部门资金的投入和使用。

讨论:
1. 理事会模式为紧密型城市医疗集团的建设带来哪些有利之处?
2. 在理事会模式下,医联体成员单位会面临哪些问题与挑战?
3. 其他类型医联体是否可以采用理事会模式的治理结构?试分析原因。

(二)完善县域医疗卫生服务体系

1. 整合县乡医疗卫生资源 每个县组建若干个紧密型医共体,重点考虑县域人口规模和牵头医院医疗实力等情况,一般组建1~3个医共体。牵头单位原则上为二级甲等及以上医疗机构,或医疗服务能力达到二级医院水平的基层医疗卫生机构。国家政策鼓励社会力量办医疗机构和康复院、护理院加入医共体。医共体内成员单位法人资格保持不变。

2. 加强医联体建设和乡村一体化管理 医共体牵头单位可以与省市三级公立医院共同组建多种形式的医联体,通过专科共建、业务指导、科研和项目协作等多种方式,提升牵头单位医疗服务与行政管理水平。为了推进乡村一体化管理,乡镇卫生院可以对村卫生室实行行政、人员、业务、药品、财务、绩效为主要内容的一体化管理,其中在人力管理上,实施乡村医生"县招、乡管、村用",并切实保障其收入待遇。

3. 完善医疗资源集约配置 国家政策鼓励医共体按照精简、高效的原则实现行政管理、业务管理、后勤服务、信息系统等统一运作,提高服务效率,降低运行成本。以县为单位建立开放共享的影像、心电、病理诊断和医学检验等中心,推动基层检查、上级诊断和区域互认。逐步实现医共体内部和医共体之间床位、号源、设备的统筹使用,进一步贯通服务链。有条件的地区可以实行药品耗材统一管理,包括统一用药目录、统一采购配送、统一支付货款等。

4. 提升服务能力和质量 为实现医共体内医疗质量的同质化,需要加强成员单位医疗服务能力建设,在规章制度、技术规范、人员培训、质量控制、绩效考核等方面执行统一标准。制定基层常见病、多发病防治指南,明确医共体内县、乡两级疾病诊疗目录,建立完善医共体内部、医共体之间和县域向外转诊管理办法。加强医疗质量监管,牵头单位承担成员单位的医疗质量监管,着重开展对医共体整体的监管。基层医疗卫生机构可以借助医共体的技术资源,通过将县级医疗机构专科医生作为技术支撑力量纳入家庭医生团队,落实做好家庭医生签约服务,同时在疾病预防控制机构提供的技术指导、培训和业务管理下,以基本公共卫生服务项目的方式,推进疾病三级预防和连续管理。

三、建立医联体的运行新机制

医联体的运行新机制是其建设过程中的持续动力,可以关注以下三个主要方面。其一,积极建立健全利益共享机制,明确各机构、部门职责,以责任共担、利益共享调动各单位积极性。其二,建立分工协作机制,畅通转诊路径,落实家庭医生签约服务,为患者提供连续性医疗服务。其三,建立资源下沉机制,提升医联体内服务质量同质化水平。

(一)利益共享机制

建立医联体内的利益共享机制,推动医联体成为"利益共同体",是调动各成员单位积极性的有效手段。鼓励对医联体内部因双向转诊等互有参与业务产生的业务收入、医保基金的结余留用,探索实行按一定比例在牵头单位和成员单位之间进行分配。因管理不善等原因造成的医保基金超支等亏损,由医联体牵头单位、成员单位和医保基金共同分担。

(二)分工协作机制

医联体内应建立医疗机构分工协作机制,落实医联体内医疗机构的功能定位,积极推动家庭医生签约服务，并建立健全双向转诊制度。

家庭医生签约服务为群众提供长期签约式服务，有利于转变医疗卫生服务模式，因此医联体建设必须不断完善家庭医生签约服务，加强家庭医生与签约居民的联系，引导签约居民逐步形成到基层医疗卫生机构首诊的就医习惯。医联体可以利用技术资源共享优势，将符合条件的二、三级医院医生作为技术支撑力量纳入家庭医生服务团队。加强全科和专科医生的协作，形成全科与专科联动、医防有机融合的协同服务工作机制。通过签约服务，畅通医联体内部转诊机制，对家庭医生上转的患者优先预约、优先接诊，对下转的患者交由家庭医生团队提供连续综合服务。

牵头医院与成员单位间需要建立双向转诊绿色通道与平台，上下联动，为患者提供连续性诊疗服务的同时有助于实现有序就医格局。通过制定慢性病双向转诊标准与规范，加强慢性病管理，探索制定一体化临床路径，可以为患者提供顺畅转诊和连续诊疗服务。牵头医院需要主动将急性病恢复期患者、术后恢复期患者及危重症稳定期患者及时转诊至下级医疗机构继续治疗和康复，加强医疗卫生与养老服务相结合，为患者提供一体化、便利化的疾病诊疗-康复-长期护理连续性服务。

（三）资源下沉机制

医联体内优质医疗资源的下沉以优质人力资源和技术资源下沉为主。保障基层医疗卫生机构用人需求，医联体内需要统一调配人力资源，推动优质人才下沉，加快基层医疗卫生机构人才培养，完善基层医疗卫生机构绩效工资政策。具体可以施行多点执业政策，建立医联体内部人才柔性流动机制，从长期来看，则需要开展基层医疗卫生人才统一招聘和定向委托培养，完善基层医疗卫生机构绩效工资制度和晋升考核办法以吸引和留住人才。

提升成员单位医疗服务能力与管理水平，牵头医院需要充分发挥其技术辐射带动作用，加强对成员单位的指导，有序推进专科共建、教育培训、服务协作、科研项目协作等多种形式的帮扶措施。在下沉优质医疗资源的同时，需要引导患者流向。国家政策鼓励紧密型城市医疗集团牵头医院下沉至少 1/3 的门诊号源和至少 1/4 的住院床位至家庭医生签约服务团队或基层医疗卫生机构，为经基层转诊的签约居民提供优先就诊、优先检查、优先住院的绿色通道。

四、制定医联体的信息化支撑政策

（一）明确信息化建设需求

医联体内信息系统的融合，将成为促进医疗服务、公共卫生服务、财政管理、人事管理和绩效管理等的技术支撑。医联体组建和相关业务开展均对信息化建设有不同程度的需求，如医联体内部患者的就诊与转诊、远程医疗和健康管理等均要求医联体建设信息化平台并实现成员单位间信息共享，缓解机构间的医疗卫生服务碎片化，促进业务高效协同。

成员单位间医疗服务协同的需求促生了统一信息平台、远程医疗平台和信息资源库。统一信息平台如互联网医院、医联体应用软件和小程序等可以为居民提供预约诊疗、双向转诊、健康管理信息等服务。远程医疗平台一般可接入区域卫生信息平台和医疗信息采集设备，实时共享检查检验信息。信息资源库包括电子病历数据库、健康档案数据库、卫生资源数据库和业务数据库等，其中电子病历和健康档案的整合互通是信息化建设极为重要的组成部分。有条件的地区可以在此基础上，进一步完善上级医院对下转患者的健康管理指导机制、连续性医疗服务的信息反馈机制。

（二）制定信息化支撑政策

依托区域全民健康信息平台，推进医疗卫生信息共享，对信息化制度保障体系、信息共享法规政策、体制机制的建立等政策的制定和完善将有助于医联体的建设。构建制度保障体系旨在统筹规划信息共享平台建设、明确医联体信息共享的相关责任主体。信息共享法规与政策旨在对个人隐私保护、共享权力范围、责任追究等给出法律上的明确界定。统一领导体制和信息共享机制旨在打破机构之间的壁垒，实现跨机构信息共享的统一管理和整体协调，与技术支持、资源保障、合作交流等相关政策共同作用于医联体内信息化建设。

知识拓展

信息化建设成果：社区流动诊断车

深圳市 LH 医疗集团将安装了移动数字 X 射线摄影（DR）和便携 B 超的社区流动诊断车，开往社区卫生服务中心提供检查服务，通过远程系统将结果即时传送至远程诊断中心，30min 内便可出一份诊断报告。深圳市 LH 医疗集团采用该模式在一定程度上实现了"基层检查、医院诊断"。深圳市 LH 医疗集团早已借助信息化手段打造了"互联网+医疗健康"医院，除社区流动诊断车外，健康 LH 应用和社区智慧药房也是重要建设内容。深圳市 LH 医疗集团开发了健康 LH 的应用，在保证共享电子病历信息准确性和安全性的同时，畅通了居民在社区和医院间的转诊，让需要继续治疗的患者"出院即转诊"。社区智慧药房和网络药师，可以在缩短患者取药排队等候时间的基础上，保证用药安全，让信息化在紧密型城市医联体中得以发挥重要作用。

第四节 组织管理与保障

一、加强组织领导、规范管理制度

医联体规划需要坚持党总揽全局、协调各方，充分发挥医联体党委的领导作用，确保医联体建设沿着正确的政治方向前进。医联体党委需要把方向、管大局、作决策、促改革、保落实，研究决定医联体改革发展、"三重一大"、财务预决算、内部机构设置以及涉及职工权益保障等重大问题。

政府需要承担对医联体建设的管理责任，协助医联体规范内部管理制度。因此必须妥善处理医院和政府的关系，实行政事分开和管办分开，合理界定政府作为出资人的举办监督职责和公立医院的自主运营管理权限。由政府主导、医院协作共同制定医联体章程，规定牵头医院与其他成员单位的责任、权利和义务，统筹医联体规划建设、投入保障、项目实施、人事安排、薪酬分配和考核监管等重大事项。

二、强化部门联动、健全保障政策

（一）统筹协调部门联动

医联体建设离不开各有关部门统筹协调和互动联动，卫生行政部门、人力资源和社会保障部门、科技部门等部门和医联体牵头医院需要按照职责分工，出台并贯彻落实医联体建设相关政策。其中，卫生行政部门发挥着至关重要的统筹作用，主要包括以下三方面。其一，会同中医药、疾病预防控制主管部门加强对辖区内医疗资源的统筹，科学规划网格，有力推进医联体建设。其二，指导医联体完善内部管理架构，创新体制机制，落实功能定位，着力构建分级诊疗格局，推动医防协同。其三，积极协调有关部门完善配套政策，配合有关部门推动落实党中央、国务院关于医疗保障和医疗服务价格方面的决策部署和相关政策文件要求。人力资源和社会保障部门应当不断完善人事薪酬制度和绩效工资分配机制，完善医保支付政策。财政部门要落实财政补助政策。科技部门需要会同卫生行政部门支持国家临床医学研究中心建设。国家开发银行需要发挥开发性金融"投贷债租证"综合金融服务优势，支持医联体及相关基础性建设。医联体牵头医院则需要联动医疗机构内的医疗、人力资源、财务、医保、公共卫生、信息化和后勤等部门，与政府部门进行沟通交流、反馈意见，落实医联体建设相关保障政策。

（二）有效落实保障政策

医联体与分级诊疗规划需要出台和健全配套政策，发挥政策的叠加效应，保证改革措施有效落实，并以医联体建设为抓手促进公立医院改革、医保支付方式改革、分级诊疗制度建设等体制机制创新。

1. 财政投入政策 医联体专项资金投入是保障医联体健康发展的基石，因此为持续推进医联体建设，政府需要健全科学、可持续的财政投入机制，根据公立医院"六项投入"政策、中医医院投入倾斜政策、基层医疗卫生机构的补偿政策和政府投入方式，发放医联体各医疗机构的财政投入资金和公共卫生服务补助资金。在县域内，按照《公共卫生服务补助资金管理暂行办法》要求，医共体可以统筹管理和使用基本公共卫生服务经费。

2. 人事薪酬政策

（1）紧密型城市医疗集团人事薪酬政策：紧密型城市医疗集团在内设机构、岗位设置、职称评聘、干部选拔任用、内部绩效分配等方面应当具备一定的自主权。在人事管理方面，实施统一招聘、统一考核、统筹使用。在绩效考核方面，需要根据发展的薪酬制度，合理确定内部薪酬水平，优化薪酬结构，创新分配机制，自主设立体现分级诊疗要求、劳动特点和技术水平的薪酬项目。

（2）紧密型县域医共体人事薪酬政策：医共体在人员招聘、内设机构、岗位设置、中层干部聘任、内部绩效考核、收入分配、职称聘任等方面应当具备一定的自主权。医共体内人员实行岗位管理，按照"按需设岗、竞聘上岗、以岗定薪"的原则，统一岗位设置，县级医疗机构和基层医疗卫生机构的编制分别核定，有条件的地区由医共体统筹使用。优先保障基层医疗卫生机构用人需要，适当提高基层医疗卫生机构中、高级专业技术岗位比例。

在绩效考核和薪酬管理方面，由医共体自主分配医务人员收入，以岗位为基础，以绩效为核心，建立多劳多得、优绩优酬的内部分配机制。按照"两个允许"的要求，推进基层医疗卫生机构逐步建立"公益一类保障与公益二类激励相结合"的运行新机制，进一步完善基层医疗卫生机构绩效工资政策，逐步建立符合医疗卫生行业特点、有利于人才下沉和医共体发展的薪酬制度。对医共体负责人和成员单位负责人实施年薪制。

案例

某县域医共体人事与薪酬制度改革

某紧密型县域医共体由一家县级医院和十家社区卫生服务中心组成，实行"以岗定责、以岗定薪"的岗位年薪制。

岗位数量的确定根据诊疗需求进行计算。门诊科室医师编制数=（日均门诊量/医师标准日均诊疗人次）×相应系数。住院科室医师编制数根据科室床位数配置一定比例的医师数，初级、中级、高级职称的医师数按4∶2∶1比例配比。

年薪总额由基本年薪总额和绩效年薪总额构成。基本年薪总额按照各类人员人数、职称核定。绩效年薪总额按照（医疗服务收入+医保基金包干结余）的10%提取，个人年薪=（工分数×岗位职责年度考评/100）×工分值。

根据岗位职责履职考评情况对个人基本年薪进行奖优罚劣。其中工分数按照人员类别、职称、岗位核定，硬性考核项目根据岗位性质、工作强度、风险系数等设置。科室的绩效与绩效年薪紧密挂钩，该医共体从服务评价、医疗服务质量、科室管理、健康绩效与医保管理、健康管理和遵纪守法等五方面对科室绩效进行考核评定。

讨论：

1. 这种岗位年薪制是否合理？有什么优点？
2. 该年薪制定标准中存在哪些问题和不足？

3. 医保支付政策 医保经济杠杆对医疗服务供需双方具有引导作用。一方面，通过合理拉开基层医疗卫生机构、县级医院和城市大医院间报销水平差距，可以增强在基层看病就医的吸引力，引导参保患者有序就诊。另一方面，医保支付方式改革有利于推动医联体建立责任清单，完善利益分配。因此，应将医保支付方式改革作为医联体建设的重要配套机制积极推进。通过实行医保部门与医联体统一结算，实行医保按人头总额预算管理，建立结余留用、合理超支分担机制，健全对定点医疗机构的激励约束机制，提高医保基金使用绩效。国家鼓励医联体内开展总额控制下的多元复合式医保支付方式，明确医保报销标准，如合理确定不同级别、不同类别医疗机构的支付标准，在医联体内按规定转诊的患者按照连续的诊疗过程累计计算起付线，符合条件的日间手术和日间化疗按规定纳入医保支付范围等，保障参保人的权益。在远程医疗协作网中，需要明确远程医疗服务项目收费和医保报销标准，合理分配上级医疗机构和下级医疗机构服务费用比例，避免重复收费。

> **知识拓展**
>
>

用脚投票，钱随人走

>
>
> 居民可以自主选择自己满意的医联体参保，"用脚投票"，是福建省三明市在全市推广的医保政策之一，即"钱随人走"政策。国家卫生健康委员会办公厅 2021 年发布《关于推广三明市分级诊疗和医疗联合体建设经验的通知》（国卫办医函〔2021〕547 号），总结了三明市在分级诊疗和医联体建设中政府责任、运行机制、医保结算、多点执业、人才培养、发展中药六方面的经验。负责人介绍道，"参保人如居住地变化或其他原因，提出申请后可自主选择总医院（管护组织），形成良性竞争，推动总医院不断提升健康管护能力水平"。

4. 药品耗材供应保障政策 在医联体内推进药品及耗材的长期处方、延伸处方，将有助于提高服务便利性，减轻患者经济负担。因此，医联体需要统一医联体内慢性病药品目录，逐步建立患者用药长期处方制度，加强牵头医院对下级医疗机构药品供应保障指导，引导患者到基层就诊取药，保障患者用药安全。有条件的地区，可以逐步统一药品耗材管理平台，实现用药目录衔接、采购数据共享、处方自由流动、一体化配送支付，同质化区域内药学服务。

三、加强宣传引导、促成文化合力

促成医联体内部、医联体与外界环境的文化合力，将有助于进一步提高医联体对区域的辐射能力及社会影响力，加快形成有序就医的分级诊疗格局。因此卫生行政部门需要加强宣传导引，充分运用多种方式加强政策解读，深入发掘和宣传典型经验、总结推广试点经验，并积极开展医联体管理人员和医务人员的政策培训，进一步统一思想、凝聚共识。医疗机构可以与卫生相关部门协作，加大对社会面的政策宣传力度，借助互联网医院及线上宣传等途径，强化健康教育，促进患者树立科学就医理念，引导群众提高对基层医疗卫生机构和分级诊疗的认知度和认可度，逐步改变就医观念和习惯，就近、优先选择基层医疗卫生机构就诊。

四、制定科学绩效、持续评估改进

制定科学绩效并持续评估改进是落实医联体成员单位功能定位、增强医疗服务连续性的必然要求。

（一）绩效计划

对医联体开展绩效考核应首先明确考核主体、考核客体、考核指标、考核方式和考核期限。其中考核指标应基于医联体建设目标，参考国家卫生健康委员会、中医药局《关于印发医疗联合体管理办法（试行）的通知》（国卫医发〔2020〕13 号）、《关于印发紧密型县域医疗卫生共同体建设评判标准和监测指标体系（试行）的通知》（国卫办基层发〔2020〕12 号）中相关内容进行确定。

对于紧密型城市医疗集团，需要建立公益性导向的外部考核评价机制，由国家层面统一开展绩效考核，重点考核网格化布局、就医秩序、服务效能、运营管理、保障机制、满意度评价等维度。对于紧密型县域医共体，应重点监测基层医疗卫生服务能力提升、优质医疗卫生资源下沉、医保基金使用、公共卫生任务落实等方面，加大县域就诊率、基层诊疗量占比、双向转诊数量和比例、慢性病患者健康改善情况、医保基金县域内支出率、医保基金县域内基层机构支出率及基本公共卫生服务任务落实情况等指标的权重。对于极度贫困的地区，可以重点评估农村三级医疗卫生服务体系是否健全，再逐步开展对医共体建设的评估和改进。

医联体所在区域也可作为绩效考核客体，由上级卫生行政部门对区域医联体统筹规划情况和配套政策落实情况进行考评。医联体统筹规划情况指是否根据区域医疗资源结构布局和群众健康需求，统筹安排医疗机构，形成规模适宜、功能互补的医联体。配套政策落实情况包括财政投入政策、医保支付政策、人事薪酬政策、药品耗材供应保障政策等。

（二）绩效考核及结果应用

合理应用绩效考核结果可以调动医疗机构参与医联体建设的积极性。在绩效计划的基础上，需要逐步建立绩效信息收集和管理平台，全程跟踪绩效信息，确保数据信息的准确性。为进一步改善机构和个人绩效，推动医联体目标的实现，需要在确保绩效考核公平、公正、公开的基础上，将绩效考核的结果应用于反馈沟通、目标促进、激励机制和绩效考核工具完善，这也要求必须建立起反馈沟通制度、结果公示制度和相应的奖惩制度。根据《医疗联合体管理办法（试行）》（国卫医发〔2020〕13号），鼓励各地区建立医联体综合绩效考核的动态调整机制，解决绩效实施和考核过程中的问题和阻碍，调整和完善绩效评价体系和绩效评价工具。结果公示制度是指对综合绩效考核结果进行量化分级，以适宜的方式公布绩效考核结果，促进医院持续加强医联体建设。奖惩制度需要联合财政部门、人力资源和社会保障部门，将考核评价结果作为人事任免、评优评先等的重要依据，并与医院等级评审、国家临床重点专科建设、国家医学中心和国家区域医疗中心设置工作等挂钩，有效调动医院及医务人员积极性。

中英文名词对照

中文	英文
分级诊疗制度	tiered healthcare system
医疗联合体	medical alliance
城市医疗集团	urban medical group
医生集团	physician group

参 考 文 献

范素芳, 刘梅芳, 李新, 2023. 新医改背景下我国医生集团发展模式研究[J]. 中国农村卫生事业管理, 43(7): 492-495+527.

宫芳芳, 孙喜琢, 张天峰, 2016. 创新罗湖医院集团运营管理模式[J]. 现代医院管理, 14(6): 5-7.

国家卫生健康委, 2020. 《医疗联合体管理办法(试行)》解读[EB/OL]. (2020-07-31) [2023-08-11]. https://www.gov.cn/zhengce/2020-07/31/content_5531670.htm.

国家卫生健康委, 国家发展改革委, 财政部, 等, 2023. 关于开展紧密型城市医疗集团建设试点工作的通知[EB/OL]. (2023-01-29) [2023-08-11]. https://www.gov.cn/zhengce/zhengceku/2023-02/10/content_5740985.htm.

国家卫生健康委, 国家中医药管理局, 2019.关于推进紧密型县域医疗卫生共同体建设的通知[EB/OL]. (2019-05-15) [2023-08-11]. https://www.gov.cn/zhengce/zhengceku/2019/10/08/content_5437020.htm.

李梦斐, 2017. 我国医联体发展现状与对策研究[D]. 济南: 山东大学.

李雨晨, 2020. 医联体内医疗信息共享现状及其影响因素研究[D]. 武汉: 华中科技大学.

吴勤德, 2020. 我国分级诊疗制度的研究热点与演化历程分析[J]. 中国全科医学, 23(10): 1229-1238.

肖洁, 高晶磊, 赵锐, 等, 2021. 我国城市医疗联合体实施现状及综合评价[J]. 中国医院管理, 41(2): 9-13.

Wang X, Sun XZ, Birch S, et al., 2018. People-centred integrated care in urban China[J]. Bulletin of the World Health Organization, 96(12): 843-852.

思 考 题

1. 医联体与分级诊疗制度出台的目的是什么?
2. 如何理解医联体和分级诊疗规划的关系?
3. 医联体有几种模式? 分别是怎么组织的?
4. 如何落实医联体内的分工协作机制和利益共享机制?
5. 配套保障政策如何保障医联体和分级诊疗规划顺利实施?

(黄奕祥　赵冬宝)

第十九章 医疗资源空间规划

学习目标

通过本章的学习,你应该能够:

掌握 医疗资源的定义及特征;医疗资源空间规划的内涵;医疗资源空间规划的评价指标和方法。

熟悉 医疗资源空间规划的理论基础,包括健康生态理论、均衡布局理论、错位发展理论和合理冗余理论,以及技术支撑,包括总量核定技术、分级配置技术、针对特定层级划定最小规划单元技术、决策知识特征提取与知识发现技术等。

了解 医疗资源空间规划的实践应用。

本章主题

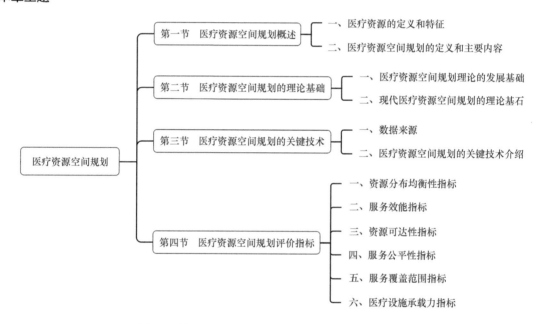

第一节 医疗资源空间规划概述

医疗资源空间规划是医疗卫生事业发展的重要保障,它涉及临床医疗、公共卫生、医保定点等医疗卫生领域的设施布局和资源配置。医疗资源空间规划是国土空间规划和卫生规划的重要组成部分,也是实现"健康中国"战略目标的基础设施和关键措施。根据《"十四五"国民健康规划》,优化医疗资源的质量和数量、实现资源的均衡分布,是构建适应新时代、满足公众需求、结构合理、分工明确、协同高效的医疗服务体系的核心。

一、医疗资源的定义和特征

医疗资源是医疗卫生服务的基础和保障,包括医疗机构、人员、设备、知识技能和信息等生产要素。医疗资源的供需平衡对人民的健康和社会的进步至关重要。为了维护人民的基本医疗权益,提升人民的健康水平,促进社会的和谐稳定,有必要对医疗资源进行科学合理的规划和管理。

（一）医疗资源的定义

医疗资源（medical resource）是指在医疗卫生领域内，用于预防、诊断、治疗疾病以及促进和维护公共健康的所有物质、设施、人员和服务。这些资源包括但不限于医疗设备、药品、医疗机构（如医院、诊所）、医疗专业人员（如医生、护士、技术人员），以及相关的健康管理和支持服务。医疗资源的利用效率和可及性是评估医疗保健系统性能的关键指标，这直接关联到卫生服务的质量、可及性和公平性。

（二）医疗资源的基本特征

1. 公共性特征　大部分医疗资源都可以看作为准公共物品，其非排他性和非竞争性的特征意味着资源的使用不会影响他人的使用机会。这种特性要求政府在资源供给和分配上扮演关键角色，确保资源的有效分配和社会公平。公共性特征还意味着医疗资源需要考虑到普遍可及性和可承受性，以满足社会各层面的需求。

2. 有限性特征　医疗资源的稀缺性是由其有限的供应和日益增长的需求所决定的。这种供需失衡源于经济、技术、社会等因素的限制。在这种背景下，资源的有效配置和利用变得至关重要。需要关注的关键问题包括成本-效益分析、需求无限性、供给不确定性以及在效率和公平之间的平衡。

3. 动态性特征　医疗资源的供需模式不是静态的，而是随着技术进步和社会需求的变化而变化。这种动态性要求医疗资源管理不仅要追求创新、更新和多样性，还需要考虑到个体化需求、系统整体协调和策略的灵活性。特别是在面对公共卫生危机或技术变革时，这种动态调整尤为关键。

4. 多元性特征　医疗资源的多元性不仅体现在其类型和功能上，还体现在其价值和效果上。从机构、药品、医疗设备到人力资源和信息技术，每种资源都有其独特的特点和应用领域。有效管理这些资源要求深入理解其复杂性和差异性，以及它们在不同环境和条件下的适用性和效果。这进一步强调了在资源配置中采取定制化策略的重要性。

二、医疗资源空间规划的定义和主要内容

在现代医疗体系中，医疗资源的合理配置和管理成为一个重要议题。这不仅涉及资源的物理分布，如医院和诊所的地理位置，还包括人力资源的配置、医疗技术的应用，以及资金的分配等。在医疗资源空间规划领域，重点关注如何通过战略性规划和设计，优化医疗资源的分布和使用，以提高医疗服务的效率和效果，同时确保服务的公平性和可持续性。

（一）医疗资源空间规划的概念

医疗资源空间规划（spatial planning of medical resource）是医疗卫生领域中，对空间资源进行系统性管理与高效配置的关键活动。此规划不限于医疗设施的空间布局，还涵盖服务模式、资源优化分配及卫生服务的可及性评估和改善。其主旨是在有限资源条件下，通过科学的空间布局和资源利用，优化医疗服务结构。该过程深入分析医疗机构的服务需求与能力，区域内人群健康状况与需求。同时，还需要综合考虑区域经济、文化和社会结构等因素，确保规划的科学性和适用性。医疗资源空间规划依托地理信息系统（geographical information system，GIS）等先进技术，实现数据收集、分析及可视化，为决策提供精准、高效的支持。

（二）医疗资源空间规划的内容

医疗资源空间规划旨在通过对现有医疗资源进行科学的存量优化和合理的增量配置，以实现资源供需平衡与结构优化。主要包括两个方面：

1. 存量优化　是对现有的医疗资源进行调整和重组，提高其使用效率和效果。存量优化的措施包括：调整医疗机构的功能定位和服务范围，优化医疗机构的空间布局，提升医疗机构的设施条件和服务水平，加强医疗机构之间的协作和联动，促进医疗资源的共享和流动等。

2. 增量配置　是根据医疗需求的变化和增长，增加新的医疗资源，扩大医疗服务的覆盖范围和水平。增量配置的措施包括，增加医疗机构的数量和规模，扩大医疗机构的服务覆盖范围，提高医疗机构的服务能力和质量，完善医疗机构的基础配套设施，增强医疗机构的应急处置能力和紧急医学救援能力等。

（三）医疗资源空间规划的核心问题

医疗资源空间规划的核心问题集中于如何科学回答资源总量配置、分级配置及地域性配置的问题，以达成供需平衡、分级配置与空间均衡的目标（图 19-1）。主要包括：

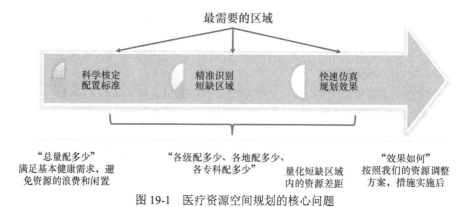

图 19-1　医疗资源空间规划的核心问题

1. 总量配置：总量配多少　根据区域内居民的医疗服务需求和医疗资源的供给能力，确定医疗资源的总量和结构，包括医疗机构的数量和规模、医疗人员的数量和结构、医疗设备的数量和类型等，满足区域内居民的基本医疗卫生服务需求，保障医疗资源的合理冗余和有效利用。

2. 分级配置：各级配多少　根据区域内医疗服务的分级体系和医疗资源的分级配置，确定各级医疗机构的数量和规模、医疗人员的数量和结构、医疗设备的数量和类型等，实现医疗资源的分级配置和分级利用，保障医疗资源的功能定位和协同发展。

3. 地域性配置：各地/专科配多少　区域内医疗资源的空间分布特征和医疗服务的空间可及性，不仅要确定各地医疗机构的数量和规模，还需要结合区域疾病谱特点与人口健康需求，科学配置各专科医疗资源，包括各专科医疗机构的数量、规模及重点科室分布等，以满足区域内专科服务需求，保障医疗资源的区域协调与区域共享。

第二节　医疗资源空间规划的理论基础

医疗资源空间规划是一门跨学科的系统工程。基于健康经济学、地理学、医学地理学和城市规划学等多领域理论，借鉴卫生服务研究、城市规划和管理工程等多领域方法，融合地理信息系统和空间分析等现代技术，构建了一个多维度、高度综合的研究框架。随着社会发展，医疗资源空间规划不仅关注设施布局和资源配置，而且更重视资源利用效率、公平性和可持续性，是综合性策略规划的关键手段和重要依据。

一、医疗资源空间规划理论的发展基础

（一）健康经济学理论

健康经济学为医疗资源配置的效率和公平性问题提供了核心工具和方法论支持。其基本原则包括边际效用递减和成本-效益分析，它们为医疗资源在空间分布上的最优化提供了理论依据。通过评估医疗干预的边际效益与边际成本，可以指导资源在不同地理区域的合理分配，以实现总体福祉最

大化。其基本框架包括供需理论，它为医疗资源空间规划提供了决策依据。通过分析医疗服务的供给条件和需求条件，可以预测和满足特定区域内的医疗需求。其基本观点包括公平性问题，它在医疗资源空间规划中具有重要意义。公平性原则要求在资源分配时考虑到不同群体的健康需求和社会经济状况，以减少健康不平等。例如，针对低收入或偏远地区的医疗资源配置，应当优先考虑其居民的特殊需求和获取医疗服务的障碍。

（二）地理学理论

地理学理论对医疗资源空间规划的推动与演化起着关键作用。其中，距离衰减定律反映了地理距离与交互强度的反比关系，它常被用于评估医疗资源的空间可及性，优化其空间布局。单中心模型是距离衰减定律的一个应用，它假设城市只有一个医疗中心，居民就近就医，形成同心圆结构。这种模型简化了资源分配方法，集中了资源，提升了服务效率。目前，医疗资源空间规划也逐步从单一的距离分析转向综合的空间关系分析。中心地理论则进一步扩展了距离衰减定律的应用，它认为城市或中心地的分布与规模由其服务的种类和层次决定，而服务的种类和层次又受最低人口规模和最大服务半径制约。医疗资源空间规划根据中心地理论确定医疗服务中心的最优位置及规模，选择人口密集或交通便利的区域作为医疗服务中心，服务更多人群，减少交通与时间成本。同时，根据区域人口规模和需求调整医疗服务中心的规模和服务种类，满足不同层次的医疗需求。

（三）医学地理学理论

医学地理学是研究人类健康与地理环境关系的交叉学科，它旨在实现环境、发展与健康的平衡和协调。它提出了医疗卫生服务可及性的概念和框架，将其分为可得性、空间可及性、可负担性、便利性和可接受性五个维度，并从供给和需求两方面，分析影响可及性的各种因素，如医疗资源的数量、质量、分布、价格、政策、文化、偏好等。这一框架为医疗资源空间规划理论提供了评价指标和方法。医学地理学还运用地理信息系统等技术，对医疗资源的空间可及性进行定量测算和可视化展示，为医疗资源的空间规划和发展提供了数据支持和决策依据。通过地理信息系统，医学地理学能够将医疗资源的空间分布与人口、疾病、环境等空间数据进行对比和关联，揭示医疗资源的空间差异、空间需求、空间效应等，为医疗资源的空间优化、空间配置、空间治理提供科学依据。

（四）城市规划学理论

城市规划学理论研究城市的形态、结构、功能和发展，医疗资源空间规划以一个城市为研究对象，重点研究在现代化城市规划中如何配置和布局医疗资源，满足健康需求，它是城市规划学理论的分支和应用。城市功能理论是城市规划学理论之一，它认为城市是物质、能量和信息的集散中心，信息的集散最为重要，它能促进资源的集中和地区的发展，这就是城市的聚集和扩散效应。医疗资源也有聚集和扩散的特性，大医院提供高水平的服务，吸引患者和专家，形成聚集；小医院提供基本的服务，覆盖广泛的区域和人群，形成扩散。医疗资源空间规划要利用城市的聚集和扩散效应，建立区域协作和网络化机制，优化资源的配置和分布，实现资源的高效利用和公平获取。医疗资源空间规划还要考虑城市功能区划和人口分布，进行科学的空间布局，避免资源的过度集中或分散，满足不同的服务需求。

二、现代医疗资源空间规划的理论基石

（一）合理冗余理论与资源总量核定

合理冗余理论在医疗资源配置中起到关键作用，它强调在资源配置时应兼顾常态和非常态（如突发事件和危急情况）下的医疗需求。由于医疗服务需求的不确定性和不稳定性，加之医疗资源本身的有限性和动态变化特性，预测精准的需求量变得尤为复杂。因此，该理论倡导在医疗资源配置中不仅要考虑需求的充分满足，还要考虑到资源的储备性。根据合理冗余理论，医疗资源的总量核定应基于对常态医疗需求和非常态需求的综合评估。这一核定过程包括将常态需求与非常态需求的总和乘以一个特定的冗余系数。这个冗余系数不是固定不变的，而是需要综合考虑医疗服务需求的不确定性和医疗资源的特性，并根据不同类型、层级和功能的医疗资源进行差异化设置。冗余系数在合理冗余理论中具有创新性作用，它类似于一种特殊的"成本-效益分析"。这个系数不仅反映了资源配置的灵活性和适应性，还能在不同医疗情境下评估资源需求的变化。通过应用冗余系数，医疗机构可以在保持运行效率的同时，确保在紧急情况下有足够的资源应对。

（二）健康生态理论与资源分级配置

健康生态理论提供了一种全面分析医疗服务需求的框架，它考虑了人口的健康状况、疾病谱以及健康需求，并将其置于经济、社会、文化和制度等多重因素的背景中。这一理论强调医疗服务需求的多维度、多层次和多变化特性，要求在内在规律和外在条件的基础上进行科学分析和满足。根据健康生态理论，医疗服务需求可以划分为预防、门诊、住院和疑难杂症四个层次。每个层次对应不同类型、功能和规模的医疗资源。这种分层体现了医疗资源供给的多样性和灵活性，确保资源能够针对性地满足不同层次的需求。健康生态理论的核心在于通过医疗资源的分级配置，实现资源的分层供给和分级利用。这种配置方式要求医疗资源不仅要适应人群的医疗服务需求，还要考虑到人口、疾病等因素。这意味着医疗资源的类型、功能、规模以及分级分摊系数必须在保证匹配性和适应性的前提下进行科学合理的规划。在具体实施资源分级配置时，首先需要对区域内的人口健康状况、疾病谱、经济社会发展水平等进行深入分析。基于这些数据，制定相应的资源配置方案，包括确定医疗机构的级别、专业设施的配置、服务能力的提升等。同时，还需要考虑到资源配置的可持续性和长远发展，确保在满足当前需求的同时，为未来潜在的需求变化做好准备。

（三）均衡布局理论与地域分区配置

均衡布局理论在医疗资源空间规划中扮演着核心角色。此理论强调医疗资源的空间分布应基于人口结构、疾病分布、交通网络等因素，实现供需之间的空间匹配。这种匹配旨在提升医疗资源的可及性和公平性。均衡布局的主要目的是合理配置和高效利用医疗资源，避免资源的过度集中或分散，这对提升医疗服务的质量和效率至关重要。均衡布局理论的实施关键在于医疗资源的地域分区配置，即根据资源特性和地理空间因素来确定资源的密度和覆盖范围，以确保资源在空间上的适宜性和效率。空间适宜性是指医疗资源分布与地域特征之间的匹配程度。空间效率则关注医疗资源分布与医疗服务质量及效率之间的关系。合理的空间布局能够提高医疗服务的整体效率和质量。地域分区配置有多种方法，包括基于人口密度、疾病负担、交通可及性的分区方法；依据医疗机构服务圈的分区方法；以及基于资源的空间可及性的分区方法等。每种方法都有其特定的侧重点和适用范围，应根据具体的规划目标、资源特性和条件来选择最合适的方法。

（四）错位发展理论与临床专科规划

错位发展理论源自战略管理与市场竞争领域，着眼于在激烈的医疗市场竞争中，通过深度洞察和有效利用竞争对手的优势与弱点，实现医疗机构自身的战略定位与发展。此理论认为，医疗资源竞争是一个多元化的过程，它不仅涉及资源数量和质量，还包括服务效率、技术创新等多个层面。在临床专科规划方面，错位发展理论提供了一种重要的战略思维。医疗机构在规划临床专科时，需要全面考虑自身的资源配置、技术实力和市场需求。借助于对竞争对手专科布局和服务特性的细致分析，医疗机构能够有针对性地制定自己的专科方向，避免同质化竞争，实现专科服务的差异化和特色化。例如，若一家医院在心脏病学方面处于领先地位，但在神经科学领域相对弱势，则其他医疗机构可以通过加强其神经科学专科，形成错位发展，进而在市场上获得优势。实施错位发展策略时，医疗机构需要对不同临床专科的发展现状、潜力和目标进行全面评估。这包括对专科的技术水平、服务能力、市场需求等多方面因素的综合分析。在此基础上，医疗机构应合理确定每个临床专科的发展定位和方向，确保在竞争激烈的市场中保持竞争力和创新性。

第三节 医疗资源空间规划的关键技术

医疗资源空间规划的核心目标是实现区域医疗资源的供需平衡，明确资源不足或过剩的地区，并确定发展或调整的优先方向。实现这一目标需要对多源异构海量数据进行有效整合与分析，包括人口、交通、区划以及医疗资源分布等。这要求我们利用数据驱动和证据支持的方法，构建科学的规划依据和评价标准，并建立完善的方法论体系。

一、数据来源

为支撑医疗资源空间规划的数据需求，需要从多个方面收集和整理数据，形成多源异构数据集。多源是指数据来源多样，异构是指数据格式不同，存储格式、表达形式均有着极大的差异。根据数据内容和用途，将数据分为以下几类：

（一）医疗资源总量和结构数据

这类数据反映了区域内医疗资源的数量、类型、等级、分布、规模等特征，是医疗资源空间规划的基础数据。这类数据可以通过政府部门的统计数据、医疗机构的业务数据、第三方服务的数据（如体检、检验、远程医疗等）等获取。

（二）医疗资源供需关系数据

这类数据反映了区域内人口的数量、分布、年龄结构、疾病谱、健康需求等特征，是医疗资源空间规划的核心数据。这类数据可以通过人口普查、人口抽样、人口预测、疾病监测、健康调查等获取。

（三）医疗资源可及性数据

这类数据反映了区域内人口获取医疗资源的难易程度，是医疗资源空间规划的重要数据。这类数据可以通过地理信息系统、遥感技术、交通调查、交通模型、交通仿真等获取，主要包括交通网络、出行方式、出行时间、出行费用等指标。

（四）医疗资源利用情况数据

这类数据反映了区域内医疗资源的使用效率和效果，是医疗资源空间规划的评价数据。这类数据可以通过医保数据、医疗质量数据、患者评价数据、医疗协作数据等获取，主要包括就诊人次、医疗费用、患者满意度、医疗联合体的建设和运行等指标。

（五）医疗资源影响因素数据

这类数据反映了区域内影响医疗资源配置和使用的各种因素，是医疗资源空间规划的辅助数据。这类数据可以通过土地规划、房地产市场、社会经济统计、政府公告等获取，主要包括土地利用类型、房价、收入水平、政策法规等指标。

二、医疗资源空间规划的关键技术介绍

（一）总量核定技术

合理冗余理论认为医疗资源的配置应该满足医疗服务的需求，同时考虑医疗资源的有效利用和可持续发展。因此，冗余量的设置应该遵循合理性和可持续性的原则，既不能过大，造成医疗资源的闲置和浪费，也不能过小，造成医疗资源的紧张和不足。将这样的思路引用至资源总量核定中，

建立总量核定技术。

以医生超劳天数为例，建立了一种基于医生超劳天数的总量核定技术，用于确定医疗资源的配置标准。医生超劳天数是指医生在 1 年内，因为工作量过大而导致身心疲劳的天数。因此，医生超劳天数应该低于医生的最高可承受的超负荷天数。这里详述一种迭代算法，通过不断调整医疗资源的配置总量，使医生超劳天数达到最优水平，从而确定医疗资源的配置标准。

设医生超劳天数为 y，医疗资源的配置总量为 x，则算法的目标函数为：

$$\min_x \left[y(x) \right] \tag{19.1}$$

其中，$y(x)$ 是一个关于 x 的非线性函数，可以根据历史数据进行拟合或估计。算法的迭代过程如下：

1. 初始化 x_0，根据医生超劳天数的初始值或其他合理的方法确定。
2. 计算 $y_0 = y(x_0)$，即根据 x_0 分配医疗资源，得到医生超劳天数的新值。
3. 选择一个合适的步长 α，更新 $x_1 = x_0 - \alpha \frac{dy}{dx}\big|_{x=x_0}$，即根据医生超劳天数的导数方向，调整医疗资源的配置总量。
4. 计算 $y_1 = y(x_1)$，即根据 x_1 分配医疗资源，得到医生超劳天数的新值。
5. 比较 y_1 和 y_0，如果相差很小，或者达到预设的最大迭代次数，停止迭代，输出 x_1 为医疗资源的配置标准；否则，用 y_1 替换 y_0，用 x_1 替换 x_0，回到步骤 3，继续迭代。

（二）分级配置技术

分级配置技术是指根据医疗资源的功能、性能和效率，将其划分为不同的等级，并按照一定的比例和标准进行合理地配置和分配，以实现资源的优化利用和服务的高效提供。分级配置技术是医疗资源空间规划的重要内容，也是健康生态理论的具体应用。分级配置技术的基本步骤如下：

设医疗资源的分级层次为 n，分级类别为 m，则医疗资源的配置总量为 x，可以表示为一个 $n \times m$ 的矩阵，即：

$$x = \begin{bmatrix} x_{11} & x_{12} & \cdots & x_{1m} \\ x_{21} & x_{22} & \cdots & x_{2m} \\ \vdots & \vdots & & \vdots \\ x_{n1} & x_{n2} & \cdots & x_{nm} \end{bmatrix} \tag{19.2}$$

其中，x_{ij} 表示第 i 层次、第 j 类别的医疗资源的数量，满足 $x_{ij} \geq 0$，$\sum_{i=1}^{n} \sum_{j=1}^{m} x_{ij} = X$，$X$ 为医疗资源的总量。

设医疗资源的分级配置比例为 p，可以表示为一个 $n \times m$ 的矩阵，即：

$$p = \begin{bmatrix} p_{11} & p_{12} & \cdots & p_{1m} \\ p_{21} & p_{22} & \cdots & p_{2m} \\ \vdots & \vdots & & \vdots \\ p_{n1} & p_{n2} & \cdots & p_{nm} \end{bmatrix} \tag{19.3}$$

其中，p_{ij} 表示第 i 层次、第 j 类别的医疗资源的配置比例，满足 $p_{ij} \geq 0$，$\sum_{i=1}^{n} \sum_{j=1}^{m} p_{ij} = 1$。则医疗资源的分级配置方案为：

$$x = p \times X \tag{19.4}$$

即，每个分级层次和类别的医疗资源的数量，等于其分级配置比例乘以医疗资源的总量。

（三）针对特定层级划定最小规划单元技术

针对特定层级划定最小规划单元技术的目的是将空间划分为若干个相对独立的单元，作为开展详细规划编制和实施的基础单元，实现规划的分层管理和协同落实。其核心是根据不同层级的规划目标和功能定位，确定合适的单元类型和规模。一般来说，单元类型可以分为市级、区域和基层。单元规模则应综合考虑行政事权、人口规模、交通网络、载运服务范围等因素，确定合适的单元面积和边界。一般来说，单元规模应保持一定的均衡性和适度性，既不能过大，影响规划的细化和实施，也不能过小，影响规划的连贯性和协调性。

以基层资源服务区域确定为例，具体而言：

最近邻分析法：

$$d_{ik} \leqslant d_{ij}, \forall j \neq k \tag{19.5}$$

其中，d_{ik} 是第 i 个居民到第 k 个基层资源的距离，d_{ij} 是第 i 个居民到第 j 个基层资源的距离，k 是服务水平最高的基层资源的编号。最近邻分析法的原理是，将每个居民分配到其最近的资源，从而确定每个资源的服务范围和服务人口，以实现资源的最优匹配和最大效益。

评价体系：

$$S_i = \sum_{j=1}^{n} w_j x_{ij} \tag{19.6}$$

其中，S_i 是第 i 个基层资源的服务水平得分，w_j 是第 j 个指标的权重，x_{ij} 是第 i 个基层资源在第 j 个指标上的评价数据，n 是指标的个数。评价指标可以包括基层资源的数量、质量、可达性、可用性、满意度等方面，权重可以根据专家评判或居民调查确定。

基层服务区形状上，一般采用最小外接圆法，将每个服务圈的形状优化为一个圆形。最小外接圆法的原理是，以每个资源为圆心，以其服务范围为半径，画出一个最小的圆形。最小外接圆法计算公式为：

$$r_k = \max_i d_{ik} \tag{19.7}$$

其中，r_k 是第 k 个基层资源的服务范围，即最小外接圆的半径，d_{ik} 是第 i 个参保人到第 k 个基层资源的距离。

（四）决策知识特征提取与知识发现技术

决策知识特征提取与知识发现技术是整套医疗资源空间规划中技术的最终表达，它通过对多源异构数据的处理、分析和挖掘，从数据中提取出有助于决策的知识特征，如医疗资源的空间分布、可及性、需求、供需平衡、优化方案等，并将这些知识特征以可视化的方式表达出来，为决策者提供直观、全面、科学的决策依据（图 19-2）。以下是其中的一些主要技术：

1. 多源异构数据处理技术 医疗资源空间规划方法学需要整合和分析来自不同来源和格式的数据集，如文档、表格、计算机辅助设计（CAD）绘图和地理信息系统的形状文件等。这些数据源涵盖了医疗资源的多方面信息，如卫生设施的地理位置、人口健康指标、医疗服务需求预测等。为了有效利用这些数据，多源异构数据处理技术的关键在于数据融合的精确性与预处理的深度。这一过程包括对不同格式和来源的数据进行清洗、标准化、匹配、转换等操作，以消除数据的不一致性、冗余性、缺失性和噪声性，提高数据的质量和可用性。通过地理信息系统和高级统计方法的联合应用，能够揭示医疗资源在空间上的复杂分布模式，并对其进行多维度评估。具体而言，数据预处理、数据集成、数据融合、数据分析等步骤，将不同来源、格式、类型的数据进行标准化、归一化、空间化等处理，形成统一的数据集，为后续分析和挖掘有价值的信息和知识提供基础。

2. 空间化及可视化表达技术 空间化技术是医疗资源空间规划中的关键环节。其主要目的是通过转化传统的行政区划边界，实现医疗资源与需求的精确映射。这一过程包括了网格化、区域化、

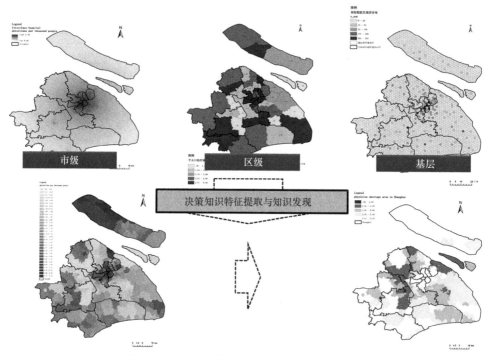

图 19-2　决策知识特征提取与知识发现技术图示

聚类化等多种形式,通过将医疗资源的分布特征、可达性水平、配置效果等抽象为空间单元或区域,进而提升了分析的准确性。可视化表达技术则是空间化技术的补充和延伸。它通过图形化手段,将复杂的空间化模型结果直观展现。这种表达方式不仅提高了信息的传递效率,还增强了空间信息的表达力和感染力,使得非专业人士也能够直观地理解空间规划的内容和结果。典型的可视化技术包括热力图、网络流图、插值图和三维建模等。例如,热力图能够直观地展示医疗需求的高低密集区域,而网络流图则可以清晰地描绘医疗资源的流动和分配路径。

3. 地图融合技术　是一种基于地理信息系统的数据集成技术,它可以将多源异构数据转换为统一的数据模型,以便进行空间分析和可视化。地图融合技术的核心是数据集成,即将不同类型、不同尺度、不同时间的数据,通过空间参考、属性匹配、数据清洗、数据转换等步骤,融合到一个统一的数据模型中,形成一个完整一致且准确的数据集。这一数据集应能够支持空间分析和决策制定过程,如使用空间统计、空间优化、空间模拟等方法。地图融合技术的应用场景可以分为两类:一类是基于已有的空间数据进行数据集成,如将不同来源的人口、疾病、医疗资源等数据融合到一个空间单元(如网格、行政区划、服务区域等)上,形成一个综合的空间数据库;另一类是基于新生成的空间数据进行数据集成,如将空间分析或空间模拟的结果与原始数据或其他数据进行融合,形成一个新的空间数据集。

4. 空间数据知识发现技术　是一种从空间数据中挖掘有价值的信息和知识的过程,它对医疗资源空间规划具有重要的指导作用。空间数据知识发现技术的核心问题是如何从空间数据中提取决策知识,即能够指导医疗资源空间规划的知识。决策知识包括医疗资源的空间分布特征、可及性特征、需求特征、供需关系特征等,以及医疗资源的总量、结构、布局、配置、优化等方面的知识。空间数据知识发现技术是健康服务资源空间规划的重要技术手段,它能够为医疗资源空间规划的决策提供科学的依据和支持。空间数据知识发现技术的应用需要综合考虑空间数据的特点、空间规划的目标、空间分析的方法等多方面的因素,选择合适的技术和算法,实现空间数据的有效挖掘和知识的有效发现。

第四节　医疗资源空间规划评价指标

医疗资源空间规划评价指标是衡量医疗资源在区域内的配置合理性、服务效能和公平性的重要依据，也是指导医疗资源优化布局和调整结构的科学依据。

一、资源分布均衡性指标

医疗资源分布均衡性指标（resource distribution balance index，RDI）反映了医疗资源如医院、诊所及专科中心等在地理空间中分布的均匀程度。该指标通过比较各区域医疗资源密度与全区域平均密度的差异，量化资源分布的均衡性。其计算公式如下：

$$RDI = 1 - \frac{\sum_{i=1}^{N} |d_i - \overline{d}|}{N \times \overline{d}} \tag{19.8}$$

其中，d_i 是第 i 个区域的医疗资源密度，即该区域的医疗资源数量与面积的比值；$\overline{d}$ 是全区域内医疗资源的平均密度，即所有区域的医疗资源数量与面积的比值的平均值；N 是区域总数。这个公式的含义是，计算每个区域的医疗资源密度与平均密度的差的绝对值，然后求和，再除以区域总数与平均密度的乘积，最后用 1 减去这个比值，得到 RDI 的值。这个指标的取值范围是（0，1），RDI 接近 0 表示分布高度均衡，即各区域的医疗资源密度相差不大；RDI 接近 1 则表示分布不均衡，即有些区域的医疗资源密度远高于或远低于平均水平。

二、服务效能指标

服务效能指标（service efficiency index，SEI）综合考量了医疗资源的服务能力与使用效率。该指标通过量化医疗资源的容量及其利用率，评估服务的整体效能。其计算公式如下：

$$SEI = \frac{\sum_{i=1}^{N} C_i}{\sum_{i=1}^{N} (C_i \times U_i)} \tag{19.9}$$

其中，C_i 是第 i 个医疗资源的容量，U_i 是其使用率。这个指标的取值范围是（0，1），SEI 接近 1 表示医疗资源不仅数量充足，且使用效率高，即医疗资源能够充分发挥其服务能力；SEI 接近 0 表示医疗资源数量不足或使用效率低，即医疗资源不能够充分发挥其服务能力。

三、资源可达性指标

资源可达性指标（accessibility to resource index，ARI）衡量公众获取医疗服务的便捷程度，即人们到达最近医疗设施的距离。ARI 的计算方法侧重于评估距离因素对医疗服务可达性的影响。计算中，首先要确定每个人到最近医疗资源的距离。其具体计算公式如下：

$$ARI = \frac{1}{\frac{1}{N} \sum_{i=1}^{N} \frac{1}{d_{min_i}}} \tag{19.10}$$

其中，d_{min_i} 是第 i 个人到最近医疗资源的距离，N 是考虑的总人口数。这个指标的取值范围是（0，∞），ARI 值越大，表示医疗资源的整体可达性越好，即人们到医疗资源的距离越近；ARI 值越小，表示医疗资源的整体可达性越差，即人们到医疗资源的距离越远。

四、服务公平性指标

服务公平性指标（service equity index，EI）评估医疗资源对不同社会经济群体的可及性，量化不同群体之间访问医疗资源便利性的差异。计算中，要确定不同群体（如收入水平、年龄、居住区域等）访问医疗资源的平均便利性，可以用 ADI 的值来表示；然后，计算每个群体的平均便利性与所有群体的平均便利性的差的绝对值，再求和，其具体计算公式如下：

$$EI = 1 - \frac{\sum_{i=1}^{N} |a_i - \bar{a}|}{N \times \bar{a}} \tag{19.11}$$

其中，a_i 是第 i 个群体访问医疗资源的平均便利性，$\bar{a}$ 是所有群体的平均便利性，N 是群体总数。这个指标的取值范围是（0，1），EI 接近 0 表示高度公平，即各群体访问医疗资源的便利程度相差不大；EI 接近 1 表示不公平，即有些群体访问医疗资源的便利程度远高于或远低于平均水平。

五、服务覆盖范围指标

服务覆盖范围指标（service coverage index, SCI）反映医疗机构的服务能力及其覆盖的人口比例，是评估医疗服务可达性和公平性的重要指标。计算步骤中，要使用泰森（Thiessen）多边形法或缓冲区分析等来界定每个医疗资源的服务覆盖范围，即划分出每个医疗资源所能服务的。其具体计算公式如下：

$$SCI = \frac{\sum_{i=1}^{N} P_i}{P_{total}} \tag{19.12}$$

其中，P_i 是在第 i 个医疗机构服务范围内的人口数，P_{total} 是总人口数。这个指标的取值范围是（0，1），SCI 值越高，表明覆盖范围越广泛，服务能力越强，即有更多的人口能够享受到医疗资源的服务；SCI 值越低，表明覆盖范围越狭窄，服务能力越弱，即有更多的人口无法享受到医疗资源的服务。

六、医疗设施承载力指标

医疗设施承载力指标（medical facility capacity index，MFCI）衡量医疗设施在特定时间内能提供服务的最大量，包括可用床位数和门诊服务能力。其计算方法是，首先确定特定时间内的可用床位总数，即该医疗设施能够容纳的住院患者数量；然后确定同一时间内的门诊服务能力，即该医疗设施能够接待的门诊患者数量；最后用可用床位总数与门诊服务能力相加。其具体计算公式如下：

$$MFCI = B_t + O_t \tag{19.13}$$

其中，B_t 表示特定时间内的可用床位总数，O_t 表示同一时间内的门诊服务能力。这个指标的取值范围是（0，∞），MFCI 较高表示医疗设施具有较强的服务提供能力，即能够满足更多患者的需求；MFCI 较低表示医疗设施具有较弱的服务提供能力，即可能无法满足部分患者的需求。

案例

医保定点药店空间规划

随着基本医疗保险体系的持续完善及覆盖率的逐步提高，公众对医疗服务的需求呈现出显著增长趋势。尤其在实施"医药分家"政策的背景下，社会药店对药品服务的需求急剧上升，从而凸显了医保定点药店在提供药品服务中的核心作用。面对有限的医保基金支持，科学合理地扩展医保定点药店网络，以满足不断增长的药品服务需求，成为需要规划回答的问题。

在医保定点药店的选址与扩展过程中，需要综合考虑现有供给和潜在需求。现有供给是指涵盖现有医保定点药店的数量、地理分布、规模及服务水平等；潜在需求是指包括医保参保人员的数量、分布情况、用药需求及医保基金的支付能力等。为实现供需平衡，提升服务效率与质量，并确保医疗基金的安全，增选医保药店应遵循以下三大原则：①服务面积最大化，在确保服务质量的基础上，扩大医保定点药店的服务范围，使更多医保参保人员能享受到服务；②服务人口数最大化：在确保服务质量的基础上，增加服务人口数，以覆盖更广泛的医保参保人群；③规模与质量：在确保服务质量的基础上，优先选择规模大、经营范围广、药品种类多且质量高的药店，以提升服务能力和水平。

基于以上原则，可设定以下目标函数和约束条件，以求解最优的医保药店增选方案。目标函数：

$$\max \sum_{i=1}^{n} x_i (A_i + P_i) \qquad (19.14)$$

约束条件：

$$\sum_{i=1}^{n} x_i \leqslant M$$
$$x_i \in \{0,1\}, i = 1, 2, \cdots, n \qquad (19.15)$$
$$A_i > 0, P_i > 0, i = 1, 2, \cdots, n$$

其中，n 是医保定点备选药店的总数，M 是医保定点药店的增选数量上限，x_i 是医保定点备选药店 i 是否被增选的决策变量，A_i 是医保定点备选药店 i 的服务面积，P_i 是医保定点备选药店 i 的服务人口数。

为了求解该整数规划问题，采用以下关键步骤：

第 1 步：确定现有医保定点药店及单个医保定点备选药店的服务区域。服务区域是指以医保定点药店为中心、特定距离值为半径所辐射的区域。该距离值应当以时间要求（根据地方卫生事业发展要求而设定）结合速度标准（区域内的人口密度和经济发展水平等因素）进行确定。服务区域的确定可以采用缓冲区分析、网络分析或空间交互模型等方法。

第 2 步：获得单个医保定点备选药店的服务范围，确定每家医保定点备选药店对增选后医保药店布局的服务范围贡献值。服务范围是指服务区域的面积和覆盖的人口数，反映医保定点药店对居民提供服务的辐射程度。服务范围的计算可以采用地理信息系统等工具，根据服务区域与行政区划或人口分布图层的叠加分析，得到服务面积和服务人口数。服务范围贡献值是指医保定点备选药店被增选后，对医保定点药店布局的总体服务范围的增加量，反映医保定点备选药店的增选价值。服务范围贡献值计算可以采用以下公式：

$$C_i = A_i + P_i - \sum_{j=1}^{m} (A_{ij} + P_{ij}) = A_i + P_i - \sum_{j=1}^{m} (A_i \cap A_j + P_i \cap P_j) \qquad (19.16)$$

其中，C_i 是新增备选药店的服务范围贡献值，A_i 是医保定点备选药店 i 的服务区域，P_i 是医保定点药店 i 的服务区域内的人口数，m 是现有医保定点药店的总数，A_{ij} 是医保定点备选药店 i 的服务区域与现有医保定点药店 j 的服务区域的重叠面积，P_{ij} 是医保定点备选药店 i 的服务区域与现有医保定点药店 j 的服务区域的重叠人口数，A_j 是现有医保定点药店 j 的服务区域，P_j 是医保定点药店 j 的服务区域内的人口数。

第 3 步：按照贡献值对医保定点备选药店分别根据服务面积增加量和服务人口增加量两种标准进行优先顺序排列，得到初步筛选结果。服务面积增加量是指医保定点备选药店被增选后，对医保定点药店布局的总体服务面积的增加量，反映医保定点备选药店的公平性。服务人口增加量是指医保定点备选药店被增选后，对医保定点药店布局的总体服务人口数的增加量，反映医保定点备选药店的可及性。优先顺序排列的方法可以采用排序算法，如快速排序、归并排序等。

第 4 步：根据实际需要，对两种排序进行交叉组合，确定纳入的机构组合。交叉组合的目的是综合考虑服务面积和服务人口两个指标，找出最优或次优的医保定点药店增选方案。交叉组合的方法可以采用多目标优化算法。

第 5 步：选择药店适宜的资质指标，对交叉组合结果进行批次划分。资质指标是指反映医保定点备选药店的规模、经营范围、药品品种、药品质量等特征的指标，如药店面积、营业额、药品种类数、药品质量合格率等。资质指标的选择应当符合医疗保险的政策要求和管理规范，以保证医保定点药店的服务能力和水平。批次划分的目的是根据资质指标的高低，将医保定点备选药店分为不同的优先级，以便于医疗保险部门进行分批增选。批次划分的方法可以采用聚类分析、层次分析或多属性决策等方法。

知识拓展

空间可达性评价

可达性是指居民克服距离和时间等阻力到达一个医疗服务设施或场所的愿望和能力的定量表达，是衡量城市医疗资源设施布局合理性的一个重要标准，旨在评价设施布局的空间公平性问题。空间可达性评价方法主要有两大类：基于距离的方法和基于网络的方法。基于距离的方法主要考虑居民到服务设施的空间距离，包括传统的供需比例法、最佳距离法、引力模型等。基于网络的方法主要考虑居民到服务设施的交通网络条件，包括两步移动搜索法、网络分析法等。下面分别介绍这两类方法的基本原理、优缺点和应用情况。

1. 基于距离的方法

（1）供需比例法：是一种最简单的空间可达性评价方法，它假设居民只能在自己所在的区域内获得服务，忽略了区域间的交互作用。该方法通过计算区域内服务设施数量与人口之比，来反映区域内的服务水平。

（2）最佳距离法：是一种考虑居民到最近服务设施的空间距离方法，它假设居民总是选择距离最近的服务设施，忽略了服务设施的服务能力和居民的选择偏好。该方法通过计算居民到最近服务设施的距离、时间或费用，来反映居民的可达性。

（3）引力模型：是一种考虑居民和服务设施之间相互吸引力的方法，它假设居民和服务设施之间的吸引力与二者之间的距离成反比、规模成正比。该方法通过计算居民和服务设施之间的吸引力，来反映居民的就医选择概率。

2. 基于网络的方法

（1）两步移动搜索法：21世纪初，两步移动搜索法作为一种量化医疗服务可达性的方法开始受到关注。它考虑患者和医疗服务的相互关系，通过以供给点和需求点为基础进行二次搜索，计算供需比并加总得到可达性。第一步，计算每个医疗服务点的服务能力。以供给点 j 为中心搜索其阈值范围 d_0 内的需求点 i，计算供需比 R_j。第二步，通过患者的分布和服务能力的比例来计算每个地理区域的医疗服务可达性。分别以需求点 i 为中心，搜索阈值范围 d_0 内的供给点，将所有的供给点的供需比 R_j 加总得到的可达性 A_i。该方法的计算公式如下：

$$R_j = \frac{S_j}{\sum_{i \in d_{0j}} P_i} \tag{19.17}$$

$$A_i = \sum_{j \in d_{0i}} R_j \tag{19.18}$$

其中，S_j 表示供给点 j 的服务能力，如医生或床位数量；P_i 表示需求点 i 的人口数量；d_{0j} 表示以供给点 j 为中心的阈值范围内的需求点集合；d_{0i} 表示以需求点 i 为中心的阈值范围内的供给点集合。

虽然和传统的供需比例法（区域内诊所、医生、床位数量与人口之比）、最佳距离法（居住地到最近医疗服务点的距离、时间或费用等）、引力模型（根据万有引力定律来衡量每个居民的医疗可达性值）相比，两步移动搜索法可以避免传统供需比例法假设居民只能在自己的区域内获得服务、避免最佳距离法只反映就医便利性而忽略机构服务能力、避免引力模型过分强调衰减函数而导致结果在空间上被严重平滑的不足，但其也有两个明显不足：①供给点和需求者之间的距离数据为直线距离，忽略现实中的复杂交通情况；②未考虑供给者的实际服务半径与性状，容易忽略靠山或靠湖海的供给者的实际服务范围。为了解决这些问题，后续出现了多种改进的两步移动搜索法方法，如考虑距离衰减的三步移动搜索法等。

（2）网络分析法：21世纪初，网络分析开始在医疗资源空间规划中应用。这主要得益于地理信息系统的发展。网络分析法利用地理信息系统软件的网络分析模块，将现实的道路交通网络等进行网络化处理，基于城市道路网络，考虑交通流量等因素，为不同等级的道路设定不同的通行能力（速度），以此来评估医疗服务设施之间的交通可达性，支持决策者更全面的理解医疗资源的空间分布和患者就医的路径选择。该方法的基本步骤如下：

第一步，建立城市道路网络模型，包括道路节点、道路边、道路属性等信息。

第二步，将医疗服务设施和居民分布点分别作为网络分析的起点和终点，输入网络分析模块。

第三步，运用网络分析模块的各种功能，如最短路径分析、服务区分析、最近设施分析等，来计算医疗服务设施和居民分布点之间的交通可达性。

第四步，根据交通可达性的结果，对医疗服务设施的空间分布和服务范围进行评价和优化。

网络分析法以实际的道路交通网络为基础，进行的是矢量数据的计算，在反映医疗服务设施的可达性方面具有明显的优势，计算过程中可以直接按照某种交通出行方式求得服务区的范围。更多应用于对有限资源的合理分配，最佳通行路线的计算以及公共服务设施服务范围的分析等。但同时，该方法对于数据的要求较高，不仅需要有足够的数据来源，同时还需要大量的人工数据补充。随着大数据分析技术的发展，可以预见网络分析法的应用将更加广泛。

中英文名词对照

中文	英文
医疗资源	medical resource
医疗资源空间规划	spatial planning of medical resource
地理信息系统	geographical information system，GIS
医疗设施承载力指标	medical facility capacity index，MFCI
服务覆盖范围指标	service coverage index，SCI
服务公平性指标	service equity index，EI
资源可达性指标	accessibility to resource index，ARI
服务效能指标	service efficiency index，SEI
资源分布均衡性指标	resource distribution balance index，RDI

参 考 文 献

罗力, 2020. 健康服务资源空间规划理论和方法[M]. 上海: 复旦大学出版社.

汤国安, 2006. ArcGIS 地理信息系统空间分析实验教程[M]. 北京: 科学出版社.

熊雪晨, 周奕男, 金超, 等, 2016. 引入合理冗余因素的医生需求测算方法应用研究[J]. 中国医院管理, 36(09): 12-14+44.

叶嘉安, 宋小冬, 钮心毅, 等, 2006. 地理信息与规划支持系统[M]. 北京: 科学出版社.

张天天, 刘炜, 马振凯, 等, 2018. 零售药店空间布局规划方法探索[J]. 中国卫生资源, 21(06): 461-464.

Khashoggi BF, Murad A, 2020. Issues of healthcare planning and GIS: A review[J].ISPRS International Journal of Geo-Information, 9(6): 352.

Oosterbroek B, De KJ, Huynen MMTE, et al, 2023. Assessment of green space benefits and burdens for urban health with spatial modeling[J]. Urban Forestry & Urban Greening, 86: 128023..

Yi M, Peng J, Zhang L, et al, 2020. Is the allocation of medical and health resources effective? Characteristic facts from regional heterogeneity in China[J]. International Journal for Equity in Health, 19: 1-21 .

思 考 题

1. 如何选择和权衡不同医疗资源空间规划因素的影响, 以确保公平和效率?
2. 基于错位发展理论, 进行专科医院进行规划时需要考虑哪些因素?
3. 基于合理冗余理论, 如何思考医师总量配置问题?
4. 如果要进行某市区域医疗机构资源总量规划, 该如何做?
5. 本章案例"医保定点药店空间规划"中, 涉及哪些空间规划的相关技术和评价指标?

（张天天）

第二十章　医疗卫生资源配置

学习目标

通过本章的学习，你应该能够：

掌握　医防融合及医养结合相关政策。

熟悉　我国医疗资源筹资制度和我国医疗人力资源培养制度。

了解　我国医疗资源分配现状。

本章主题

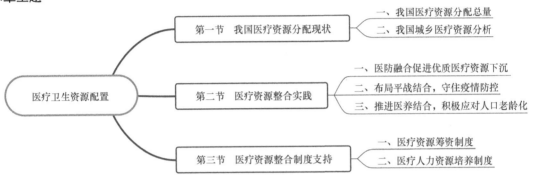

第一节　我国医疗资源分配现状

一、我国医疗资源分配总量

（一）我国医疗财力资源分配

我国医疗财力资源分配情况由卫生总费用（total health expenditure）、卫生费用（hearth expenditure）结构和人均卫生费用（per capita health expenditure）三类数据进行体现。总体观之，在社会形势变化、国家政策影响和重大突发公共卫生事件暴发的多重影响下，我国卫生总费用增长态势明显。

1. 卫生总费用　我国卫生总费用总体呈现出逐年上升的趋势，全国卫生总费用自 2000 年的4586.63 亿元上升至 2020 年 72 175.00 亿元，在 20 年的时间内增加了 67 588.37 亿元，增长体量庞大、增长态势明显。如图 20-1 所示，卫生总费用自 2009 年新医改以来的增长速度明显加快，加之近年

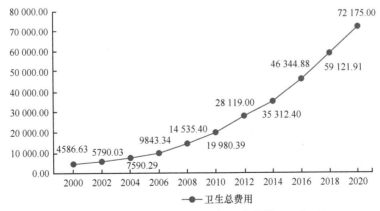

图 20-1　我国近 20 年卫生总费用的变化情况（亿元）

来受人口老龄化和新冠疫情的纵深影响，卫生总费用仍保持快速增长的态势。与此同时，我国近20年卫生总费用占GDP比重总体上呈现出了波动上升的趋势，其从2000年的4.57%上升至2020年的7.10%（图20-2）。最新数据显示，2021年全国卫生总费用为75 593.60亿元，较2020年增加了3418.60亿元，增长率为4.74%。

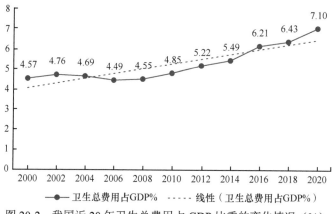

图 20-2　我国近 20 年卫生总费用占 GDP 比重的变化情况（%）

2. 卫生费用结构　　"十三五"时期我国医疗卫生事业蓬勃发展，受健康中国战略、健康中国行动的正向影响，我国卫生费用结构渐趋合理。如表20-1所示，在2016~2020年期间，政府卫生支出占卫生总费用的比重呈下降态势，除受2020年新冠疫情暴发的影响，2020年政府卫生支出占比有所增加；同时，尽管个人卫生支出依旧逐年上升，但个人卫生支出占卫生总费用的比重逐年下降，其自2016年的28.78%下降到了2020年的27.65%。最新数据显示，2021年政府卫生支出占卫生总费用的比重下降了3.00%，社会卫生支出占卫生总费用的比重上升了3.00%，个人卫生支出占比则无明显变化。由此可见，我国卫生费用在国家卫生健康战略方针及其落地的影响下结构逐渐合理，并初步实现了卫生健康服务惠及人民的目标。

表 20-1　我国近 5 年的卫生总费用及其构成情况

年份	卫生总费用（亿元）				卫生总费用构成（%）			人均卫生费用（元）
	合计	政府卫生支出	社会卫生支出	个人卫生支出	政府卫生支出	社会卫生支出	个人卫生支出	
2016	46 344.88	13 910.30	19 096.68	13 337.90	30.01	41.21	28.78	3328.60
2017	52 598.28	15 205.87	22 258.81	15 133.60	28.91	42.32	28.77	3756.70
2018	59 121.91	16 399.14	25 810.78	16 911.99	27.74	43.66	28.61	4206.70
2019	65 841.39	18 016.95	29 150.57	18 673.87	27.36	44.27	28.36	4669.30
2020	72 175.00	21 941.90	30 273.67	19 959.43	30.40	41.94	27.65	5112.30

注：①本表系核算数，2020年为初步核算数；②按当年价格计算

3. 人均卫生费用　　在经过1990~2020年这30年的发展历程后，我国人均卫生费用得到了长足的发展与增长，医疗卫生事业及民众对其重视程度也在近10年内增长迅速。如图20-3所示，我国人均卫生费用自1990年的65.40元上升到了2020年的5112.30元，基本呈现出逐年增长的态势。总体观之，2009年新医改之前，人均卫生费用平稳增长但速度较缓；新医改后，受公立医院综合改革、城镇化快速发展等方面的影响，我国人均卫生费用与前一时期相比增长速度较快。此外，2016年健康中国战略颁布后，人均卫生费用一改增速放缓的态势，并且最新数据显示，2021年人均卫生费用初步推算为5348.10元，较2020年5112.30元增加了235.80元，增长率为4.61%。

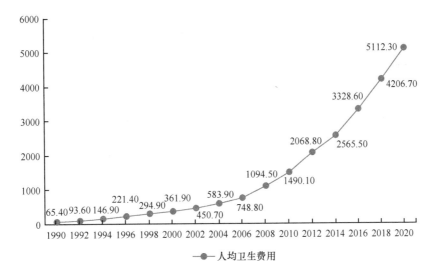

图 20-3　我国近 30 年的人均卫生费用变化情况（元）

（二）我国医疗人力资源分配

我国医疗人力资源（health workforce）分配情况由卫生人员规模、卫生人员数量结构两方面体现。

1. 卫生人员规模　我国医疗卫生人力资源规模日渐庞大，卫生人员数量基本呈现上升趋势。如表 20-2 所示，除 2002～2003 年我国卫生人员总数逐年下降外，自 2004～2021 年我国卫生人员数量均逐年上升；并且最新数据显示，2021 年末我国卫生人员总数相较于 2020 年增加了 50.80 万人，增长率为 3.80%，卫生技术人员数量相较于 2020 年则增长了 5.30%。《2021 年我国卫生健康事业发展统计公报》显示，2021 年每千人口执业（助理）医师和注册护士分别为 3.04 人和 3.56 人；每万人口全科医生数和专业公共卫生机构人员分别为 3.08 人和 6.79 人。此外，我国近 20 年每千人口卫生技术人员数，如图 20-4 所示，每千人口卫生技术人员、执业（助理）医师和注册护士的数量基本呈现出上升趋势，其中，注册护士数量于"十二五"时期实现了对执业（助理）医师数量的反超。由此可见，我国医疗卫生人力资源规模日渐庞大，卫生健康事业逐渐发展进步。

表 20-2　我国近 20 年的卫生人员变化情况

年份	卫生人员合计	卫生技术人员	乡村医生和卫生员	其他技术人员	管理人员	工勤技能人员
2002	6 528 674	4 269 779	1 290 595	179 962	332 628	455 710
2003	6 216 971	4 380 878	867 778	199 331	318 692	450 292
2004	6 332 739	4 485 983	883 075	209 422	315 595	438 664
2005	6 447 246	4 564 050	916 532	225 697	312 826	428 141
2006	6 681 184	4 728 350	957 459	235 466	323 705	436 204
2007	6 964 389	4 913 186	931 761	243 460	356 569	519 413
2008	7 251 803	5 174 478	938 313	255 149	356 854	527 009
2009	7 781 448	5 535 124	1 050 991	275 006	362 665	557 662
2010	8 207 502	5 876 158	1 091 863	290 161	370 548	578 772
2011	8 616 040	6 202 858	1 126 443	305 981	374 885	605 873
2012	9 115 705	6 675 549	1 094 419	319 117	372 997	653 623
2013	9 790 483	7 210 578	1 081 063	359 819	420 971	718 052
2014	10 234 213	7 589 790	1 058 182	379 740	451 250	755 251
2015	10 693 881	8 007 537	1 031 525	399 712	472 620	782 487
2016	11 172 945	8 454 403	1 000 324	426 171	483 198	808 849

年份	卫生人员合计	卫生技术人员	乡村医生和卫生员	其他技术人员	管理人员	工勤技能人员
2017	11 748 972	8 988 230	968 611	451 480	509 093	831 558
2018	12 300 325	9 529 179	907 098	476 569	529 045	858 434
2019	12 928 335	10 154 010	842 302	503 947	543 750	884 326
2020	13 464 992	10 678 019	795 510	529 601	561 157	910 705

注：①卫生人员和卫生技术人员包括获得"卫生监督员"证书的公务员 1 万人；②2013 年以后卫生人员数包括卫生计生部门主管的计划生育技术服务机构人员数，2013 年以前不包括原人口计生部门主管的计划生育技术服务机构人员数；③2016 年起，执业（助理）医师数含乡村全科执业助理医师；④2020 年起，诊所的乡村医生和卫生员纳入统计

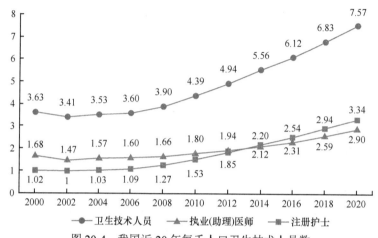

图 20-4　我国近 20 年每千人口卫生技术人员数

2. 卫生人员数量结构　我国卫生人员数量结构不断变化，分别从卫生人员类别、卫生人员地区分布、卫生人员城乡分布、不同登记注册类型的卫生人员数量、不同主办单位的卫生人员数量、性别特征、年龄特征、工作年限和学历等方面详细展开描述。

首先，在卫生人员类别方面，卫生技术人员、其他技术人员、管理人员和工勤技能人员自 2009 年开始数量基本逐年上升，但乡村医生和卫生员的数量自 2012 年开始逐年下降（表 20-2）。2020 年卫生人员数量结构，如图 20-5 所示。卫生技术人员、乡村医生和卫生员、其他技术人员、管理人员和工勤技能人员数量占卫生人员总数的比重分别为 79.24%、5.90%、3.93%、4.16% 和 6.76%。

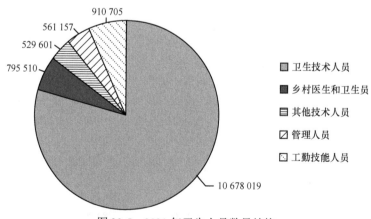

图 20-5　2020 年卫生人员数量结构

其次，在卫生人员地区分布方面，2020 年东部、中部和西部地区的卫生人员数量分别为 5 791 429 人、3 898 623 人和 3 774 940 人。2020 年各地区卫生人员数量结构如图 20-6 所示，除乡村医生和

卫生员这一类别之外，其余类别的卫生人员数量均为东部地区高于中部地区和西部地区；卫生技术人员、乡村医生和卫生员、其他技术人员、管理人员这四个类别的卫生人员数量为中部地区高于西部地区；工勤技能人员类别的卫生人员数量为西部地区高于中部地区。可见，尽管我国卫生人员地区分布不均衡，但其分布正逐渐向中西部倾斜。

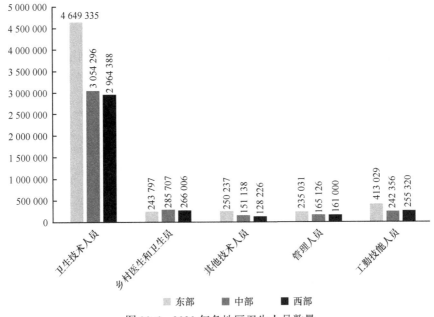

图 20-6　2020 年各地区卫生人员数量

再次，在按城乡、登记注册类型和主办单位三种形式划分的卫生人员数量结构中，2020 年卫生人员城乡分布如图 20-7 所示，城市卫生人员数量为 6 434 897 人，农村卫生人员数量为 7 030 095 人，占比分别为 47.79% 和 52.21%；2020 年不同登记注册类型的卫生人员数量如图 20-8 所示，公立医疗卫生机构的卫生人员数量为 10 043 179 人（占比情况为 74.59%），非公立医疗卫生机构的卫生人员数量则为 3 421 813 人（占比情况为 25.41%）；2020 年不同主办单位的卫生人员数量如图 20-9 所示，政府办医疗卫生机构、社会办医疗卫生机构和个人办医疗卫生机构的卫生人员数量分别为 8 817 273 人、2 287 264 人和 2 360 455 人，占比情况分别为 65.48%、16.99% 和 17.53%。

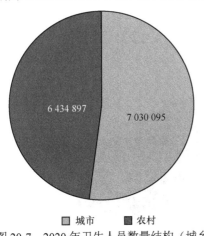

图 20-7　2020 年卫生人员数量结构（城乡）

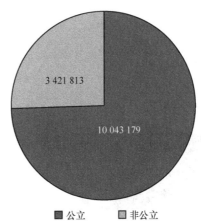

图 20-8　2020 年卫生人员数量结构（登记注册类型）

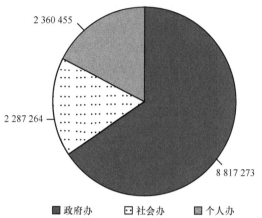

最后，在卫生技术人员个体特征的数量结构方面，2020 年我国卫生技术人员性别构成情况为男性 27.60%和女性 72.40%（图 20-10）。年龄构成情况如图 20-11 所示，其中，25~34 岁的卫生技术人员占比最多（40.00%），35~44 岁的卫生技术人员占比次之（24.80%），55~59 岁的卫生技术人员占比最少（4.70%）。工作年限构成情况如图 20-12 所示，不同工作年限的卫生技术人员数量分布较为均衡，工作年限为 5 年以下的卫生技术人员数量占比最多（24.90%），工作年限分别为 5~9 年和 10~19 年的卫生技术人员占比次之（23.10%），工作年限为 30 年及以上的卫生技术人员占比最少（12.70%）。学历构成情况如图 20-13

图 20-9   2020 年卫生人员数量结构（主办单位）

所示，学历为大专的卫生技术人员占比最多（38.40%），学历为大学本科的卫生技术人员占比次之（36.20%），学历为高中及以下的卫生技术人员占比最少（1.00%）。

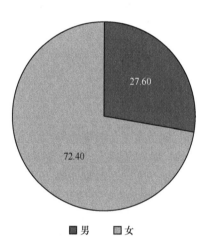

图 20-10   2020 年卫生技术人员性别构成（%）

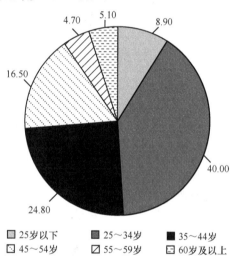

图 20-11   2020 年卫生技术人员年龄构成（%）

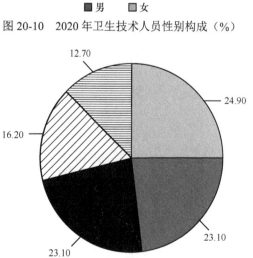

图 20-12   2020 年卫生技术人员工作年限构成（%）

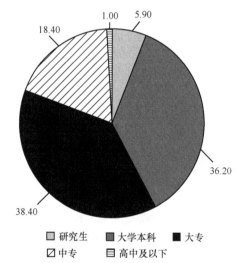

图 20-13   2020 年卫生技术人员学历构成（%）

（三）我国医疗卫生机构资源分配

我国医疗卫生机构资源分配情况由医疗卫生机构总量情况、医疗卫生机构结构情况两类数据进行体现。

1. 医疗卫生机构总量情况 尽管我国医疗卫生机构数量在近 30 年内波动幅度较大，但自 2009 年新医改后，其数量规模呈现出波动上升的重要趋势。具体而言，我国近 30 年的医疗卫生机构数变化情况如图 20-14 所示，数据显示，我国医疗卫生机构数量波动幅度较大，尤其在 1996～2004 年期间出现了较大幅度的下降情况，并在 2004 年达到了 849 140 个医疗卫生机构数的最低值。自 2004 年后，医疗卫生机构数量开始波动上升，最新数据显示，2021 年年末共有 1 030 935 个医疗卫生机构，较 2020 年增加了 8013 个，增长率为 0.78%。与此同时，我国近 20 年的医疗卫生机构床位数变化情况，如图 20-15 所示，数据显示自 2002 年开始我国医疗卫生机构床位数逐年增长，2021 年年末共有 9 448 448 张床位，较 2020 年增长了 347 748 张，增长率为 3.82%。

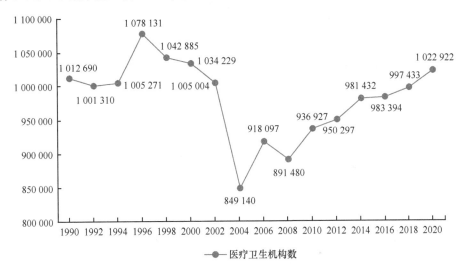

图 20-14 我国近 30 年的医疗卫生机构数变化情况（个）

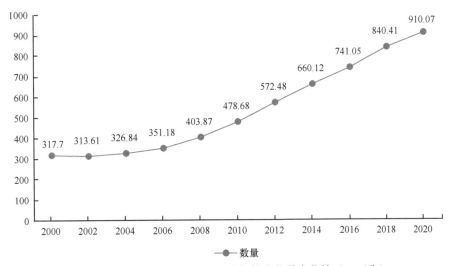

图 20-15 我国近 20 年的医疗卫生机构床位数变化情况（万张）

2. 医疗卫生机构结构情况 我国医疗卫生机构的结构情况日渐合理，但仍存在改进空间。在医疗卫生机构及其床位数的类别方面，2021 年基层医疗卫生机构数量在我国医疗卫生机构数量中占比最高，占比为 94.84%；医院的床位数量在我国医疗卫生机构的床位数量中占比最高，占比为 78.45%（表 20-3）。可见，尽管基层医疗卫生机构的数量在不断增加，但是其床位数依然有限，基层医疗卫生能力仍待提高。之后，进一步向医院、基层医疗卫生机构和专业公共卫生机构三种类别聚焦，2020 年综合医院的数量在医院这一类别中占比最高，数量为 20133 个；村卫生室的数量在基层医疗卫生机构这一类别中占比最高，数量为 608828 个；疾病预防控制中心的数量在专业公共卫生机构这一类别中占比最高，数量为 3384 个（图 20-16）。

表 20-3　2020 年和 2021 年我国医疗卫生机构数和床位数情况

机构类别	机构数（个）		床位数（张）	
	2020	2021	2020	2021
总计	1 022 922	1 030 935	9 100 700	9 448 448
医院	35 394	36 570	7 131 186	7 412 566
基层医疗卫生机构	970 036	977 790	1 649 384	1 712 115
专业公共卫生机构	14 492	13 276	296 063	301 566
其他医疗卫生机构	3000	3299	24 067	22 201

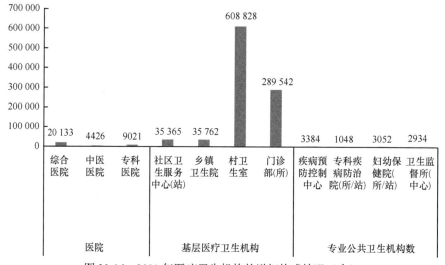

图 20-16　2020 年医疗卫生机构的详细构成情况（个）

在医疗卫生机构及其床位数的地区分布方面，医院、基层医疗卫生机构和其他医疗卫生机构三种类别的医疗卫生机构数量均为东部地区高于中西部地区，东部地区数量分别为 13 816 个、368 279 个和 1700 个；医院、专业公共卫生机构数量为西部地区高于中部地区，西部地区数量分别为 11 072 个和 5381 个，基层医疗卫生机构、其他医疗卫生机构数量为中部地区高于西部地区，中部地区数量分别为 303 899 个和 701 个（图 20-17）。2020 年，各地区医疗卫生机构床位数情况如图 20-18 所示，医院、专业公共卫生机构和其他医疗卫生机构三种类别的医疗卫生机构床位数量均为东部地区高于中西部地区，东部地区数量分别为 2 845 171 张、113 667 张和 13 141 张；四类医疗卫生机构的床位数均为中部地区略高于西部地区，中部地区床位数量分别为 2 246 479 张、590 484 张、99 597 张和 5627 张。

二、我国城乡医疗资源分析

（一）城乡医疗财力资源分析

我国城乡医疗财力资源配置情况由城乡卫生总费用和城乡人均卫生费用两类数据进行体现。

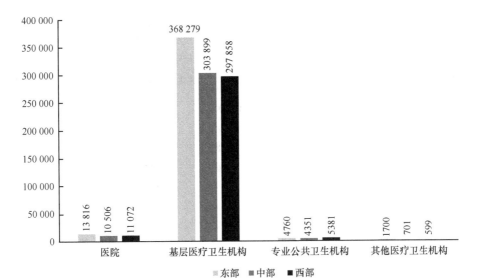

图 20-17 2020 年各地区医疗卫生机构数情况（个）

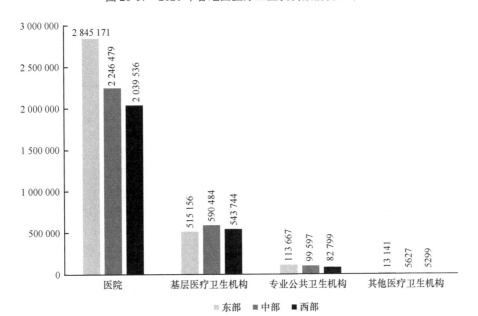

图 20-18 2020 年各地区医疗卫生机构的床位数情况（个）

1. 城乡卫生总费用 在快速城镇化的影响下，我国城乡卫生总费用之间的差距不断拉大，这一差距由 1990 年的 44.61 亿元增加到了 2016 年的 24 571.14 亿元。具体而言，我国近 30 年的卫生总费用及城乡构成情况如表 20-4 所示，其中，我国卫生总费用在 1990～2020 年这一时间段内逐年增长，从 747.39 亿元增长到了 72 175.00 亿元；城市卫生总费用在 1990～2016 年这一时间段内逐年增长，从 1990 年的 396.00 亿元增长到了 2016 年的 35 458.01 亿元，于 2008 年首次突破了 10 000 亿元；农村卫生总费用在 1990～2004 年这一时间段内逐年增长,2005～2007 年有所波动后,自 2008 年重新开始逐年增长，从 1990 年的 351.39 亿元增长到了 2016 年的 10 886.87 亿元，于 2016 年首次突破了 10 000 亿元。

表 20-4　我国近 30 年的卫生总费用及城乡构成情况

年份	城乡卫生费用（亿元）			年份	城乡卫生费用（亿元）		
	合计	城市	农村		合计	城市	农村
1990	747.39	396.00	351.39	2006	9843.34	7174.73	2668.61
1991	893.49	482.60	410.89	2007	11 573.97	8968.70	2605.27
1992	1096.86	597.30	499.56	2008	14 535.40	11 251.90	3283.50
1993	1377.78	760.30	617.48	2009	17 541.92	13 535.61	4006.31
1994	1761.24	991.50	769.74	2010	19 980.39	15 508.62	4471.77
1995	2155.13	1239.50	915.63	2011	24 345.91	18 571.87	5774.04
1996	2709.42	1494.90	1214.52	2012	28 119.00	21 280.46	6838.54
1997	3196.71	1771.40	1425.31	2013	31 668.95	23 644.95	8024.00
1998	3678.72	1906.92	1771.80	2014	35 312.40	26 575.60	8736.80
1999	4047.50	2193.12	1854.38	2015	40 974.64	31 297.85	9676.79
2000	4586.63	2624.24	1962.39	2016	46 344.88	35 458.01	10 886.87
2001	5025.93	2792.95	2232.98	2017	52 598.28		
2002	5790.03	3448.24	2341.79	2018	59 121.91		
2003	6584.10	4150.32	2433.78	2019	65 841.39		
2004	7590.29	4939.21	2651.08	2020	72 175.00		
2005	8659.91	6305.57	2354.34				

2. 城乡人均卫生费用　尽管我国城乡人均卫生费用之间的差距不断增加，这一差距从 1990 年的 120.00 元增加到了 2016 年的 2625.40 元，但二者之间的倍数关系基本稳定。具体而言，我国近 30 年的人均卫生费用及城乡构成情况如表 20-5 所示，数据显示，我国人均卫生费用自 1990~2020 年逐年增长，从 1990 年的 65.40 元增加到了 2020 年的 5112.30 元，呈现出稳定增长的态势；城市人均卫生费用在 1990~2004 年这一时间段内逐年增长，2005 年有所波动后，自 2006 年重新开始逐年增长，从 1990 年的 158.80 元增长到了 2016 年的 4471.50 元，于 2003 年首次突破了 1000 元；农村人均卫生费用在 1990~2006 年这一时间段内逐年增长，2007 年有所波动后，自 2008 年重新开始逐年增长，从 1990 年的 38.80 元增长到了 2016 年的 1846.10 元，于 2012 年首次突破了 1000 元。

表 20-5　我国近 30 年的人均卫生费用及城乡构成情况

年份	人均卫生费用（元）			年份	人均卫生费用（元）		
	合计	城市	农村		合计	城市	农村
1990	65.40	158.80	38.80	2000	361.90	813.70	214.70
1991	77.10	187.60	45.10	2001	393.80	841.20	244.80
1992	93.60	222.00	54.70	2002	450.70	987.10	259.30
1993	116.30	268.60	67.60	2003	509.50	1108.90	274.70
1994	146.90	332.60	86.30	2004	583.90	1261.90	301.60
1995	177.90	401.30	112.90	2005	662.30	1126.40	315.80
1996	221.40	467.40	150.70	2006	748.80	1248.30	361.90
1997	258.60	537.80	177.90	2007	876.00	1516.30	358.10
1998	294.90	625.90	194.60	2008	1094.50	1861.80	455.20
1999	321.80	702.00	203.20	2009	1314.30	2176.60	562.00

续表

年份	人均卫生费用（元）			年份	人均卫生费用（元）		
	合计	城市	农村		合计	城市	农村
2010	1490.10	2315.50	666.30	2016	3328.60	4471.50	1846.10
2011	1804.50	2697.50	879.40	2017	3756.70		
2012	2068.80	2999.30	1064.80	2018	4206.70		
2013	2316.20	3234.10	1274.40	2019	4669.30		
2014	2565.50	3558.30	1412.20	2020	5112.30		
2015	2962.20	4058.50	1603.60				

（二）城乡医疗人力资源分析

我国城乡医疗人力资源配置情况由城乡卫生技术人员数量差异情况、城乡执业（助理）医师数量差异情况和城乡注册护士数量差异情况三种数据进行体现。我国近20年每千人口卫生技术人员数量差异情况如表20-6所示，数据显示，城市卫生技术人员数量在2000~2003年这一时期内呈下降趋势，之后自2004年的4.99人增加到了2020年的11.46人，呈现出逐年增长的态势；农村卫生技术人员数量在2000~2004年这一时期内呈下降趋势，在2005~2007年有所波动后，自2008年的2.80人增加到了2020年的5.18人，呈现出逐年增长的态势；尽管城乡卫生技术人员之间的差距有所扩大，自2000年的2.76人增加到了2020年的6.28人，但是其之间的倍数关系较为稳定。

表 20-6　我国近 20 年每千人口卫生技术人员数量差异情况

年份	卫生技术人员		执业（助理）医师		注册护士	
	城市	农村	城市	农村	城市	农村
2000	5.17	2.41	2.31	1.17	1.64	0.54
2001	5.15	2.38	2.32	1.17	1.65	0.54
2002	…	…	…	…	…	…
2003	4.88	2.26	2.13	1.04	1.59	0.50
2004	4.99	2.24	2.18	1.04	1.63	0.50
2005	5.82	2.69	2.46	1.26	2.10	0.65
2006	6.09	2.70	2.56	1.26	2.22	0.66
2007	6.44	2.69	2.61	1.23	2.42	0.70
2008	6.68	2.80	2.68	1.26	2.54	0.76
2009	7.15	2.94	2.83	1.31	2.82	0.81
2010	7.62	3.04	2.97	1.32	3.09	0.89
2011	7.90	3.19	3.00	1.33	3.29	0.98
2012	8.54	3.41	3.19	1.40	3.65	1.09
2013	9.18	3.64	3.39	1.48	4.00	1.22
2014	9.70	3.77	3.54	1.51	4.30	1.31
2015	10.21	3.90	3.72	1.55	4.58	1.39
2016	10.42	4.08	3.79	1.61	4.75	1.50
2017	10.87	4.28	3.97	1.68	5.01	1.62
2018	10.91	4.63	4.01	1.82	5.08	1.80
2019	11.10	4.96	4.10	1.96	5.22	1.99
2020	11.46	5.18	4.25	2.06	5.40	2.10

进一步从卫生技术人员中的执业（助理）医师数量差异情况和注册护士数量差异情况进行分析，在城市卫生技术人员数量方面，数据显示，城市执业（助理）医师数量和城市注册护士数量均为从2003～2020年逐年增长，前者从2.13人增加到了4.25人，后者从1.59人增加到了5.40人，可见城市注册护士数量相较于城市执业（助理）医师数量的增长速度更为猛烈；在农村卫生技术人员数量方面，农村执业（助理）医师数量在2000～2007年之间有所波动，从2008～2020年逐年增长，人员数量从2008年的1.26人增加到了2020年的2.06人，农村注册护士数量则从2004～2020年逐年增长，人员数量从2004年的0.50人增加到了2020年的2.10人；在城乡卫生技术人员数量差异方面，城乡执业（助理）医师数量之间的差距从2000年的1.14人扩大到了2020年的2.19人，城乡注册护士数量之间的差距从2000年的1.1人扩大到了2020年的3.3人，但其倍数关系均较为稳定（图20-19）。

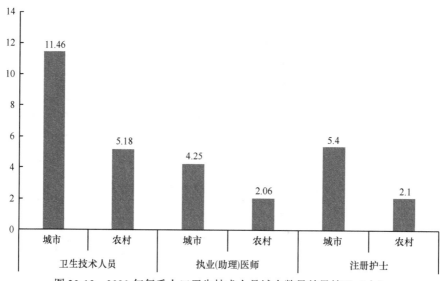

图20-19　2020年每千人口卫生技术人员城乡数量差异情况（人）

（三）城乡医疗机构资源分析

我国城乡卫生机构配置差异情况由城乡医疗卫生机构数量差异情况和城乡医疗卫生机构床位数量差异情况两者进行体现。

1. 城乡医疗卫生机构数量差异情况　我国医疗卫生机构数量的城乡差异情况正在逐渐改善，基层医疗卫生机构数量持续增加，乡镇地区的医疗卫生服务能力得到了有效提升。数据显示，2020年医院、其他医疗卫生机构数量为城市地区多于农村地区，基层医疗卫生机构、专业公共卫生机构数量为农村地区多于城市地区，并且，在基层医疗卫生机构和专业公共卫生机构的数量中，农村地区分别占据了79.52%和61.20%（图20-20）。

具体而言，2020年我国医疗卫生机构数的城乡差异情况如表20-7所示，医院中的综合医院和民族医院为农村地区高于城市地区，基层医疗卫生机构中的卫生院、村卫生室为农村地区高于城市地区，专业公共卫生机构中的疾病预防控制中心、专科疾病防治院、妇幼保健院、卫生监督所和计生技术服务站为农村地区高于城市地区，其他医疗卫生机构中的卫生监督检验中心、医学在职培训中心为农村地区高于城市地区。

2. 城乡医疗卫生机构床位数量差异情况　我国医疗卫生机构床位的数量情况在城乡之间分布较为均衡，并且，农村人口乡镇卫生院的床位数量情况正在逐年增长，但总体观之，每千人口医疗卫生机构床位数的人均情况在城乡之间分布则有所失衡。具体而言，我国近5年每千人口医疗卫

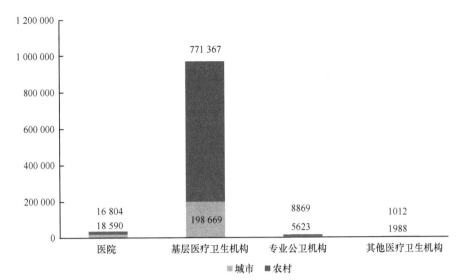

图 20-20　2020 年我国医疗卫生机构数量的城乡差异情况（个）

表 20-7　2020 年我国城乡医疗卫生机构数量的具体情况

	类别	城市	农村		类别	城市	农村
医院	综合医院	9338	10 795	专业公共卫生机构	疾病预防控制中心	1359	2025
	中医医院	2252	2174		专科疾病防治院	423	625
	中西医结合医院	440	292		健康教育所	110	64
	民族医院	64	260		妇幼保健院	1165	1887
	专科医院	5940	3081		急救中心	297	187
	护理院	556	202		采供血机构	358	248
其他医疗卫生机构	疗养院	92	43		卫生监督所	1166	1768
	卫生监督检验中心	4	5		计生技术服务站	745	2065
	医学科学研究中心	152	15	基层医疗卫生机构	社区卫生服务站	26 335	9030
	医学在职培训中心	86	206		卫生院	168	36 133
	临床检验中心	583	54		村卫生室	—	608 828
	统计信息中心	82	13		门诊部	23 944	5765
	其他	989	676		诊所	148 222	111 611

注：①城市包括直辖市区、地级市辖区；农村包括县和县级市、农村乡镇卫生院和村卫生室；②社会办包括企业、事业单位、社会团体和其他社会组织办的卫生机构

生机构床位数城乡差异情况如表 20-8 所示，数据显示，2016～2020 年期间医疗卫生机构床位数均为农村地区略高于城市地区，但每千人口医疗卫生机构床位数这一情况则正好相反，以 2020 年为例，城市每千人口医疗卫生机构床位数为 8.81 张，而农村每千人口医疗卫生机构床位数则为 4.95张，前者接近于后者数量的 1 倍。但这一情况正在逐渐改善，城乡之间每千人口医疗卫生机构床位数之间的差距从 2016 年的 4.5 张缩小到了 2020 年的 3.86 张，并且，农村人口乡镇卫生院的床位数量逐年增长，自 2016 年的 1.27 张扩大到了 2020 年的 1.50 张。可见，尽管床位数的人均情况在城乡方面仍有差异，但二者之间的差距呈现出了缩小的重要趋势，表明我国城乡地区的卫生资源配置进一步均衡发展。

表 20-8　我国近 5 年每千人口医疗卫生机构床位数城乡差异情况

年份	医疗卫生机构床位数（张）			每千人口医疗卫生机构床位数（张）			每千农村人口乡镇卫生院床位数（张）
	合计	城市	农村	合计	城市	农村	
2016	7 410 453	3 654 956	3 755 497	5.37	8.41	3.91	1.27
2017	7 940 252	3 922 024	4 018 228	5.72	8.75	4.19	1.35
2018	8 404 088	4 141 427	4 262 661	6.03	8.70	4.56	1.43
2019	8 806 956	4 351 540	4 455 416	6.30	8.78	4.81	1.48
2020	9 100 700	4 502 529	4 598 171	6.46	8.81	4.95	1.50

第二节　医疗资源整合实践

一、医防融合促进优质医疗资源下沉

新冠疫情暴发后，全球开始重新审视公共卫生与预防的重要性。事实上，自新中国成立以来，"预防为主"就一直是我国卫生工作方针的重要内容之一。2019 年，我国确定新时期的卫生健康工作方针为"以基层为重点，以改革创新为动力，预防为主，中西医并重，将健康融入所有政策，人民共建共享"。其中预防与健康的理念被进一步强调，"医防融合"概念也开始被广泛讨论。

（一）医防融合政策梳理（表 20-9）

表 20-9　国家推进医防融合实施的相关政策梳理

年份	政策名称	相关内容
2009	中共中央 国务院关于深化医药卫生体制改革的意见	分工协作机制、新型医疗卫生服务体系；整合城市卫生资源
2010	关于公立医院改革试点的指导意见	分级医疗、双向转诊
2011	国务院关于建立全科医生制度的指导意见	发挥好全科医生的作用，有利于充分落实预防为主方针，使医疗卫生更好地服务人民健康
2015	国务院办公厅关于印发全国医疗卫生服务体系规划纲要（2015—2020 年）的通知	整合各级各类医疗卫生机构的服务功能，防治结合，建立分级诊疗模式，为群众提供系统、连续、全方位的医疗卫生服务
2015	全国医疗卫生服务体系规划纲要（2015—2020 年）	分级诊疗制度
2015	国务院办公厅关于城市公立医院综合改革试点的指导意见	医疗联合体的分工协作模式
2016	"健康中国 2030"规划纲要	医联体建设作为其中最重要的创新举措
2016	关于开展医疗联合体建设试点工作的指导意见	医联体建设的总体要求
2016	国务院关于印发"十三五"卫生与健康规划的通知	推进未来五年的卫生与健康规划
2016	国务院办公厅关于促进和规范健康医疗大数据应用发展的指导意见	推动覆盖全生命周期的预防、治疗、康复和健康管理的一体化电子健康服务
2017	国务院关于印发"十三五"深化医药卫生体制改革规划的通知	鼓励防治结合类专业公共卫生机构通过提供预防保健和基本医疗服务获得合理收入，建立有利于防治结合的运行新机制
2017	关于推进医疗联合体建设和发展的指导意见	多种形式的医联体建设试点
2017	关于印发进一步改善医疗服务行动计划（2018—2020 年）	加强医联体连续医疗服务的医疗质量控制
2017	《中国健康事业的发展与人权进步》白皮书	优质高效的整合型医疗卫生服务体系
2018	关于做好 2018 年国家基本公共卫生服务项目工作的通知	稳妥推进基层高血压医防融合试点，积极开展基层糖尿病医防融合管理工作
2019	城市医疗联合体建设试点工作方案	城市医联体网格化布局与管理
2019	关于推进紧密型县域医疗卫生共同体建设的通知	新型县域医疗卫生服务体系；服务、责任、利益、管理的共同体

续表

年份	政策名称	相关内容
2019	国务院关于实施健康中国行动的意见	坚持预防为主方针，实施健康中国行动，提高全民健康水平。完善防治策略，推动健康服务供给侧结构性改革，提供系统连续的预防、治疗、康复、健康促进一体化服务
2019	关于进一步推广福建省和三明市深化医药卫生体制改革经验的通知	以高血压、糖尿病等慢性病管理为突破口，强化基层医防融合
2019	关于做好2019年基本公共卫生服务项目工作的通知	以高血压、糖尿病等慢性病为突破口促进医防融合
2020	医疗联合体管理办法（试行）	加快推进医联体建设，逐步实现医联体网格化布局管理
2020	国务院关于深入开展爱国卫生运动的意见	加快形成文明健康、绿色环保的生活方式，有效保障人民群众健康
2020	关于做好2020年基本公共卫生服务项目工作的通知	深化基层慢病管理医防融合，以高血压、2型糖尿病等慢性病管理为重点，推进基层医疗卫生机构基本医疗和基本公共卫生融合服务工作机制
2021	国务院关于印发全民健身计划（2021—2025年）的通知	为促进全民健身更高水平发展，更好满足人民群众的健身和健康需求

资料来源：国务院、国家卫生健康委员会等官网

要通过医防融合（integration of medicine and prevention）优化医疗资源，就需要以医疗联合体为抓手。2017年4月，国务院办公厅印发的《关于推进医疗联合体建设和发展的指导意见》中进一步明确，医疗联合体建设，是深化医改的重要步骤和制度创新，有利于调整优化医疗资源结构布局，促进医疗卫生工作重心下移和资源下沉，提升基层服务能力，有利于医疗资源的上下贯通，提升医疗卫生服务体系整体效能，更好实施分级诊疗和满足群众健康需求。医疗联合体建设过程中要主动下沉优质资源，做强基层医疗卫生机构，充实服务内涵，强化家庭医生"健康守门人"和"医保守让人"作用。通过医疗联合体和医共体建设工作，促进分级诊疗，带动上下级医疗卫生机构之间形成协同机制，使医疗服务相互衔接、医疗资源上下贯通，从而提升基层医疗卫生机构服务能力，提高公共卫生体系与医疗卫生服务体系协作效率。

（二）医防融合实施路径

我国各地对以预防为特点的公共卫生服务与以治疗为特点的医疗服务融合机制积极进行探索，其具体实施路径主要包括六个维度：服务供给、筹资体系、人力资源配置、疫情防控与应急管理、信息化建设。其中筹资体系、人力资源配置和信息化建设能够优化医疗卫生资源配置。

在实现筹资体系融合方面，要建立稳定的财政补偿机制，通过优化筹资结构和投入策略，形成对医疗卫生机构的公共卫生服务的合理补偿机制，提高公共卫生资金的供给效率和使用效率。要建立重大疫情协作投入机制，在面临重大疫情的情况下，通过健全投入机制，更好地引导公共卫生、基层医疗卫生机构与医院之间进行协同合作。

人力资源配置融合需要建立融合激励机制，对融合过程中的新岗位执业人员的培养、准入、使用、待遇保障、考核评价等进行设计，此外，确定促进公共卫生和医疗系统的人员流动、提高人员配置效率的有效方式。要建立基层人员培养机制。必须特别关注如何充分发挥基层医疗卫生机构人员在预警监测、医疗救治、启动重大疫情和突发公共卫生事件应对中的作用和能力。还要建立学科融合机制，在医学院校中，设计医防融合的人才理论培养体系和实践的课程，促进公共卫生、医疗机构的人力资源在多部门的融合与协同。

在信息化建设方面的医防融合，要加强公共卫生机构、医疗机构和研究机构在科学研究等方面的合作，打通信息共享、疾病控制、临床治疗的交流渠道，促进数据共享与成果转化，真正提高疾病预防与控制和重大疫情防控的能力。要建立国家实验室及各省分部，并设计有效的管理制度，确保在疫情暴发的时候实验室可以有效地为基础临床协调服务，在疫情监测分析、病毒溯源、防控救

治、疫苗研发、资源调配等方面更好发挥支撑作用。

二、布局平战结合，守住疫情防线

这次抗击新冠疫情是对国家治理体系和治理能力的考验。同时新冠疫情的暴发也考验我国的应急管理制度与应急管理能力。2020年2月14日，习近平在中央全面深化改革委员会第十二次会议中指出："完善重大疫情防控体制机制，健全国家公共卫生应急管理体系。"新冠疫情是新中国成立以来遭遇的传播速度最快、感染范围最广、防控难度最大的一次重大突发公共卫生事件。我国采取"联防联控"机制下的"群防群控"策略，通过全面严格的管控措施和全民参与的共同抗疫，将政府因素与个体因素相结合，且充分发挥社会组织在防控过程中积极协助政府、专业服务民众的优势，有效遏制了疫情的大范围蔓延。为守住疫情防线，需要建立"平战结合"的医疗资源配置体系。

（一）城市各类资源建立平战结合体系，增强对疫情防控的保障能力

面对我国城市医疗卫生设施总量规模不足等问题，在人口资源紧约束条件下，需要充分利用城市各类资源来保障"战时"医疗服务能力，同时以战时来强平时，对日常社区健康环境营造、污染源卫生情况改善、防疫设施预留等进行引导。

1. 推进公共设施平战两用改造 对存量设施来说，应以医疗卫生部门为牵头单位，协调规划资源、住房建设、教育、体育等部门以及物业管理，对各个社区各类存量资源的卫生设施转化条件进行梳理，形成公共卫生风险应急的设施清单，以供"战时"灵活调配和使用。对新增设施来说，应借鉴方舱医院和人防工程改造经验，结合体育馆、展示馆、仓库、工厂、酒店、高校等新增计划，在上述设施中预留相关设施向医疗卫生设施转换的条件，提高相关设施场地设置、通风系统、后勤保障、预留管道接口等标准，为各类城市设施迅速转化为隔离和救治场所提供条件。此外，在空间布局上，既要考虑上述设施能够在相关医疗卫生设施周边形成集聚，增强医疗卫生预防、治疗和康复的整体效能；也要考虑服务半径，实现上述设施在各个区县和社区的均衡布局。

2. 进一步完善智慧高效的公共卫生应急指挥体系 对疾病预防控制、公共卫生监测预警、应急医疗救治等医疗资源进行统筹协调，实现跨机构的协作与运营，同时还要对上述应急指挥体系进行赋能，在"战时"该机制有能力对各个条线城市资源进行灵活转换，对公共应急物资储备资源、应急避难场所、物资流通系统、隔离观察系统、应急交通系统等进行调配，并对社会文化和心理干预领域等参与灾后重建进行统筹安排。

（二）大型综合医院，建立平战结合医疗布局调整机制

在应对本次疫情中，在疫情暴发初期，患者迅速增加时，医院暴露出场地过小、布局不合理、流程不顺畅和人员配置力量薄弱等问题，因此，建立平战结合的医疗布局调整和医院床位腾空机制显得尤为重要。在急诊大楼建筑设计时，应考虑到发热急诊的可扩张功能，按"三区两通道"规范建设，预留有足够空间；一旦战"疫"打响，合起这道门，普通病房就能快速切换成传染病房，相关病区马上进入隔离状态，时刻应对不时之需；没有重大疫情时，医院相关单元仍然各司其职。"战时床位供不应求、平时资源无辜浪费"的尴尬局面，就通过这扇门被巧妙转化成了"平战双赢"的理想模式，实现了公共卫生服务与医疗卫生服务的高效协同无缝衔接。

三、推进医养结合，积极应对人口老龄化

（一）我国老龄化现状

第七次全国人口普查数据显示，截至2020年末，全国60周岁以上人口2.64亿，占总人口的18.7%；其中65周岁以上人口1.91亿，占比为13.5%。国际上通常把60岁或65岁以上人口占比分别超过10%和7%作为老龄化社会的标准。据此推算，中国在2000年就已经进入老龄化社会。

据预测，至 2025 年，我国 60 岁及以上人口将达到 3 亿，2033 年将达到 4 亿，2050 年将达到 5 亿（占总人口的 35%）。中国社会将从快速老龄化，发展到急速老龄化，再到深度老龄化。

人口老龄化带来社会支出不断加大。据预测，2050 年前后我国养老金及老年人医疗费、照料服务费用和相关福利设施等方面的支出，将占到 GDP 的 1/4 左右，给经济社会持续稳定发展带来巨大压力。党的十九大立足新时代的历史方位强调指出，要"积极应对人口老龄化，构建养老、孝老、敬老政策体系和社会环境，推进医养结合，加快老龄事业和产业发展"。因此，推进医养结合，是新时代发展和优化我国养老服务事业的重要任务。从发展来看，2013 年 9 月，国务院出台《关于加快发展养老服务业的若干意见》，首次明确提出要"积极推进医疗卫生与养老服务相结合，探索医疗卫生机构与养老机构合作新模式"。

（二）医养结合类型

目前有部分医养结合（combination of medical treatment and endowment）的资源来自社会力量。他们针对老年人健康养老需求，通过市场化运作方式，举办医养结合机构以及老年康复、老年护理等专业医疗卫生机构。这种类型的医养结合，增加了医疗卫生机构，属于提供了资源增量，且配备的医疗卫生机构具有康复护理和常见病、多发病的诊疗功能。医疗卫生机构与养老服务融合发展主要有两种形式。一种是将医疗卫生机构直接转型为老年医院、老年康复院、老年护理院等医养结合服务机构。另一种是医疗卫生机构内部设立老年病床或设置养老机构。这种类型的医养结合，是对原有医疗卫生机构的为老服务功能进行强化，属于利用存量医疗资源。根据医疗卫生机构性质的不同，能够提供的医疗卫生服务层级也不尽相同，可能涉及急危重症、疑难病症诊疗和专科医疗服务；康复、护理服务；常见病、多发病的慢性期诊疗服务。

（三）"医养结合"养老服务模式的资源整合

推进医养结合的首要任务是解决医疗和养老部门权责不明晰、业务管理不统一的问题，在医养结合模式改革中要逐步明确卫生、民政、人社、财政等部门在医养结合发展中的职责。应当设置区域标准化的医疗养老联合议程制度，及时沟通医养结合的交叉管理问题，发现问题及时解决，从多角度提升各个职能部门的管理协作水平，在数据化办公的过程中形成合力，打破以往的某一单位独大的局面，推动医养结合数据化资源管理融合与共享。与此同时，各个部门应积极完善相关的政策，协调组织下属分管机构、行业协会等立足自身实际，规范数据化医养结合的服务标准，推动医养结合发展。

《关于加快发展养老服务业的若干意见》提出，要"积极推进医疗卫生与养老服务相结合"。"医养结合"养老服务模式应打破养老服务系统和医疗卫生服务系统各自孤立的现状，实现养老机构、医疗卫生机构、社区和家庭等部门的资源整合。在资源整合过程中，应该引导各部门发挥各自特色，不应一拥而上，否则就会造成另一种资源浪费。例如，大型养老机构有足够的资金实力，可以兴办医、养、护一体的高端养老机构；中小型养老机构没有能力提供医疗服务，那么就承接以自理老年人的"养"为主的服务；特色医院可增设老年病房，以"医"为主。不同层次的医养结合养老服务机构存在医疗水平差异，但是不同医疗层次的医养结合养老机构应当分布均衡，尤其医疗水平较高的医养结合养老机构其比重应当逐渐提高。民政局和卫生局等政府有关部门也应当发挥其在医疗和养老资源整合过程中的指导和监督作用。

第三节　医疗资源整合制度支持

一、医疗资源筹资制度

我国医疗资源筹资制度（financing system）包括老龄健康体系筹资制度、社会保险筹资机制、基层公共卫生筹资制度、医学科研项目资金管理和公立医院费用控制等方面。新医改以来我国有关医疗资源筹资的政策文件如表 20-10 所示，2015 年有关上述内容的发文量最多，2020～2022 年有关上述内容的发文量较少。原因在于，近年来受新冠疫情等重大突发公共卫生事件的影响，社会保险筹资机制、公立医院费用控制和医学科研项目资金管理等常规筹资制度内容有所减弱。此外，2016年健康中国战略颁布后，受人口老龄化、基本公共卫生服务均等化等新形势的影响与冲击，我国医疗资源筹资制度内容向老龄健康体系筹资制度和基层公共卫生筹资制度等方面倾斜。

表 20-10　新医改以来我国有关医疗资源筹资的政策文件

时间	政策名称	时间	政策名称
2019 年 10 月 28 日	关于建立完善老年健康服务体系的指导意见	2014 年 8 月 8 日	国家卫生计生委关于进一步加强医学科研项目和资金管理的通知
2018 年 1 月 14 日	国务院办公厅关于改革完善全科医生培养与使用激励机制的意见	2014 年 6 月 27 日	关于印发《村卫生室管理办法（试行）》的通知
2017 年 3 月 1 日	国务院关于印发"十三五"推进基本公共服务均等化规划的通知	2014 年 2 月 8 日	国务院医改办关于加快推进城乡居民大病保险工作的通知
2016 年 1 月 12 日	国务院关于整合城乡居民基本医疗保险制度的意见	2013 年 12 月 31 日	国家卫生计生委等 3 部门关于印发《国家临床重点专科建设项目管理暂行办法》的通知
2015 年 11 月 20 日	关于推进医疗卫生与养老服务相结合指导意见的通知	2012 年 7 月 11 日	卫生部关于印发"十二五"期间卫生扶贫工作指导意见的通知
2015 年 11 月 6 日	关于印发控制公立医院医疗费用不合理增长的若干意见的通知	2012 年 5 月 21 日	卫生部等 15 部门关于印发《中国慢性病防治工作规划（2012—2015 年）》的通知
2015 年 9 月 8 日	国家卫生计生委办公厅关于加强住院医师规范化培训能力建设项目中央财政补助资金使用的通知	2012 年 3 月 27 日	卫生部办公厅关于征集卫生公益性行业科研专项经费项目需求建议的通知
2015 年 8 月 6 日	国家卫生计生委关于进一步加快中央财政转移支付地方卫生计生项目结余结转资金使用的通知	2011 年 6 月 10 日	关于进一步加强新型农村合作医疗基金管理的意见
2015 年 8 月 2 日	国务院办公厅关于全面实施城乡居民大病保险的意见	2010 年 9 月 24 日	财政部 国家人口计生委关于印发《国家免费孕前优生健康检查项目试点专项资金管理办法（试行）》的通知
2015 年 7 月 21 日	关于建立社会组织参与艾滋病防治基金的通知	2010 年 6 月 10 日	关于开展提高农村儿童重大疾病医疗保障水平试点工作的意见
2015 年 6 月 15 日	国务院办公厅印发关于促进社会办医加快发展若干政策措施的通知		

具体而言，我国近 5 年有关医疗资源筹资的政策文件及内容主要包括老龄健康体系筹资制度、社会保险筹资机制和基层公共卫生筹资制度等方面（表 20-11）。

表 20-11　近 5 年有关医疗资源筹资的政策文件及内容

政策名称	发布时间	发布机构	发文字号	内容
关于建立完善老年健康服务体系的指导意见	2019 年 11 月 1 日	老龄健康司	国卫老龄发〔2019〕61 号	研究建立稳定可持续的筹资机制，推动形成符合国情的长期护理保险制度框架（国家发展改革委、民政部、财政部、医保局、银保监会分工负责）
关于进一步加强流行性感冒防控工作的通知	2018 年 10 月 22 日	国家卫生健康委员会	国卫疾控函〔2018〕254 号	要结合当地实际，研究制定筹资政策，降低重点人群疫苗接种费用，提高疫苗接种率。特别是大城市要研究重点人群疫苗接种等综合防控策略，保护人民身体健康

续表

政策名称	发布时间	发布机构	发文字号	内容
关于开展儿童白血病救治管理工作的通知	2018 年 8 月 28 日	医政医管局	国卫医发〔2018〕16 号	提高大病保险筹资水平,实施大病保险精准支付,对罹患儿童白血病等大病的困难群众,实行降低起付线、提高报销比例和最高支付限额等倾斜政策
关于改革完善全科医生培养与使用激励机制的意见	2018 年 1 月 24 日	国务院办公厅	国办发〔2018〕3 号	各级政府要落实投入责任,通过政府投入、单位和基地自筹、社会支持等多渠道筹资,进一步加大对全科医生培养与使用激励的支持力度,各项补助经费专款专用,不得截留、挪用、挤占
关于做好贫困人口慢病家庭医生签约服务工作的通知	2017 年 9 月 26 日	基层卫生司	国卫办基层函〔2017〕928 号	有条件的地区可探索建立面向贫困人口的健康扶贫补充保险、长期护理保险等,扩大签约服务筹资渠道
关于加快推进三级公立医院建立总会计师制度的意见	2017 年 6 月 9 日	财务司	国卫财务发〔2017〕31 号	具体职责:进行财务管理,包括全面预算管理、筹资管理、资本管理、资金管理、成本控制、绩效评估等
关于印发"十三五"国家老龄事业发展和养老体系建设规划的通知	2017 年 3 月 6 日	国务院办公厅	国发〔2017〕13 号	健全医疗保险制度。健全稳定可持续筹资和报销比例调整机制,完善缴费参保政策
关于印发"十三五"推进基本公共服务均等化规划的通知	2017 年 3 月 6 日	国务院办公厅	国发〔2017〕9 号	健全基本医疗保险稳定可持续的筹资和报销比例调整机制,制定城乡居民医保政府补助三年规划,在提高政府补助标准的同时适当提高个人缴费比重,逐步将个人缴费与城乡居民家庭收入水平挂钩
关于印发中国遏制与防治艾滋病"十三五"行动计划的通知	2017 年 2 月 6 日	国务院办公厅	国办发〔2017〕8 号	发挥社会组织参与艾滋病防治基金引导作用。卫生计生、财政、民政等部门要通过多渠道筹资,扩大社会组织参与艾滋病防治基金规模并完善管理
关于加快发展健身休闲产业的指导意见	2016 年 10 月 29 日	国务院办公厅	国办发〔2016〕77 号	加快推动设立由社会资本筹资的体育产业投资基金,引导社会力量参与健身休闲产业
医养结合重点任务分工方案的通知	2016 年 4 月 7 日	国家卫生计生委办公厅	国卫办家庭发〔2016〕340 号	拓宽市场化融资渠道,探索政府与社会资本合作(PPP)的投融资模式。有条件的地方可通过由金融和产业资本共同筹资的健康产业投资基金支持医养结合发展。鼓励有条件的地方探索建立长期护理保险制度,积极探索多元保险筹资模式,保障老年人长期护理服务需求
关于做好整合城乡居民基本医疗保险制度有关工作的通知	2016 年 1 月 20 日	国家卫生计生委	国卫基层发〔2016〕5 号	在充分考虑城乡差距、地区差距的基础上,逐步统一城乡居民医保的覆盖范围、筹资、保障、目录、定点管理和基金管理等基本政策。围绕统一待遇政策、基金管理办法、信息系统和就医结算等重点,稳步推进地市级统筹
国务院关于整合城乡居民基本医疗保险制度的意见	2016 年 1 月 12 日	国务院	国发〔2016〕3 号	坚持多渠道筹资,继续实行个人缴费与政府补助相结合为主的筹资方式,鼓励集体、单位或其他社会经济组织给予扶持或资助;完善筹资动态调整机制,在精算平衡基础上,逐步建立与经济社会发展水平、各方承受能力相适应的稳定筹资机制。提高政府补助标准的同时,适当提高个人缴费比重

其一,在老龄健康体系筹资制度方面,近年来受人口老龄化这一重要趋势的影响,我国医疗资源筹资制度逐渐向老年健康服务体系、老龄事业发展、养老体系建设、长期护理保险和医养结合等领域倾斜,并于其中的部分领域强调了由政府与社会资本合作进行筹资、融资和投资的渠道。其一方面要求提高社会组织参与筹资的积极性,另一方面要求拓宽市场化融资渠道,加强金融资本、产业资本等商业力量参与筹资的力度,通过筹资渠道多元化来促进老龄健康服务事业的纵深发展。

其二,在社会保险筹资机制方面,其主要内容包括城乡居民基本医疗保险制度和大病保险制度两类社会保险制度。在城乡均衡发展、地区均衡发展的重要理念影响下,我国探索建立了城乡居民基本医疗保险制度,并通过逐步统一城乡居民基本医疗保险的覆盖范围、筹资、保障、目录、定点管理和基金管理等举措不断进行整合创新,通过统一待遇政策、基金管理办法、信息系统和就医结算等举措稳步推进地市级统筹;与此同时,其在筹资机制方面坚持多元化筹资渠道、构建筹资动态调整机制,合理划分政府与个人的筹资责任,鼓励集体、单位或其他社会经济组织给予扶持或资助。此外,在大病保险制度方面,进一步针对恶性肿瘤、儿童白血病和终末期肾病等重特大疾病,统筹考虑城乡居民基本医疗保险与大病保险的保障需求,逐步确定出合理的、城乡统一的筹资标准并逐渐提高大病保险筹资水平,实行降低起付线、提高报销比例和最高支付限额等倾斜政策。

其三,在基层公共卫生筹资制度方面,其主要内容包括基本公共卫生服务均等化、家庭医生签约服务制度、全科医生培养使用的激励机制等。基本公共卫生服务均等化方面,明确筹资主体和渠道,制定城乡居民基本医疗保险政府补助三年规划,探索构建医防融合、防保融合的新制度与新模式;家庭医生签约服务制度方面,进一步扩大签约服务的筹资渠道,针对贫困人口、慢性病患者、低龄或老龄人群等重点对象,探索建立健康扶贫补充保险等制度;全科医生培养使用的激励机制方面,通过政府投入、单位和基地自筹、社会支持等多渠道筹资机制,同时,不得截留、挪用、挤占各项补助,经费专款专用,健全全科医生人才培养机制,加快促进基层卫生服务能力建设。

二、医疗人力资源培养制度

我国医疗人力资源培养制度的主要内容包括医教协同、医师资格考核考试、规范化培训与管理、医务人员队伍建设、职称制度改革、医学科研诚信、终身职业技能培训制度等方面,主要针对的人群包括医院骨干医师、住院医师、专科医师、全科医师、助理全科医生、医疗护理员、卫生监督员、卫生专业技术人员、传统医学师承和确有专长人员、临床医学硕士专业学位研究生等。新医改以来我国有关医疗人力资源培养制度的政策文件如表 20-12 所示,2018 年有关上述内容的发文量最多,2020 年、2022 年有关上述内容的发文量较少。在不断推进规范化培训与管理、医务人员队伍建设、医学科研诚信等常规制度内容的前提下,我国亦探索推行职称制度改革、建立终身职业技能培训制度,不断对我国医疗人力资源培养制度进行完善。

表 20-12 新医改以来我国有关医疗人力资源培养制度的政策文件

时间	政策名称	时间	政策名称
2021 年 6 月 30 日	关于深化卫生专业技术人员职称制度改革的指导意见	2014 年 8 月 28 日	关于印发医学科研诚信和相关行为规范的通知
2019 年 7 月 26 日	关于加强医疗护理员培训和规范管理工作的通知	2014 年 1 月 17 日	关于建立住院医师规范化培训制度的指导意见
2018 年 8 月 3 日	国务院关于推行终身职业技能培训制度的意见	2012 年 12 月 19 日	关于印发《全科医学师资培训实施意见(试行)》的通知
2016 年 1 月 11 日	关于开展专科医师规范化培训制度试点的指导意见	2012 年 9 月 19 日	关于印发《助理全科医生培训标准(试行)》的通知
2015 年 10 月 13 日	关于公布住院医师规范化培训示范基地名单的通知	2012 年 6 月 20 日	关于印发县级医院骨干医师培训项目管理办法(试行)的通知
2015 年 9 月 14 日	关于印发住院医师规范化培训招收实施办法(试行)和住院医师规范化培训考核实施办法(试行)的通知	2012 年 3 月 12 日	关于印发干部教育培训改革实施意见(2012—2020 年)的通知
2015 年 9 月 8 日	国家卫生计生委办公厅关于进一步加强教育培训管理的意见	2011 年 11 月 24 日	2011—2015 年全国卫生监督员培训规划
2014 年 8 月 22 日	住院医师规范化培训基地认定标准(试行)和住院医师规范化培训内容与标准(试行)的通知		

具体而言,我国近 5 年有关医疗人力资源培养制度的政策文件及内容主要包括医务人员队伍建设、职称制度改革、医教协同、规范化培训与管理等方面(表 20-13)。

表 20-13　近 5 年有关医疗人力资源培养制度的政策文件及内容

政策名称	发布时间	发布机构	发文字号	内容
人力资源社会保障部 国家卫生健康委员会 国家中医药局关于深化卫生专业技术人员职称制度改革的指导意见	2021 年 6 月 30 日	专业技术人员管理司	人社部发〔2021〕51 号	健全评价体系,完善评价标准,创新评价机制,促进评价与使用相结合,鼓励人才向艰苦边远地区和基层一线流动,改进职称管理服务方式
关于加强医疗护理员培训和规范管理工作的通知	2019 年 7 月 26 日	国家卫生健康委员会	国卫医发〔2019〕49 号	高度重视医疗护理员培训和规范管理工作,充分发挥市场在资源配置中的决定性作用,各地可以依托辖区内具备一定条件的高等医学院校、职业院校(含技工院校)、行业学会、医疗机构、职业培训机构等承担医疗护理员培训工作
国家卫生健康委员会职能配置、内设机构和人员编制规定	2018 年 9 月 10 日	政务公开站点	厅字〔2018〕59 号	国家卫生健康委员会机关行政编制 525 名(含两委人员编制 10 名、援派机动编制 4 名、离退休干部工作人员编制 29 名)。设主任 1 名,副主任 4 名,司局级领导职数 88 名
关于印发住院医师规范化培训基地(综合医院)全科医学科设置指导标准(试行)的通知	2018 年 9 月 3 日	科技教育司	国卫办科教发〔2018〕21 号	住院医师规范化培训基地应当建立和完善对全科医学科的激励机制,在培训基地内部分配中,合理核定全科医学科医务人员绩效工资水平;严格住院医师规范化培训基地(综合医院)动态管理,将全科专业基地建设和作用发挥情况作为培训基地考核评估核心指标
关于学习贯彻习近平总书记重要指示精神进一步加强医务人员队伍建设的通知	2018 年 7 月 24 日	医政医管局	国卫医发〔2018〕34 号	发挥医务人员主力军作用,加强医务人员待遇保障,强化基层和紧缺专业医务人员培养,完善医务人员发展路径,创造温馨关爱的工作环境,增进全社会的理解尊重
国务院关于推行终身职业技能培训制度的意见	2018 年 5 月 3 日	办公厅	国发〔2018〕11 号	构建终身职业技能培训体系,深化职业技能培训体制机制改革,提升职业技能培训基础能力
关于印发助理全科医生培训实施意见(试行)的通知	2016 年 6 月 14 日	科技教育司	国卫科教发〔2016〕14 号	"3+2"是助理全科医生培训的主要模式,培训内容严格按照《助理全科医生培训标准(试行)》和《中医类别助理全科医生培训标准(试行)》开展培训;培训基地由临床培养基地、基层实践基地和专业公共卫生机构组成;省级卫生计生行政部门负责组织实施本地区助理全科医生培训招收与考核工作
教育部办公厅 国家卫生计生委办公厅 国家中医药管理局办公室 关于加强医教协同做好临床医学硕士专业学位研究生培养与住院医师规范化培训衔接工作的通知	2016 年 4 月 1 日	科技教育司	教研厅〔2016〕1 号	各地教育、卫生计生、中医药管理部门要高度重视临床医学硕士专业学位研究生培养与住院医师规范化培训衔接工作,切实履行主体责任;2015 年及以后入学的临床医学硕士专业学位研究生,培养要求按国务院学位委员会《关于印发临床医学、口腔医学和中医硕士专业学位研究生指导性培养方案的通知》(学位〔2015〕9 号)精神执行
关于开展专科医师规范化培训制度试点的指导意见	2016 年 1 月 11 日	科技教育司	国卫科教发〔2015〕97 号	开展专科医师规范化培训制度试点的主要任务,加强专科医师规范化培训制度试点的管理,完善专科医师规范化培训制度试点的保障措施,积极稳妥推进专科医师规范化培训制度试点工作

其一,在医务人员队伍建设方面,人力资源社会保障部、国家卫生健康委员会和国家中医药

局进一步强调，各级各类医疗卫生机构要以习近平新时代中国特色社会主义思想为指导，学习贯彻习近平总书记重要指示精神，从发挥医务人员主力军作用、加强医务人员待遇保障、强化基层和紧缺专业医务人员培养、完善医务人员发展路径、创造温馨关爱的工作环境和增进全社会的理解尊重等方面加强医务人员队伍建设、完善医务人员队伍建设保障机制，努力开创我国卫生健康事业新局面。

其二，在职称制度改革方面，从完善评价标准、创新评价机制、促进评价与使用相结合、鼓励人才向艰苦边远地区和基层一线流动、改进职称管理服务方式等方面稳步推进职称制度改革。基于此，卫生专业技术人员的评价体系才能科学化、客观化、公正化，有利于为实施健康中国战略和健康中国行动提供人才支撑，更好地服务人民群众。

其三，在医教协同和规范化培训与管理方面，有关这一内容的发文量较多。国家卫生健康委员会、人力资源社会保障部等职能部门和机构，近年来重点针对全科医生、专科医生和住院医师等人群的规范化教学、培训和管理发布了大量政策文件。与此同时，随着我国中医药行业和富有中医特色的卫生健康事业迅猛发展，有关中医、卫生技术人员、传统医学师承和确有专长人员等人群的资格考试和制度改革进一步明确，为我国中医医疗卫生事业的长远发展奠定了重要基础。

案例
云南省阜外心血管病医院——区域医疗中心优化医疗卫生资源配置

党的二十大报告提出"优质医疗资源扩容和区域均衡布局"，作为云南省人民政府与中国医学科学院阜外医院合作共建的三级甲等心血管病专科公立医院，云南省阜外心血管病医院充分发挥区域医疗中心的重要作用。医院依托中国医学科学院阜外医院长期派驻的医师、技师、护理、管理专家团队，加快形成集医疗、教学、科研、人才培养和国际合作为一体的学科建设和培养体系，引领带动全省心血管疾病诊疗专业发展。在医防融合方面，云南省阜外心血管病医院组织开展了多次先天性心脏病筛查项目，境外共计筛查74543人、治疗111人，并制作了影片《跨境先心病儿童救助社工服务》。这些实践经验在辐射带动周边地区医疗服务能力提升、全面促进国家医疗外交建设和"一带一路"建设纵深发展、落实习近平总书记"希望云南努力成为面向南亚东南亚辐射中心，谱写好中国梦的云南篇章"的指示等方面具有重要意义。

此外，云南省阜外心血管病医院通过组建诊疗技术互助、资源信息互通的专科联盟，为当地人民群众提供全生命周期的整合型医疗卫生服务。2022年7月15日，云南省心内科专科联盟成立大会暨互联网医院揭牌仪式在云南省阜外心血管病医院召开，会议再次强调了有关心血管病专科联盟的牵头单位、理事长单位、41个专家团队工作站和126个专科联盟成员单位，同时，建立并开展心血管卫生人才能力提升项目，即覆盖全省16个地州，吸引贵州、四川、广西等省区300余所基层医疗卫生机构的859名心血管卫生人才到院进行学习培训，为先天性心脏病筛查项目、心血管重大慢性病筛查项目等奠定重要基础。这一举措有利于精准落实帮扶责任、促进优质医疗资源下沉、探索专科联盟等医改新模式，为当地人民群众构建全方位、全流程的就医体系。

知识扩展
医疗卫生资源密度的最优整合模式选择

对于医疗卫生资源密度低的地区，构建整合型医疗卫生服务体系的边际效应更高。这是因为在医疗卫生资源密度低的地区，通过共享同一套管理机制，构建整合程度高的医疗卫生服务体系，能够加强不同机构间的合作与协同，减少机构之间的摩擦和竞争，提升医疗卫生资源的规模效益。而在医疗卫生资源丰富的地区，医疗卫生服务可及性高，居民的就医选择比较丰富，如果构建整合程度较高的医疗卫生服务体系，可能会减少医疗卫生服务体系中的竞争，造成医疗垄断,降低服务效率。由此,整合不同组织带来的成本,可能要大于整合带来的收益。也就是说,在提升医疗卫生资源的规模效益方面,医疗卫生资源密度低的地区,构建高整合程度的医疗卫生服务体系的边际效应要更高。因此,医疗卫生资源越密集的地区,选择整合程度较低的医疗卫生组织形态更有利于卫生系统的发展,而医疗卫生资源密度低,则选择高整合程度模式更优。

中英文名词对照

中文	英文
卫生总费用	total health expenditure
卫生费用	health expenditure
人均卫生费用	per capita health expenditure
医疗人力资源	health workforce
医防融合	integration of medicine and prevention
医养结合	combination of medical treatment and endowment
筹资制度	financing system

参 考 文 献

林玲, 张小娟, 朱坤, 2018. 家庭医生签约服务对医防结合的影响[J]. 中国卫生政策研究, 11(12): 29-34.

王俊, 王雪瑶, 2021. 中国整合型医疗卫生服务体系研究: 政策演变与理论机制[J]. 公共管理学报, 7: 152-167.

王俊, 朱静敏, 王雪瑶, 2021. 医防融合的核心价值与实现机制[J]. 中国卫生, (3): 64-65.

Cheng YD, Yu J, Shen Y, et al, 2020. Coproducing Responses to COVID-19 with Community-Based Organizations: Lessons from Zhejiang Province, China[J]. Public Adm Rev, 80(5): 866-873.

Dai B, Fu D, Meng G, et al, 2020. The Effects of Governmental and Individual Predictors on COVID-19 Protective Behaviors in China: A Path Analysis Model[J]. Public Adm Rev, 80(5): 797-804.

思 考 题

1. 我国卫生总费用趋势如何?
2. 谈谈医防融合实施路径中有哪些,并谈谈信息化建设方面的医防融合?
3. 查阅相关资料,论述我国老龄化现状?
4. 医养结合类型有哪些?
5. 我国医疗资源筹资制度有哪些?
6. 请论述医疗人力资源培养制度。

(王 俊)

第二十一章　规划的组织与实施

学习目标

通过本章的学习，你应该能够：

掌握　规划组织实施、规划组织领导、重大项目的概念；规划组织与实施的程序和步骤。

熟悉　规划组织与实施的基本原则；规划编制的组织领导、规划实施的组织领导、规划评估的组织领导；规划统筹实施的政策保障。

了解　如何遴选重大项目。

本章主题

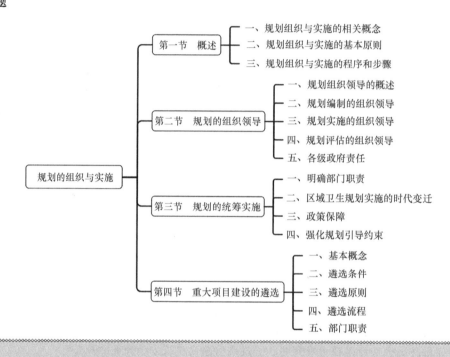

案例

　　2019 年，国家发展改革委、国家卫生健康委员会等四部委发文开始在全国范围内推动国家区域医疗中心建设试点工作，12 月 31 日，经安徽省人民政府同意，安徽省发展改革委、安徽省卫生健康委员会、复旦大学附属儿科医院共同制定了《安徽省与复旦大学附属儿科医院合作共建国家儿童区域医疗中心建设方案》，报请国家发展改革委、国家卫生健康委员会批示。2020 年，复旦大学附属儿科医院安徽医院（安徽省儿童医院）正式成为首批国家区域医疗中心。

　　安徽总面积 14.01 万平方千米，户籍人口 7059.15 万人，东连江苏、浙江，是长三角的重要组成部分。根据《2018 年国家医疗服务与质量安全报告》，安徽省是患者流出最多的省份，三级医院住院患者中省外就医占比 24.38%，比全国平均（7.49%）高 16.89 个百分点；跨省就医占全国总量的 12.89%，居全国首位；跨省就医患者中，85%流向上海、江苏和浙江。安徽省儿童人口达 2000 多万，就医需求量巨大，但优质儿科医疗资源较为短缺，儿童专科医院和综合医院儿科实力较为薄弱，学科发展明显滞后。大量的患者外流，不仅给患者和家庭带来沉重负担，也给安徽省医保基金运行带来极大压力。引进国内高水平儿科医院合作共建国家区域医疗中心，对于有效增加安徽省及周边地区儿科优质医疗资源供给、快速提升与先进地区儿科诊疗同质化水平和疑难病症诊治能力、减轻医保基金支付压力、满足人民群众就近享有高水平医疗服务需求都具有重要意义。

　　为推进省儿童区域医疗中心建设工作，根据安徽省卫生健康委员会等五部门《关于印发安徽省区域专科医疗中心建设方案的通知》（皖卫医〔2020〕12号）等文件精神，经宿州市人民政府与安徽省儿童医院协商，制定《安徽省儿童区域医疗中心建设方案》，2022年5月14日，安徽省卫生健康委员会发文同意宿州市卫生健康委员会报送的建设方案。自此，安徽省实现了从国家到省到市的连续性区域儿童医疗中心的建设，实现优质医疗资源的均衡化配置，有效缓解区域儿童看病难问题。

第一节　概　　述

一、规划组织与实施的相关概念

　　组织与实施（organization and implementation）一般是指组织制定实施方案，对某项工作，从目标要求、工作内容、方式方法及工作步骤等做出全面、具体而又明确的安排；再组织必要人力、物力、财力等资源贯彻落实该实施方案的全过程。组织与实施一般是项目的前期准备和总体部署阶段，具体实施是中后期细化落实执行的过程，即组织实施指导具体实施，具体实施是对组织实施的执行。

　　本章所探讨的卫生健康规划的组织与实施包括了实施方案的前期准备和总体部署阶段、中期实施阶段以及后期的引导约束阶段。

二、规划组织与实施的基本原则

（一）系统性原则

　　卫生事业是社会大系统中的一个子系统，卫生健康规划是关于时限较长的卫生发展战略方向、长远目标、主要步骤和重大措施与策略的设想蓝图。因此在组织与实施卫生健康规划时，必须考虑当时与未来一段时间、当地及区域社会经济发展状况及其对卫生事业发展的影响和要求。同时，卫生健康系统内部也应该是一个整体，既要突出公共卫生体系、医药卫生体制、公立医院高质量发展等重点，也要注意到卫生健康系统内各部分发展的均衡性。

（二）因地制宜原则

　　中国人口众多，幅员辽阔，各地区经济发展不平衡。卫生资源拥有量、卫生服务利用及居民健康水平等方面都不尽相同，在组织与实施卫生健康规划时要从本地区的具体情况出发，从居民的卫生服务需求和卫生资源的实际拥有量出发，实事求是，量力而行。这一原则既体现在规划目标的确定上，也体现在组织实施策略的选择及相应资源的配置上。

（三）效益原则

　　卫生事业不仅具有福利性，还具有生产性，这就决定了卫生事业既要追求社会效益，也要讲究经济效益。卫生健康规划中心目标是提高居民健康状况，而在组织与实施卫生健康规划的过程中，需要对卫生服务各领域按其重要性、必要性和可行性，采取排序投入和保证重点优先投入的方针，采取适宜技术、设备和提倡资源共享，充分提高卫生资源的使用率，避免重复、低效益投入和浪费行为。

（四）滚动调节原则

　　由于规划的前瞻性和未来的不确定性，卫生健康规划在组织实施的过程中不可能一成不变，需要随着现实的变化不断调整完善、与时俱进，使之更接近实际情况、更可行、更有效。实施卫生健康规划是一个动态过程，除了形势和环境发生变化外，实施过程中还可能发现规划制定的不当之处，要加强规划实施中的监测工作，及时了解规划实施进展等动态信息，对规划适宜程度、进度和效果进行监督和评价，发现问题，及时调整、修订和完善。一个全局性的规划至多两年就应开展评估并进行调整修正，一个项目规划至多半年就应进行评估调整。

（五）协调原则

卫生健康领域的发展规划涉及社会多个方面，必须要有全社会的参与。卫生健康规划的组织实施不仅是卫生健康部门的工作，而且需要其他相关政府部门的协调和参与，更需要社会各界的协同配合和人民群众的切身参与以及自我行为的改变。卫生健康规划的组织实施是个系统工程，需要协调各有关方面的利益和要求、理顺各有关方面的关系，实现分工合作、协调配合、各负其责，从而提高卫生健康规划实施的工作效率和水平，达到整体最佳的效果。

三、规划组织与实施的程序和步骤

（一）规划组织与实施的程序

1. 组织工作 包括确定组织形式与人员结构、收集信息资料、培训人员、进行形势分析、分析问题与确定重点、制定卫生政策与策略、实施卫生规划的组织工作。

2. 收集信息资料 为了组织与实施规划，必须提供全面、精确、及时的信息资料，这是规划的科学性和可行性的决定因素。

3. 工作程序 确定规划实施方案、实施规划以及规划实施后的监督评价等内容。

（二）规划组织与实施的步骤

卫生健康规划的组织与实施大体上可以分为六个步骤，从前往后依次为准备工作，明确职权、责任和关系，建立控制系统，设置工作指标和日程表，实施规划，监督与评价，详见图21-1。

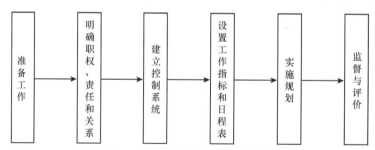

图 21-1 规划组织与实施的步骤

1. 准备工作 在卫生健康规划实施方案得到正式批准后，就要做好必要的准备工作。首先需要成立正式的卫生健康规划实施领导小组与工作小组，基本上由政府的主要领导和卫生健康委员会、财政部等相关部门的领导和决策人员组成，各地也可根据实际情况扩大到相关方面的领导。

2. 明确职权、责任和关系 成立卫生健康规划实施领导小组与工作小组后，就需要明确职责分工、对成员进行必要的培训、落实项目经费等。首先，要落实各级政府各部门的领导责任、保障责任、监督责任和管理责任，建立财政投入和考核的刚性约束机制，为卫生健康规划的组织实施提供政策保障。其次，各部门之间要强化协作配合，卫生健康委员会、发展改革委、财政部等需要在卫生健康规划组织与实施过程中各司其职，做好相关工作。各有关部门要加强政策联动，围绕政府职能转变和规划落实，制定相应实施细则。

3. 建立控制系统 在卫生健康规划组织与实施的过程中，建立一个完善的控制系统是各部门工作活动能够协调运转的重要保证。控制系统包括组织机构控制、职务分离控制、授权审批控制、人员素质控制、信息质量控制、财产安全控制等。通过组织机构控制以增强机构设置的合理性和有效性;通过职务分离控制使得各部门分工明确,使有关人员在处理工作任务时得到互相制约,减少舞弊的可能性;通过授权审批控制可以使各级人员尽快地进行任务处理,避免发生推诿的现象;通过人员素质控制可以保证工作处理的质量;通过信息质量控制则可以保证信息能够满足使用人的需要;通过财产安全控制能够确保规划组织实施过程中财产物资的安全完整。

4. 设置工作指标和日程表 卫生健康规划组织与实施的中心目标是提高居民健康状况。为实现这一中心目标,又要将其分解为许多具体的工作指标,并将责任落实到各相关部门上,包括各部门在解决卫生问题所需要的服务范围和资源配置方面的工作指标,为提供保证解决卫生问题所必需的资源质量和性质方面的工作指标等。卫生健康规划的组织实施还需要制定一个适宜的时间表,明确哪些部门在什么时间开始做哪些事情,在什么时间内必须将哪些事情做完。可以制作甘特图来描述卫生健康规划组织与实施所确定的各项活动在时间进度上的安排。这样一来,卫生健康规划的组织与实施也更具有层次性和协调性,工作目标更明确、更可测量,工作方向也更清晰、更具体。

5. 实施规划 在做好上述工作后,便可开始进行卫生健康规划的具体实施工作,各级政府各部门要根据日程表的工作安排完成卫生健康规划实施过程中每一阶段的任务,并根据实际情况对工作安排加以调整,做好工作记录和总结。

6. 监督与评价 各级政府要强化规划监督和评价,建立卫生健康规划实施和资源配置的监督评价机制,成立专门的评价工作小组,分阶段组织开展规划实施进度和效果评价,及时发现实施过程中存在的问题,并研究解决对策,对规划加以调整。监督与评价应贯穿卫生健康规划实施的全过程,包括对卫生健康规划的科学性、实施过程、结果以及对人群健康影响等进行分析。各有关部门和单位要严格按照职责分工,建立工作责任制,认真贯彻实施卫生健康规划提出的发展目标和任务,并列入本系统和本单位的目标责任制考核体系。

第二节 规划的组织领导

一、规划组织领导的概述

规划的组织领导(organization and leadership for planning)就是向必须协同完成规划任务的部门与人员划分任务,提出要求,一般来讲规划的组织领导应由党委和政府负责。组织领导的主体即组织领导者,是拥有权力、能发挥主导影响力作用的人,包括个人或集体,是组织领导的核心,也是组织领导中工作关系、人际关系以及各种社会关系的中心。卫生健康规划的组织领导主体应由具有较强组织领导能力并从事现实卫生健康规划组织领导活动的人或集体组成,一般是指党委和政府,其对卫生健康规划的顺利进行,规划目标的实现起着直接的决定性作用。规划的组织领导可成立由政府主管负责人为组长,有关部门领导成员参加的总体规划编制领导小组,下设办公室,负责日常工作;规划办公室是具体编制和实施规划的工作班子,应包括各部门具体科室的负责人员,也可包含相关的科技人员,但更重要的是有适合做综合工作的人员。

组织领导的客体(object of organization and leadership)即组织领导对象,是组织领导活动的作用对象,相对于组织领导者来说,主要是纳入组织领导过程中的人力、物力、财力、信息等资源,卫生健康规划的组织领导客体一般指规划组织领导活动中执行决策方案、命令、任务,实现规划目标完成的具体执行者,是在社会共同活动中处于被领导地位的人员以及实施规划组织领导过程中所需要的财力、物力、信息等资源。

组织领导的内容(content of organization and leadership)主要是指在一定的组织机构或群体内,为实现组织目标或群体目标而利用其权力向其他组织成员施加影响的行为或行为过程,具体体现为卫生健康规划在目标要求、工作内容、方式方法及工作步骤等方面的全面、具体、明确的安排。

组织领导的目的（objective of organization and leadership）主要是确保卫生健康规划的科学编制和顺利实施。通过促进医疗卫生资源进一步优化配置，推动医疗卫生服务体系高质量发展，形成优质的医疗卫生服务集群，持续提升医疗卫生服务辐射力和影响力，从而提高服务可及性、能力和资源利用效率。

二、规划编制的组织领导

卫生健康规划涉及的关系和内容复杂，规划编制任务的完成需要较多的资源投入，尤其是人力资源的投入。因此，在规划制定正式开始之前规划编制的组织领导（organization and leadership for planning preparation）非常重要，是做好总体规划编制工作的前提，没有一支强有力的领导小组抓卫生健康的总体规划，编制工作是难以进行的。规划编制的组织领导主要包括成立正式的领导小组与工作小组，并明确职责分工、对成员进行必要的培训、落实活动经费等。领导小组一般由政府的发展改革委、财政部、卫生健康委员会等有关部门的领导和决策人员组成，负责卫生健康规划制定与实施的决策、协调指挥；工作小组一般由相关部门具体责任科室的人员组成，在分工上可分为调研咨询、统计分析及编制等方面，各方面工作人员分工协作、互相沟通，由规划领导小组统一指挥协调。

三、规划实施的组织领导

卫生健康规划是党委和政府对医疗卫生事业进行宏观调控的重要手段。要切实加强对卫生健康规划实施的组织领导（organization and leadership for planning implementation），把医疗卫生服务体系工作提上重要议事日程，列入政府的工作目标和考核目标，确保规划目标和各项指标的实现。各级党委和政府要在城乡建设规划和土地利用总体规划中统筹考虑医疗卫生机构发展需要，合理安排用地供给，优先保障非营利性医疗卫生机构用地。政府重点保障公共卫生服务、基础医疗卫生服务网络和短缺资源的发展，并承担投入托底责任，使居民基本医疗卫生服务需求得到切实保障，不断提高人民群众健康水平。强化分工协作机制，完善管理运行机制，为规划的实施创造有利条件。在规划的框架下，强化全行业管理，按照严格规划增量、科学调整存量的原则，合理确定医疗卫生机构的功能、种类、数量和布局。采取新建、改扩建、迁建、整合、转型等多种措施，推动医疗卫生机构布局和结构的调整，优化医疗卫生资源配置。

四、规划评估的组织领导

严格规划实施，建立规划实施的监督评估机制。开展卫生健康规划评估的组织领导（organization and leadership for planning evaluation），及时发现实施中存在的问题，跟踪规划目标和指标的达成情况，研究解决对策，运用法律、经济和行政手段规范、管理和保障卫生健康规划的有效实施。各有关职能部门要根据职责分工，开展规划实施进度和效果评价，必要时开展联合督查，以推动规划落实，实现医疗卫生资源有序发展、合理配置、结构优化。

五、各级政府责任

"将健康融入所有政策"是新时代卫生与健康工作方针的重要内容，是推进"健康中国"建设、实现全民健康的重要手段之一。加强党委和政府对卫生健康规划工作的组织领导，强化政府责任，健全部门协作机制，及时细化完善政策措施，完善国民健康政策，推动各项任务落实，推动经济社会发展规划中突出健康目标的指标、公共政策制定实施过程中向健康倾斜，使公共资源配置优先满足健康发展需要。建立问责机制，推进卫生健康规划和建设工作有序开展，确保规划各项工作任务有效落实。

国家卫生健康委员会同国家中医药管理局在各地资源配置的基础上，统筹规划跨省份的资源配置,并纳入所在地市的区域卫生规划。成立专家委员会,建立对各省份资源配置标准和直辖市、计划单列市、省会城市等特殊地区规划的论证机制。根据需要制定分领域专项规划,修订完善医疗卫生机构基本建设标准和设备配置标准。

省级政府负责制定医疗卫生资源配置标准和医疗卫生机构设置规划,将床位配置标准细化到各地市,组织各地市编制区域卫生规划,并根据人口分布、医疗卫生服务需求和交通状况等重点规划各类省办医院与专业公共卫生机构的设置,纳入所在地市的区域卫生规划。

地市级政府负责研究编制区域卫生规划和医疗卫生机构设置规划并组织实施,要重点规划市办及以下医院和专业公共卫生机构,将床位配置标准细化到各县,并按照属地化原则,对本地市范围内的各级各类医疗卫生机构的设置进行统筹规划。

直辖市政府同时承担省、市两级政府职责,负责制定本市医疗卫生资源配置标准,研究编制全市区域卫生规划并组织实施。

县级政府应当按照所在地市的区域卫生规划和医疗卫生机构设置规划要求,负责辖区内县办医院、专业公共卫生机构及基层医疗卫生机构的设置。

知识拓展

英国科技规划主体

英国政府最高的科技管理体系大致分为两个系统:议会附设的科技管理与咨询机构、政府科技管理机构。其中,英国政府科技管理的最高权力机构是内阁。

咨询机构。科学技术委员会是英国政府在重大科技问题方面的最高咨询机构,它为政府提供最高水平的长期的政策咨询,其主要职责是在支持科技和提高科技对全国可持续发展贡献率等方面,向首相提供战略政策和框架的咨询。如其于2010年初发布的《公共资助研究的优先级别设置》报告,就改善英国科研优先设置机制等方面向首相提供咨询。

规划的组织制定和实施机构。宏观科技政策和管理由政府科学办公室和科学创新组(政府科学创新办公室)(其前身是1992年成立,于1995年并入贸易与工业部的科学与技术办公室)负责。通过与政府其他部门的科技管理机构合作,负责制定政府的国际国内总体科技政策和对科技进行宏观管理,其科学预算投资是英国基础研究、战略性研究和大科学工程的主要资助渠道。英国政府各部门的科研管理部门负责各领域内的科学研究与开发事务。英国政府科技主管部门并不直接管理公立研究机构,而是通过七个研究理事会来对其进行管理和经费支持,这些研究理事会根据《皇家宪章》成立,作为法人团体独立于政府之外,直接为议会负责。它拥有独立的政策制定、经费使用和管理权,管理和支持了英国上百所公立科研中心、研究基地和国家实验室的公共研究活动。英国研究理事会资助的大部分项目都是采用严格的同行评议机制进行评审的。英国负责宏观科技政策和管理的部门虽然经过了数次合并重组,但是始终会设立一个办公室在国家层面负责国家科技战略规划的组织制定和有效实施,同时负责组织和实施跨部门、跨领域的科技计划。

2007年7月1日起,英国技术战略理事会正式作为非政府部门独立运作,统一负责英国所有以促进技术创新为宗旨的国家级技术计划,包括企业与科研机构合作研究计划、知识转移网络、知识转移伙伴计划等。

第三节　规划的统筹实施

一、明确部门职责

(一)卫生健康规划的责任主体

作为一项政府规划,卫生健康规划的责任主体(responsible subject)可分为编制主体、实施主体、审批主体和监管主体四类。主体的不同取决于规划的性质、级别、类别、功能定位以及政府行政职能的发展和变化。根据《中共中央 国务院关于统一规划体系更好发挥国家发展规划战略导向作用的意见》（中发〔2018〕44 号）、《国家级专项规划管理暂行办法》（发改规划〔2007〕794号）和《国家卫生健康委规划管理办法（试行）》等文件要求，按照"谁组织编制、谁负责实施""谁审批、谁负责监管"的原则进行规划管理。

国家级卫生健康发展规划由国家卫生健康委员会规划管理司局牵头编制，国家级卫生健康专项规划由国家卫生健康委员会相应业务主管司局牵头编制。报国务院审批的卫生健康规划，由卫生健康委员会规划管理司局送国家发展改革委规划管理司局会同有关司局统筹协调后编制目录清单或审批计划，报国务院批准实施。以此类推，地方的卫生健康规划一般由地方卫生健康委员会规划管理部门编制和实施，并送地方发展改革委规划管理部门统筹协调后报地方政府审批。综上，卫生健康规划的编制和实施主体为各级人民政府的卫生健康委员会和发展改革委，规划的审批和监管主体为各级人民政府。

（二）各部门的职责

根据卫生健康规划的要求，各有关部门要加强政策联动，围绕政府职能转变和规划落实，加快制定相应实施细则。

首先，发展改革委要加强对卫生改革和规划相关政策保障的协调落实，依据规划对新建、改建和扩建项目进行审批、核准或备案，完善医疗卫生服务价格管理。

其次，财政部要按照财政补助政策落实相应经费，发挥财政资金的主导和激励作用。卫生部门要按照规划的总体要求，对区域内卫生资源要素的规划、审批、调整、监督和评价依法进行管理。

再次，自然资源部要按照本规划确定的卫生资源配置标准和要求，在新建或者改造城市功能区、大型居住区时，保障医疗卫生服务网点用地；人力资源社会保障部和国家医保局要进一步完善医保政策和卫生人事政策；编制部门要根据本市医疗卫生机构定编标准，对符合设置规划的医疗卫生机构，合理核定其人员编制；教育部要根据卫生人力需求情况，调整优化医学院校专业和课程设置，完善招生结构和规模；旅游部门要组织做好旅游医疗推广工作。在规划的编制和实施过程中，各相关部门需要各司其职，相互沟通。

二、区域卫生规划实施的时代变迁

在过去的 20 年中，我国医疗卫生资源的配置逐渐暴露出种种弊端：沿海和内地、城市和农村、医疗和预防、各类卫生专业之间，资源配置呈现出畸轻畸重的态势，而在使用上又表现出资源不足和资源浪费并存的境况。为此，卫生资源的再调整已势在必行。实施区域卫生规划，是社会主义市场经济体制下政府宏观调控卫生资源配置，解决医疗保健服务供需平衡的重大举措和主要手段，是促进卫生事业改革与协调发展的客观要求。在具体卫生资源优化配置过程中，应以人群卫生服务需要为导向，以区域人口、年龄结构、社会卫生状况和健康状况等为基础，坚持公平、效率和效果兼顾原则，并且要与社会发展的规律相协调。区域卫生规划的最终目标就是要使区域内所有人群都能得到他们应得的健康需求。

由于不同地区在不同的发展时期，呈现出卫生规划的方法和措施各有差异，而制定和实施区域卫生规划，是在特定的区域范围内，根据其经济、人文等多方面因素，来确定区域卫生发展的方向与模式，同时又要符合成本-效益原则。因此，在综合了某个地区的社会、经济、文化、自然等条件后，一个区域内的大卫生发展蓝图应运而生。以下将介绍在不同的发展时期中，区域卫生规划的实施所表现出的差异。

（一）快速发展期

此阶段的代表是 20 世纪 90 年代的澳大利亚以及改革开放初期的中国。1995 年，澳大利亚的区域卫生规划，将悉尼东区卫生署与南区卫生署合并为悉尼东南区域卫生署，负责管理区域内的所有医院，并制定和实施区域内医院的整体发展规划，采取医院迁移、改造、合并和床位迁移等方法，进行医院重新分布和组合，共花费 7.15 亿澳元，公立医院数从 13 家减至 10 家。此外，注重追求实现健康投资的收益目标，澳大利亚的新南威尔士州实行疾病诊断相关分组，作为州政府拨款给公立医院的依据和考核公立医院运行效率的工具，并且增加各医院间的竞争，种种举措使得澳大利亚的医疗保健事业取得快速发展。

我国在实施"六五"计划（1981～1985 年）至步入 21 世纪期间，兼顾城乡医疗卫生发展，采用中西医结合，发展健康科学医药工业，同时大力发展城市体育、重点抓好学校体育。根据"2000 年实现人人享有初级卫生保健"的目标，重点改善农村医疗卫生条件、加强重大疾病防治，强化对传染病的监控和免疫接种，进一步防治职业病、地方病。虽然当时的中国政府暂未引进区域卫生规划的方法，但是我国的医疗卫生事业仍取得了飞速发展。

（二）发展稳定期

在这一阶段，新加坡关于公立医院改革的规划实施举措给改革开放中期的中国提供了引导与借鉴：1987～2000 年，新加坡将所有公立医院与门诊部垂直整合组建成两个医疗集团，包括新加坡卫生服务集团（Sing Health）和国家医疗保健集团（National Healthcare Group，NHG），集团内各医疗卫生机构类似于企业集团下属的子公司。改制后，公立医疗卫生机构的产权仍属于国家卫生部，政府要求改制医院立足于基本的、非昂贵、非高科技的保健服务，并确保医疗卫生服务水平是国家和人民所能够负担得起的。两大集团按照企业化方式运行，属于非营利性质，拥有较大的经营权，但卫生部对医院有管理控制权。而各公立医疗卫生机构则在经营方面拥有了充分的自主权，使医院能够更灵活和快捷地对市场需求做出反应。

进入 21 世纪以来，我国的医疗卫生事业也进入了发展的相对稳定期。一方面，引进了区域卫生规划的方法；另一方面，开始推进医保支付方式改革以及全面深化医疗体制改革，建立社会医疗救助制度，发展卫体事业以及完善医疗卫生服务保障和监督体系。此外，"健康城市"的理念也得到了贯彻和落实，我国的城市卫生规划框架逐渐趋于成熟（图 21-2），这些均充实了区域卫生规划统筹实施的方法。

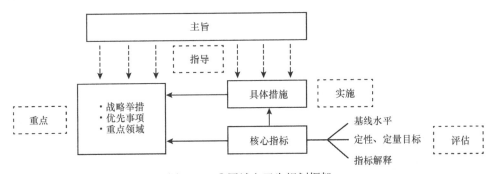

图 21-2　我国城市卫生规划框架

（三）发展成熟期

作为国内较早开展区域卫生规划编制的地区，上海市早在 2002 年即出台了第一轮的十年区域卫生规划，目前在全国范围内，上海市卫生健康规划的组织实施已趋于成熟。根据 2013 年 2 月印发的《上海市区域卫生规划（2011 年—2020 年）》，其设定的主要任务可归纳为"调结构、补短板，建秩序、促效率，升能级、建中心"18 个字（图 21-3）。具体来说，一是统筹考虑了立足上海和服务全国，政府重点保障基本卫生服务、基础医疗服务网络和短缺资源的发展，并承担投入托底责任，使本地居民基本医疗卫生服务需求得到切实保障，同时，大力吸引社会资金投入，扩大资源供给，满足多层次需求。二是统筹考虑了"立地"与"顶天"，"立地"就是要满足人民群众的基本健康需求，构筑城市公共卫生安全网；"顶天"就是要与国际先进水平接轨，建设与上海现代化、国际化大都市形象相匹配的医疗卫生服务体系。三是统筹考虑了硬件配置和软件建设，卫生资源既包括硬件资源，也包括软件资源，该规划除了对硬件提出配置标准和要求外，还重点关注了医学科技、人才和制度环境等软件建设。四是统筹考虑了当前需求和未来发展，规划中各项指标不仅考虑了城市化、老龄化、国际化、疾病谱变化等带来的相应卫生需求，还充分考虑了科技进步、信息化、卫生服务模式变化为卫生事业发展带来的深刻影响。

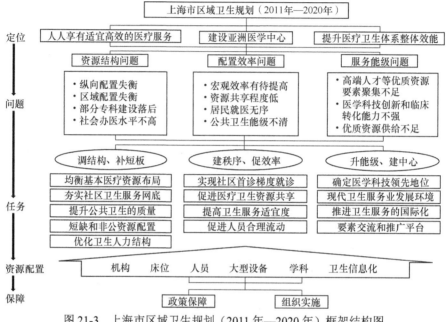

图 21-3　上海市区域卫生规划（2011 年—2020 年）框架结构图

知识拓展

关于《上海市卫生健康发展"十四五"规划》发展目标的解读

2021 年 7 月出台的《上海市卫生健康发展"十四五"规划》（以下简称《规划》）是为服务经济社会发展大局，满足人民群众日益增长的高品质健康服务和医疗保障需求，按照新时期卫生健康工作方针和健康中国建设总体部署，根据《上海市国民经济和社会发展第十四个五年规划和二〇三五年远景目标纲要》编制而成。《规划》解读指出，"十四五"时期，上海市的卫生健康发展目标将用"3+7"概括，即："三个总体目标""七个分目标"。

"三个总体目标"：

一是建设以人民健康为中心的高品质健康服务体系。

二是建设具有全球影响力的健康科技创新中心和全球健康城市典范。

三是建设成为全球公共卫生体系最健全的城市之一。

"七个分目标"：

一是居民健康水平持续提升。市民健康素养水平达到 36%以上，常见恶性肿瘤诊断时早期比例达到 37%以上；人均健康预期寿命达到 71 岁以上。

二是健康服务体系更加完善。基本建成现代化疾病预防控制体系，重大疫情和突发公共卫生事件应对能力达到国际一流水平，区域性医疗中心服务水平明显提升，初步建成适宜、综合、连续的社区健康服务体系。

三是医疗服务品牌更加响亮。医学科技创新能力显著增强，打造一批世界知名、全国领先的医学学科，重大疑难疾病诊治能力逐步提升。

四是健康服务业规模和质量显著提升，成为城市重要支柱产业。

五是卫生健康智慧化程度不断提升，成为智慧化健康服务高地。

六是医疗保障体系进一步完善，建成多层次医疗保障体系。

七是全行业治理水平明显提高，基本建成智慧化监管体系。

《规划》还提出19项发展指标，如人均健康预期寿命、常见恶性肿瘤诊断时早期比例、平战结合医院储备床位数、三级医院复诊患者中使用互联网医疗的比例等。

未来，上海为加快建设"五个中心"和具有世界影响力的社会主义现代化国际大都市，将全力以赴抓落实、抓推进，为健康上海和增进人民健康福祉做出新的贡献。

三、政策保障

在卫生健康规划组织实施的过程中，科学、高效的政策保障（policy protection）措施是落实规划中具体要求的重要环节。卫生健康规划的政策保障措施主要包括：完善政府投入机制、发挥医保管理与医疗服务定价等政策调节作用、建立高效规范的医疗卫生机构运行机制以及加强卫生法治建设和全行业管理四个方面，以下将详细介绍四类政策保障措施的具体内容。

（一）完善政府投入机制

完善政府的投入机制，是实施卫生规划政策保障的第一步。厘清并确保卫生支出在财政总支出中的占比，将有利于政府投入机制的运行。卫生支出是指各级政府用于卫生事业的财政拨款，包括公共卫生服务经费、公费医疗经费等。一般来说，从卫生经济学角度评价政府卫生支出规模，我们主要使用三个指标：一是政府卫生支出占卫生总费用的比重；二是政府卫生支出占 GDP 的比重；三是政府卫生支出占财政支出的比重，它说明了一个国家（或地区）在一定时期内用于医疗卫生服务所消耗的公共资源和用于其他公共服务所消耗的公共资源间的关系。卫生总费用（total expenditure on health，TEH）是以货币形式作为综合计量手段，全面反映一个国家或地区在一定时期内（通常指一年）全社会用于医疗卫生服务所消耗的资金总额。总而言之，就是要完善职责明晰、分级负责的医疗卫生财政投入机制，即按照医疗卫生领域事权和支出责任，各级政府落实好各项投入政策，加强资金保障；优化财政支出结构，重点向公共卫生能力提升、医疗资源均衡布局、中医药传承创新、临床研究和科技创新、学科建设、人才培养和智慧化健康服务体系建设等方面倾斜；完善政府主导、全社会参与的卫生健康多元化筹资投资机制，动员社会支持医疗卫生事业发展，大力发展慈善事业，鼓励社会组织和企业投资健康领域，形成多元化筹资格局。

要明确政府在提供公共卫生和基本医疗卫生服务中的主导地位，落实公立医院的政府投入政策，完善财政补偿机制，按照分类指导原则，对资源短缺的儿科、康复、老年护理、精神卫生、急救等专科予以政策倾斜，逐步形成职责明确、分级负担、事权与支出责任相适应的政府卫生投入机制。充分发挥财政资金的政策引导作用，落实税收优惠政策，鼓励设立健康产业投资基金，鼓励和引导社会资本发展医疗卫生事业，形成投入主体和投入方式多样化的办医格局。

（二）发挥医保管理与医疗服务定价等政策调节作用

医保作为"三医联动"中至关重要的一环，它的统筹实施同样影响着整个卫生规划的组织与落实。通过完善医保支付方式，加强对医疗卫生服务供需双方行为调控，提高资源整体配置效率；同时，完善医保总额预付，科学核定预付总额，探索对医疗联合体的整体总额预付；此外，推进单病种付费，探索按病种付费；结合家庭医生制服务，探索按人头付费，进一步拉开在不同级别医疗卫生机构就医的报销比例差距。

医疗卫生服务定价方面,需要在非营利性医疗卫生机构的医疗卫生服务价格实行最高指导价管理的基础上,实行分级定价,适当拉开不同级别医疗卫生机构和不同职级医师的服务价格,提高和增加康复、中医等有关项目收费,通过价格杠杆促进相关专业发展,引导合理就医,以此实施对治疗、康复、护理床位医保支付和服务定价的分类管理。

(三)建立高效规范的医疗卫生机构运行机制

卫生健康规划规定了医疗卫生机构的运行模式,相应地,高效规范的机构运行机制也能够保证规划实施的顺利进行。2009 年以来,我国不断深化医疗卫生体制改革,取得了部分阶段性的成效。目前,要加快建设分级诊疗体系,加强城市医疗集团网格化布局管理,整合医疗卫生机构和专业公共卫生机构,为网格内居民提供一体化、连续性医疗卫生服务,明确各级医疗卫生机构在相关疾病诊疗中的职责分工、转诊标准和转诊程序,形成连续通畅的双向转诊服务路径;同时,加快推动县域综合医改,推进紧密型县域医共体建设,推进专科联盟和远程医疗协作网发展;社区卫生和基本公共卫生方面,要稳步扩大家庭医生签约服务覆盖范围,加强基本公共卫生服务与家庭医生签约服务的衔接,提高签约服务质量。

公立医院改革方面,仍需要进一步完善医院法人治理结构,实现所有权和经营权的适度分离,建立对经营者履行职责的激励和约束机制,以激活医疗卫生机构微观运行效率、调动医务人员积极性为核心,推动公立医院机制创新;同时,严格控制公立医院建设规模、标准,建立公共卫生机构综合评价体系,以履行政府公共卫生职能为导向推进公共卫生绩效考核。

(四)加强卫生法治建设和全行业管理

在保证卫生健康规划顺利实施的过程中,卫生法治建设与全行业管理必不可少。一方面,深入贯彻落实《中华人民共和国基本医疗卫生与健康促进法》,加快推动《中华人民共和国传染病防治法》《中华人民共和国突发公共卫生事件应对法》《中华人民共和国职业病防治法》《中医药传统知识保护条例》等法律法规的制定及修订工作,尤其需要针对"互联网+医疗健康"等新业态,加快标准研制修订,持续深化卫生健康领域"放管服"改革。另一方面,建立健全机构自治、行业自律、政府监管、社会监督相结合的医疗卫生综合监督管理体系,加强对服务要素准入、质量安全等的监管。积极培育医疗卫生行业组织,在制定行业管理规范和技术标准、规范执业行为、维护行业信誉、调解处理服务纠纷等方面更好发挥作用。

四、强化规划引导约束

科学高效的卫生政策保障了卫生健康规划的顺利实施,但在这个过程中也离不开质量控制与引导约束,要建立健全卫生健康规划的引导与约束(planning guidance and constraint)机制,需要从以下三个方面着手。

1. 健全引导机制　需要及时公开医疗卫生机构设置和规划布局调整等信息,定期发布区域医疗卫生机构设置目录指南,鼓励有条件的地方采取招标或遴选等方式确定举办或运行主体;医疗卫生机构设置的审批将严格按照规划实施,新增各类卫生资源,应提供论证报告,以证明符合本规划的要求和标准;建设项目立项、财政资金投入、定点医保准入都必须按照规划的要求和程序,严格管理。

2. 健全约束机制　需要严格控制治疗床位增量,科学盘整现有存量,采取多种措施推动公立医院布局和结构的优化调整;制定不同级别、不同类别医疗卫生机构服务能力标准,通过行政管理、财政投入、绩效考核、医保支付等激励约束措施,引导各级各类医疗卫生机构落实功能定位。例如,在完善公立医院床位核定方面,可以严格控制公立医院床位规模的不合理扩张,建立以病种结构、服务辐射范围、功能任务完成情况、人才培养、工作效率为核心的公立医院床位调控机制。

3. 建立医疗卫生机构的风险监督与信用分类体系 通过建立诚信档案，实施联合惩戒管理等办法，对不符合医疗卫生机构基本标准、不具备相应医疗卫生服务能力以及不能满足基本医疗质量和安全要求的社会办医疗卫生机构，建立退出机制，以此优化社会办医的内外部环境。

第四节 重大项目建设的遴选

一、基本概念

重大项目（major project）是指按照有关规定由政府审批或核准的，对经济社会发展、民生改善有直接、广泛和重要影响的固定资产投资项目（不包括境外投资项目和对外援助项目）。国务院有关部门、各省（区、市）政府根据区域、行业特点和工作侧重点，往往会明确本地区、本领域重大建设项目范围。广西壮族自治区在《自治区层面统筹推进重大项目遴选工作机制（征求意见稿）》规定重大项目总投资标准要在1亿元以上，《浙江省民政重大公共服务设施项目建设指导意见》提出总投资额1000万元及以上的民政公共服务设施项目为重大项目。

重大项目建设的遴选（selection of major project construction），即通过科学合理的评价指标、严格的论证和规范的流程，综合考虑区域经济社会发展水平和成本效益原则，对医疗、卫生应急、科技教育、文化旅游设施等重大项目进行筛选，优中选优的过程。

二、遴选条件

1. 项目必须符合国家、省（区、市）法律法规及相关政策要求，满足国家和省（区、市）在投资许可、环保、生态、节能、安全生产等方面的准入条件。充分体现高质量发展导向。

2. 项目应当列入国家、省（区、市）国民经济和社会发展规划、区域规划、其他专项规划或符合规划方向。

3. 项目应当对区域国民经济和社会发展有重大影响，在促进产业优化升级、补齐基础设施短板、改善社会民生福祉、保护良好生态环境等方面有重要推动作用。有较强的引领带动作用，在相关产业、行业中具有技术先进性和规模优势。

4. 项目应当符合国土空间规划和相关管控要求，符合所在省（区、市）主体功能区定位。

5. 项目必须符合国家和省（区、市）坚决遏制高耗能、高排放"两高"项目盲目发展和能耗双控制度的要求，高耗能项目的能效水平必须达到国内先进水平标准。

三、遴选原则

重大项目建设应当坚持"合理规划、整合资源；规模适度、功能完善；因地制宜、分类指导；规范建设、科学管理"的原则，不仅要分解到各专项领域的规划，还要科学制定实施方案，分类分批有序推进，结合当地实际情况，按照经济规律和市场化原则，以重大工程项目为撬动点，调动各方积极性参与进来，加快形成因势利导的投资节奏和力度。

重大项目建设的遴选评价应坚持"公平公正、实事求是、引领示范、突出重点、质量优先"的原则，参与遴选评价的单位和人员必须严格执行有关纪律要求，认真按照评价办法进行评价打分，并自觉接受评价对象监督，做到流程公开透明，项目优中选优。

四、遴选流程

重大项目建设的遴选流程不仅要符合相关法律法规，还要遵循相关行业标准，不同行业的重大项目建设的遴选流程往往存在差异，但一般包含项目申请、项目填报、项目申报、项目初审、项目联审和项目印发六个部分，如图21-4。

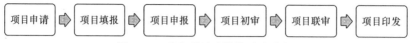

图 21-4　重大项目建设的遴选流程

1. 项目申请　项目业主单位按属地原则，向所在省（区、市）发展改革委提出书面申请；省（区、市）直单位直属的项目按管辖原则，向省（区、市）直主管部门（单位）提出书面申请。已经确定为国家重大项目的，免予申请，无须遴选，自动列为省（区、市）层面统筹推进重大项目。

2. 项目填报　各省（区、市）发展改革委和省（区、市）直主管部门（单位）负责汇总审核相关申报材料，对符合条件的项目通过项目管理平台填报。

3. 项目申报　完成项目管理平台填报后，再由省（区、市）人民政府和省（区、市）直主管部门（单位）以正式文件报送国家和省发展改革委（省重大项目建设领导小组办公室）。

4. 项目初审　国家和省发展改革委（省重大办）对申报项目进行初审，提出初审方案。

5. 项目联审　省发展改革委（省重大办）将初审方案征求同级自然资源、生态环境及相关行业、业务主管部门意见，进行书面联审。对分歧意见较大的，必要时召开会议进行现场联审。

6. 项目印发　国家和省发展改革委（省重大办）按程序报审印发。

五、部 门 职 责

各有关部门要加强政策联动，各司其职，协同推进。发展改革委要加强相关政策保障的协调落实，依据规划对新建、改建和扩建项目进行审批、核准，完善医疗服务价格管理。卫生健康委员会要按照规划要求，对区域内卫生资源要素的规划、审批、调整、监督和评价依法进行管理，并适时进行动态调整。财政部要按照医疗卫生政府投入机制落实相应经费，发挥财政资金引导作用。医保局、人力资源社会保障部等要进一步完善医保政策和卫生人事政策，加快医保支付制度改革，发挥医保在医疗卫生资源配置中的基础性作用。自然资源部应按照本规划确定的医疗卫生资源配置标准和要求，在新建或者改造城市功能区、大型居住区时，保障重大项目建设用地。编制部门应根据医疗卫生机构定编标准，对符合设置规划的公立医疗卫生机构，合理核定其人员编制。教育部应根据本规划测算卫生人力需求情况，调整优化医学院校人员招生结构和规模。交通运输部负责解决重点项目与现有通畅道路的连接问题。公安部负责对重点项目进行挂牌保护，设立项目流动警务室，确保项目顺利建设。电力公司、水利部负责确保重点项目的施工和投产用电用水的需要。通信部门负责解决重点项目与外界通信联系问题。海关、国检、边检等口岸查验单位应当全面推行"一次申报、一次检查、一次放行"通关模式，实行优先审批、优先报关、优先查验，为重点项目企业进口设备、原辅材料及出口产品提供通关便利服务。

知识拓展

国家区域医疗中心功能定位与规划设置遴选的基本原则

作为国家级重大项目建设，国家区域医疗中心建设是深化医药卫生体制改革、加快优质医疗资源扩容和区域均衡布局、有效缓解群众看病难、看病贵的重要举措。其主要定位于疑难危重症诊断与治疗医学人才培养、临床研究、疾病防控、医院管理等方面代表区域顶尖水平；协同国家医学中心带动区域医疗、预防和保健服务水平提升，努力实现区域间医疗服务同质化。

国家区域医疗中心建设规划设置遴选的基本原则包括坚持统筹规划、坚持合理布局、坚持整体效益、坚持择优设置和坚持融入战略等原则。

坚持统筹规划。要符合卫生计生事业发展总体规划，坚持中西医并重，依据不同地区社会经济发展水平、医疗卫生事业发展状况、医疗卫生资源配置总量和实际医疗卫生服务需求及服务人口，统筹规划，按照严格的程序与标准分批实施。

坚持合理布局。国家区域医疗中心按照省份、行政区域设置与建设，发挥规划在优质医疗卫生资源配置中宏观调控作用，带动优质医疗卫生资源整合和纵向流动，解决区域间医疗卫生资源不平衡的结构性矛盾。

坚持整体效益。充分发挥国家医学中心和国家区域医疗中心技术优势和核心作用，加强医疗卫生服务资源的整合利用，中西医协作，提升整体服务能力和技术水平，提高医疗卫生服务体系整体效益。

坚持择优设置。遴选管理水平高、基础设施好、医疗技术先进、服务能力强的医院，根据不同类别国家医学中心和国家区域医疗中心设置标准，进行规划建设与设置。

坚持融入战略。将国家医学中心和国家区域医疗中心设置规划融入"一带一路"、长江经济带、京津冀协同发展、振兴东北老工业基地、西部大开发、原中央苏区振兴发展等国家战略，与相关部门建设项目、资金投入相结合，形成工作合力。

中英文名词对照

中文	英文
组织与实施	organization and implementation
规划的组织领导	organization and leadership for planning
组织领导的客体	object of organization and leadership
组织领导的内容	content of organization and leadership
组织领导的目的	objective of organization and leadership
规划编制的组织领导	organization and leadership for planning preparation
规划实施的组织领导	organization and leadership for planning implementation
规划评估的组织领导	organization and leadership for planning evaluation
责任主体	responsible subject
疾病诊断相关分组	diagnosis related group，DRG
政策保障	policy protection
规划的引导与约束	planning guidance and constraint
重大项目	major project
重大项目建设的遴选	selection of major project construction

参 考 文 献

广西壮族自治区发展和改革委员会，2022. 自治区层面统筹推进重大项目遴选工作机制(征求意见稿) [EB/OL]. (2022-07-08) [2027-08-16]. http://fgw.gxzf.gov.cn/hdjl/yjzj/opinionDetail.shtml?opinionid=4182

国家卫生计生委，2017. 国家卫生计生委关于印发"十三五"国家医学中心及国家区域医疗中心设置规划的通知[EB/OL]. (2017-01-22) [2024-08-15]. http://www.nhc.gov.cn/yzygj/s3594q/201702/b32824adcb3a4d35a4f3f0ee5c6dc3c4.shtml

梁万年，2017. 卫生事业管理学[M]. 4版. 北京：人民卫生出版社.

邱五七，严晓玲，胡广宇，等，2017. 卫生规划和卫生资源配置评价研究进展[J]. 中国卫生资源，20(02): 118-122.

上海市人民政府，2013. 上海市区域卫生规划(2011年-2020年)[EB/OL]. (2013-01-23) [2024-08-16]. https://www.shanghai.gov.cn/nw30984/20200820/0001-30984_34501.html

上海市人民政府，2021. 上海市人民政府关于印发《上海市卫生健康发展"十四五"规划》的通知[EB/OL]. (2021-07-05) [2024-08-15]. https://www.shanghai.gov.cn/gwk/search/content/21c1fee939b54571a2de2ed390af4060.

苏剑楠，王秀峰，王昊，2020. 卫生健康规划的内涵和现状研究[J]. 卫生经济研究，37(03): 7-10+16.

王海燕，冷伏海，2013. 英国科技规划制定及组织实施的方法研究和启示[J]. 科学学研究，31(2): 217-222.

王小合, 2000. 从经济伦理学角度看制定和实施区域卫生规划的原则[J]. 中国医学伦理学, (5): 27-28.

浙江省民政厅, 2019. 浙江省民政重大公共服务设施项目建设指导意见[EB/OL]. (2019-02-19) [2024-08-17]. https://mzt.zj.gov.cn/art/2020/8/4/art_1229705933_2450011.html

思 考 题

1. 规划组织与实施的程序与步骤?
2. 规划统筹实施的政策保障措施有哪些?
3. 重大项目遴选条件、原则、流程?

（陈　任）

第二十二章　规划的监测和评价

学习目标

通过本章的学习，你应该能够：

掌握　规划评价、规划监测的相关概念；规划评价的逻辑思路；规划评价的内容及方法；规划评价的步骤。

熟悉　规划评价的目的、作用及原则。

了解　规划监测的目的、内容及方法。

本章主题

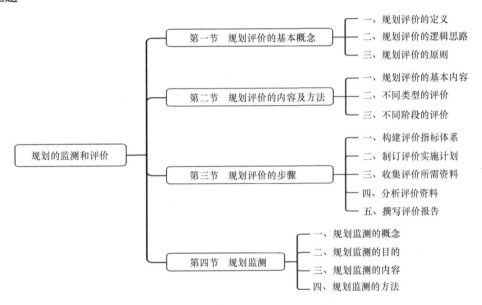

第一节　规划评价的基本概念

一、规划评价的定义

（一）规划评价的概念

医疗卫生服务体系规划评价（evaluation of medical and health service system）是根据一定的标准，采用一定的方法，对医疗卫生服务体系规划及其执行效果进行分析、比较与综合后做出的一种价值判断，是医疗卫生服务体系规划执行阶段的重要环节，既是对尚在执行中的规划实施情况的总结，也是进行规划修编和调整的重要依据。

医疗卫生服务体系规划作为一项长期的计划工作，时间跨度长、未知因素多，这些都会影响规划的实施，而评价是保障实现规划预期效果的必要举措。规划评价应从始至终地纳入到规划工作之中，是规划设计与执行过程中不可忽略的重要一环。根据规划的发展阶段可将规划评价划分为设计期评价、实施期评价与完结期评价三个时期。根据不同的评价目的与评价对象，又可细分为不同的评价类型，依据不同的医疗卫生服务需要进行评价方案设计。

医疗卫生服务体系规划评价与医疗卫生服务体系规划监测往往伴随出现，两者都贯穿于规划的全程，都对规划的执行进展、结局把控起重要作用。但评价与监测有重要区别，监测更为注重过程，其主要承担收集规划实施的执行数据、接收干预实施后的反馈信息、对规划主要参与者的约束规范的作用，监测多是为评价做好数据支撑工作以及时修正计划路线并调整战略方向。在医疗卫生服务体系规划中，常见的监测指标通常是过程性指标，如规划新建的医疗卫生机构是否如期开工、建设进度如何等。规划评价则更为注重对数据结果进行研判分析，根据目标要求的不同采用不同的评价标准，如不同的利益相关者对同一客观数据的评价就大相径庭，因此监测的结果是客观的、具有唯一答案的信息数据，而评价的结果则是具有针对性的多样化结果。

（二）规划评价的目的

1. 促进参与者对规划的深入认识　进行规划评价前需要预先设计评价方案，将围绕规划的核心目标进行统筹，围绕规划的投入、活动措施、参与者、产出（包括短期产出与长期产出）四要素之间的作用机制撰写评价方案。在方案设计过程中，规划评价有助于规划设计者（通常是政府或者政府卫生健康行政部门）对规划进行审核修订；在信息收集过程中，规划评价有助于规划执行者对规划各项内容的重点任务及其相互关系抓稳摸透，以更好地推动规划实施。

2. 把控规划执行的质量效果　规划评价最核心的作用是对规划效果的评判，通过科学严密的评价流程，采用适宜的评价手段，可以对规划的主要实施途径进行引导约束，对规划的结局提供预期目标，同时短期的进程性评价可及时反馈执行效果，以便管理者与执行者动态地调整路线策略，达到更优更快地实现规划目标的效果。在卫生健康规划中，规划的目标通常是居民的健康结果指标，即居民的健康状况是否得到改善，以及围绕改善居民健康状况而设置的人、财、物等资源配置目标是否实现等。

3. 建立科学的规划管理意识　医疗卫生服务体系规划评价是一项集合医学、社会学、经济学、管理学的规划管理工具，可以帮助管理者厘清规划中各部门在执行过程中的权责关系，更好地帮助执行者与各部门进行合作协同，培养各参与者的科学管理意识。规划评价对规划总任务进行分类分段的目标性划线，可减少规划实施过程中的盲目性与懈怠性，明确各项任务指标，实现目标化规划建设。

（三）规划评价的作用

在不同规划时期进行的评价有不同的作用。

1. 处于规划设计期　规划评价往往是针对规划方案本身进行的实施前评估，主要是对规划是否具有有效性、可行性、科学性等设计方面进行评估，如规划目标是否合理、规划方案是否可行、规划是否符合社会发展或具有正向的政治意义等。该时期的评价作用一般是探讨多样的规划方案，以选择最优或最适宜的方法实现规划目标；丰富方法手段，为规划的执行预留备选方案；降低试错概率，最大可能地规避人财物以及时间的浪费。

2. 处于规划实施期　该阶段的评价主要是对规划实施的进度情况进行评价，根据战略选择可灵活使用短期的进度评价与中长期的进度评价。该时期的评价作用一般包括以下几个方面：第一，把控实施进度，根据原规划安排对实施速度进行合理调控。第二，监测实施效果，及时接收具体活动执行的实际效果，做好中期结果的检验汇报。第三，动态调整战略方案，规划实施期的评价最重要的内容就是及时反馈实施效果，对执行方案进行调整修改。同时，内外部环境发生突变时，也可根据实施情况进行战略安排的调整。

3. 处于规划完结期　该时期的规划评价侧重于对实施效果进行评价，此时的效果评价往往是对终期结果进行规划的总结性评价，是整个规划评价中占比最重的评价结果。其评价作用为评价规划的整体效果，依据规划的终期目标进行全局化评判；总结规划实施中的经验教训，从长期的规划活动中进行反思总结；为"二期"规划做好基础调查，政策性的规划往往是不断推进的，当"一期"规划完成时，当期的规划评价可作为"二期"规划的基础背景，以供政策的持续更新完善。

二、规划评价的逻辑思路

实施评价前需要对以下问题思考回答,只有明确了这些事项才能为规划评价得出较为清晰的答案,这也能体现规划评价对制定高质量规划的意义。

(一)明确规划评价所需要回答的问题

不同目的的评价可以得出不同的评价结果,当评价目的冗杂不清晰时,评价的方向便会混乱,甚至相互阻碍,导致评价效率低下、质量下降。进行规划评价时不仅是评出效果的优劣,还需要回答为何产生这个结果,以体现规划评价对于规划实施的改善促进效果。一般需要回答的问题可从三个分析思路入手,即投入、产出、结果。

关于投入的问题包括:第一,规划中的卫生资源是否具备?如果没有,为什么?第二,资源是否足以满足规划拟提供的服务?如果不能,为什么?第三,资源是否都已成功转化为服务?如果没有,为什么?

关于产出的问题包括:第一,服务是否以规划的途径提供?如果没有,为什么?第二,服务是否达到规划的数量?如果没有,为什么?第三,服务是否覆盖规划中的类型?如果没有,为什么?

关于结果的问题包括:第一,是否实现规划中的目标?如果没有,为什么?第二,是否符合规划中预设的进度?如果没有,为什么?第三,是否有其他溢出效应的存在?如果有,为什么?

根据该阶段设立的评价目标,对上述问题进行系统回答,可保证评价的全面性。

(二)解决问题前所准备的措施

明确问题后就要对解决问题做出相应的准备,做好充足的准备一般可以分为以下三个阶段:

1. 获取数据 回答问题的基础是拥有现实数据,数据一般有四种类型:①描述规划实施前的基线数据;②描述规划实施后的结果数据;③关于开展规划活动的投入信息;④关于规划实施的过程信息。除了"前后"信息的获取,可能还需要获取不同区域的信息,如规划活动施行区域与未施行区域的相关信息,以客观比较规划带来的差异性效果。

2. 确定获取数据的方法途径 评价的资料取决于所需要的指标,不同的资料有不同的来源与获取方式。有些可以从政府相关部门或医疗卫生服务机构直接获取数据(如地方卫生健康统计年鉴、医疗卫生机构数据等),有些需要通过社会调查来获取(问卷调查、流行病调查等)。这些数据可以是定量的,也可以是定性的,要给予定性信息应有的重视,不能因为定量指标的存在而降低其重要性。

3. 明确评价主体 即由谁进行评价?决定谁参与评价活动需要考虑两点:一是需要哪些技能,二是评价主体进行评价的利弊。评价主体大致有三类:一是没有参与规划活动的"局外人",第三方往往被认作公正的代表,但同时也可能存在对医疗卫生服务体系规划缺乏了解的弊端。二是参与规划活动的"内部人士",通常是编制规划的卫生健康行业从业者或者其主管部门的相关人员,"内部人士"深入参与规划活动,能更深入地评价规划效果,但也可能会有维护部门利益的不足之处。三是更广泛的利益相关者,如服务的用户或受益者,如患者或者社会其他人员。理想的情况是三类人员混合。评价可以(消极地)被认为是一个"检查"过程,它也可以(更积极地)被视为一个学习和改进的过程,如何把握评价主体类别的平衡,还需要依据评价的目的倾向做出选择。

(三)采取评价的实践步骤

明确了评价的核心分析问题、数据来源问题后,规划评价接下来就要进入收集评价数据资料、综合分析评价资料与撰写评价报告的操作阶段,以下简要阐述操作步骤,详细内容见本章第三节。

1. 收集评价数据资料 运用统计学、社会学等相关研究及调查方法,对上文列举的数据类型进行收集。

2. 综合分析评价资料 数据收集完毕后,首要任务是进行数据资料的整理录入,形成规范的数据库，如将定性数据资料进行归纳总结或半定量化处理，定量数据进行合并清理编码等。根据指标对数据进行分析和分级分类处理，侧重比较规划前后、实施与否几种状态的指标体系变化。

3. 撰写评价报告 报告是规划评价的书面化呈现，报告的撰写同样十分重要，需要重点关注：规划项目内容与指标体系是否描述翔实、实施效果是否撰写全面、实际效果与预期效果呈现差异的原因是否分析透彻、写作是否符合规范的形式要求。

三、规划评价的原则

（一）政治、经济和社会发展的协调性

医疗卫生服务体系规划属于政策性规划的范畴，医疗卫生服务涉及社会民生，人民健康是社会延续发展之本，因此医疗卫生服务体系规划的编制必须在政治上与党和国家的大政方针保持高度一致。规划评价多从政府视角进行标准制定，规划是否顺应于国家总体规划方针，是否合乎国家长期战略方向，是规划评价最基本的标准。在考虑政治性之下，经济性与社会性是规划评价的重点关注，医疗卫生服务体系规划评价一度被视为经济评价，对卫生政策的制定、实施或产生的结果，从卫生资源的投入（卫生成本）和产出（效果、效益或效用）两个方面进行科学的分析，但规划评价绝不仅仅是经济评价。社会性评价指标获取程度相对较困难，但其带来的长期影响不能忽视，如性别效应、阶层效应、环境效应等。进行规划评价时指标体系的选择需要合理平衡政治因素、经济因素与社会因素，不可出现"一边倒"现象。

（二）资源利用的可持续性

经过政治性、经济性与社会性评估后，一个项目或许被判定为是有价值的项目，但如果资源无法到位，可能会导致一项"有价值"的规划夭折。资源利用的评价不可仅考虑眼前项目施行所需要的资源，还要考虑规划长期实施所需要的资源，即资源利用的可持续性，当评估发现可持续性较低时，必须改变资源配置或寻找最佳替代资源。

（三）技术、行政管理和法律的可行性

一项规划成功的必要条件之一是技术可行性。它是否能按照预期的方式运行并达到预期效果？规划可能通过以上的评估标准，但也会最终因技术原因无法执行而失败。在卫生领域，某些规划任务可能是根据某些技术变革趋势和可能性制定的，但如果因为社会或者技术因素导致这种趋势未能实现，则该规划任务也不能实现。同时还需要考虑行政的管理能力与法律的支持能力，如需要考虑执行规划的社区基层人员是否能胜任与接受规划的工作安排，这对规划的执行效果有着"聚沙成塔"的影响力；再如一项全新规划的制定需要考虑当前卫生立法能否支持、是否涉及法律改革等。

第二节 规划评价的内容及方法

一、规划评价的基本内容

规划是推进医疗卫生服务体系建设的一项重要举措，规划评价涉及卫生健康规划的实践和效果，因此，规划评价在设计和实施卫生规划时应作为一个必不可少的考虑因素，涉及收集和分析信息与论点，以确定规划的重点任务和措施的相关性、进展、效率、影响、有效性和结果。规划评价的基本内容主要包括适宜度评价、进度评价和效果评价。

（一）适宜度评价

适宜度评价（suitability evaluation）一般在规划实施之前进行，目的是论证规划的适宜性和可行性，主要包括适合程度评价和足够程度评价两方面。

适合程度（appropriateness）是指规划中的各项目标和政策，是否适应社会经济发展的程度；规划中规定的各项目标和政策是否适应人们的基本卫生需求的程度。适合程度评价主要回答如下问题：①规划所提出的卫生问题和要达到的目标是否与公众的客观需要相符合？符合程度如何？②规划所要达到的目标和采取的策略是否与当前社会、经济、政治、文化发展水平相适应？适应程度如何？③规划是否与当前卫生政策或其他卫生规划相匹配？匹配程度如何？④规划目标与规划的各项活动是否具有明显的关系？相关程度如何？规划的各项活动是否能够支撑规划目标的实现？⑤规划的各项策略在社会范围内是否可行？可行程度如何？⑥规划所需要的资源能否得到充分的供给？供给程度如何？

适宜度评价还包括对足够程度的评价，足够程度（sufficiency）是指在发展环境和资源分析中明确的重大问题和障碍，在规划制定过程中是否给予足够重视；相应方案能在多大程度上解决或缓解这些重大问题和障碍；各项具体实施计划是否制订得妥当，有无疏漏。

（二）进度评价

进度评价（progress evaluation）的目的在于督促规划中所明确的各项活动按计划完成。督促的方法主要是比较规划中各类项目的实施现状同原定时间计划之间的差异，分析提前或延期的原因，评价整体规划的进展情况，提出推广或整改意见及措施。

（三）效果评价

对规划进行效果评价有助于及时发现实施中存在的问题，并研究解决对策。规划的效果评价可分为效率评价、效果评价、效益评价和影响评价四个部分。

1. 效率评价（efficiency evaluation） 效率是指产出与投入的比。产出主要是指成本效益和效用，投入主要是指消耗的人力、财力、物力及时间。如果产出用货币计量，则相应的效率评价方法是成本-效益分析（cost-benefit analysis）。运用成本-效益分析必须具备一定的条件，即用货币尺度衡量项目的成本和效益。这个条件并非所有项目都具备，有些项目虽然成本可以衡量，但是效益不易衡量或根本不可衡量。如果产出是某一既定目标或者是用死亡率、发病率、期望寿命、病死率等来度量，则相应的评价方法是成本-效果分析（cost-effectiveness analysis）。成本-效果分析的特点在于，只需要衡量项目成本，不需要衡量项目效益，从而不需要对项目的成本和效益进行比较。如果产出是需求、欲望等得到满足的一个度量，则相应的效率评价方法是成本-效用分析（cost-utility analysis）。成本效用高低，是通过成本、效用量的公式来衡量的，它反映了单位效用量所支付的成本代价。由此可见，如果产出和投入都能用货币计量，规划与规划之间的可比性将会大为提高。

2. 效果评价（effectiveness evaluation） 规划效果是指规划执行后解决规划中某一问题或改善不良状况取得的实际成果。效果评价主要分析规划中各项目标的达到程度，进而分析目标或指标没有达到的原因，检查采取的纠正行动是否适合。对规划进行效果评价时，必须特别重视尚未得到解决的各种问题，应尽可能分析各具体规划项目对实现总体规划目标所产生的作用。

3. 效益评价（benefit evaluation） 包括成本-效果分析和成本-效益分析。成本-效果分析是指为实施项目计划所投入的成本与所产生的卫生效果的比较分析，成本-效益分析是指投入的成本与所产生的卫生效果转换成货币量度之间的比较分析。效益是在效果的基础上测得的。由于投入产出用货币计量可提高规划与规划之间的可比性，因此，这里对规划效益的定义一般是指规划执行后可以用货币来衡量的产出。例如，实施脑卒中预防控制规划之后，目标人群的医疗费用负担减轻了多少。

4. 影响评价（impact evaluation） 影响是指因为规划执行带来的，包括在既定规划目标之外的，对卫生和有关社会经济发展的作用。影响评价要求对规划实施后可能造成的影响进行分析、监测和评估，提出预防和减轻不良影响的对策和措施。影响评价主要回答以下问题：事先预测到的影响是否出现？有无未预测到的影响出现？出现的影响是正面效应还是负面效应？出现的影响是否会长期持续？有无专门的方法、方案消除此类影响？影响评价的方法包括从调查、问卷、焦点小组、德尔菲技术和名义小组技术中获得的数据进行分析，也可以使用定量数据进行分析评价。

二、不同类型的评价

规划评价分为定性评价和定量评价两种类型，不同规划的评价方法根据评价类型、评价问题以及评价研究所需要的时间和细节而有所不同。

（一）定性评价

定性评价（qualitative evaluation）是对评价资料做"质"的分析，是运用分析和综合、比较与分类、归纳和演绎等逻辑分析的方法，对评价所获得的数据、资料进行思维加工。定性评价强调观察、分析、归纳与描述。对卫生规划而言，定性评价主要用于对人的观察、社区和目标群体成员的意见或重要共享信息的评价，旨在确定公众如何构建健康问题并提出干预措施。典型的定性评价方法包括访谈法、观察法、文献法、扎根理论分析法等。

（二）定量评价

定量评价（quantitative evaluation）是采用数学的方法，收集和处理数据资料，对评价对象做出定量结果的价值判断，对评价对象的特性用数值进行描述和判断。它具有客观化、标准化、精确化、量化、简便化等鲜明的特征。对卫生规划进行定量评价的目的是给规划中明确的干预措施进行测量和评分。医疗卫生服务体系规划评价中常用的定量评价方法包括多目标决策方法、层次分析法、模糊综合评判法。

在定量评价中，数据的有效和可靠至关重要，定量评价数据比定性评价数据收集得更快，能够进行趋势分析。但定量评价往往只关注可测性的对象，忽略了那些难以量化的内容，并不能完全对评价结果作出恰如其分的反映。因此，对卫生规划而言，通常将定量和定性方法以多种方式结合起来进行综合评价。

三、不同阶段的评价

医疗卫生服务体系规划评价的类型中，最经典、应用最广的是多纳比第安分类法。该方法以规划的进程为依据，将规划评价划分为结构评价、过程评价和结果评价三类。

（一）结构评价

结构评价是指对规划方案本身进行的评价，也可以称为规划预评价。通常是在规划立项前或规划方案启动时所开展的评价，其目的是了解规划项目的内涵、目的、目标、资源状况等，通过结构评价，来论证规划实施的可行性等。规划预评价应在项目规划设计阶段实施，对每个项目都要进行预评价。预评价不仅可以为规划的后续再评价提供必要的信息，而且也可以促使规划在设计阶段发现突出问题，进行预诊断和预调整。

（二）过程评价

过程评价又称为执行评价（executive evaluation），是指根据项目执行的结果，在项目实施过程中分析产生这些后果原因的评价，过程评价关注规划方案及其实施过程。其主要目的是对项目的实施过程进行监测，检查项目计划干预措施的实施与落实情况。过程评价的方法包括直接观察，实地考察，参与者的调查，焦点小组讨论，会议记录、文件、报告的文本分析以及数据统计分析等。过程评价可以发生在最初的规划制定中，可以作为卫生规划的早期步骤进行，也可以在规划制定和实施中的任何时候进行，过程评价的目的是确保规划工作正在以预期的方式进行，它可以决定是否应该继续进行规划中的某些项目计划。

（三）结果评价

结果评价，又称为效果评价或者总结评价，与评估规划的长期效果有关，它有助于检查规划目标是否已经实现。典型的结果评价方法包括从常规数据收集，如相关健康结果数据、卫生资源数据等，专项调查，相关问卷调查结果，焦点小组访谈，德尔菲等方法，综合运用各类方法获得的定性和定量数据来评价规划目标是否已经实现。结果评价通常用于决定干预措施或项目的继续或终止，它通常用于对一项计划的效果进行因果推断。

第三节 规划评价的步骤

一、构建评价指标体系

评价指标是实施规划评价工作的依据，因此构建评价指标体系是实施规划评价的首要步骤，也是最关键的一步。

（一）构建原则

1. 系统性原则 在构建评价指标体系时，必须始终遵循系统性原则。各指标之间要有一定的逻辑关系，它们不仅要从不同的角度反映出卫生、经济、社会等子系统的主要特征，还要反映卫生-经济-社会系统之间的内在联系。每一个子系统由一组指标构成，各指标之间相互独立，又彼此联系，共同构成一个有机统一体。指标体系的构建具有层次性，自上而下，从宏观到微观层层深入，形成一个不可分割的评价体系。

2. 典型性原则 务必确保体系内每一评价指标具有一定的典型代表性，尽可能准确反映出特定规划的实施现况。另外，各指标的权重分配及评价标准的划分都应该与该规划的具体实施条件和情况相适应。

3. 可操作性、相容性原则 指标体系中所选取的指标能够被方便地衡量，同时收集指标所耗费的资源是可承受的。另外，最终建立的评价指标体系应当与当前卫生健康系统常用的指标体系是相容的，同时也要符合伦理、文化等标准。

（二）构建步骤

1. 充分收集信息 首先需要广泛收集前期规划工作涉及的所有信息，包括规划的目标、主要内容、计划投入、预期产出与成果，实施情况等具体信息，充分把握规划的基本内涵和发展方向，提炼与规划紧密联系的卫生、经济、社会层面的核心表征。

2. 构建评价框架 规划评价是为了检验规划实施的科学性、有效性和可行性，以及规划实施后的效果。根据此逻辑思路，结合此前收集的规划相关信息，运用要素导向法和内容导向法，汇总指标单元，制定出卫生规划评价的整体框架。

3. 确定具体指标 结合框架内各指标单元的具体内容，通过专家咨询法探讨指标单元的科学性和合理性，进行具体指标的筛选与组合。从过程性、投入性和产出性等不同角度选取指标，尽可能使整体评价指标体系中各指标单元既紧密联系又相互独立。

二、制订评价实施计划

为了规范规划评价的实施全过程，保障评价工作的顺利开展，需要制订评价实施计划。计划需要充分考虑到评价实施可能面临的所有问题，科学完善的计划是顺利完成规划评价工作的前提与重要保障。

（一）评价实施计划的结构

首先需要明确规划评价的阶段，即属于方案评价（program evaluation）、过程评价或结果评价（product evaluation）。不同阶段的规划评价侧重点不同，评价计划的具体内容也不同，但规划评价计划的结构一般包括评价的目的与意义、评价目标、评价方法、评价内容、评价预期结果、评价技术路线、具体安排等。

（二）形成具体的评价计划

通过在不同阶段实施规划评价，可以提升规划的权威性，为完善规划提供科学依据。评价计划一般包括以下内容：一是在规划评价开始前，应当明确阐述此次评价希望达到的预期效果，即评价目的。二是通过对规划评价重点环节的细化表述，结合具体规划展开描述，形成规划评价内容。三是在常用的规划评价方法中选择合适的评价思路与方法，依据此前构建好的评价指标体系，明确各指标的概念界定、作用、计算方式以及获取途径。四是通过对规划评价工作的整体把握，形成此次评价的技术路线，力求把评价过程中的每一个重要步骤详尽阐述，并确保其可行性。五是在确定了评价内容、评价方法以及评价具体实施流程后，综合考虑开展评价的具体工作、评价所需要耗费的时间及资源等，对资源的具体配置、人员安排、时间进度以及经费预算等进行统筹安排，在计划中即为具体安排部分。

三、收集评价所需资料

规划评价需要收集不同评价指标所需要的数据与信息，可采用定量与定性相结合的方法收集资料。

定量研究方法能够量化规划目标已达到或将达到的程度，并可做统计学分析。常用的定量资料收集方法有：①利用现有的卫生健康统计资料：通过在各级政府、部门官网查找公开数据，如卫生健康统计年鉴、国民经济和社会发展统计年鉴等公开数据，或者查阅常规报告系统，常规官方直报系统可以提供大量相关资料，如通过我国传染病网络报告系统可以获取法定传染病发病率的数据信息。②进行问卷调查：若要展开问卷调查，则需要围绕评价目标、指标与内容，明确调查对象，设计具有良好信效度的调查表。由于规划实施的客体通常总量巨大，因此常采用随机抽样调查的方式以样本代替总体。③查阅居民的健康档案：该方式可获取区域内人群的健康状况或是特定疾病的患病率等数据。

定性研究方法用于辅助解释定量结果。定性资料带有很大的主观性，因此仅把其作为辅助分析之用。收集定性资料的方式有：①访谈法：必须明确访谈对象，如患者、医务人员、医疗卫生机构负责人、专业公共卫生机构负责人或者政府卫生健康部门领导等。在访谈前，需要围绕访谈目的，制定相应的访谈提纲。同时应当详细记录访谈内容，以备后期信息的整理与分析。②座谈会：应事先确定座谈会主题，围绕主题确定出席座谈的人员名单，通常应包括具体规划的制定方、实施方以及目标群体等代表。务必做好会议纪要，获取高质量的定性资料，为后期分析阶段提供理论支撑。

四、分析评价资料

在分析评价资料阶段，遵循一般的数据处理思路即可。具体步骤如下：

（一）建立完整的数据库系统

为方便后期的数据整理与分析，一般选用 EXCEL、SPSS 等软件，将此前收集到的规划评价相关的数据信息录入并建立数据库。需要注意以下两点：①统一培训数据录入人员，确保录入人员具备逻辑判断与校验能力，及时发现数据异常值以及避免产生人为录入的误差。数据录入应选用双录入方式。②由于规划评价涉及的指标众多，数据来源复杂，因此要正确命名不同数据库，形成完整的数据库系统。

（二）整理数据库资料

对数据库中的所有信息进行合并整理,结合前期构建的评价指标体系中不同的指标单元进行归纳,统计与计算各指标单元中的指标值,进行初期的描述性统计。之后汇总各指标单元的数据资料,从整体指标体系的层面反映规划实施的具体情况。

（三）综合分析评价结果

对定量资料的分析,目前有大量的分析方法,但对分析结果的解释则必须紧密结合具体规划的实际情况。选用不同的分析方法,得出的评价结论也会存在差异。因此,应当运用计量经济分析、比较分析、因素分析等方法,避免陷入运用单一方法引起结论片面化的困境。定性资料的分析同样重要,运用内容分析法或扎根理论分析法分析收集到的定性资料,将结果与定量资料的结果相结合,综合分析得到规划评价的结果。

五、撰写评价报告

评价报告是规划评价的最后环节。对于规划评价的结果应以报告方式及时呈现,并与有关部门沟通,一方面有利于各相关利益方及时了解规划的实施情况,另一方面也为促进未来规划的调整与修改提供依据。

（一）撰写原则

1. 全面性 评价报告应将评价的主要过程、结果全面呈现,并提出相应的意见或建议。因此,报告内容必须包括规划概述、规划评价计划和实施过程、目前成果及存在问题、主要结论及对策建议等。对于评价报告撰写所需要的数据资料也应当以附录形式展现。

2. 可读性 评价报告作为规划评价结果展现的文本形式,其面向群体十分广泛,不仅包括评价组织方,还包括卫生相关部门人员、各级政府人员,必要时还需要向大众公开。因此,其文本内容应注重可读性,不仅需要遵循一定的文本规范格式,还需要以简明扼要的语言陈述内容,避免使用晦涩难懂、过于学术化的专业性术语。

3. 科学性 评价报告是规划评价结果的最终呈现。报告中呈现的结论需要有充分的论据支撑。内容陈述需要尽可能准确合理,避免片面、武断、模棱两可地表述。

（二）撰写内容

1. 规划概述 描述规划形成过程、规划目标、规划主要内容等。重点强调所评价规划的主要特征与内涵。

2. 规划评价计划和实施过程 简要介绍规划评价计划,并对其实施情况进行具体说明,此部分重点聚焦于规划评价本身。

3. 主要成绩及存在问题 对规划评价结果进行阐述,主要反映客观公正、科学合理的事实依据。

4. 主要结论及对策建议 需要对综合分析的主要结论进行详细论述。建议针对具体问题提出对策并围绕规划评价的目的展开,为后期规划的完善提供一定参考。

5. 附录 评价报告撰写需要的具体数据资料以附录形式呈现。

第四节 规 划 监 测

一、规划监测的概念

医疗卫生服务体系规划监测（planning monitoring）是指在制定和实施卫生健康规划的过程中,

对产生的各类数据以及信息进行系统、长期、连续的收集、观察、整理和分析，总结出符合客观事实的结论，并进行及时反馈。为相关单位及部门制定因地制宜的卫生健康规划及策略，并为规划内容做出及时、科学、合理的调整提供循证依据。

二、规划监测的目的

1. 全面掌握规划实施进度　通过建立监测评估制度，对各地规划落实情况进行监督评价，适时公布各项规划工作任务进展情况，推动规划顺利实施，确保预期的各项目标、任务如期实现。

2. 推动规划任务的贯彻落实　通过动态监测和定期评价规划实施和目标实施情况，及时发现关键领域和薄弱环节的重点及难点问题，提出科学合理的解决办法。

3. 加强规划指导和宏观调控能力　在监测规划实施进展的基础上，结合因地制宜的相关目标任务，为有关政策措施的制定提供参考与借鉴，提高政策措施的科学性、规范性以及预见性。

三、规划监测的内容

为了保证卫生健康规划的合法性、科学性，就必须同其他科学规划工作一样，证明其结果和过程是科学、可持续并且有价值的。因此，规划监测应始终贯穿整个卫生健康规划的过程。

规划监测的内容包括：①规划目标，包含卫生健康规划应明确与规划目标相关的指标，并在规划过程中不断对目标进行审查。②规划成本，通常以规划中产生的经济财务数据为主，根据规划中的财务计划对其进行严格的监测管控，确保规划的实施有足够的财力和物力保障。③规划的实施质量，规划开始实施之后的监测评价涉及多方面学科，为了保证其科学客观性，通常会涉及外部顾问，需要结合专业技术监测和专家意见。④目标群体满意度，监测规划实施是否高效、功能是否完备，是否满足目标群体预期需求。

四、规划监测的方法

与其他领域的规划监测同理，卫生健康规划的监测方法同样分为定性和定量两大板块，大部分使用情况中，采用多种方法相结合的方式。在监测过程中，数据的有效性和可靠性至关重要，这取决于良好的监测方法。监测方法将根据监测的内容（过程、影响或结果）、评价的问题、背景、目标群体以及评价所需要的时间以及详细程度而有所不同。

（一）定性方法

定性方法主要包括事件记录，如政策记录、规划会议记录、主要参与者意见建议记录等。主要用于监测与评价，其中监测人员、社区和目标群体的意见以及共享信息，是十分重要的一个过程。在该过程中，可以通过连续、定期的监测记录与反馈，及时发现需要解决的卫生健康问题以及制定相应的干预措施。定性的监测方法可以对目标群体的态度和行为以及规划本身进行深入的分析。

（二）定量方法

定量方法通常基于相关客观数据，如相应卫生健康信息数据库、问卷量表数据等基础之上，通过标准化的计算，对规划的趋势进行定量分析。其特点是相比于定性资料，分析资料更加客观科学，效率更高。

早期，在关于监测的方法选择上，定性与定量方法之间一直存在争议。定量方法曾被认为是"稳妥、客观、科学以及精准"的方法，定性方法则相反，被视为"笨拙、主观以及精确度、可靠性低且无效"的方法。但是经过多年对监测方法的实践应用及发展，人们逐渐发现这是一种片面且错误的看法。事实上，将定性与定量的方法结合起来应用，可以从多个维度和角度，获得更多元化的信息。目前，国内外已存在多种成熟实用的关于具体实施规划监测的方法，常见的定性与定量规划监测方法以及组合方式包括：

1. 将两组独立的定性与定量监测研究进行单独比较。

2. 从同一组参与者中同时获得定量和定性数据，进行对比研究。

3. 一种序贯法，在监测过程中，首先获得定量数据，然后通过收集的定性数据用以对定量数据的信息进行解释分析。

4. 经过严格审核的公开数据和相关文献、政策资料。通过查阅相关资料进行比对，对规划相关指标以及逻辑进行监测评价。

5. 逻辑框架矩阵法。概念化论述项目的方法，将几个内容相关、必须同步考虑的动态因素结合在一起，通过分析各种要素间的逻辑关系，从设计策划到目标实现评价一项活动或工作。

6. 财务管理信息系统。财务监测也是常用的监测方法之一，不仅可以作为控制预算的手段，还可以作为多数类型规划活动的重要指标之一。

以上列举的部分便是日常常用的监测评价组合方式与方法，其目的均是提高卫生健康规划监测的有效性以及数据使用的科学、客观性。

中英文名词对照

中文	英文
医疗卫生服务体系规划评价	evaluation of medical and health service system
适宜度评价	suitability evaluation
适合程度	appropriateness
足够程度	sufficiency
进度评价	progress evaluation
效率评价	efficiency evaluation
效果评价	effectiveness evaluation
效益评价	benefit evaluation
影响评价	impact evaluation
成本-效益分析	cost-benefit analysis
成本-效果分析	cost-effectiveness analysis
成本-效用分析	cost-utility analysis
定性评价	qualitative evaluation
定量评价	quantitative evaluation
方案评价	program evaluation
执行评价	executive evaluation
结果评价	product evaluation
规划监测	planning monitoring

参 考 文 献

傅鸿鹏, 雷海潮, 2005. 论区域卫生规划评价工作中的几个问题[J]. 中华医院管理杂志, (8): 505-508.

高萍, 2015. 区域基本医疗卫生服务均等化现状、成因及对策——基于全国各省面板数据的分析[J]. 宏观经济研究, (4): 90-97+152.

胡家瑜, 2018. 免疫规划监测——制定和改进免疫策略的基础[J]. 上海预防医学, 30(7): 545-546.

孟庆跃, 2013. 卫生经济学[M]. 北京: 人民卫生出版社.

邱五七, 严晓玲, 胡广宇, 等, 2017. 卫生规划和卫生资源配置评价研究进展[J]. 中国卫生资源, 20(2): 118-122.

任苒, 1998. 区域卫生规划的评价[J]. 中国卫生经济, (8): 61-62.

王书平, 黄二丹, 胡晔康, 等, 2020. 医疗卫生服务体系规划编制方法研究进展[J]. 卫生软科学, 34(9): 33-37.

肖桂金, 徐怀伏, 2022. 我国公共卫生项目评价方法研究进展[J]. 中国公共卫生管理, 38(01): 47-51.

徐婷婷, 方海, 2016. 卫生经济学评价指南介绍[J]. 中国卫生经济, 35(5): 5-8.

徐源, 蒋璐伊, 何书芬, 等, 2019. 基于内容分析法的部分典型国家卫生规划政策研究[J]. 中国卫生政策研究, 12(9): 41-46.

张霞, 何南, 2022. 综合评价方法分类及适用性研究[J]. 统计与决策, 38(6): 31-36.

赵靖, 黄超, 2017. 区域医疗卫生服务体系评价的重要性及建议[J]. 中国医院管理, 37(5): 18-20.

Andrew G, 2007. An Introduction to Health Planning for Developing Health Systems[M]. 3rd ed. Oxford: Oxford University Press.

思 考 题

1. 现已拟定一项减缓老年衰弱的卫生服务规划, 请写出你的干预方案, 并思考你将需要什么信息来进行评估? 评估数据从何而来?

2. "家庭医生签约服务" 计划已实行多年, 请简要阐述对该项目进行规划评价的逻辑思路。

3. 评价一个医疗卫生服务体系规划具体应该从哪几方面切入?

4. 若出现既定规划目标之外的不良影响, 如何进行衡量和评价?

5. 构建评价指标体系的原则和步骤分别是什么?

6. 如果要对某地 "十三五" 医疗卫生服务体系规划展开规划评价, 需要如何进行? 请结合实际论述。

7. 某地由于人口老龄化趋势日趋严重, 预拟定关于建设当地高质量养老服务规划, 请问该如何对此次规划活动进行监测评价? 请结合《"十四五" 国家老龄事业发展和养老服务体系规划》对本次规划监测活动的逻辑思路进行阐述。

（蒲　川）